D1751880

J. Jerosch ■ J. Heisel ■ **Schulterendoprothetik**

J. Jerosch   J. Heisel

Schulter-endoprothetik

Indikation, Implantate, OP-Technik,
Nachbehandlung, Begutachtung

Unter Mitarbeit von W. Attmanspacher

Geleitworte von Charles S. Neer II und Michel Mansat

Mit 272 zum Teil 2-farbigen Abbildungen in 364 Einzeldarstellungen
und 57 Tabellen

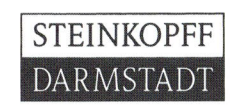

STEINKOPFF
DARMSTADT

Prof. Dr. med. Dr. h.c. mult. Jörg Jerosch
Johanna-Etienne-Krankenhaus
Klinik für Orthopädie und Orthopädische Chirurgie
Am Hasenberg 46, 41462 Neuss

Prof. Dr. med. Dr. h.c. mult. Jürgen Heisel
Fachkliniken Hohenurach
Orthopädische Abteilung
Immanuel-Kant-Straße 31, 72574 Bad Urach

Dr. med. Willi Attmanspacher
Klinik für Unfallchirurgie, Klinikum Nürnberg
Breslauer Straße 201, 90471 Nürnberg

ISBN 3-7985-1330-9 Steinkopff Verlag Darmstadt

Die Deutsche Bibliothek - CIP-Einheitsaufnahme
Ein Titeldatensatz für diese Publikation ist bei
Der Deutschen Bibliothek erhältlich

Dieses Werk ist urheberrechtlich geschützt. Die dadurch begründeten Rechte, insbesondere die der Übersetzung, des Nachdrucks, des Vortrags, der Entnahme von Abbildungen und Tabellen, der Funksendung, der Mikroverfilmung oder der Vervielfältigung auf anderen Wegen und der Speicherung in Datenverarbeitungsanlagen, bleiben, auch bei nur auszugsweiser Verwertung, vorbehalten. Eine Vervielfältigung dieses Werkes oder von Teilen dieses Werkes ist auch im Einzelfall nur in den Grenzen der gesetzlichen Bestimmungen des Urheberrechtsgesetzes der Bundesrepublik Deutschland vom 9. September 1965 in der jeweils geltenden Fassung zulässig. Sie ist grundsätzlich vergütungspflichtig. Zuwiderhandlungen unterliegen den Strafbestimmungen des Urheberrechtsgesetzes.

Steinkopff Verlag Darmstadt
ein Unternehmen der BertelsmannSpringer Science+Business Media GmbH

http://www.steinkopff.springer.de

© Steinkopff Verlag Darmstadt 2002
Printed in Germany

Die Wiedergabe von Gebrauchsnamen, Handelsnamen, Warenbezeichnungen usw. in diesem Werk berechtigt auch ohne besondere Kennzeichnung nicht zu der Annahme, dass solche Namen im Sinne der Warenzeichen- und Markenschutz-Gesetzgebung als frei zu betrachten wären und daher von jedermann benutzt werden dürften.

Produkthaftung: Für Angaben über Dosierungsanweisungen und Applikationsformen kann vom Verlag keine Gewähr übernommen werden. Derartige Angaben müssen vom jeweiligen Anwender im Einzelfall anhand anderer Literaturstellen auf ihre Richtigkeit überprüft werden.

Herstellung: Klemens Schwind
Zeichnungen: Emil Wolfgang Hanns und Rose Baumann, Schriesheim
Umschlaggestaltung: Erich Kirchner, Heidelberg
Satz: K+V Fotosatz GmbH, Beerfelden
SPIN 10857409   105/7231-5 4 3 2 1 0 – Gedruckt auf säurefreiem Papier

Foreword

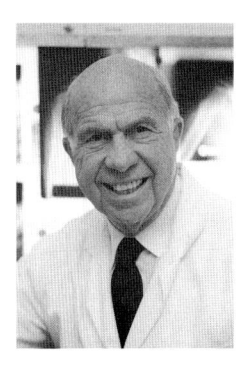

It is a privilege to write this foreword for this German book on shoulder replacement by Professor Dr. med. Jörg Jerosch. Professor Jerosch is one of the world's experts in shoulder arthroplasty, and, in this work, presents all aspects in an authoritative manner.

The book begins with the anatomy and biomechanics of the glenohumeral joint and the history of shoulder arthroplasty. This is followed by the indications, preoperative evaluation and planning, types of implants, methods of fixation, surgical technique, complications, and outcome.

Shoulder arthroplasty has become a very important part of shoulder surgery. This work is timely for all German students, physicians, therapists, and surgeons who contemplate taking care of shoulder problems. This text will be of lasting reference value throughout the world.

CHARLES S. NEER, II, M.D.
Professor Emeritus & Special Lecturer
in Orthopaedic Surgery,
Columbia University, New York, NY

Founding President, American
Shoulder & Elbow Surgeons

Foreword

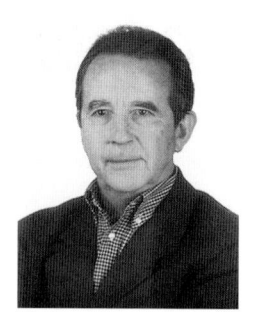

Shoulder replacement edited by an Orthopaedic surgeon, Prof. J. Jerosch and co-authored by a trauma surgeon Dr. W. Attmanspacher, and Rehabilitation doctor Prof. J. Heisel.

The authors have realised an impressive textbook concerning every aspect of shoulder arthroplasty: the manuscript has about 400 pages and includes 350 figures!

The chapters are well organized beginning by anatomy and biomechanics, followed by indications by pathology, different types of implants, surgical technique, to finish by interesting chapters on intra- and post-operative problems, rehabilitation and medico-social aspects.

This book appears as an outstanding work concerning all the aspects of this technique and present an in-depth review of the current state of the art.

We are sure that the reader will find in this book a valuable source of information and we would like to congratulate the authors for the quality of their work that we hope will achieve the success it deserves.

Prof. Dr. Michel Mansat
Service de Chirurgie Orthopédique
Hôpital Purpan – Place Dr. Baylac
Toulouse, France

Vorwort

Der alloplastische Ersatz des glenohumeralen Gelenkes erlebt zur Zeit einen deutlichen Aufschwung. Obwohl die erste Schulterendoprothese bereits 1892 durch den Franzosen Jules E. Pean implantiert wurde, waren es bis zu den 70er Jahren vor allem Einzelberichte und Kasuistiken, die dieses Thema prägten. Es ist das große Verdienst von Charles Neer II, Indikation, Operationstechnik und Nachbehandlung standardisiert und mit seiner Endoprothese erstmals eine große Anzahl an Patienten versorgt zu haben. Gleichzeitig wies er darauf hin, dass die sorgsame Weichteilbehandlung der entscheidende Parameter für den Erfolg in der Schulterendoprothetik darstellt.
Schulterendoprothetik ist Weichteilchirurgie!
Dieses ist die wichtigste Aussage des vorliegenden Buches und weist den meist aus der Hüftchirurgie kommenden Operateur auf den grundsätzlich anderen Zugang zur Problemlösung hin.

Mit dem zunehmenden Interesse an und Verständnis für die Biomechanik des glenohumeralen Gelenkes wurden in den späten 80er und frühen 90er Jahren auch von anderen Arbeitsgruppen alternative Alloarthroplastiken entwickelt. Diese Aktivitäten wurden in letzter Zeit zunehmend von Seiten der Klinik aufgegriffen und im klinischen Alltag umgesetzt.

Ausdruck dieses wachsenden klinischen Interesses sind ausgebuchte Schulterendoprothesen-Operationskurse, eine deutlich erweiterte Präsenz der Firmen in diesem Marktsegment sowie die Zunahme an „Autorenprothesen" in den letzten Jahren; dieses gilt in zunehmendem Maße auch für die Frakturversorgung. Auf orthopädischen und unfallchirurgischen Fachtagungen wird diesem Trend Rechnung getragen, so dass im Rahmen von Schulterkongressen spezielle Sitzungen zum Thema alloplastischer Gelenkersatz inzwischen die Regel darstellen.

Diese Entwicklung traf zusammen mit einer mehrjährigen und harmonischen Zusammenarbeit im Rahmen von Schulterkursen und Schulterendoprothesen-Workshops zweier Autoren. Die freundschaftliche Verbindung unter den Autoren ermöglichte die stufenlose fachkompetente Integration der gerade im Bereich der Schulterendoprothetik so wichtigen postoperativen Rehabilitation.

Nach Fertigstellung des Buches stellten wir fest, dass mit dem hier vorliegenden Werk nahezu unbemerkt ein richtungsweisender Brückenschlag zwischen Unfallchirurgie und Orthopädie gelungen ist. Hierdurch wurde eine geschlossene Darstellung der operativen und konservativen Therapie im Rahmen der Schulterendoprothetik möglich.

DIE AUTOREN

Dank

An erster Stelle danken wir unseren Ehefrauen Monika und Antje. Sie haben uns an vielen Abendstunden, an Wochenenden und während der Jahresurlaube den Rücken frei gehalten, so dass dieses Buch neben der Routinebelastung als ärztliche Leiter orthopädischer Abteilungen fertiggestellt werden konnte.

Dem Steinkopff Verlag in Darmstadt, allen voran Frau Dr. Gertrud Volkert, gebührt große Anerkennung und Dank für die hervorragende Betreuung und Koordination sowie die großzügige graphische und bildliche Ausstattung des Werkes. Mit der ihr eigenen präzisen und zielgerichteten Kommunikation – auch zu unüblichen Zeiten – war es möglich, die Herstellung des Buches zügig zu gestalten. In diesem Zusammenhang gilt unser Dank auch Frau Petra Elster und Herrn Klemens Schwind.

Besondere Freude hat uns die Zusammenarbeit mit dem Graphiker Herrn Emil Wolfgang Hanns bereitet. Es war immer wieder erstaunlich, wie rasch er sich in die Gedankengänge eines Operateurs hineinversetzen und diese in ganz hervorragende Illustrationen umsetzen konnte.

Erwähnenswert erscheint uns der Hinweis, dass das vorliegende Buch ohne finanzielle Unterstützung aus der Industrie realisiert werden konnte. Unsere Partner aus der Industrie haben aber durch ihre Informationen dazu beigetragen, dass eine detaillierte, aktuelle und dennoch faire neutrale Darstellung der einzelnen Implantate möglich war.

Neuss und Bad Urach, im August 2002
JÖRG JEROSCH
JÜRGEN HEISEL

Inhaltsverzeichnis

1 Einleitung 1

1.1 Anatomische Grundlagen und Biomechanik des Schultergelenkes und der umgebenden Weichteile 1
1.2 Historische Entwicklung 19

2 Indikationen 23

2.1 Primäre Omarthrose 24
2.2 Omarthose bei rheumatoider Arthritis 24
2.3 Avaskuläre Humeruskopfnekrose (HKN) 31
2.4 Posttraumatische Zustandsbilder 33
2.5 Dislokationsarthropathie 41
2.6 Rotatorenmanschettendefektarthropathie 43
2.7 Postinfektiöse Defektzustände 44
2.8 Postoperative Defektzustände 45
2.9 Tumoröse Gelenk- und Humeruskopfdestruktionen 46
2.10 Prothesenwechsel 52

3 Präoperative Diagnostik 55

3.1 Klinische Untersuchung 55
3.2 Röntgenuntersuchung 59
3.3 Ultraschall 61
3.4 Computertomographie 65
3.5 Kernspintomographie 66

4 Präoperative Planung 67

4.1 Aus orthopädischer Sicht 67
4.2 Aus traumatologischer Sicht 72

5 Patientenaufklärung 77

6 Prothesentypen 83

- 6.1 Kraftschlüssige Prothesen („non-constrained") 85
- 6.2 Halbgeführte Prothesen („semi-constrained") 86
- 6.3 Formschlüssige Prothesen („fully-constrained") 87
- 6.4 Neuere Entwicklungen 88
- 6.5 Gleitpaarungen 89
- 6.6 Prothesenmodelle im Einzelnen 89
- 6.7 Frakturrelevante Prothesentypen 110

7 Verankerungsarten 115

- 7.1 Zementfixation 115
- 7.2 Zementfreie Fixation 116
- 7.3 Hybridverankerung 117
- 7.4 Spezielle Pfannenverankerung 117
- 7.5 Spezielle Schaftverankerung 118

8 Operationstechniken 121

- 8.1 Implantationstechnik beim Modularen-Schulter-System (MSS) 122
- 8.2 Alternative operative Zugänge 140
- 8.3 Spezielle Operationsschritte bei anderen Implantaten 141
- 8.4 Trauma-Schulter (frische Fraktur) 154
- 8.5 Veraltete Frakturen und Frakturfolgen 167
- 8.6 Frakturrelevante Prothesentypen 173
- 8.7 Tumorprothesen 176

9 Prothesentypische intraoperative Probleme 177

- 9.1 Luxationen 178
- 9.2 Verankerung 178
- 9.3 Weichteilrekonstruktion 178
- 9.4 Intraoperative Frakturen 179
- 9.5 Gefäß-Nervenverletzungen 180
- 9.6 Sonstige intraoperative Komplikationen 180

10 Prothesentypische postoperative Komplikationen ... 181

- 10.1 Constrained-Schulterprothesen ... 181
- 10.2 Nonconstrained-Schulterprothesen ... 182

11 Endoprothesenpass ... 211

- 11.1 Dokumentationsbogen zur Selbständigkeit ... 212

12 Infektionsprophylaxe ... 213

- 12.1 Präoperativ ... 213
- 12.2 Perioperativ ... 214
- 12.3 Intraoperativ ... 215
- 12.4 Postoperativ ... 216

13 Nachbehandlung ... 219

- 13.1 Präoperative Behandlungsstrategien ... 219
- 13.2 Nachbehandlungsprinzipien ... 222
- 13.3 Krankengymnastische Gruppenbehandlung nach endoprothetischem Schultergelenkersatz ... 241
- 13.4 Postoperative Balneotherapie nach endoprothetischem Schultergelenkersatz ... 241
- 13.5 Medizinische Trainingstherapie (MTT) ... 246
- 13.6 Immobilisation ... 249
- 13.7 Orthesen (Abduktionsschienen und -verbände) ... 250
- 13.8 Ergotherapeutische Hilfsmittelversorgung nach endoprothetischem Schultergelenkersatz ... 250

14 Kontrolluntersuchungen ... 253

- 14.1 Dokumentation ... 253
- 14.2 Nachuntersuchung ... 253
- 14.3 Beurteilungs- und Bewertungskriterien (Scores) ... 253

15 Begutachtung ... 267

- 15.1 Unfallversicherungsrechtliche Begutachtung von Schulterverletzungen ... 267
- 15.2 Sozialmedizinische Beurteilung ... 268
- 15.3 Schwerbehindertengesetz ... 269
- 15.4 Sozialmedizinische Aspekte (gesetzliche Rentenversicherung) ... 269

16 Literaturüberblick über die Behandlungsergebnisse ... 271

- 16.1 Neer-II-Prothese und modulare Systeme bei Osteoarthrosepatienten   271
- 16.2 Proximale Humerusfraktur 272
- 16.3 Schulteralloarthroplastik bei rheumatoider Arthritis 274
- 16.4 Schulteralloarthroplastik bei Rotatorenmanschettenläsion 277
- 16.5 Prothetischer Schultergelenksersatz bei Dislokationsarthropathien .. 278
- 16.6 Prothetischer Schultergelenksersatz bei Sekundärarthrose aufgrund einer chronischen Luxation 278
- 16.7 Schulterendoprothetik bei Knochentumoren 279
- 16.8 Ergebnisse der Hemiarthroplastik 280
- 16.9 Ergebnisse der totalen Schulteralloarthroplastik 281
- 16.10 Vergleich zwischen Hemiarthroplastik und totalem Gelenkersatz 283
- 16.11 Ergebnisse bei unterschiedlichen Verankerungstechniken 285
- 16.12 Ergebnisse der Kappenprothesen 286

17 Wissenschaftliche Bewertung der Literaturergebnisse ... 289

18 Adressenverzeichnis der Schulterprothesen- und Implantathersteller ... 295

Literaturverzeichnis ... 297

Sachverzeichnis ... 317

1 Einleitung

Das Schultergelenk (Articulatio glenohumeralis) gehört funktionell zu einem Komplex von insgesamt 5 Gelenken im Bereich des Schultergürtels, durch deren Zusammenspiel die Bewegungen der oberen Extremität ermöglicht werden. Beteiligt sind neben dem Schulterhauptgelenk als echte bewegliche Verbindungen das Sternoklavikulargelenk sowie das Akromioklavikulargelenk. Hinzugezählt werden weiterhin das subakromiale Nebengelenk und das Skapula-Thorax-Gelenk zwischen dem Schulterblatt mit dem M. subscapularis einerseits dem M. serratus anterior andererseits sowie dem M. serratus anterior und der Thoraxwand. Erst aus dem Zusammenwirken der einzelnen Komponenten ergibt sich die hohe Gesamtbeweglichkeit mit der Möglichkeit zur aktiven Abduktion um 180°, zur Rotation (Innen- und Außenrotation) von 150° sowie zu einer Anteversion von etwa 170°.

Die Entwicklung in der Schulterendoprothetik verlief viele Jahre weitaus langsamer als in der Hüft- und Knieendoprothetik. Dies hatte mehrere Ursachen:

Die Inzidenz endoprothesenpflichtiger Erkrankungen am Schultergelenk war weitaus geringer als an den großen Körpergelenken der unteren Extremität, denen die funktionellen Kompensationsmöglichkeiten des Schultergelenkkomplexes fehlen.

Wissenschaftliche Untersuchungen zur Schulterbiomechanik verharrten lange Zeit im Stadium ausgesprochen kontroverser Diskussionen, so dass für die Umsetzung in der Endoprothetik grundlegende Aussagen und Gesetzmäßigkeiten nur zögerlich formuliert und akzeptiert wurden.

Dieses scheint sich in den letzten Jahren jedoch deutlich zu verändern. Der weltweite Markt für die Schulterendoprothetik betrug im Jahre 2001 etwa 100 Mio. US$. Der größte Teil der Implantationen findet in Europa und in den USA statt. Das zunehmende jährliche Wachstum in diesem Segment von 8% übersteigt deutlich das Wachstum in anderen Segmenten.

Die aktuellen Trends von Seiten der Anwender sind:
- Allmählich zunehmende Verwendung von Schultertotalendoprothesen,
- Verwendung von Hemiendoprothesen vorwiegend in der Traumasituation unter Verwendung eines speziellen Traumainstrumentariums,
- Verwendung modularer Systeme auch in der Traumasituation,
- Zunahme der „glenoid peg fixation" im Vergleich zur Kiel-Fixation,
- Zunahme exzentrischer modularer Köpfe zur besseren Berücksichtigung des Offset,
- Zunahme des Bedarfs an Revisionssystemen,
- Zunahme der Spezialisierung im Bereich unterschiedlicher operativer Zentren.

Die Basis zum Verständnis der Konstruktionsmerkmale und der Funktion von Schulterendoprothesen sowie der Schwierigkeiten und Lösungsansätze in den operativen Verfahren ist die Kenntnis der normalen Anatomie und der Biomechanik des Schultergelenkkomplexes im Allgemeinen und des Glenohumeralgelenkes im Besonderen.

1.1 Anatomische Grundlagen und Biomechanik des Schultergelenkes und der umgebenden Weichteile

1.1.1 Anatomie des Schultergelenkes (Articulatio glenohumeralis)

Das Glenohumeralgelenk ist der größte Bestandteil der 5 Artikulationen, aus denen sich der Schultergelenkkomplex zusammensetzt. Nur im

Abb. 1.1. a Knöcherne Strukturen des Schultergelenkes. **b** Die 5 Artikulationen im Schultergürtel:
1: Das glenohumerale Gelenk
2: Das skapulothorakale Nebengelenk
3: Das akromioklavikulare Gelenk
4: Das sternoklavikulare Gelenk
5: Das subakromiale Nebengelenk

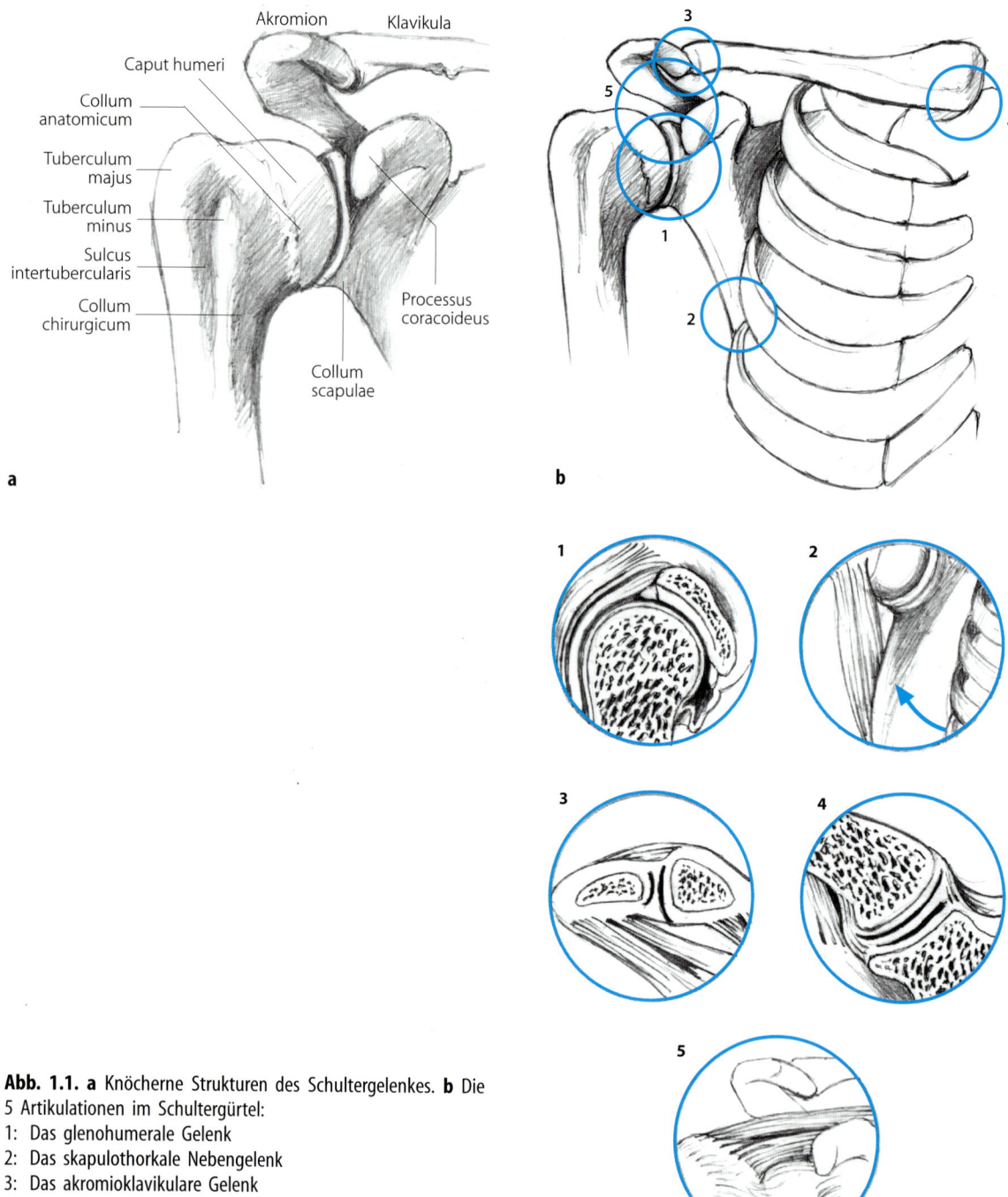

geordneten Zusammenspiel aller Komponenten ist eine flüssige Bewegung im Schultergürtel zu erwarten. Funktionell ist das Schultergelenk das beweglichste Kugelgelenk des menschlichen Körpers (Abb. 1.1).

■ Artikulierende Anteile

Gelenkpartner des Schulterhauptgelenkes sind einerseits der Humeruskopf (Caput humeri), andererseits die Gelenkpfanne des Schulterblattes (Cavitas glenoidalis). Letztere wird durch eine Gelenkpfannenlippe (Labrum glenoidale) etwas

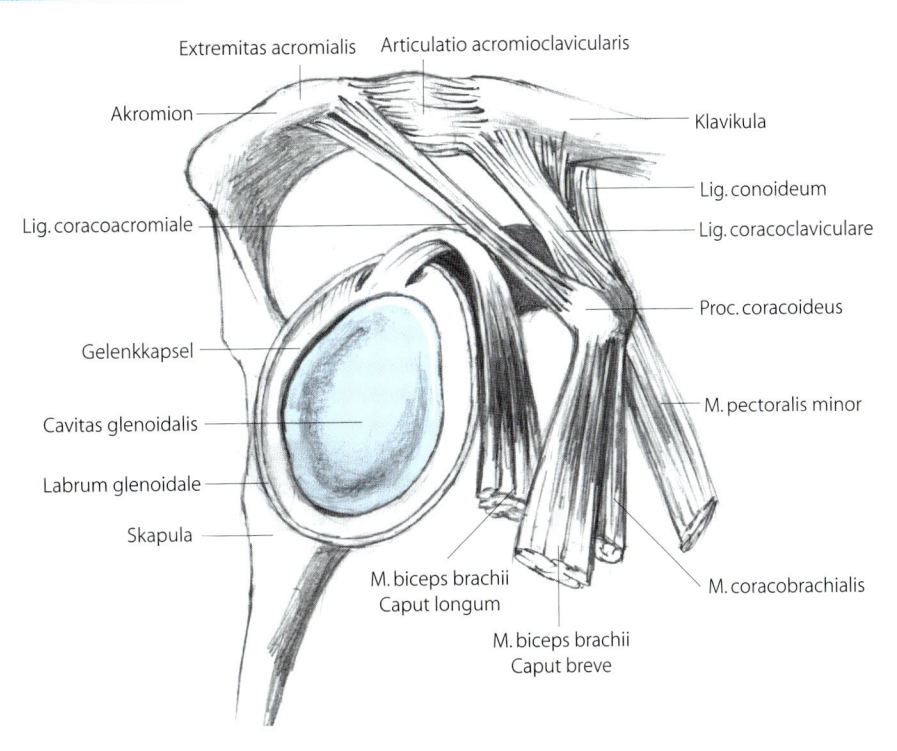

Abb. 1.2. Pfannenanteil des Schulterhauptgelenkes mit umgebenden Strukturen

vergrößert und in ihrer Konkavität verstärkt (Abb. 1.2).

■ Caput humeri

Der Oberarmkopf ist beim Erwachsenen üblicherweise in einem Winkel von 120–130° gegen die Schaftachse des Humerus geneigt. Der sich hieraus ergebene „Inklinationswinkel" wird mit Werten zwischen 30 und 55° angegeben. Eine Verbindungslinie zwischen der Mitte des Caput humeri und dem Tuberculum majus bildet mit der transversalen Achse durch die Epikondylen des Humerus einen Winkel von etwa 16° zur Frontalebene (Humerustorsionswinkel). Verglichen mit der Anatomie der meisten Quadrupeden, bei denen die Kopfachse nahezu in anterioposteriorer Richtung angelegt ist und sich somit ein Winkel von etwas mehr als 90° zur Epikondylenachse ergibt, hat der menschliche Humeruskopf eine Außenrotation erfahren, so dass in bezug zur ursprünglichen a.p. Ausrichtung ein Antetorsionswinkel von durchschnittlich 74° resultiert. In der Endoprothetik wird zumeist der Retroversionswinkel zwischen Humeruskopf und Interkondylarfläche bestimmt. Dieser wird üblicherweise mit 30–45° angegeben. Im Rahmen einer CT-Reihenuntersuchung wurde unter Verwendung des Sulcus intertubercularis als Referenzpunkt von Habermeyer et al. (1986) bei Männern ein Retroversionswinkel von 48,6°, bei Frauen einer von 57,3° dokumentiert. Dähnert et al. (1986) fanden hingegen eine weite Spannbreite des Retroversionswinkels und empfahlen daher bei der Rekonstruktion posttraumatischer Zustandsbilder einen Seitenvergleich mit der unverletzten Gegenseite.

Neben dem Caput humeri findet sich am proximalen Humerus nach lateral gelegen das kräftige Tuberculum majus, nach ventral springt das Tuberculum minus vor. Von beiden Höckern zieht jeweils eine Knochenleiste nach distal, die Cristae tuberculi majoris et minoris. Zwischen beiden Tubercula und den entsprechenden Cristae verläuft der Sulcus intertubercularis, in dem die Sehne des langen Bizepskopfes geführt wird. Am Tuberculum majus inserieren von dorsokaudal nach ventrokranial die Sehnen der Mm. teres minor, infraspinatus und supraspinatus. Am Tuberculum minus setzt die Sehne des M. subscapularis an. Die Grenze zwischen dem Caput humeri als Epiphyse und der Diaphyse wird durch das Collum anatomicum gebildet, welches als leichte Einsenkung abgrenzbar ist und ventral, lateral und dorsal etwa die Höhe der hume-

1 Einleitung

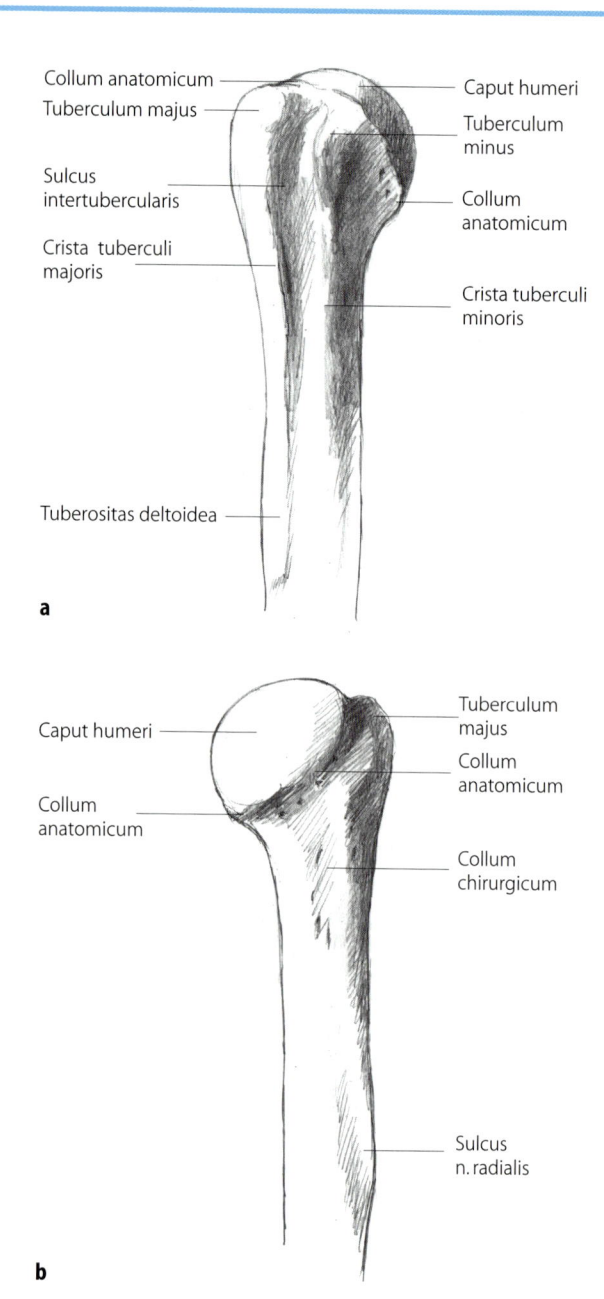

Abb. 1.3. Knöcherner proximaler Humerus von anterior (**a**) und posterior (**b**)

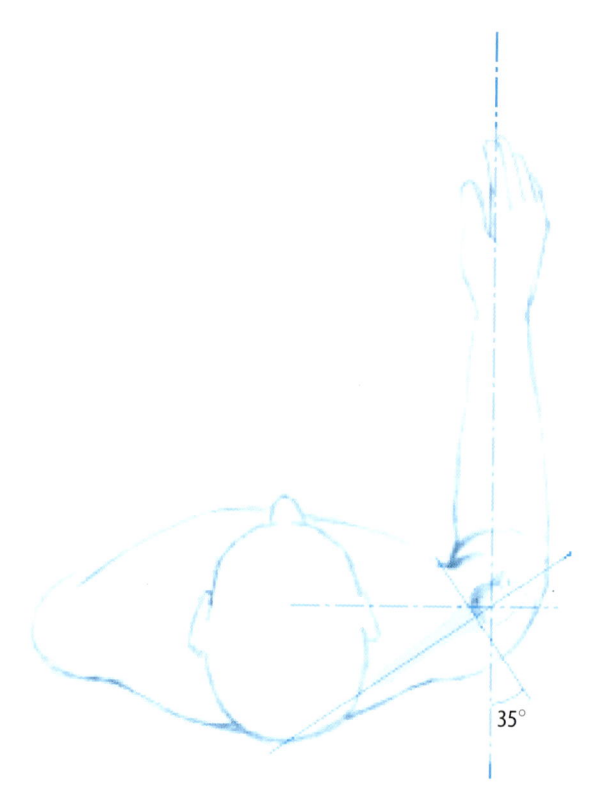

Abb. 1.4. Retroversionsstellung des Humeruskopfes

ralen Kapselinsertion kennzeichnet. Medial zieht die Kapsel etwa 1 cm weiter nach distal.

Das Collum chirurgicum, eine diskrete Einschnürung des Humerus distal der Tubercula ist oft nicht exakt abgrenzbar und verläuft eher horizontal (Abb. 1.3).

Die Gelenkfläche des Humeruskopfes nimmt näherungsweise etwas weniger als der Hälfte einer Kugeloberfläche ein. Sie umfasst bei einem Radius von 2,5–3 cm eine Fläche von etwa 24 cm². Ihr vertikaler Durchmesser ist regelhaft etwas größer (ca. 3 cm) als der horizontale, der Krümmungsradius fällt von kranial nach kaudal ab, so dass eine Evolute von den Zentren der Krümmungsradien entsteht. Der maximale Durchmesser der Gelenkfläche beträgt 37–58 mm. Die Gelenkfläche umfasst einen Bogen von 155° und beginnt, von 47° ausgehend, von der Zentralachse des Humerus, die in Neutral-Null-Position 2,5° von der Vertikalen abweicht (Abb. 1.4). Die Gelenkkopfabschnitte mit dem größten Krümmungsradius artikulieren bei etwa 90° Abduktion mit der Schulterpfanne, was neben der Spannung der unteren und mittleren Ligg. glenohumeralia für die in dieser Position hohe Stabilität ("closed-packed"-Stellung) verantwortlich ist.

Der Gelenkknorpel weist zentral – also in dem Bereich, bei dem in Neutral-0-Stellung ein Kontakt mit der Gelenkpfanne besteht – die größte Dicke (1,6–2,2 mm) auf, im Randbereich jedoch nur etwa 1,0 mm.

Der Mittelpunkt des Humeruskopfes liegt dabei nicht auf einer Geraden mit der zentralen intramedullaren Längsachse des Humerusschaftes.

■ Cavitas glenoidalis

Die Gelenkpfanne des Schultergelenkes (Cavitas glenoidalis) liegt am Angulus lateralis der Skapula. Sie ist bikonkav mit birnenförmigem Umriss. Im Vergleich zur Konvexität des Humeruskopfes erscheint die Konkavität der Pfanne allerdings unregelmäßiger und weniger stark ausgeprägt. Früher ging man davon aus, dass die Pfannenebene leicht nach kranial (ca. 15°) geneigt sei. Neuere Daten zeigen jedoch, dass die Pfannenebene gegenüber der medialen Kante eine große Varianz (−13° bis +8°) aufweist. Gleichzeitig ist die Fossa glenoidalis relativ zum Schulterblatt um etwa 6° retrovertiert, wobei auch hier eine erhebliche Variationsbreite besteht (−2° bis +13°). Die Lage der Skapula ist an der hinteren Thoraxwand nach ventral (ca. 30–40°) gerichtet. Die Gelenkfläche des Humeruskopfes ist in entsprechendem Ausmaß retrovertiert, so dass sich die miteinander artikulierenden Areale gegenüberliegen.

Im größten Durchmesser (Längsachse) bedeckt die Pfanne etwa 2/3 der humeralen Gelenkfläche, im kleinsten Durchmesser (näherungsweise Sagittalachse) etwa 1/3. Im Vergleich zum Humeruskopf resultiert eine etwa 1/4 so große Gelenkfläche von etwa 6 cm^2. Die Knorpeldicke nimmt im Gegensatz zum Caput humeri von zentral (ca. 1,7 mm) nach peripher (ca. 3,5 mm) zu (Abb. 1.5), wohingegen die subchondrale Knochendichte in Anpassung an die statische Belastung zentral am höchsten ist und zu den Rändern hin dann signifikant absinkt. In Ergänzung hierzu konnten Müller-Gerbl et al. (1987) computertomographisch eine ungleich verteilte Mineralisierungsdichte im oberen und unteren Teil der Gelenkpfanne feststellen.

Detaillierte morphometrische Informationen finden sich in Kapitel 1.1.7.

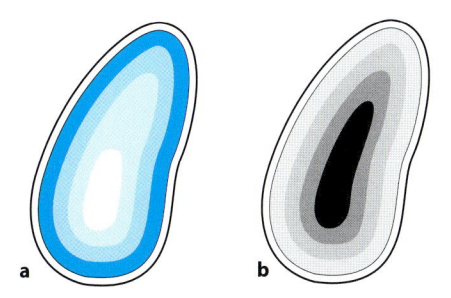

Abb. 1.5. Knorpeldicke (**a**) und subchondrale Knochendichte (**b**) der Cavitas glenoidalis

■ Labrum glenoidale

Die Gelenkfläche der Cavitas glenoidalis wird durch einen den Rand der Gelenkpfanne konzentrisch umschließenden Faserring aus Bündeln dicht gelegener kollagener Fasern vergrößert (Labrum glenoidale). Dieser vertieft zudem die Konkavität der Gelenkfläche und ermöglicht so einen höheren Gelenkkontakt. Am Labrum glenoidale lassen sich 3 Flächen unterscheiden: Ein zentrales Areal tritt mit dem Humeruskopf in Kontakt und geht an der Basis mit weniger dicht angeordneten, radiär verlaufenden Fasern in die Gelenkfläche der Cavitas glenoidalis über. Eine innere Fläche stellt die Verbindung zum Pfannenrand her, eine äußere Fläche hat Kontakt zur Gelenkkapsel. Aus dem Oberrand des Labrums gehen Fasern in die Sehne des Caput longum des M. biceps brachii über. Die lange Bizepssehne entspringt in 50% der Fälle direkt aus der oberen hinteren Portion des Labrum glenoidale, nur in 20% vom Tuberculum supraglenoidale und in den übrigen Fällen von beiden Regionen (Habermeyer et al. 1986). Vereinzelt ist auch ein Ursprung aus der oberen Kapselregion sowie der oberen Fassette des Tuberculum minus beschrieben worden. Funktionell dient das Labrum glenoidale nicht nur der Vergrößerung der Gelenkfläche und der Vertiefung der Konkavität, sondern stellt auch ein Widerlager gegen die bei enormen Gelenkdrücken auftretende Querdehnung des Gelenkknorpels dar. Es vertieft das Glenoid um etwa 5–9 mm. Verletzungen des Labrum glenoidale begünstigen das Auftreten habitueller Luxationen.

1.1.2 Gelenkkapsel und umgebende Muskulatur

Die Gelenkkapsel der Schulter ist in Adduktionsstellung locker und verfügt über ein ausgesprochen großes intraartikuläres Volumen, so dass theoretisch 2 Humerusköpfe in ihr Platz fänden.

Das Stratum fibrosum der Gelenkkapsel des Schultergelenkes entspringt an der Außenfläche des Labrum glenoidale und strahlt in den ossären Anteil des Skapulahalses ein. Das Stratum synoviale nimmt seinen Ursprung von der Spitze des Labrum glenoidale. Im vorderen Gelenkbereich zieht die Kapsel von der Basis der Gelenklippe zunächst auf das Collum scapulae und schlägt dann auf die Innenfläche der Subskapularissehne um, so dass sich zwischen dieser, dem Labrum glenoidale und dem Skapulahals ein Recessus ergibt. Das Tuberculum supraglenoidale wird in die Gelenkhöhle einbezogen, während das Tuberculum infraglenoidale extrakapsulär liegt. Der Kapselansatz am Humerus folgt dem Collum anatomicum, greift nur an der medialen Seite ca. 1 cm auf den Humerusschaft über und überschreitet hier die ehemalige Epiphysenfuge. Quere Faserzüge des Stratum fibrosum überbrücken den Sulcus intertubercularis und schließen ihn zu einem osteofibrösen Kanal, durch den die lange Bizepssehne aus der Gelenkhöhle nach distal zieht. Da sich diese Sehne unter Druck gegen den Knochen verschieben muss und somit starken Reibungskräften unterliegt, ist sie zum Schutz durch einen röhrenförmigen Fortsatz der Gelenkinnenhaut, (Vagina synovialis intertubercularis) umhüllt. Diese Sehnenscheide ist am distalen Ende mit der Sehne verwachsen. Die Verschlussmembran ist lang genug, um eine gute Verschiebung der Sehne zu gewährleisten.

Die Kapsel des Schultergelenkes ist insbesondere dorsal sehr dünn, da hier keine Bandverstärkungen anzutreffen sind. In dem muskelfreien Intervall zwischen dem M. subscapularis und dem M. teres minor findet sich eine größere Aussackung, der Recessus axillaris.

Die dorsalen und inferioren Kapselanteile legen sich bei Adduktion in Falten, so dass es im Zuge einer längeren Immobilisierung in dieser Position (z. B. bei posttraumatischen Zustandsbildern) zu Verklebungen und Schrumpfungen kommen kann. Daher wird, um solchen Schrumpfungsvorgängen zu begegnen, bei notwendiger Immobilisation der Schulter meist eine Abduktionsstellung vorgezogen.

Im Gegensatz zu den übrigen großen Gelenken findet sich an der Gelenkkapsel der Articulatio humeri nur wenig faseriges Verstärkungsmaterial. Lediglich im ventralen Kapselbereich liegen einige Verstärkungsbänder:

Das Lig. coracohumerale, das von der Basis und dem lateralen Rand des Processus coracoideus zu den Tubercula majus et minus zieht, hemmt die Adduktion des Armes und dient der Armsuspension. Es bildet eine Verstärkung zwischen der Kapseleinstrahlung der Mm. supraspinatus und subscapularis und überbrückt den proximalen Abschnitt des Sulcus intertubercularis.

Die Ligg. glenohumeralia (superius, medius et inferius) verstärken Z-förmig die vordere Kapselwand. Sie ziehen vom Labrum glenoidale zum humeralen Kapselansatz. Zwischen den 3 glenohumeralen Bändern finden sich 2 Schwachstellen der Kapsel. Durch die obere (Weitbrecht-Foramen) besteht oftmals eine Verbindung zwischen der Gelenkhöhle und der Bursa subtendinea m. subscapularis. Die Ligg. glenohumeralia sind an der Hemmung der Außenrotation (*alle Anteile*) sowie der Abduktion (*mittlere und untere Bandanteile*) beteiligt.

Die Bursa subtendinea m. subscapularis (kurz: Bursa subscapularis) stellt eine Nebenkammer des Gelenkes dar. Sie findet sich an der Basis des Processus coracoideus und legt sich über den kranialen Rand der Sehne des M. sub-

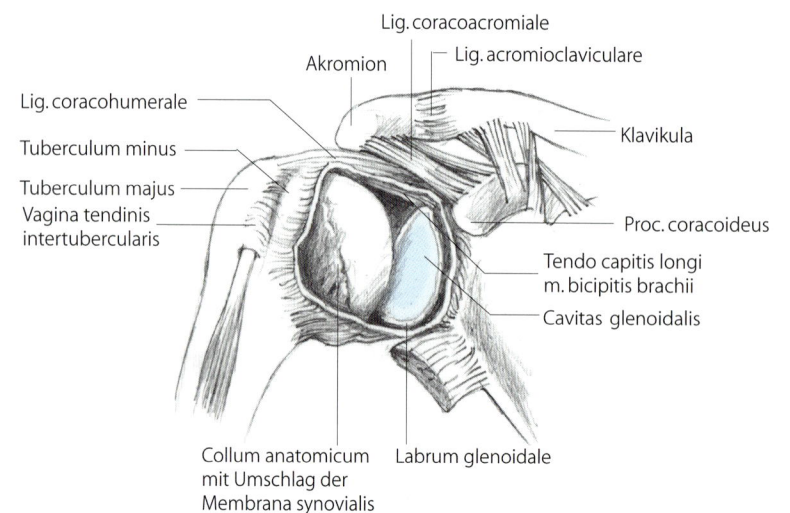

Abb. 1.6. Das glenohumerale Gelenk mit umgebenden Weichteilen

scapularis (Abb. 1.6). Der Schleimbeutel steht durch die bereits beschriebene Öffnung regelhaft mit der Gelenkhöhle in direkter Verbindung. Über die Bursa subscapularis kommuniziert die Bursa subcoracoidea ebenfalls häufig mit der Gelenkhöhle. Weitere funktionell wichtige Bursen, die allerdings normalerweise nicht mit dem Cavum articulare verbunden sind, sind z. B. die Bursa subdeltoidea (zwischen Caput humeri und M. deltoideus) und die Bursa subacromialis (zwischen Akromion, Processus coracoideus, Lig. coracoacromiale und dem M. deltoideus auf der einen Seite und den Sehnen der Mm. supraspinatus und infraspinatus auf der anderen Seite). Diese Schleimbeutel stehen meistens miteinander in Verbindung.

Der erhebliche Größenunterschied zwischen der Cavitas glenoidalis und dem Caput humeri im Dienste der hohen Beweglichkeit macht eine effektive Knochenführung des Schultergelenkes, wie man sie z. B. beim Hüftgelenk vorfindet, unmöglich. Das Gelenk wird überwiegend muskulär, zum kleinen Teil auch ligamentär gesichert. Die größte Bedeutung bzgl. der Stabilisierung der Gelenkkapsel kommt dabei den die Schulter umspannenden Muskeln samt ihrer Sehnen zu, die das Gelenk nahezu trichterförmig umschließen (dynamische Stabilisatoren des Schultergelenkes).

Diese lassen sich anatomisch in drei Kategorien unterteilen:

■ **Skapulohumerale Gruppe. Mm. deltoideus, supraspinatus, infraspinatus, subscapularis, teres major, teres minor:** Diesen Muskeln wird die größte Bedeutung bei der Stabilisierung des Schultergelenkes beigemessen.

Der M. supraspinatus dient sowohl der Kompression zwischen Humeruskopf und Gelenkpfanne als auch der Abduktion.

Die Mm. subscapularis, infraspinatus und teres minor bewirken die Außen- und Innenrotation und unterstützen die Kompression des Humeruskopfes zu Beginn der Abduktion und Elevation. Sie wirken somit der starken aufwärts gerichteten Kraftkomponente des M. deltoideus entgegen, die ansonsten den Humeruskopf aus der Pfanne ziehen würde.

Der M. deltoideus ist – zusammen mit dem M. supraspinatus – ein kräftiger Abduktor der oberen Extremität. Während sich bei der Abspreizung sein akromialer Anteil kräftig kontrahiert, halten sein klavikulärer und dorsaler Anteil den Humerus in der Bewegungsebene. Diese Anteile können den Oberarm außerdem rotieren.

■ **Axioskapulare Gruppe.** Mm. trapezius, rhomboidei, serratus anterior, levator scapulae

■ **Axiohumerale Gruppe.** Mm. latissimus dorsi, pectoralis major

Die in den letzten beiden Kategorien zusammengefassten Muskeln dienen sowohl der Bewegung als auch der Kraftübertragung im Schultergelenk (Abb. 1.7).

■ **Rotatorenmanschette.** Die Gesamtheit der Muskeln, die mit ihren tiefen Sehnenfasern in die Gelenkkapsel einstrahlen, wird als Rotatorenmanschette bezeichnet. Kranial und dorsal wird die Kapsel so durch die Mm. supraspinatus, infraspinatus und teres minor stabilisiert, nach ventral durch den M. subscapularis. Auf diese Art werden die oberen 3/4 des Gelenkkopfes beinahe lückenlos umgriffen, das distale 1/4 bleibt muskelfrei. Die Muskeln der Rotatorenmanschette sind nicht nur an der Stabilisierung des Gelenkkopfes beteiligt, sondern tragen auch zur Raffung der weiten Kapsel bei, so dass eine Einklemmungsgefahr verringert wird. Schließlich stellt der Sehnen-Muskel-Mantel die kleine Cavitas glenoidalis so auf den großen Gelenkkopf ein, so dass dieser jederzeit ein günstiges Widerlager findet.

Die schwächste Stelle der Gelenkkapsel liegt zwischen den freien Rändern der Mm. subscapularis und teres minor. Bei degenerativen oder traumatischen Prozessen kann die Kapsel hier ventral von der langen Trizepssehne oder seltener dorsal von ihr rupturieren (Abb. 1.8).

1.1.3 Subakromiales Nebengelenk

Das Schulterdach bildet mit dem Akromion, dem Korakoid sowie dem Lig. coracoacromiale eine pfannenartige Konstruktion, gegen die sich der Humeruskopf mit der Gelenkkapsel und der Sehne des M. supraspinatus bewegt. Gleichfalls wirkt das Schulterdach wie eine kraniale Abstützung, v. a. dann wenn der Humeruskopf durch die aufgestützten Arme aufwärts geschoben wird. Diese Konstruktion wird durch 2 Schleimbeutel, die Bursae subacromialis und subdeltoidea, zum subakromialen Nebengelenk ergänzt. Bei entzündlichen Prozessen, die oft

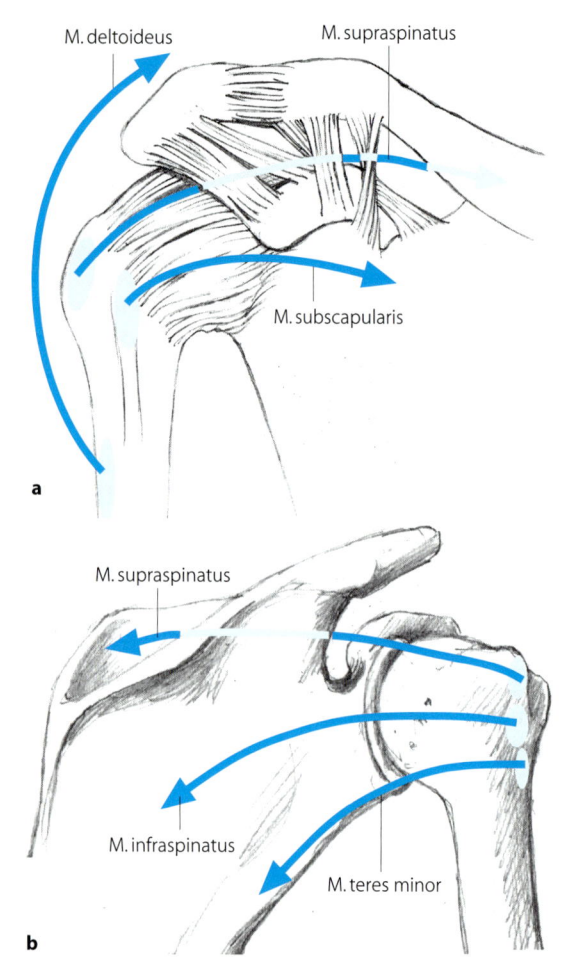

Abb. 1.7. Muskelzüge des glenohumeralen Gelenkes. **a** Ansicht von ventral; **b** Ansicht von dorsal

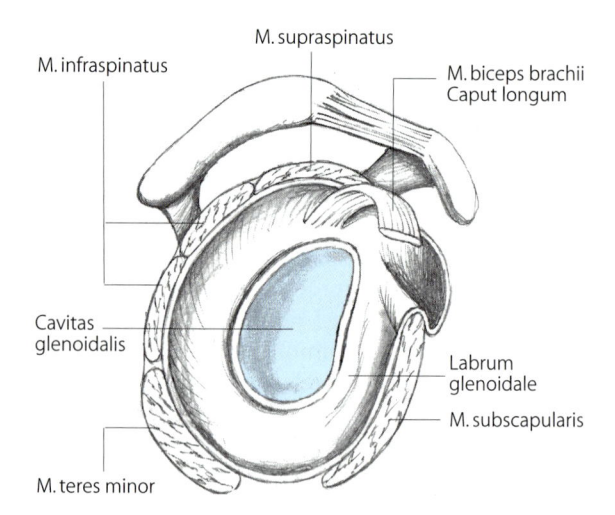

Abb. 1.8. Muskeln der Rotatorenmanschette

mit Kalkablagerungen einhergehen können, kommt es hier zu schmerzhaften Bewegungseinschränkungen; bei chronischen Verläufen kann es zur Verödung des Verschiebespaltes mit Einschränkung der Beweglichkeit im Schultergelenk kommen.

1.1.4 Durchblutung des proximalen Humerus

Da der Humeruskopf am proximalen Ende nahezu vollständig von Knorpel überzogen ist, wird seine arterielle Versorgung von distal her gewährleistet. Aus der lateralen Seite der A. axillaris entspringt in Höhe des Unterrandes des M. subscapularis die **A. circumflexa humeri anterior**. Sie verläuft dann horizontal vor dem Humerus unter dem M. coracobrachialis und dem kurzen Kopf des M. biceps brachii zum Collum chirurgicum. In Höhe des Sulcus intertubercularis gibt sie einen R. ascendens zur Versorgung des Humeruskopfes und des Schultergelenkes ab. Dieser vordere Arterienast ist von großer Bedeutung, weil er kleine Verzweigungen in die Tubercula versenkt (Gerber u. Schneeberger 1990). Nachdem die A. circumflexa humeri anterior lateralwärts unter dem langen Kopf des M. biceps brachii und dem M. deltoideus her gezogen ist, anastomisiert sie mit der **A. circumflexa humeri posterior**.

Diese ist zumeist deutlich kräftiger ausgeprägt als die A. circumflexa humeri anterior. Sie zieht in der Höhe des Unterrandes des M. subscapularis zusammen mit dem N. axillaris durch die laterale Achsellücke, verläuft, – dem Knochen dicht anliegend – um das Collum chirurgicum humeri und versorgt neben dem Schultergelenk die Mm. deltoideus, teres major und minor sowie den langen und den lateralen Kopf des M. triceps brachii. Anastomosen bestehen mit der A. circumflexa humeri anterior, der A. profunda brachii und akromialen Ästen der Aa. suprascapularis und thoracoacromialis. Als Arteria arcuata wird das Gefäß bezeichnet, das im Inneren des Knochens in posteromedialer Verlaufsrichtung zur obliterierten Epiphysenfuge zieht (Abb. 1.9); hierbei kann es sich auch um einen Zusammenfluss mehrerer kleinerer Gefäße handeln. Bei jungen Patienten besteht eine zusätzliche Blutzufuhr durch Gefäßäste, die über die Sehnenansätze der Rotatorenmanschette an die Tubercula herangeführt werden. Mit zunehmendem Alter verlieren diese Gefäße allerdings ihre klinische Relevanz.

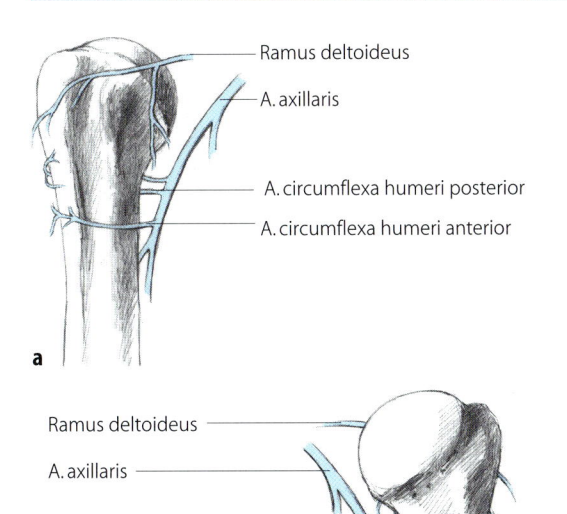

Abb. 1.9. Blutversorgung des proximalen Humerus. **a** Ansicht von anterior; **b** Ansicht von posterior

1.1.5 Innervation des Schultergelenkes

Die Innervation des Schultergelenkes erfolgt aus Ästen des Plexus brachialis. Der N. suprascapularis (C 5, 6) innerviert den oberen und hinteren Anteil, der N. axillaris (C 5, 6) den vorderen und unteren Bereich und die Nn. pectorales laterales (C 5–7) das vordere und obere Gebiet. Zudem ziehen direkte Äste aus dem Fasciculus posterior des Plexus cervicalis zum Schultergelenk.

Da die Innervation des Humeroglenoidalgelenkes überwiegend aus dem 5. und 6. Zervikalsegment erfolgt, werden Beschwerdebilder häufig nicht nur läsionsnah umschrieben, sondern im Dermatombereich C 5 und C 6 (laterale Oberarm- und Unterarmseite) mit Bevorzugung der Region des Deltamuskelansatzes empfunden.

1.1.6 Bewegungsumfänge

Am Schultergelenk als Kugelgelenk werden 3 Hauptbewegungsachsen definiert:
- Um die Sagittalachse ist eine Abduktion und eine Adduktion möglich.
- Um die Transversalachse erfolgt eine Ante- bzw. Retroversion.
- Um die Vertikalachse wird der Arm innen- und außenrotiert.

Alle Bewegungen des Schultergelenkes lassen sich in Vertikal-, Horizontal- und Rotationskomponenten gliedern.

Die nachfolgenden Daten beziehen sich auf eine Ausgangsgrundstellung, bei der der Unterarm in der Sagittalen eingestellt ist:

Abduktion/Elevation

Das Zusammenspiel des Glenohumeralgelenkes mit den anderen Anteilen des Schultergelenkkomplexes und der Wirbelsäule ermöglicht eine Abduktion bis zu 180°.

Davon werden etwa 90–120° den Bewegungen im Glenohumeral- und im Thorakoskapulargelenk zugerechnet. Die übrigen 60° verteilen sich auf Bewegungen in den Klavikulargelenken und der Wirbelsäule.

Nur während der ersten 25–30° findet eine ausschließliche oder zumindest weit überwiegende Bewegung im Glenohumeralgelenk statt. Jede weiteren 10° der Abduktion im Glenohumeralgelenk sind kombiniert mit ca. 5° im Thorakoskapulargelenk.

Adduktion

Aus der Grundstellung ist wegen des Kontaktes mit dem Rumpf primär keine Adduktion möglich. Erst bei zusätzlicher Ante- oder Retroversion kann der Arm aus dieser Position adduziert werden. Während bei Retroversion allenfalls eine geringgradige Adduktion möglich ist, ermöglicht die Anteversion eine Adduktion um 30–45°.

Anteversion und Retroversion

Anteversion und Retroversion erfolgen um eine transversale Achse in der Sagittalebene. Die Retroversion ist aus der Nullstellung heraus um etwa 45° möglich, die Anteversion bis ca. 180°. Auch bei diesen Bewegungen sind die übrigen Gelenke des Schultergelenkkomplexes beteiligt.

Außenrotation und Innenrotation

Die maximale Außenrotation beträgt aus der Grundstellung heraus etwa 80°. Das theoretische Maximum der Innenrotation liegt bei ca. 110°, wobei hierzu der Arm hinter den Rumpf geführt werden muss. Die Innenrotation vor dem Rumpf ist mit einer Anteversion des Armes kombiniert.

1.1.7 Biomechanische Überlegungen zum Gelenkersatz im Schultergelenk

Prinzipielle Vorüberlegungen

Das Ergebnis eines arthroplastischen Schultergelenkersatzes hängt in entscheidendem Maße von der Wiederherstellung einwandfreier anatomischer Gegebenheiten zwischen dem Humeruskopf und der Gelenkfläche ab. Zu berücksichtigen ist dabei in erster Linie, dass zur Fixierung der einzelnen Komponenten nur wenig Knochenlager verfügbar ist.

Die Konfiguration des glenohumeralen Gelenks ist theoretisch in 3 unterschiedlichen Varianten denkbar (Abb. 1.10):
- Der Krümmungsradius des Humeruskopfes ist geringer als der des Glenoids; dieses ist also flacher, der Humeruskopf konvexer konfiguriert (a).
- Die Krümmungsradien sind identisch, es besteht Konformität zwischen den Gelenkpartnern (b).
- Der Krümmungsradius des Humeruskopfes ist größer als der des Glenoids – der Humeruskopf erscheint somit flacher als das vertiefte Glenoid (c).

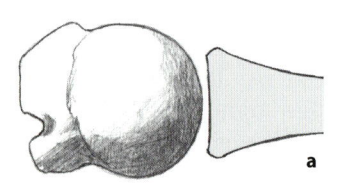

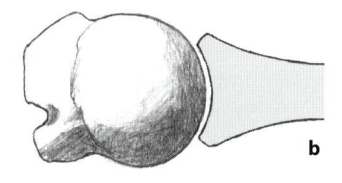

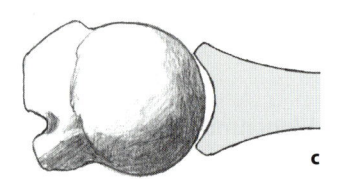

Abb. 1.10. Konfigurationen des glenohumeralen Gelenkes. **a** Flache Pfanne; **b** regelrechte Pfanne; **c** tiefe Pfanne

- Bei der *ersten Konfiguration* artikuliert der Humeruskopf mit dem zentralen Anteil des Glenoids, so dass die Kraft nur auf einen kleinen Bezirk übertragen wird. Anteroposteriore Verschiebungen sind in diesem Falle denkbar.
- Bei der *zweiten Variante* besteht ein 100%iger Kontakt zwischen den beiden Oberflächen, die auftretenden Kräfte werden gemeinschaftlich getragen.
- Bei der *dritten Möglichkeit* artikuliert der Humeruskopf mit den Rändern des Glenoids, ohne dass ein zentraler Kontakt besteht.

Morphometrische Daten zu Humerus und Glenoid

Proximaler Humerus

Boileau und Walch (1999) führten postmortale computerunterstützte Messungen an insgesamt 65 proximalen Humeri durch und legten dabei die Messwerte für 3 Achsen fest (Achse der proximalen Humerusmetaphyse, theoretische Achse der Humerusprothese, Achse durch die Epikondylen).

Ihre Ergebnisse lassen sich folgendermaßen zusammenfassen:
- In 88,5% der Fälle war die Oberfläche des Humeruskopfes sphärisch; sie wies einen Krümmungsdurchmesser von 46,2 mm (37,1–56,9 mm) auf.
- Die Ausrichtung der Gelenkfläche des Humeruskopfes schwankte bzgl. der Inklination (MW: 129,6°; Range: 123,2°–135,8°) und der Retroversion (MW: 17,9°; Range: −6,7°–47,5°).
- Zusätzlich war auch die Translation der Humeruskopfgelenkfläche in der transversalen und axialen Ebene variabel, so dass ein durchschnittliches posteriores Offset von 2,6 mm (−0,8–6,1 mm) sowie ein mediales Offset von 6,9 mm (2,9–10,8 mm) möglich wurde.
- Es bestand eine enge geometrische Beziehung zwischen Retroversion und posteriorem Offset in der axialen Ebene: Im Grunde war die Retroversion zum Teil eine posteriore Dislokation der Humeruskopfgelenkfläche.
- In der koronaren Ebene lag eine enge Beziehung zwischen Gelenkfläche und Humerusschaft vor: Die proximale Achse der Humerusmetaphyse (theoretische Achse des Prothesenschaftes) kreuzte die Achse des Collum anatomicum zu 72,3% am oberen Rand der

Gelenkfläche mit einer weniger als 1 mm messenden Schwankung.

■ Glenoid

Die orthogonale Ansicht auf die normale Gelenkfläche ist ovalär, wobei die obere Begrenzung nicht tailliert ist. Der kranio-kaudale Durchmesser ist größer als der anterior-posteriore (Fick 1904). Die angegebenen Maße variieren in der Literatur zwischen 35 und 40 mm für den kranio-kaudalen und zwischen 25 und 30 mm für den anterior posterioren Durchmesser (Fick 1904, Iannotti et al. 1992, Mallon et al. 1992, Boileau u. Walch 1999). Der Quotient zwischen dem a.p.-Durchmesser und dem kraniokaudalen ist verhältnismäßig konstant, die Messungen haben einen medianen Wert von 0,76 (0,65–0,82) ergeben.

Die Tiefe des Glenoids ist in der vertikalen und horizontalen Ebene unterschiedlich, so dass auch hier 2 unterschiedliche Krümmungsradien bestehen:
- Tiefe des Glenoids in der vertikalen Ebene: 6,1 ± 1,6 mm (4,1–10 mm)
- Tiefe des Glenoids in der transversalen Ebene: 3,0 ± 0,8 mm (1,6–4,8 mm)
- superio-inferiorer Krümmungsradius: 29,3 ± 5,1 mm (23–44,3 mm)
- superio-inferiorer Radius des Kopfes: 24,4 ± 2,1 mm (21,5–29 mm).

Der Krümmungsradius des Humerus in der superior-inferioren Ebene ist durchschnittlich 2 ± 2,1 mm größer als der korrespondierende Humeruskopf.

Das pathologische Glenoid kann abhängig von der Grunderkrankung verschiedenartig verformt werden. Grundsätzlich können ein Osteophytenkranz und/oder eine nach medial und dorsal gerichtete Arosion der Gelenkfläche entstehen. Der Osteophytenkranz führt zu einer Verbreiterung der Gelenkfläche. Dadurch wird die Bewegungsfreiheit des glenohumeralen Gelenkes erheblich eingeschränkt. Die Arosion der Gelenkfläche führt zur Kippung und progressiven Zerstörung des Skapulahalses.

■ Neigung der Gelenkfläche in der Horizontalebene

Das normale Glenoid ist zwischen 0 und 10° nach dorsal geneigt (Mallon et al. 1992); die Streuung der Normalwerte ist allerdings relativ groß. Es bestehen auch methodische Schwierigkeiten, die Knickung wirklich exakt zu definieren bzw. zu messen.

Durch den Krankheitsprozess neigt das Glenoid nach zentral, nach unten abgenutzt zu werden (Friedman et al. 1992, Mullaji et al. 1994, Edelson 1995).

Walch et al. (1999) haben folgende Grundformen des pathologischen Glenoids beschrieben (Abb. 1.11):
- Glenoid-Typ A mit konzentrischer Sekundärpfanne bei variabler Retroversion in etwa 60%.
- Glenoid-Typ B mit massiv asymmetrischer Abnutzung des hinteren Anteils der Gelenkfläche und deutlich erkennbarer, nach dorsal geneigter Sekundärpfanne in etwa 30°.
- Glenoid-Typ C mit Retroversion des Glenoids um mehr als 25% bei etwa 10% der Patienten.

Letztere sind offensichtlich Patienten mit vorbestehender Glenoid-Dysplasie.

■ Neigung der Gelenkfläche in der Frontalebene.

Das normale Glenoid ist zwischen 5° und –5° in der Frontalebene geneigt (Basmajian u. Bazant 1959, Mallon et al. 1992). Die Neigung des Glenoids bestimmt die relative Lage des Humeruskopfes in Bezug auf Akromion und das Korakoid. Entsprechend wird die Weite des Subakromialraumes durch Neigung der Pfanne bestimmt. Das pathologische Glenoid weist bei

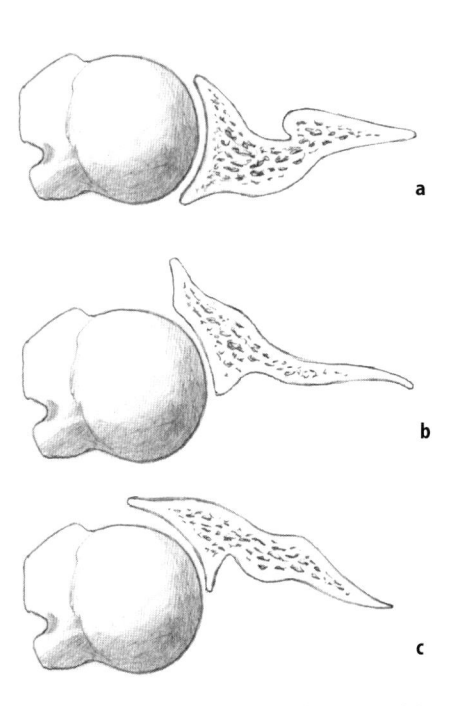

Abb. 1.11. Pathologische Glenoidformen (Walch et al. 1999)

primärer Omarthrose eher eine kaudale, bei chronischer Polyarthritis hingegen eine kraniale Abnutzung auf. Interessanterweise berichten Boileau und Walch (1999), dass diese Fehlstellung bei der Implantation einer Prothese, möglicherweise mangels Kenntnis, seltener korrigiert wird. Die vermehrte Neigung nach oben führt zur Verschmälerung des Subakromialraumes mit entsprechender Einklemmung der Rotatorenmanschette. Die übermäßige Kippung nach unten verändert die Kinematik und fördert die Luxation.

In diesem Zusammenhang soll auch die Lage des Zentrums des Glenoids näher erörtert werden: Obwohl es diesbezüglich noch keine genauen Angaben gibt, ist – gestützt, auf radiologischen Messungen bei implantierten Totalendoprothesen – das Zentrum des prothetischen Implantates tendenziell leicht distal der Mitte des Glenoids gelegen. Dieses führt bei geeigneter Korrektur des Neigungswinkels zur Normalisierung des subakromialen Raumes.

Skapulahals

Der Skapulahals ist ein keilförmiges Gerüst, das aus einer stabilen äußeren Kortikalis und einer inneren Spongiosaarchitektur besteht. Die maximale Tiefe der Spongiosa im zentralen Glenoidbereich beträgt etwa 30 mm (Mallon et al. 1992) wovon der mediale (Anteil) nur wenige Millimeter breit ist. Die trabekulär ausgerichtete Spongiosa (Frisch et al. 1998) unterstützt die relativ dünne subchondrale Knochenplatte. Diese trägt allerdings gut 30% zur axialen Druckfestigkeit bei (Frisch et al. 1998). Die Geometrie des Querschnittes variiert von proximal nach distal. In der proximalen Hälfte besteht ein prominenter dorsaler Überhang. Der pathologische Skapulahals kann durch weitere Arosionen der Gelenkfläche wesentlich verkürzt werden. Die laterale Begrenzung der Korakoidbasis ist ein guter Referenzpunkt zur Einschätzung der Medialisierung des Gelenkes. Die subchondrale Knochenplatte imponiert im Allgemeinen verdickt. Die Spongiosa ist, abhängig von der Grunderkrankung, rarifiziert. Zudem können sich teils größere, teils konfigurierende subchondrale Zysten bilden.

Glenohumeraler Kontakt

Der Umfang des Kontaktes zwischen Humeruskopf und Glenoid lässt sich durch den **Glenohumeral-** oder **Konformitätsindex** quantifizieren. Hierbei wird das Verhältnis des Radius des Humeruskopfes zum Radius der Glenoidfläche sowohl für die transversale als auch für die frontale Ebene bestimmt. Nach Saha (1950) beträgt dieser Wert in der transversalen Ebene 0,75, in der frontalen Ebene liegt er bei 0,6. Neuere computertechnische Analysen ergeben Messwerte von 0,67 bzw. 0,39 (McPherson et al. 1993). Die Mehrheit der untersuchten Glenohumeralgelenke zeigte die erste Konfiguration (mit einer flachen Glenoidfläche und einem stärker gekrümmtem Humeruskopf) mit geringerer Konformität in der frontalen als in der transversalen Ebene.

Friedman et al. (1992) überprüften ebenfalls das Verhältnis zwischen Krümmungsradius und Kontaktareal. Die untersuchten Schultern zeigten zu 93% die erstbeschriebene Konfiguration mit runderem Kopf und flacher Cavitas glenoidalis und wiesen durchschnittlich eine Kontaktfläche von 30% auf, über die hauptsächlich die Kraftübertragung erfolgte. Bei bestimmten Positionen wie Abduktion und Außenrotation ließ sich eine Reduktion der Kontaktfläche dokumentieren.

Auch Boileau und Walch (1994) befassten sich im Rahmen ihrer Studien an Leichen mit der Struktur des Glenoids. Sie konnten aufzeigen, dass die Glenoidoberfläche in der unteren Hälfte größer ist als in der oberen, so dass sie birnenförmig erscheint. Die vertikale Höhe betrug 34,9 ± 3,4 mm (30,5–42 mm); der inferiore größere horizontale Durchmesser lag bei 25,5 ± 2,8 mm (20–32 mm), der superiore kleinere horizontale Durchmesser am engsten Punkt bei 18,9 ± 2,4 mm (15–26 mm) und verlief parallel zu dem zuvor genannten großen Durchmesser. Als Konsequenz leiteten sie hieraus ab, dass die Konzeption einer Pfannenkomponente die Birnenform der Glenoidoberfläche kopieren müsse und nicht zu groß sein dürfe, da sonst erosive Läsionen der Rotatorenmanschette zu befürchten seien. Ein mechanisches Impingement mit den Tubercula sei theoretisch ebenfalls möglich (vorne mit dem Tuberculum minus, hinten mit dem Tuberculum majus).

Die knöchernen Gelenkflächen von Humerus und Glenoid sind inkongruent, wobei der sog. Missmatch zwischen dem frontalen Radius des

Glenoids und dem korrespondierenden Humeruskopf zwischen 4 und 10 mm beträgt (Iannotti et al. 1992, McPherson 1997). Knöchern ist der frontale Radius kleiner als der horizontale Radius (McPherson et al. 1997, Boileau u. Walch 1999). Dieses Phänomen ist auf der humeralen Seite genau entgegengesetzt zu beobachten. Anatomische Messungen unter Berücksichtigung des Knorpels haben eine wesentlich kleinere Inkongruenz als bei den rein knöchernen Messungen ergeben. Hierbei betrug der Missmatch jeweils nur unter 2 mm (Boileau u. Walch 1999). Unter physiologischen Bedingungen (Feuchte und Druck) fehlt diese Inkongruenz sogar ganz (Soslowsky 1992).

In vivo-Arthro-CT- und MR-Untersuchungen haben bewiesen, dass sich die korrespondierenden Knorpelschichten verformen und gegenseitig anpassen, wodurch die ossäre Inkongruenz voll ausgeglichen wird (Harryman et al. 1990). Hieraus lässt sich jedoch schließen, dass das Rotationszentrum jeweils konstant bleibt.

Klinische Untersuchungen zeigen eine stellungsabhängige Verschiebung des Drehpunktes (Pappen u. Walker 1976). In Ruhe besteht eine leichte kaudale Subluxation des Oberarmkopfes, welche bei Beginn der Abduktion korrigiert wird. Anschließend wird die Bewegung bis kurz vor der Endstellung konzentrisch geführt. Endstellungsnah kommt es zu einer leichten kaudalen Translation des Humeruskopfes. Die Konkavität des Glenoids stellt bei dynamischer Adaptation der Gelenkflächen einen relevanten Stabiltätsfaktor dar (Howell u. Gallinat 1989, Lippitt et al. 1993). Das krankhaft veränderte Glenoid weist im Allgemeinen eine Abflachung der Gelenkfläche auf. Der Humeruskopf ist in der Regel spiegelbildlich verformt, was zu einer entsprechenden Einschränkung der Bewegungen Anlaß gibt.

■ **Konsequenzen für die Schulterendoprothetik**

Sowohl aus der Formanalyse der Einzelkomponenten als auch aus der Relationsanalyse ergeben sich für die Schulterendoprothetik wichtige Konsequenzen:

Die natürliche Differenz zwischen den Krümmungsradien des Glenoids und des Humeruskopfes führt einerseits zu einer besseren Lastenverteilung, bewirkt andererseits aber eine Minderung der Gelenkstabilität. Neer wählte übereinstimmende Radien für beide Komponenten und erzielte hierdurch eine bessere Stabilität bei gleichzeitig schlechterer Kräfteverteilung.

Die meisten Totalarthroplastiken sehen heute allerdings eine vergleichsweise 2–6 mm größere Glenoidkomponente vor.

Die posteriore Oberfläche der glenoidalen Implantates, die mit dem Knochen in Kontakt tritt, sollte flach oder konvex sein. Die hieraus resultierende Übereinstimmung der Oberflächen reduziert das Risiko einer Lockerung der Glenoidkomponente durch bewegungsabhängiges Schaukeln („rocking-horse"-Effekt).

Bei der Implantation eines alloarthroplastischen Gelenkersatzes sollte das so sekundär vergrößerte Glenoid auf die Normalgröße zurückgetrimmt werden, damit die Bewegungsfreiheit wiedererlangt werden kann. Die Glenoidkomponente sollte auf gar keinen Fall die anatomische Größe überschreiten, anderenfalls resultiert eine Bewegungseinschränkung mit einem für das Implantat schädlichen, glenohumeralen Anstossphänomen.

Messungen der Größenverhältnisse unterschiedlicher kommerziell angebotener Glenoidkomponenten haben ergeben, dass diese tendenziell zu groß gebaut werden. Durch ein ständiges Anschlagen des Humerus an die seitliche Wand des Glenoids konnten die beobachteten früheren Lockerungen erklärt werden. Besonders gut bewegliche Schultern sind theoretisch gefährdeter. Diese Hypothese wurde durch Beobachtungen an entnommenen Glenoidkomponenten untermauert (Schoell 2000).

Unter diesem Aspekt sind kleinere Komponenten wünschenswert. Die abzuwägenden Nachteile liegen in der möglichen Destabilisierung des Gelenkes.

Die klinische Relevanz des beobachteten Missmatches ist in Bezug auf das prothetische Design noch umstritten. Die Kernfrage, ob das Glenoid nun eher der ossären oder der knorpeligen Anatomie angepasst werden sollte, ist zurzeit nicht schlüssig beantwortet.

Argumente für eine inkongruente Geometrie sind:
■ Die Möglichkeit einer gewissen Translation des Kopfes, was eine physiologische Bewegungsamplitude erlaubt (Karduna et al.).
■ Die Verminderung der Belastung des Glenoidrandes bei Subluxationsbewegungen des Oberarmkopfes.

Der letzte Punkt wird für einen wichtigen mechanischen Lockerungsfaktor gehalten (Severt et al. 1993, Harryman et al. 1995, Karduna 1997). Der Hauptnachteil der inkongruenten Geometrie ist die ungünstige punktförmige Belastung des Polyethylens, welche zur ständigen plastischen Verformung des gerade beanspruchten Glenoidanteiles führt. Bei einem Missmatch von 6 mm ist die Festigkeit des Materials durch Kräfte, welche bei der einfachen, unbelasteten Abduktion entstehen, bereits überschritten (Friedman 1994).

Hauptargumente für kongruente Gelenkflächen sind:
- Die stabilere Gelenkführung, welche die zentrierende Arbeit der Rotatorenmanschette entlastet,
- die breite Kontaktfläche des Humeruskopfes mit dem Polyethylen, was vor mechanischer Beanspruchung schützt sowie
- eine ausgeglichenere Kräfteeinleitung in den subchondralen Knochen (Mansat et al. 2000).

Nachteilig ist der sog. „rimload", der allerdings nur entstellungsnah und bei relativer Entspannung der Rotatorenmanschette auftreten kann.

Interessante Hinweise können aus explantiertem Glenoidkomponenten abgeleitet werden. Hertel (2001) führte bei 5 wegen Lockerung entfernten Hylamer-Glenoiden Untersuchungen durch. Ursprünglich wiesen diese Komponenten ein Missmatch von 4 mm auf. In den entnommenen Anteilen zeigten die Laufflächen ausnahmslos eine sekundäre, durch Einschleifen des Gelenkes aufgetretene absolute Kongruenz mit dem Radius des Kopfes. Der sekundäre Drehpunkt war nach dorsokaudal verschoben. Aufgrund der Problematik des Hylamer kann es durchaus sein, dass sich klassische Polyethylen-Komponenten aufgrund des „cold-flow" anders verhalten. Dennoch zeigt dies, dass auch das alloarthroplastische Gelenk mit intakter Rotatorenmanschette eine selbstzentrierende Tendenz hat.

Die Korrektur der Retroversion eines pathologisch orientierten Glenoids wird zunehmend als kritischer Faktor zur Wiederherstellung einer adäquaten Funktion und zur Vermeidung einer asymmetrischen Belastung des Glenoids erkannt (Friedman et al. 1992, Walch et al. 1999). Nach dorsal geneigte Glenoidflächen prädisponieren zur hinteren Instabilität. Deshalb stellt diese Konfiguration eine gewichtige Indikation zur Verwendung eines stellungskorrigierenden Pfannenimplantates dar. Leider ist die Normalisierung der Neigung technisch und operativ sehr anspruchsvoll. Kleinere Neigungskorrekturen können durch asymmetrisches Abfräsen der vorderen Gelenkanteile erreicht werden.

Der Umfang der möglichen Korrektur ist vom Ausmaß der zentralen Arosion abhängig und kann präoperativ mittels CT planbar sein (Mullaji et al. 1994). Größere Defekte müssen, mangels besserer Alternative, ossär aufgebaut werden. Bevorzugt eingesetzt wird hierzu autogene Spongiosa, welche aus dem resezierten Kopf gewonnen werden kann. Damit die Außenrotatoren nicht unter übermäßige Spannung geraten, sollte die Gelenklinie möglichst nur minimal lateralisiert werden, was durch eine Kombination von ventraler Abfräsung und dorsalem Aufbau erreicht werden kann. Schwierigkeiten können bei der Stabilisation des Transplantates und bei der Verankerung der Prothese entstehen. Diesbezüglich besteht ein Verbesserungsbedarf, der möglicherweise durch eine neue Generation von „metal-backed"-Implantaten erreicht werden kann, sobald hochwertigeres Polyethylen zur Verfügung steht.

Die intraoperativen Möglichkeiten, die Neigung der Gelenkflächen einzuschätzen, sind beschränkt. Zunächst kann die Neigung anhand der vorderen Begrenzung des Skapulahalses beurteilt werden. Diese beschreibt normalerweise einen Winkel von 60° mit der Gelenkfläche. Allerdings ist bei ausgeprägter pathologischer Veränderung des Glenoids durch Arosion und Osteophyten der Skapulahals schlecht definierbar. Eine weitere Möglichkeit ist die Verwendung eines Kirschner-Drahtes, welcher zentral in das Glenoid eingeführt werden kann und die vordere Kortikalis auf Höhe der medialen Begrenzung der Korakoidbasis durchbrechen soll. Hiermit kann ein sog. „center point" definiert werden (Matsen et al. 1994). Diese Region ist mit einem Tast- oder Führungsinstrument zugänglich.

Die Verankerungsmöglichkeiten von Glenoidimplantaten sind aufgrund der oben dargestellten Zusammenhänge eher beschränkt. Grundsätzlich sollten die stabileren Anteile genutzt werden. Dies könnte bedeuten, dass die sklerotische subchondrale Knochenplatte nicht oder nur minimal bearbeitet werden sollte, was allerdings bei korrekturbedürftiger dorsaler Kippung der Gelenkfläche nur bedingt möglich ist. Die Bearbeitung des Glenoids mit einer konvexen Fräse erscheint, im Gegensatz zur Planfräse, vorteilhaft. Mit der konvexen Fläche muss weniger mechanisch nutzbarer Knochen entfernt werden. Durch die Konkavität wird eine primäre, formschlüssige Stabilität der glenoidalen Komponente erreicht, welche dann exzentrischen Kräften widerstehen kann (Collins et al. 1992). Die Frage der optimalen Verankerung des Implantates ist nicht definitiv geklärt. Es kann kaum schlüssig beurteilt werden, ob zementierte oder zementfreie Verankerungen vorteilhafter sind. Zementfreie Designs haben allerdings unter Konstruktionsfehlern gelitten, welche zu einer inakzeptabel hohen Anzahl von Auslockerungen der Komponenten geführt haben.

Es ist offensichtlich technisch höchst anspruchsvoll, ein Glenoid zu bauen, welches sehr flach ist, um den Gelenkspalt nicht zu lateralisieren, und dass gleichzeitig eine stabile Verbindung des Polyethylens mit dessen Unterbau zulässt. Neuere Lösungsansätze sind die Hybridimplantate, welche eine zementfreie Verankerung in der Spongiosa erreichen, ohne die unerwünschte Lateralisation der Gelenklinie zu provozieren. Möglicherweise stellt letztlich die stark unterschiedliche Qualität der Spongiosa den eigentlich limitierenden Faktor dar.

Kräfte im Bereich der Schulter

Die im Bereich der Schulter auftretenden Kräfte hängen nicht nur von der Belastung, sondern auch der Positionierung des glenohumeralen Gelenkes ab (Bergmann 1987). Wird z.B. ein 5 kp schweres Gewicht mit gestrecktem Arm 90° angehoben, so wirkt eine in etwa gleich große Kraft auf das Glenohumeralgelenk wie auf das Hüftgelenk ein, wobei die beanspruchte Gelenkoberfläche der Schulter deutlich kleiner ist als die der Hüfte.

Im Schultergelenk auftretende oder auf das Schultergelenk übertragene Kräfte setzen sich aus folgenden Komponenten zusammen:
- dem Gewicht der Extremität,
- den von außen auf das Gelenk einwirkenden Gewichte,
- von abduzierenden und nach unten ziehenden Muskeln produzierten Kräfte,
- dem resultierenden Vektor der Kompressions- und Scherkräfte des Humeruskopfes auf das Glenoid.

Zu Beginn der Abduktion werden von der Rotatorenmanschette Kompressionskräfte freigesetzt, um den Humeruskopf in der Gelenkpfanne zu halten. Gleichzeitig wird den von den Abduktoren produzierten Scherkräften, die auf das Glenoid auftreffen, entgegengewirkt. Hierdurch lässt sich ein unkontrolliertes Gleiten des Humeruskopfes auf der Glenoidoberfläche im Zuge der Elevation verhindern. Die resultierende Kraft ergibt sich aus der Summation der Scher- und Kompressionskräfte, die bei 60° etwa identisch sind. Mit zunehmender Abduktion sinkt die Scherkraft; die Kompressionskräfte nehmen anfänglich mit steigender Abduktion zu und erreichen ihr Maximum bei 90°. Danach sinken die Kompressionskräfte wieder mit steigender Abspreizung. Die Resultierende zeigt ebenfalls bei 90° Abduktion das Maximum und sinkt kontinuierlich mit der steigenden seitlichen Anhebung. Neben der Amplitude der resultierenden Kraft ist auch die Richtung der Krafteinwirkung entscheidend. Um den Humeruskopf während des Abduktionsvorganges in der Cavitas glenoidalis halten zu können, muss die Resultierende im Sicherheitsbogen des Glenoids liegen. Zu Beginn der Abduktion in der Skapularebene zeigt die Resultierende nach unten und schließt mit der unteren Grenze des Glenoids ab. Im Falle einer Abduktion von 30–60° zeigt die Resultierende, bedingt durch die überwiegende Scherkraft, zum oberen Rand des Glenoids. Mit zunehmender Abspreizung kehrt die Resultierende zum Zentrum des Glenoids zurück (Abb. 1.12).

Poppen (1978) konnte belegen, dass die stabilisierende Wirkung der Muskulatur bei der Außenrotation größer ist als bei der Innenrotation. Die auftretenden Kräfte während der Außendrehung entsprechen denen der Neutral-Null-Position, wobei der resultierende Vektor, bedingt durch die zunehmende Kompressionskraft des M. deltoideus, nunmehr auf die Mitte der Cavitas glenoidalis zentriert ist. Die Resultierende der Einwärtsdrehung ist größer und zudem nach oben gerichtet, da hier die Scherkräfte überwiegen.

Bei 90° abduziertem Arm ist die während der Innenrotation auf das Gelenk einwirkende Kraft etwa doppelt so groß wie bei der Außenrotation. Wird zeitgleich bei 90° abduzierten Armen jeweils ein Arm außen- und der andere einwärts gedreht, so ermüdet und schmerzt der innenrotierte Arm deutlich rascher.

Bei 60° abduziertem Arm in neutraler Rotationsposition befindet sich die Resultierende des Humeruskopfes im Abgrenzungsbogen des Glenoids. Durch Funktionsverluste der Rotatorenmanschette, insbesondere bei eingeschränkter Funktion des M. supraspinatus, sinkt die Kompressionskraft zugunsten der steigenden Scherkraft, so dass die Resultierende nach oben aus dem Abgrenzungsbogen herauswandert. Die sich hieraus entwickelnde Instabilität äußert

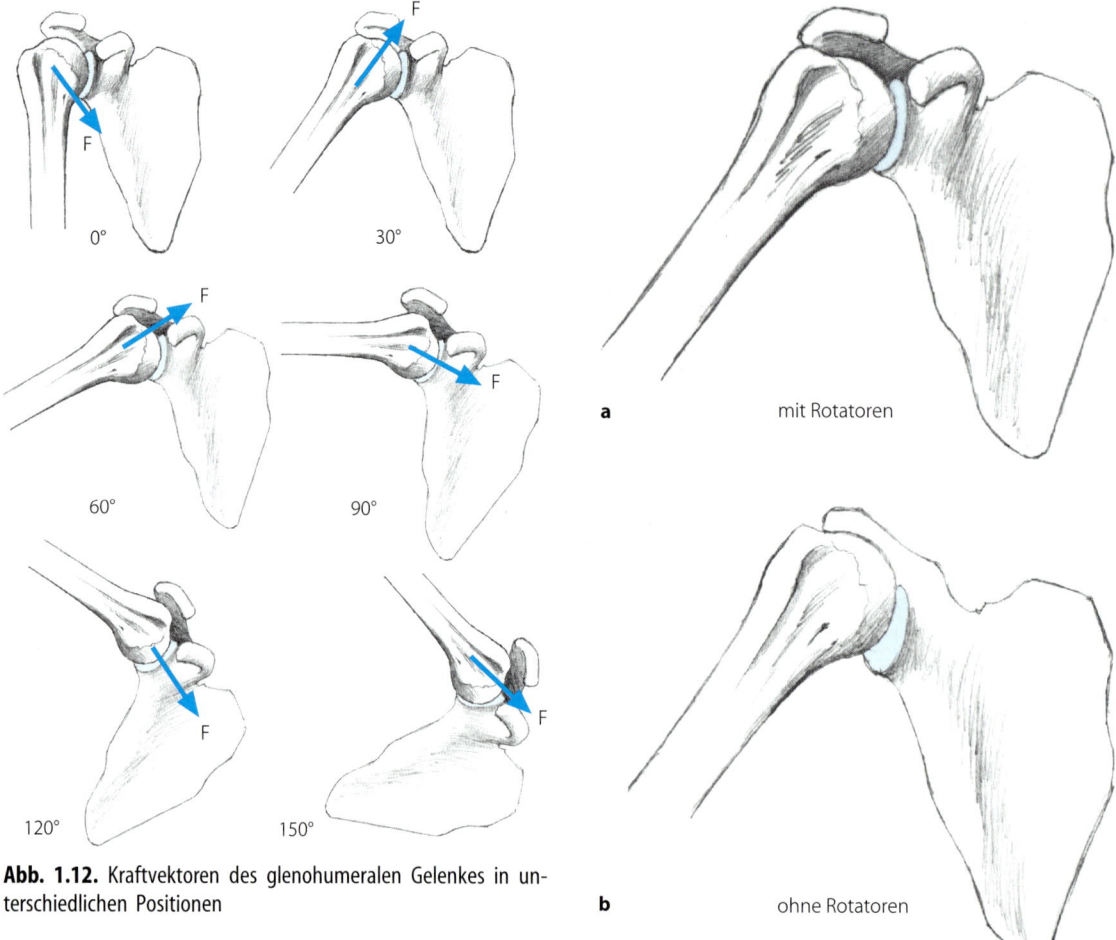

Abb. 1.12. Kraftvektoren des glenohumeralen Gelenkes in unterschiedlichen Positionen

Abb. 1.13. Kraniale Subluxation des glenohumeralen Gelenkes bei defizitärer Rotatorenmanschette

sich dann in einer oberen Subluxationsneigung (Abb. 1.13).

Kraftentwicklung bei der endoprothetisch versorgten Schulter

Die zuvor aufgeführten Kräfte wirken auch auf die miteinander artikulierenden Grenzflächen nach endoprothetischer Versorgung. Die Humeruskomponente verfügt über eine große Oberfläche und einen Schaft, über den die eingehenden Kräfte weitergeleitet werden, wohingegen die Verankerung der Glenoidkomponente wesentlich dürftiger ist. Kräfte, die oftmals das Körpergewicht überschreiten, werden über kleinste Oberflächenareale übertragen, was nicht selten zu einer Überlastung führt. Letztendlich kann eine Überbeanspruchung der Fixierung resultieren. Nach vorgenommener Totalarthroplastik und bestehender Rotatorenmanschettenruptur wird die Glenoidkomponente bei einer Elevation von 60° großen Scherkräften ausgesetzt.

Wie beschrieben resultiert bei Funktionsdefizit der Rotatorenmanschette eine Subluxationstendenz des Humeruskopfes nach oben mit dementsprechend exzentrischer Belastung der oberen Anteile des Glenoids. Nach Franklin et al. (1988) kann die nach kaudal gerichtete Krafteinwirkung die Lockerung der Glenoidkomponente initiieren und ein bewegungsabhängiges Schaukeln verursachen („rocking-horse"-Effekt). Bei Vorliegen eines Rotatorenmanschettendefektes sollte aus diesem Grund die Implantation einer Glenoidkomponente äußerst kritisch überdacht werden.

Bei Patienten mit defizitärer Rotatorenmanschette, Instabilitäten oder anderen pathologischen Veränderungen des Schultergelenkes variiert die Relation der Bewegungselemente (Poppen u. Walker 1976).

Friedman (1990) befasste sich mit den biomechanischen Gegebenheiten bei insgesamt 15 Patienten, denen aufgrund einer ausgeprägten Omarthrose oder einer rheumatoiden Arthritis eine unverblockte Totalschulterprothese implantiert worden war. Die Rotatorenmanschette war bei allen Patienten intakt. Nach Möglichkeit wurden Röntgenaufnahmen im „true axillary view" der betroffenen Schulter in 6 Positionen (0°, 30°, 45°, 60°, 90°, 120°) vorgenommen. Das Durchschnittsalter der 7 Frauen und 8 Männer betrug zum Zeitpunkt der Operation 59 Jahre; die Neer-Totalendoprothese wurde jeweils aufgrund starker Bewegungs- und Funktionseinschränkungen implantiert. 73% der Humerusprothesen wurden in Pressfit-Technik verankert, wohingegen sämtliche Glenoidkomponenten zementfixiert wurden. Die durchschnittliche Nachuntersuchungsdauer lag bei 13 Monaten und schwankte zwischen 6 und 26 Monaten. Während die Relation der glenohumeralen zur skapulothorakalen Bewegung bei der intakten Schulter etwa 2:1 betrug, zeigte sich nach endoprothetischer Versorgung des Schultergelenkes bei der Elevation des betroffenen Armes von 0–90° umgekehrte Verhältnisse. Wurde das glenohumerale Gelenk um 5 Grad bewegt, so führte das skapulothorakale Gelenk einen Bewegungsausschlag von 10 Grad aus. Dies bedeutet, dass vergleichsweise weniger Bewegung zwischen den Prothesenelementen auftritt als zwischen den normalerweise miteinander artikulierenden Partnern des Glenohumeralgelenkes und die Bewegung der skapulothorakalen Verbindung unbeeinflusst bleibt. Alle Patienten zeigten eine deutliche Schmerzreduktion bei zudem verbesserter Funktionalität. Um festzustellen, ob die geschilderte Veränderung der Biomechanik auf die arthroplastische Maßnahme oder die zugrunde liegende Erkrankung zurückzuführen war, wurden 9 Patienten einer prospektiven Studie unterzogen. Präoperativ fand sich ein Verhältnis von 1:2 zwischen glenohumeraler und skapulothorakaler Bewegung; die Patienten beklagten ausgeprägte Schmerzen und wiesen eine deutlich eingeschränkte Beweglichkeit der betroffenen Schulter auf. Diese abweichende Bewegungskonstellation ermöglichte den Patienten eine Schmerzreduktion durch glenohumerale Immobilisation bei gleichzeitiger Verbesserung der Beweglichkeit im skapulothorakalen Gelenk. Postoperativ war trotz umfangreicher Rehabilitatiosmaßnahmen keine signifikante Veränderung der Bewegungskonstellation zu verzeichnen. Um eine Verbesserung der Elevationsmöglichkeit nach Arthroplastik zu erzielen, müssen somit spezielle operative und rehabilitative Maßnahmen entwickelt werden, die zu einer Zunahme der Beweglichkeit im Glenohumeralgelenk führen.

Normalerweise liegen die jeweiligen Rotationszentren nahe beieinander sowie in der Nähe des geometrischen Humeruskopfzentrums. Demgegenüber weichen die Rotationszentren bei Patienten mit degenerativen Veränderungen im Bereich des Schulterhauptgelenkes deutlich vom Kopfzentrum des Humerus ab. Wurde eine unverblockte Totalarthroplastik eingesetzt, liegen die Rotationszentren wieder nahe zusammen und differieren nur unwesentlich vom geometrischen Zentrum des Humerus (Friedman 1990). Somit lässt sich feststellen, dass das Rotationszentrum eines prothetisch versorgten Gelenkes sehr nah am geometrischen Zentrum des Oberarmkopfes lokalisiert ist und somit ungefähr den anatomischen Gegebenheiten entspricht.

Eine Korrelation besteht zwischen den augenblicklichen Zentren der Rotation und der Exkursion oder Translation des Humeruskopfes in superior-inferiorer Richtung. Während der ersten 30° der Elevation wird eine durchschnittliche kraniale Wanderung des Oberarmkopfes von 3 mm beobachtet, danach wird nach jedem Positionswechsel eine 1 mm nach oben oder unten gerichtete Exkursion gemessen. Patienten mit Rotatorenmanschettendefekten weisen demgegenüber eine deutlich größere Translationsneigung auf. Auch nach durchgeführter Arthroplastik persistiert eine Korrelation: So zeigt sich nach einer Abduktion von 0–90° eine durchschnittliche Translation von etwa 2 mm.

Zusammenfassend lässt sich sagen, dass die Biomechanik des endoprothetisch versorgten Gelenkes deutlich von der des normalen Schultergelenkes abweicht. Insbesondere unterscheiden sich die Exkursionen und das Verhältnis der glenohumeralen und skapulothorakalen Bewegungen zueinander. Gemein ist sowohl dem endoprothetisch versorgten als auch dem normalen Gelenk, dass die Rotation um eine fixe Achse erfolgt.

Werden die Bewegungsabläufe nicht in der Querachse sondern in der Transversalansicht betrachtet, so lassen sich Unterschiede feststellen. Mit abnehmender Konformität in der Transversalebene werden einige Bewegungsvarianten (Rotation-Translation-Rollen) möglich. Bei der **Rotation** dreht sich der Humeruskopf, ohne dabei die Kontaktfläche zum Glenoid zu verändern. Bei der

Translation bleibt der Kontaktpunkt des Oberarmkopfes unverändert, wohingegen die Kontaktfläche des Glenoids stetig wechselt. Beim **Rollen** handelt es sich um eine Kombinationsbewegung aus Rotation und Translation. Sowohl die Kontaktfläche des Humeruskopfes als auch die des Glenoids wechseln ständig um etwa das gleiche Maß (Abb. 1,14 a, b, c).

Bei der an der Oberfläche des normalen Glenohumeralgelenkes auftretenden Bewegung handelt es sich meist um eine Rotation in der Transversalebene mit nur sehr geringer Translation. Im Rahmen einer Studie an 20 gesunden Schultergelenken konnte gezeigt werden, dass der Humeruskopf während der horizontalen Flexion in der Cavitas glenoidalis zentriert bleibt und nur im Falle einer maximalen Extension und Außenrotation eine 4 mm betragende Translation auftritt. Bei Patienten mit anteriorer Instabilität zeigt sich demgegenüber eine ausgeprägte Translation als Ausdruck eines signifikanten Weichteildefektes (Howell et al. 1988).

Wie bereits erwähnt, wird die Translation in anterio-posteriorer Richtung durch eine Gelenkkonfiguration begünstigt, in der die Krümmungsradien der Gelenkpartner nicht identisch sind, sondern derjenige des Glenoids größer ist als der des korrespondierenden Humeruskopfes. Demgegenüber weisen einige Totalarthroplastiken gleiche Krümmungsradien auf, um die auftretenden Kräfte über eine größere Kontaktfläche zu verteilen und so die Langzeitprognose bzgl. der Prothesenfixation zu verbessern. Dies ist allerdings nur dann gewährleistet, wenn Humerus- und Glenoidkomponente exakt aufeinander ausgerichtet sind und die Kontaktfläche 100% beträgt. Im Falle einer nur wenige Millimeter betragenden Abweichung der Komponenten ist eine punktuelle Kraftübertragung denkbar, was wiederum zur Glenoidlockerung führen kann.

Trotz dieser kongruenten Konstruktion, bei der die anterio-posteriore Translation primär nicht möglich sein soll, konnten Harryman et al. (1990) einen deutlichen Verschleiß im Bereich der vorderen und hinteren Areale der Pfannenkomponente feststellen. Diese asymmetrischen Abnutzungen implizieren eine Bewegung des Humerus in anterio-posteriorer Richtung, die entsteht, wenn der Humeruskopf mit den Polyethylenrändern des Glenoids artikuliert und so dessen exzentrische Belastung mit nachfolgender Lockerung des Prothesenelementes resultiert.

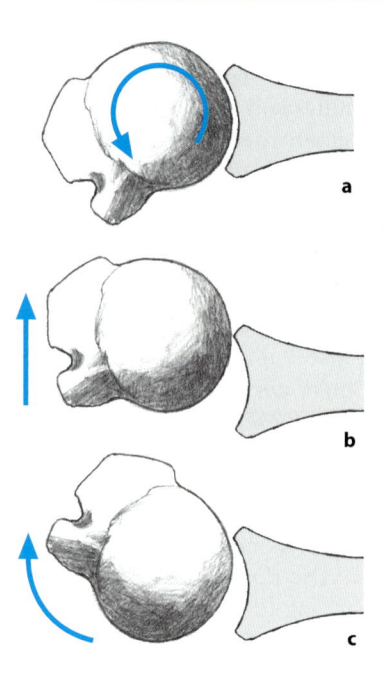

Abb. 1.14. Bewegungsabläufe des glenohumeralen Gelenkes: Rotation (**a**), Translation (**b**), Rollen (**c**)

Ein Prothesensystem mit flacherer Glenoidkomponente entspricht den anatomischen Verhältnissen und erlaubt eine anterio-posteriore Translation im üblichen Umfang, wodurch eine exzentrische Belastung der Glenoidkomponente und auch Abnutzungserscheinungen des Pfannenersatzes reduziert werden können. Bei zu flach konzipierter Glenoidkomponente ist allerdings eine zu geringe Kontaktfläche für die Kraftübertragung gegeben, so dass eine Überlastung mit konsekutiver Lockerung entstehen kann.

Die in Zukunft zu entwickelnden Prothesensysteme zur totalarthroplastischen Versorgung des Schultergelenkes werden wahrscheinlich weniger Konformität aufweisen um einer der Anatomie entsprechenden anterio-posterioren Translation gerecht zu werden und einer exzentrischen Belastung des Glenoids entgegenzuwirken.

Bezüglich der zu wählenden humeralen Komponente wiesen Belvins et al. (1998) darauf hin, dass eine Kopfgröße mit demselben Durchmesser wie der Originalkopf zu einer deutlichen Einschränkung der Beweglichkeit führt. Es resultierte eine Reduktion der Elevation von 20%, der Rotation von 40%, der a.p.-Translation von 50% sowie der inferioren Translation von sogar 60%. Bei Ersatz des gleichen Volumens waren die biomechanischen Veränderungen hingegen deutlich geringer. Es kam lediglich zu einer Reduktion der Elevation von 8%, der Rotation von 20%, der a.p.-Translation von 25% sowie der inferioren Translation von 40%. Um eine Überdimensionierung zu vermeiden, scheint es somit wichtiger zu sein, mehr auf das zu ersetzende Volumen als auf den Kopfdurchmesser zu achten.

Bei der Auswahl des jeweiligen Prothesensystems sollte aus biomechanischer Sicht ein Modell verwendet werden, das den auftretenden Kräften standhalten kann und kein Impingement induziert. Das Material sollte keine Ermüdungserscheinungen aufweisen, das Design schlicht und einfach produzierbar sein sowie letztendlich die Kraftübertragung auf die Knochen-Zement-Grenzschicht gering gehalten werden.

1.2 Historische Entwicklung

Die ersten umfangreichen Publikationen zur Implantation künstlicher Gelenke veröffentlichte Themistokles Gluck 1891, wobei er sich hauptsächlich mit dem Ersatz des Knie- und Ellenbogengelenkes befasste. Wenig später – im März 1892 – wurde von dem Franzosen Jules E. Péan (1893) der erste vollständige Ersatz des proximalen Humerus vorgenommen. Beiden Chirurgen blieb zur Zeit ihres Wirkens die gebührende Anerkennung verwehrt, da das Fortschreiten des Grundleidens schließlich wieder zur Explantation der Prothesen zwang (Abb. 1.15).

Ähnlich wie Gluck behandelte Péan einen jungen Patienten mit sezernierender Tuberkulose, verwendete jedoch nicht wie dieser ein Kunstgelenk aus Elfenbein, sondern eines aus Platin und Gummi, das nach seinen Entwürfen von J. Porter Michaels, einem französischen Dentisten, angefertigt worden war (Abb. 1.16). Es heißt, dass der Operateur durch die radikale Entfernung des tuberkulös infizierten Gewebes und den Einsatz seiner Endoprothese das Leben des 37-jährigen Patienten gerettet habe. Wie aus heutiger Sicht zu erwarten, kam es zu einem persistierendem Infekt, welcher 2 Jahre nach der Primärimplantation den Ausbau des Implantates nach sich zog. Dennoch konnte der Patient seine Extremität behalten.

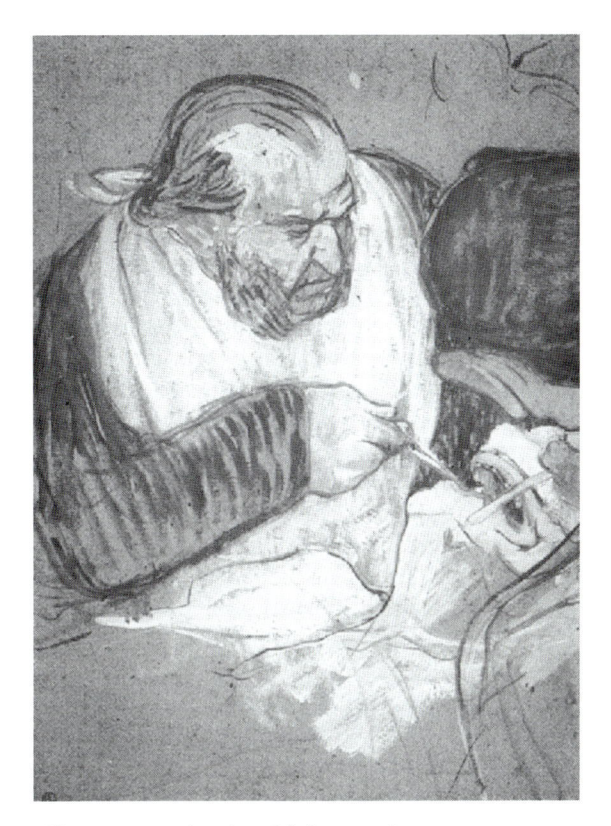

Abb. 1.15. Péan bei einer Schulteroperation

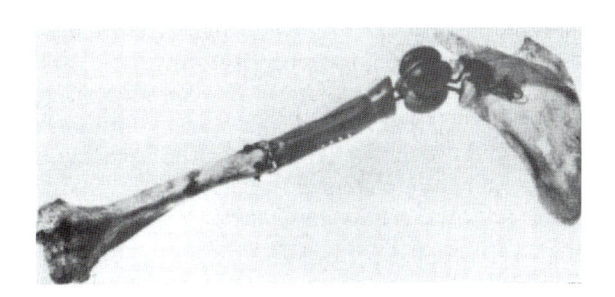

Abb. 1.16. Erste Schulterendoprothese von Péan

Bis zur Mitte dieses Jahrhunderts blieben die Arthrodese oder die Humeruskopfresektion im Falle einer massiven Zerstörung des glenohumeralen Gelenkes die Standardmaßnahme. Die Versteifung des Schultergelenkes erbrachte funktionell erstaunlich gute Ergebnisse, da die Restbewegung der betroffenen Schulter entscheidend auch über das Sternoklavikular- und das Schultereckgelenk sowie die Verschiebbarkeit des Schulterblattes gegen den Thorax ermöglicht wird. So steht dem Arm auch nach Versteifung des Humeroskapulargelenks in günstiger Stellung, z.B. bei einer Abduktion von 30–40°, nahezu noch ein Halbkugelsegment für das Bewegungsspiel zur Verfügung (Smith-Peterson et al. 1935).

Zwischenzeitlich wurde auch ein Operationsverfahren propagiert, bei dem der resezierte Humerusknochen durch ein autologes Fibulatransplantat ersetzt wurde (Rovsing 1910). Etwa zur gleichen Zeit wurde der Versuch unternommen, in den proximalen Oberarm eine Elfenbeinprothese zu implantieren (König 1914). Bereits zu diesem Zeitpunkt wurde gleichzeitig eine exakte Refixierung und Wiederherstellung der Rotatorenmanschette gefordert, um beste Funktionalität zu gewährleisten.

Die ersten anatomisch geformten Prothesen wurden von Krüger (1951) und Neer (1953) entwickelt. Krüger orientierte sich an proximalen Humeri von humanen Präparaten, die er zunächst in Acryl nachformte und anschließend, in einer Vitalliumlegierung gearbeitet, den Patienten einsetzte. Die erste Implantation erfolgte am 12. Dezember 1950 bei einem jungen Seemann mit Humeruskopfnekrose aufgrund einer dislozierten proximalen Oberarmfraktur.

In ähnlicher Form kopierte Neer 1953 die Gelenkgeometrie und formte seine erste Endoprothese, die er aufgrund seiner schlechten Ergebnisse in der Behandlung von Luxationsfrakturen entwickelte. Mit der Erfahrung von 12 Implantationen zwischen Januar 1953 und April 1954 modifizierte er bis zum April 1955 diesen ersten Prototyp weiter (Neer-I-Prothese). Erhältlich waren diese Alloplastiken in mehreren Schaftgrößen und -durchmessern. Zur besseren Fixierung war der Schaft zudem mit Löchern versehen, die dem Einwachsen von Spongiosa dienen sollten.

Die reinen Acrylprothesen, die Baron und Senn (1951) sowie Judet et al. (1952) entwickelt hatten, fanden wegen rascher Materialermüdung und schlechter Fixierung keinen Anklang. Diese Implantate waren im Schaftbereich ebenfalls mit Löchern bestückt, die jedoch zur Fixierung freigelegter Muskelansätze konzipiert waren.

Um den Indikationsbereich auf Fälle zu erweitern, bei denen auch das proximale Oberarmende mit entfernt werden musste, entwarf Venable (1952) zum anatomisch korrekten Ersatz wiederum ein Implantat aus Vitallium.

Mathys (1977) konstruierte die von ihm vorgestellte Schulteralloarthroplastik aus Polyacetalharz als sog. „isoelastische Prothese". Grundgedanke dieses Konzeptes war es, einen Werkstoff zu verwenden, der den biomechanischen Eigenschaften des Knochens ähnlich war und von diesem binnen kurzer Zeit auch ohne Verwendung von Zement inkorporiert wurde. Es zeigte sich jedoch, dass diese Vorstellungen nicht der Realität entsprachen.

Mit der Erweiterung des Operationsspektrums hin zu degenerativen Erkrankungen wurde erstmals von Neer (1974) auch der Ersatz des Glenoids postuliert. Hier waren Stellbrink und Kenmore et al. (1974) entscheidend an der Entwicklung einer Polyethylen-Gelenkpfanne beteiligt, die mit der Neer-I-Prothese kombiniert wurde. Bereits 1973 entwickelte Neer ein System, bei welchem die Humeruskomponente immer noch anatomisch, aber auch konform zu einer flach-ovalen Polyethylenpfanne konstruiert wurde (Neer-II).

Die Endoprothese „St. Georg" wurde von Engelbrecht und Stellbrink aus der Neer-Prothese entwickelt und wird seit 1974 implantiert. Kopf und Schaft dieses Implantates bestehen aus einer Chrom-Kobalt-Legierung; die Pfanne aus Polyethylen umgreift den Kopf zu einem Viertel oder ist wahlweise dachförmig ausgezogen, um eine Luxation nach kranial zu verhindern (Siegel und Engelbrecht 1977). Bei der seit 1975 verwendeten Liverpool-Schulter ähnelt der Kopfteil einer Hüftprothese. Die Skapulakomponente aus rostfreiem Stahl wird in der Markhöhle des Schulterblattes (Margo lateralis) versenkt. Die mit Nuten versehene Polyethylenpfanne wird in den proximalen Humerusschaft einzementiert. Eine Dislokation des Kopfes wird durch 2 gegenüberliegende Ausziehungen der Pfanne, die den Kopf über seinen Halbmesser hinaus umfassen und durch einen Metallbügel zusammengepresst werden, verhindert (Blauth 1979).

Mit Einführung eines zusätzlichen Gelenkpfannenersatzes ergab sich nun die Problematik ihrer dauerhaften Ankopplungsmöglichkeit an die Skapula. Bickel (1977) entwickelte eine Totalendoprothese nach dem sog. „ball-and-socket"-Prinzip, welche erstmals bei Patienten mit Osteoarthritis und posttraumatischer Destruktion angewandt wurde. Eine in ähnlicher Form strukturierte reverse „ball-and-socket"-Prothese fand bei gleicher Indikation Anwendung (Reeves et al. 1974). Bei dieser Konzeption wurde die Anatomie umgekehrt, der Prothesenkopf am Glenoid fixiert und die Gelenkpfanne an den Humeruskopf adaptiert. Hierdurch sollte der Drehpunkt nach kaudal verlagert und so das gefürchtete Blockieren des Tuberculum majus unter dem Akromion vermieden werden. Beide

Alloplastiken konnten jedoch nicht überzeugen, da die angestrebte Entlastung der Knochen-Zement-Schicht nicht erreicht wurde; es resultierten häufige Lockerungen des Glenoidersatzes.

Die bereits 1969 vorgestellte, in den folgenden Jahren jedoch noch modifizierte Stanmore-Prothese von Lettin und Scales sollte durch Verlagerung des Rotationszentrums eine Verbesserung des Bewegungsradius sowie eine Entlastung des Knochen-Zement-Interfaces durch zusätzliche Fixierungsstäbe bewirken, konnte sich jedoch wegen ausbleibender Behandlungserfolge nicht etablieren.

Im Wesentlichen sind heutzutage Schulterendoprothesen durch 3 **unterschiedliche Konstruktionsprinzipien** charakterisiert:

■ **Constrained (formschlüssig).** Die ersten Implantate, die für eine totale Schulteralloarthroplastik zur Verfügung standen, gehörten zur Gruppe der sog. „constrained" (formschlüssigen) Prothesen (Tabelle 1.1). Humeruskopf und Glenoidkomponente standen mechanisch über ein fixes Rotationszentrum miteinander in fester Verbindung. Die Implantation dieser Kunstgelenke erforderte eine ausgiebige Knochenresektion. Anwendung fanden diese „constrained" Alloplastiken bei Patienten mit schweren Rotatorenmanschettendefekten mit dem Ziel, einer superioren Wanderung des Humerus entgegenzuwirken. Konzipiert wurden sie nach dem "ball-and-socket"-Prinzip, bei dem eine Kugel mit kleinem Krümmungsradius mit einer tiefen Gelenkpfanne kombiniert wurde. Um Subluxationen und Dislokationen zu vermeiden, wurde oftmals ergänzend ein Sicherungsring eingebracht. Die hierdurch verbesserte Stabilität wurde erzwungen durch einen Verlust an Mobilität: Eine Abduktion über 90° war nicht mehr möglich. Abgesehen von den funktionellen Beeinträchtigungen hafteten diesen Prothesen auch mechanische Probleme an bedingt durch Krafteinwirkungen, was schließlich in Komponentenverlust oder -bruch endete. Ebenso zeigte sich bedingt durch Überbelastungen eine hohe Rate an Implantatlockerungen.

■ **Nonconstrained (kraftschlüssig).** Diese Prothesen weisen kein physikalisches Bindeglied zwischen der Humeruskomponente und dem Glenoid auf; die notwendige Stabilität erhält das Implantat durch die umgebenden Weichteile (Tabelle 1.2). Unter den verfügbaren Modellen weisen diese Implantate das größte Maß an anatomiegetreuer Konzeption mit einem theoretisch uneingeschränkten Bewegungsumfang auf. Die sphärische Humeruskomponente mit großem Krümmungsradius entspricht in etwa den anatomischen Vorgaben und wird normalerweise mit einer konformen Glenoidkomponente kombiniert. Diese besteht vollständig aus Polyethylen und wird weiterhin in hohem Maße eingesetzt, ist allerdings zwischenzeitlich durch eine Metall-unterstützte Komponente ergänzt worden. Diese metallische Armierung sollte eine gleichmäßige Kraftverteilung ermöglichen und zudem der Abnutzung der Polyethylenkomponente entgegenwirken. Neuere Erkenntnisse (Friedman 1992) belegen hingegen, dass gerade die nur aus Polyethylen bestehenden Implantate eine ausgeglichenere Kraftverteilung erlauben.

Bei der Konzeption des Neer-II-Systems wurden bereits die meisten der zwischenzeitlich abgeklärten, biomechanisch relevanten Aspekte berücksichtigt. Bei diesem Implantat wird nur eine sparsame Knochenresektion erforderlich, der Weichteilmantel ist gut zu refixieren. Bedingt durch die starke Anlehnung an anatomische Vorgaben ermöglicht dieses Modell eine nahezu uneingeschränkte Motilität. Die sofortige und sichere Fixierung der Komponenten erlaubt eine frühe Rehabilitation. Insbesondere die neuen Modelle der „non-constrained"-Prothesen geben Anlass zu der Hoffnung, dass eine Langzeitfestigkeit gewährleistet wird. Die Glenoidkomponenten sind heutzutage mit Veranke-

Tabelle 1.1. Frühe formschlüssige Prothesen

Prothesenmodelle (constrained)	Kongruente Kontaktflächen (Kopf – Pfannenumkehr)
Zippel	Wheble
Reeves	Cofield
Kölbel	Kölbel
Bickel	Kessel
Buechel	Siegel

Tabelle 1.2. Frühe kraftschlüssige Prothesen

Prothesenmodelle (Hemiarthroplastik)	Prothesenmodelle (Totalarthroplastik)
Richard-Judet	
Neer I	Neer II
isoelatische Prothese	Stellbrink

rungsschrauben und -haken bestückt, weisen besondere Oberflächenbeschaffenheiten auf und sind in unterschiedlichen Größen verfügbar.

■ **Semiconstrained.** Diese Prothesen entsprechen den zuvor genannten Modellen mit Ausnahme der Glenoidkomponente, die eine obere Ausziehung aufweist, um eine kraniale Luxation zu vermeiden (Tabelle 1.3). Die somit erzielte Stabilität führt allerdings zu einer Einschränkung des Bewegungsausschlages, insbesondere der Abduktion.

Die unverblockten Implantate sind zur Zeit die gebräuchlichsten Schultergelenksendoprothesen, haben sich jedoch in den 80er Jahren von der bis dahin führenden Neer-II-Modell hin zu den unterschiedlichen Modularsystemen weiterentwickelt. Eines der ersten modularen Systeme wurde Mitte der 80er Jahre in Zusammenarbeit mit R.F. Warren und D.M. Dines sowohl für die hemiarthroplastische als auch die totalendoprothetische Versorgung der Schulter vorgestellt. Alle Komponenten dieses Systems (Schäfte, Köpfe und Gelenkpfannen) waren unabhängig von der gewählten Größe miteinander kombinierbar und jeweils in unterschiedlichen Größen erhältlich. Diese alloplastischen Schulterimplantate wurden als Prothesen der zweiten Generation bezeichnet. Somit konnte auch ein ursprünglich hemiarthroplastisch versorgtes Schultergelenk im Bedarfsfalle durch Einbringen einer geeigneten Glenoidkomponente in eine Totalendoprothese umgewandelt werden. Diesem Beispiel sind weitere Hersteller gefolgt, so dass inzwischen unterschiedliche modulare Systeme auf dem Markt erhältlich sind.

Ende der 80er Jahre wurde das erste modulare Endoprothesenmodell mit nicht identischen Pfannen- and Kopfradius eingeführt. Hierbei handelt es sich um ein sog. nonkonformes Glenoid, welches in der angelsächsischen Literatur auch als „missmatch" bezeichnet wird. Der Pfannenradius wurde größer als der Kopfradius gewählt, um die natürliche Translation des Humeruskopfes auf dem Glenoid imitieren zu können, was bei identischen Kopf- und Pfannenradien nicht möglich ist.

Um die 3-dimensionale Anatomie mit den individuell unterschiedlichen anatomischen Parametern (Retrotorsion, Inklination, medialer und posteriorer Kopfversatz; sog. „humeraler Offset") nachzuempfinden, wurde mit der Aequalis-Prothese (Tornier®) eine dritte Prothesengeneration entwickelt, deren Prinzip ebenfalls vielfach übernommen wurde.

Tabelle 1.3. Frühe halbgekoppelte Prothesen

Prothesenmodelle (semiconstrained)
St. Georg Stanmore
Fenlin
Caffiniere
isoelastische Prothese

2 Indikationen

Der alloarthroplastische Schultergelenkersatz ist indiziert, wenn die Gelenkflächen irreparabel durch degenerative, traumatische oder metabolische Ursachen zerstört sind. Anders als bei anderen großen Körpergelenken kann es bei ausschließlichem oder überwiegendem Verschleiß oder Destruktion nur eines Gelenkpartners durchaus erlaubt sein, auch nur einen Gelenkanteil – den Humeruskopf – zu ersetzen (Hemiprothese) (Tabelle 2.1).

Obwohl die Schulterendoprothetik im Vergleich zur Hüft- und Knieendoprothetik eine nachgeordnete Rolle spielt, ist die Anzahl der möglichen Indikationen zum künstlichen Gelenkersatz ungleich größer. Dies liegt besonders darin begründet, dass am kraftschlüssigen Schultergelenk Krankheitsbilder auftreten können, die an anderen Gelenken nicht vorkommen.

Die Führung eines kraftschlüssigen Gelenkes erfolgt im Wesentlichen durch die Muskulatur. Dies fördert teilweise Situationen, welche die normale kraftschlüssige Zentrierung des Oberarmkopfes nicht ermöglichen. Beispielsweise führen nicht rekonstruierbare Läsionen der Rotatorenmanschette oder Lähmungen zu einer exzentrischen Belastung des Glenoidführers (sog. „rocking-horse"-Effekt). In solchen Situationen ist ein Gelenkersatz mit einem erhöhten Lockerungsrisiko verbunden, so dass die Indikation zur Alloarthroplastik hier sehr zurückhaltend zu stellen ist. Bei erheblichem Funktionsverlust aufgrund einer Rotatorenmanschettenruptur ist nicht davon auszugehen, dass mit dem endoprothetischen Gelenkersatz ein wesentlicher Funktionsgewinn im Sinne der besseren aktiven Beweglichkeit zu erreichen ist. Hinsichtlich des subjektiven Beschwerdebildes sowie der Rotationsbewegung am hängenden Arm ergibt sich jedoch eine deutliche Verbesserung für den Patienten, woraus eine doch erhebliche Erhöhung der Lebensqualität resultiert.

Problematisch ist die Indikation zum Gelenkersatz bei allen neurogenen Arthropathien wie z. B. bei einer Syringomyelie, einem Charcot-Gelenk oder bei sonstigen Lähmungen. In diesen Fällen kommt es durch die fehlende Tiefensensibilität (Propriozeption) und der neurogenen Bewegungsstörung häufig zu einer raschen Auslockerung der Implantate mit meist erheblichen Osteolysen.

Bei der Humeruskopfnekrose besteht oft über einen längeren Zeitraum eine erhebliche Diskrepanz zwischen der radiologisch sehr eindrucksvollen Destruktion des Caput humeri und den nur geringen Veränderungen des korrespondierenden glenoidalen Gelenkpartners. In den meisten Fällen ergibt sich somit auch eine nur geringe Indikation zum gleichzeitigen Pfannenersatz.

Bei Patienten mit einer rheumatoiden Arthritis mit entzündlicher Zerstörung von Kopf und Pfanne sind vor allen Dingen die begleitenden Schäden der Rotatorenmanschetten hinsichtlich der Operationsplanung bedeutsam. Rheumatiker kommen meist mit Larsen-Stadium IV oder V zur Operation. Oft besteht in diesen Fällen auch schon eine gravierende Pfannenerosion mit Zentralisierung. Der Pfannenabrieb erfolgt beim Rheumatiker meist superior, so dass der Humeruskopf nach medial und kranial tritt. Eine schlechte Gewebequalität der Rotatorenman-

Tabelle 2.1. Indikationen zur Hemiarthroplastik

- Humeruskopfnekrosen mit noch intaktem Glenoid
- rheumatoide Arthritis mit schlechter Knochenqualität
- proximale Humeruskopf-4-Fragmentfrakturen
- proximale Humeruskopf-3-Fragmentfrakturen beim älteren Patienten
- Rotatorenmanschettendefektarthropathien
- proximaler Humerustumor ohne Gelenkbeteiligung

Tabelle 2.2. Indikationen zur Totalarthroplastik

- primäre degenerative Omarthrosen
- rheumatoide Arthritis mit guter Knochenqualität
- posttraumatische schmerzhafte Humeruskopfnekrosen
- sekundär dislozierte Osteosynthesen
- verhakte, schmerzhafte Schultergelenksluxationen nach dorsal oder ventral
- postinfektiöse, schmerzhafte Omarthrosen
- schmerzhafte Pseudarthrosen des proximalen Humerus bei schlechter Knochenqualität
- posttraumatische Humeruskopfnekrosen

schette verschlechtert die Situation zusätzlich. Es können hierdurch Situationen mit Kranialisation des Humeruskopfes auftreten, die durch eine Hemiprothese nur partiell zu kompensieren sind. Eine Lateralisation durch einen übergroßen Kopf zur Wiederherstellung des natürlichen Kopfzentrums führt in der Horizontalebene zu einer übermäßigen Spannung der Rotatorenmanschette (sog. „overstuffing"). Eine Korrektur unter Kopflateralisation ist bei adäquater Implantatgröße demzufolge nur durch einen Glenoidersatz möglich. Die schlechte Knochenqualität des Rheumatikers in Verbindung mit der oft fortgeschrittenen Rotatorenmanschettenschädigung sind allerdings relative Kontraindikationen zu einem Glenoidersatz. Diese Abwägung der z. T. konkurrierenden Ziele muss der Operateur anhand des Aktivitätsniveaus des Patienten, seiner voraussichtlichen Lebenserwartung, des Zustandes von Glenoid und Rotatorenmanschette sowie der Knochenqualität treffen. Ein Glenoidersatz wird fast immer auch in Fällen mit posttraumatischen Pfannendefekten erforderlich, die meist infolge von Luxationen auftreten (Tabelle 2.2).

Im Folgenden sollen die einzelnen Indikationen gesondert besprochen werden:

2.1 Primäre Omarthrose

Die Indikation zur Schulterendoprothese im Falle einer primären Omarthrose ist vor allem begründet in einer lang dauernden schmerzhaften Funktionsstörung des Schultergelenkes, die – anders als bei den unteren Extremitäten – nicht durch statische Überlastung, sondern eher durch eine funktionelle Überanspruchung des Gelenkes hervorgerufen wird.

Leitsymptom der primären Omarthrose ist die schmerzhafte Funktionseinschränkung des Glenohumeralgelenkes mit Neigung zur fibrösen Kapselverdickung und ossären Deformierung. Das klinische Bild ist geprägt durch initialen Bewegungsschmerz, Belastungsbeschwerden, Ermüdungsschmerzen sowie Beeinträchtigungen des Bewegungsausmaßes. Zudem klagen die meisten Patienten über Kälteempfindlichkeit, ein arthrotisches Knarren und Reiben sowie über Myalgien und Muskelverspannungen. Da es sich beim Schultergelenk um ein nicht belastetes Gelenk handelt, wird der o. g. Symptomkomplex bei Patienten mit Omarthrose oftmals erst in einem weit fortgeschrittenen Stadium des degenerativen Verschleißprozesses realisiert.

Der radiologische Befund ist sehr variabel, typischerweise finden sich in der Reihenfolge des Auftretens (Abb. 2.1 a–d):
- Randosteophyten,
- Gelenkspaltverschmälerungen,
- subchondrale Spongiosaverdichtung,
- Geröllzysten und Kapselverdickungen (Ossikel).

2.2 Omarthrose bei rheumatoider Arthritis

2.2.1 Pathogenese

Die rheumatoide Arthritis ist eine **systemische Autoimmunerkrankung** mit Befall von Synovialgewebe und potenziell anderen Organen (Pleura, Perikard, Augen, viszerale und kutane Gefäße). Die Manifestation erfolgt hauptsächlich im Bereich der Extremitätengelenke.

Auf dem Boden einer Entzündung der Synovialmembran, die i. d. R. die gelenknahen Bereiche mit einbezieht, kommt es im Rahmen eines meist schubweise progredienten Verlaufes zu schmerzhafter Schwellung und Funktionseinbuße der befallenen Gelenke. Im Spätstadium kann die Erkrankung zur vollständigen Zerstörung der Gelenkstrukturen führen. Klinisch-arthrologisch ist das Krankheitsbild durch einen symmetrischen Befall gekennzeichnet, wobei häufig zunächst die Fingergrund- und -mittel-

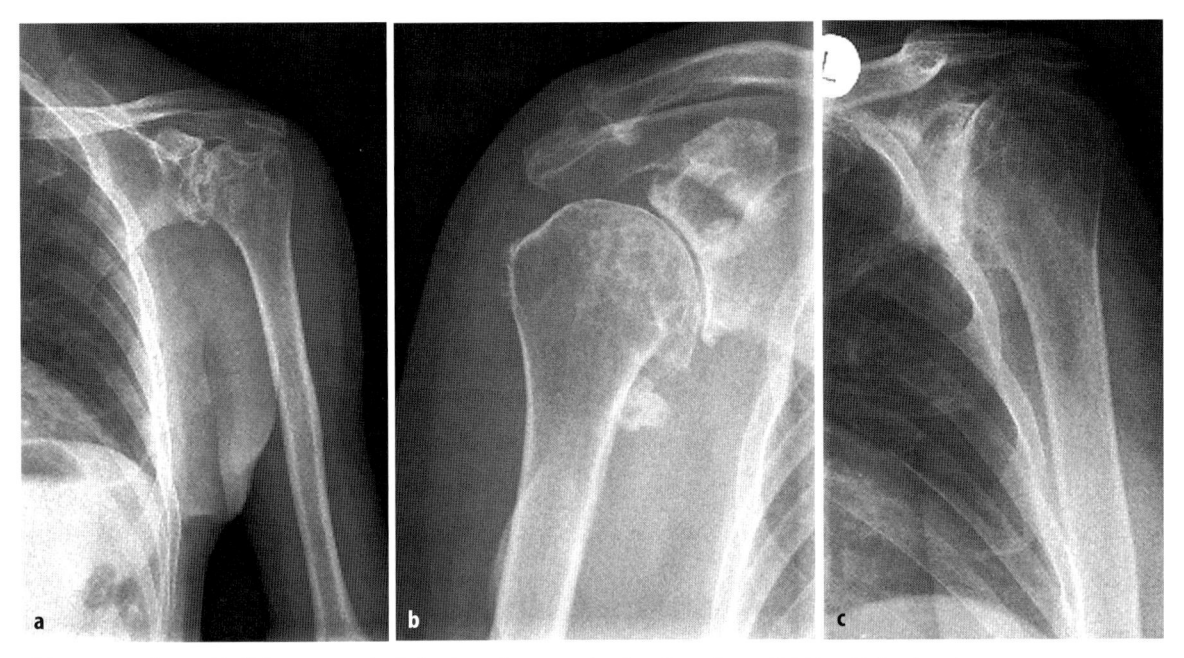

Abb. 2.1 a–c. Unterschiedliche röntgenologische Ausprägungsgrade einer Omarthrose (leicht, mittel, schwer)

gelenke und die Karpalregion sowie im Bereich der unteren Extremität Zehengrund- und Sprunggelenke betroffen sind. In zentripetaler Richtung werden schließlich auch die mittleren und großen beweglichen Verbindungen mit dem Glenohumeralgelenk und dem Akromioklavikulargelenk in den Krankheitsprozess eingebunden.

Die Ätiologie der rheumatoiden Arthritis ist weitestgehend unbekannt. Eine infektiöse Genese war bisher durch Isolierung entsprechender pathogener Erreger nicht zu belegen, die pathogenetische Rolle latenter Virusinfektionen bleibt vorerst ebenfalls hypothetisch. Gesichert im Zusammenhang mit der Auslösung und Chronifizierung der Synovitis sind lokale Autoimmunphänomene im humoralen und zellulären Bereich, die möglicherweise auf einem genetisch vorbereiteten Terrain durch Infektionserreger bzw. deren Stoffwechselprodukte (Antigen-Persistenz) ausgelöst und unterhalten werden. Diese vermutliche Empfänglichkeitsregion lässt sich bei einzelnen Subklassen von HLA DR 4 und DR 1 bei 90% aller Patienten mit einer rheumatoiden Arthritis nachweisen.

Das Frühstadium zeigt charakteristische, aber nicht pathognomonische Veränderungen, so dass die Ursache der Entzündung durch die Blutstrombahn von außen an das Gelenk gelangt:

Durch Zerstörung der Mikrogefäße bei einer Permeabilitätserhöhung der Endothelzellen kommt es zum Austritt von Plasma in die Gelenkhöhle. Es folgt die Obliteration von Mikrogefäßen und Thrombenbildung mit der Folge einer ödematösen Verquellung und Verdickung der Synovialmembran. Es imponiert eine Infiltration der Synovialis mit aktivierten CD-4-positiven T-Helfer-Lymphozyten und mononukleären Phagozyten. Durch Proliferation der Synovialzyten kommt es zur massiven Vermehrung der phagozytierenden Typ-B-Lymphozyten. Eine weitere Folge der Permeabiltätsstörung ist die Bildung eines Gelenkergusses, welcher reichlich Plasmaproteine und Entzündungszellen enthält.

Im Spätstadium der rheumatoiden Arthritis kommt es durch weiteres Anschwellen der Synovialzotten zur Einwanderung folgender Zellen: vorwiegend CD-4-positive T-Lymphozyten, weniger CD-8-positive T-Lymphozyten, Monozyten, B-Lymphozyten und Plasmazellen. Aus den Interaktionen zwischen Lymphozyten und Monozyten resultiert eine Produktion von proinflammatorischen Zytokinen: Interleukin 1 (IL 1), Interleukin 6 (IL 6), Tumor-Nekrose-Faktor α (TNF α), Transforming growth factor (TGF), Platelet derived growth factor (PDGF), Immunglobuline sowie die Rheumafaktoren IgG und IgM.

Am Besten untersucht sind die sog. Rheuma- oder Antiglobulinfaktoren, Antikörper, die mit dem Fc-Fragment von Immunglobulinen (IgG) unter Komplexbildung reagieren. Für die klinische Diagnostik sind Rheumafaktoren vom IgM-Typ wichtig, die im Serum mit Hilfe der Latex- bzw. der Waaler-Rose-Methode nachgewiesen werden. IgG-Typ-Rheumafaktoren werden in der entzündeten Synovialmembran gebildet und entwickeln hier unter Komplementbindung Immunkomplexe. Diese können durch Granulozyten unter Bildung sog. Rhagozyten phagozytiert werden. Dabei kommt es zur Freisetzung knorpelaggressiver lysosomaler Enzyme. Beispiele solcher destruierenden Enzyme sind die Kollagenasen und das Stromelysin.

Neben den immunologischen Vorgängen spielen auch Störungen der Gerinnung, der Fibrinolyse sowie des lokalen Stoffwechsels in dem pathophysiologisch komplexen Geschehen eine Rolle. Zur Zerstörung des Knorpels und der gelenknahen Strukturen trägt auch das von der Synovialmembran ausgehende, invasiv wachsende Entzündungsgewebe (Pannus) in hohem Maße bei. Es handelt sich hierbei um ein stark vaskuliertes, aus Lymphozyten und Plasmazellen bestehendes Granulationsgewebe. Die verdickte Synovialis ist stark gerötet, samtartig ausgebildet und zottenreich. Das Granulationsgewebe zerstört nicht nur die Gelenke, sondern in gleichem Maße auch den Kapselapparat, so dass nicht selten Luxationen und Fehlstellungen resultieren, die die Bewegungseinschränkungen und Kontrakturen komplizieren. Gleichartige unspezifische Veränderungen kommen auch in den Sehnenscheiden und Schleimbeuteln vor.

2.2.2 Pathologie

In der Frühphase der rheumatoiden Arthritis überwiegen Schwellung und/oder synoviale Proliferationen. Dies trifft auch auf das glenohumerale Gelenk zu. Das proliferierende Synovialgewebe verhält sich aggressiv und greift vor allem an den Knorpelrändern an, befällt auch den intraartikulären Anteil der langen Bizepssehne, die degenerieren und sogar reißen kann (Abb. 2.2). Auch bildet die synoviale Proliferation im glenohumeralen Gelenk in Kombination mit einer ebenfalls proliferativen subakromialen Bursitis eine besondere Gefährdung für die Supraspinatussehne. Ennevaara (1965) fand in 26,5% der Fälle eine arthrographisch verifizierte Ruptur dieser Sehnenstrukturen bei Patienten mit einem Durchschnittsalter von 45 Jahren.

Im fortgeschrittenen Stadium der Erkrankung kommt es zu degenerativen Veränderungen des Gelenkes mit Knorpel- und Knochendestruktion, während die proliferative Synovitis sich meist zurückbildet und ersetzt wird durch einen fibrotischen Typ von Kapsulitis, der klinisch den Veränderungen bei Schultersteife mit schwerer schmerzhafter Bewegungseinschränkung des Gelenkes sehr ähnlich ist. Auch leiden in fortgeschrittenen Stadien der Krankheit viele Patienten an einer muskulären Atrophie des Schultergürtels, was zu einer weiteren funktionellen Beeinträchtigung führt.

Das Akromioklavikulargelenk kann im Falle einer rheumatoiden Arthritis ebenfalls mit betroffen sein, mehr oder weniger unabhängig vom glenohumeralen Gelenk. Eine aggressive

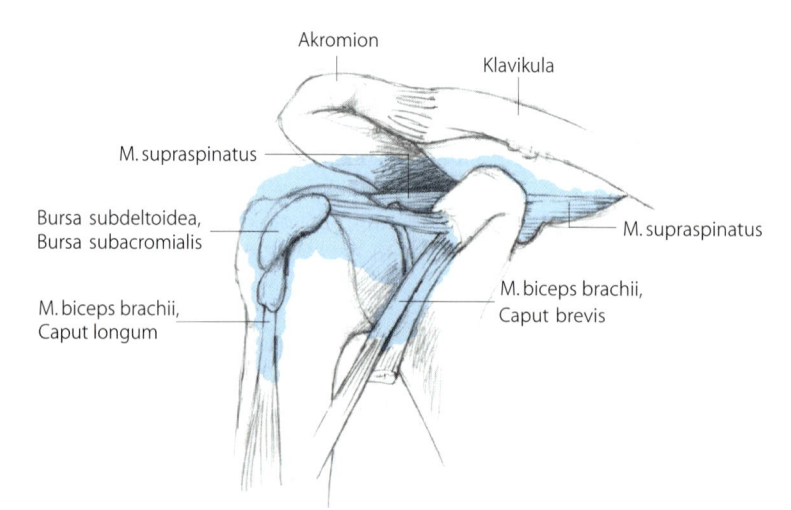

Abb. 2.2. Proliferierendes Synovialgewebe bei der rheumatoiden Arthritis im Kreuz des Schultergelenkes

synoviale Proliferation führt charakeristischerweise sogar zur Bildung von Usuren am lateralen Ende der Klavikula, dies schon in frühen Stadien der akromioklavikularen Erkrankung. Im fortgeschritteneren Stadium kann es zur Verjüngung und Osteolysen des lateralen Schlüsselbeinendes kommen.

2.2.3 Prävalenz

Es scheint eine genetische Krankheitsdisposition vorzuliegen, da bei rheumatoider Arthritis eines eineiigen Zwillings in 30–50% der Fälle auch der andere Zwilling betroffen ist, während weltweit nur 1% der Bevölkerung an rheumatoider Arthritis erkrankt. Die Häufigkeit des Schulterbefalls bei entzündlich rheumatischen Erkrankungen wird nach klinischer und radiologischer Befundung mit 57–91% angegeben (Petersson 1985). Sonografische Reihenuntersuchungen zeigen jedoch einen noch höheren Befall von 96%.

2.2.4 Verlauf

Die Symptomatik ist zu Beginn meist schleichend mit gelegentlichen Schmerzattacken, hauptsächlich im Rahmen sog. Rheumaschübe. Die schmerzbedingte Immobilisation führt bei den Patienten zu entsprechenden Schonhaltungen mit Innenrotation und Adduktion des Armes. Die Schmerzlokalisation wird von den Patienten meist diffus im gesamten Schulterbereich mit Maximum auf der Schulterhöhe und auf dem Deltaansatzbereich angegeben. Sonografisch zeigen sich dann auch frühzeitig Veränderungen in den periartikulären Weichteilen mit der typisch begleitenden Bursitis im Subakromialraum. Bereits vor radiologisch erkennbaren Veränderungen zeigen sich sonografisch Hinweise auf eine Schädigung der Rotatorenmanschette, die frühzeitig ausdünnt und bei erkennbaren radiologischen Veränderungen nahezu immer Partialrupturen oder Totalrupturen variabler Größe aufweist (Schwyzer 1994).

2.2.5 Stadiumeinteilung

Unter den verschiedenen Stadiumeinteilungen der rheumatoiden Gelenkveränderungen hat sich die Einteilung nach Larsen et al. (1977) weltweit durchgesetzt (Tabelle 2.3).

Sie gibt die radiologischen Veränderungen bei rheumatoider Arthritis des Schultergelenkes wieder. Die Stadien 0 bis III beschreiben die pathologische Veränderungen zu Beginn der entzündlichen Erkrankung mit Synovitis und Bildung von Usuren, während in den Stadien IV bis V die fortgeschrittenen destruktiven Veränderungen an Knorpel- und Knochenstrukturen dargestellt werden (Abb. 2.3).

Als ergänzende Diagnostik zum Röntgen-Nativbild hat sich die Sonographie des Schultergelenkes besonders bewährt, mit deren Hilfe es möglich ist, eine proliferative Synovitis mit und ohne Rotatorenmanschettenschädigung zu identifizieren.

Tabelle 2.3. Radiologische Larsen-Stadien der rheumatoiden Arthritis

- **Stadium 0:** Normalbefund
- **Stadium I:** Leichte Veränderungen (zumindest bei einer der nachfolgenden Läsionen) sind erkennbar: periartikuläre Weichteilschwellung, gelenknahe Osteoporose, leichte Gelenkspaltverschmälerung (welche nur im Seitenvergleich erkennbar ist)
- **Stadium II:** Definitive Frühveränderungen (Erosionen und Gelenkspaltverschmälerung, Erosionen obligatorisch außer in gewichttragenden Gelenken)
- **Stadium III:** Mittleres Destruktionsstadium (Erosionen und Gelenkspaltverschmälerung): Erosionen obligatorisch in allen Gelenken
- **Stadium IV:** Schweres Destruktionsstadium (Erosionen und Gelenkspaltverschmälerung. Knochendeformation an gewichttragenden Gelenken). Multilationen, Verlust der Gelenkflächen, schwere Knochendeformationen an gewichttragenden Gelenken

2.2.6 Klinik

Die rheumatoide Arthritis beginnt als Mono- oder Polyarthritis, wobei primär bevorzugt die kleinen Gelenke der Hände und Füße befallen sind (Tabelle 2.4). Lange Dauer der Erkrankung und Rezidivneigung sprechen für eine rheumatoide Arthritis, auch rezidivierende Tendosynovitiden sind verdächtig. Die monoarthritische Phase kann sich über Jahre hinziehen. Bekannt und nahezu pathognomonisch ist die beklagte morgendliche Gelenksteifigkeit von etwa vier-

Stadieneinteilung nach Larsen

Larsen-Stadium 0
Larsen-Stadium 1
Larsen-Stadium 2
Larsen-Stadium 3
Larsen-Stadium 4
Larsen-Stadium 5

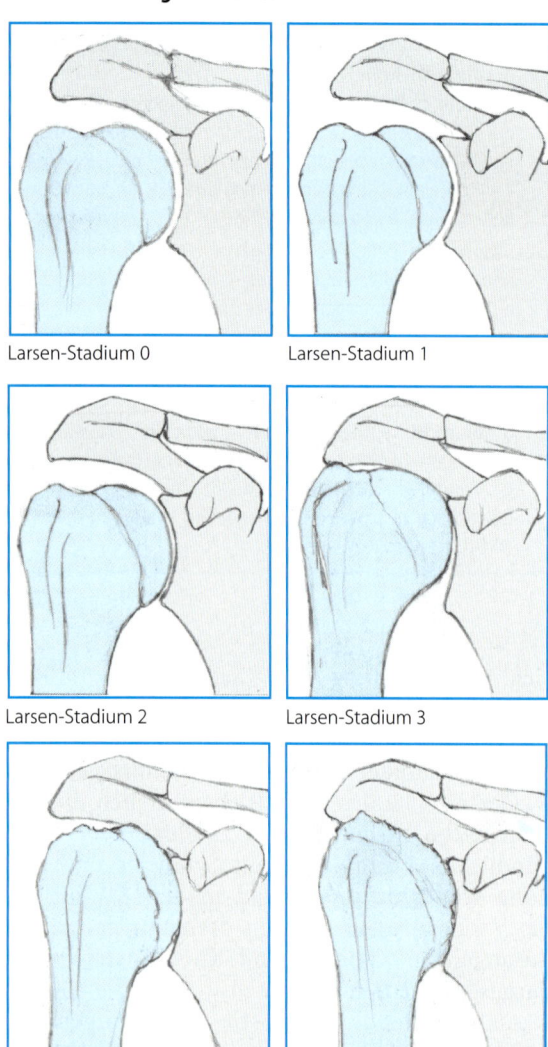

Abb. 2.3. Schematische Darstellung der Larsen-Studien bei rheumatoider Arthritis des Schultergelenkes

Tabelle 2.4. Diagnostische Kriterien einer rheumatoiden Arthritis (ARA = American Rheumatism Association)

Die Erkrankung gilt als gesichert, wenn 4 oder mehr der nachfolgenden Kriterien erfüllt sind:
- Morgensteifigkeit über 1 h, mehr als 6 Wochen anhaltend,
- Weichteilschwellung von 3 oder mehr Gelenkregionen über mehr als 6 Wochen,
- Weichteilschwellung des Handgelenkes, der Fingergrund- oder -mittelgelenke über mehr als 6 Wochen,
- symmetrische Schwellung (Arthritis) über mehr als 6 Wochen,
- Rheumaknoten (subkutane Granulome),
- positive Rheumafaktoren,
- radiologische Veränderungen (z. B. gelenknahe Osteopenie).

telstündiger Dauer. Während eines nicht charakteristischen **Prodromalstadiums** werden unspezifische Symptome wie Temperaturerhöhung verbunden mit Appetitlosigkeit, Gewichtsverlust, Müdigkeit und allgemeinem Krankheitsgefühl beobachtet. Zudem lässt sich wie bei der Gelenktuberkulose eine progrediente Muskelatrophie im Bereich der befallenen Gelenkverbindungen nachvollziehen. Im Rahmen einer fortgeschrittenen rheumatoiden Arthrose ist oftmals die Mitbeteiligung der Schulterhauptgelenke und der klavikulären Nebengelenke gegeben, meist im Sinne eines symmetrischen Befalles.

Nur in seltenen Fällen wird die rheumatische Omarthritis als Frühsymptom oder gar Erstmanifestation der Erkrankung gesehen.

Obwohl die von der Schulter ausgehende Behinderung erheblich sein kann, wird der Funktionsverlust des Gelenkes von den Patienten oft negiert, da durch die Mobilität des Schultergürtels zumindest vorübergehend eine gewisse Kompensation gewährleistet ist. Sollte sich jedoch eine Kontraktur des Schultergelenkes eingestellt haben, ist meist mit einem erheblichen Invaliditätsgrad zu rechnen.

Petersson (1985) berichtete, dass 91% der untersuchten Patienten (96 von 105) über erhebliche Schulterprobleme klagten: in 31% der Fälle waren diese so hinderlich, dass sie sogar als Hauptproblem der Krankheit bezeichnet wurden. Mit steigender Dauer der Schulteraffektion nahmen auch die destruktiven Veränderungen zu, der Bewegungsumfang nahm ab und die Funktionstüchtigkeit sank signifikant trotz maximaler konservativer Therapie, was schließlich den Ausschlag zur operativen Indikationsstellung gab (Tabellen 2.5, 2.6).

In den letzten Jahrzehnten war ein zunehmendes Interesse an der operativen Sanierung des Schultergelenkes im Falle einer rheumatoiden Arthritis festzustellen. Die positiven Erfahrungen nach totalem Schultergelenkersatz (Neer et al. 1982) haben das Verständnis der lokalen rheumatoiden Veränderungen und vor allem auch die Konzeption einer operativen Behandlung schmerzhafter Schulterveränderungen wesentlich gefördert. Eine Indikation zur Schulter-

Tabelle 2.5. Häufigkeit und klinisches Bild der Schulterschmerzen bei 105 Patienten mit rheumatoider Arthritis (Petersson 1985)

Schmerzhäufigkeit	nie	kein Schmerz im letzten Jahr	intermittierend	konstant
■ Anzahl der Patienten	9	15	48	33
■ Dauer der rheumatoider Erkrankung (Jahre)	15 ± 10	13 ± 10	18 ± 11	19 ± 10
■ Anzahl der Patienten mit intraartikulären Kortisoninjektionen	0	4	33	28

Tabelle 2.6. Beweglichkeit bei 18 Schultern durchschnittlich 42 Monate nach Arthroplastik (Petersson 1985)

	präoperativ	postoperativ	t-Test
■ Flexion	57 ± 24	79 ± 31	$p<0,01$
■ Abduktion	43 ± 16	65 ± 27	$p<0,01$
■ Außenrotation	8 ± 12	22 ± 19	$p<0,01$

arthroplastik bei Polyarthritikern besteht bei stark behindernden Schmerzen vor allem dann, wenn die radiologische Destruktion und der Knorpelverlust den Stadien Larsen-Dale-Eek IV oder V entsprechen.

2.2.7 Differenzialindikation und Differenzialtherapie

Allgemein gilt für die Therapie der rheumatoiden Arthritis, dass invasive Maßnahmen erst dann gerechtfertigt sind, wenn das Ziel der Behandlung von vornherein nicht mit konservativen Mitteln erreichbar ist oder alle geeigneten konservativen Maßnahmen ausgeschöpft worden sind. Für den Rheumakranken sind konservative Strategien mit der medikamentösen Behandlung mit Antiphlogistika und sogar Basistherapeutika, ergänzt durch Bewegungstherapie und entzündungshemmende Kälteanwendungen zu überlegen. Die übliche Faustregel, dass erst beim Versagen einer konsequenten konservativen Therapie von mehr als einem halben Jahr eine invasive, d. h. insbesondere eine operative Maßnahme indiziert ist, gilt bei primär aggressivem Verlauf nur noch eingeschränkt. In den letzten Jahren hat sich die Erkenntnis durchgesetzt, dass insbesondere bei primär polyartikulärem Befall mit hoher entzündlich-serologischer Aktivität eine frühzeitig einsetzende aggresive Therapie für die Langzeitprognose des Betroffenen günstiger ist. Zu Beginn der rheumatischen Omarthritis kann in Abhängigkeit vom Befallsmuster durch intraartikuläre und subakromiale Injektionen die oft anhaltende lokale Entzündungsaktivität durchaus adäquat zurückgedrängt werden. Bei Rezidivneigung oder therapierektraktären Verläufen wird die Durchführung einer Synoviorthese oder Synovektomie empfohlen. Aufgrund der eingeschränkten Eindringtiefe der Bestrahlung des intraartikulär applizierten Yttrium-90 oder Rhenium-186 im Falle einer Radiosynoviorthese bzw. der angrenzenden Tiefenwirkung des zur Chemosynoviorthese verwendeten Natrium-Morrhoat sind bei massiver Proliferation der Synovialis und bei Fibrin-Exsudation keine günstigen Ergebnisse zu erwarten. In kleinen Fallzahlen wird auch über operative Synovektomien des Schultergelenkes berichtet. Hauptindikationen zur Synovektomie sind die frühen erosiven Stadien mit erhaltenen Gelenkflächen. Bei fortgeschrittener rheumatoider Schulterdestruktion, insbesondere bei erkennbaren multilierenden Veränderungen, besteht die Indikation zu arthroplastischen Maßnahmen.

■ **Resektionsinterpositionsarthroplastik (RiAP)**

Den Vorläufer der Schulterendoprothese stellt die Resektionsinterpositionsarthroplastik dar. Dieses Verfahren ist angesichts der zunehmend günstigeren Bewertung der Schulterendoprothetik bei Rheumapatienten etwas in Vergessenheit geraten, obwohl auch langfristig vergleichbar gute klinische Ergebnisse beobachtet wurden (Miehlke u. Thabe 1989, Milbring u. Wigren 1990, Tillmann u. Rüther 1997).

Bei jüngeren Patienten mit erhaltenem Glenoid und ausreichenden Muskelverhältnissen stellt dieses Verfahren immer noch eine mögliche Alternative zum Kunstgelenk dar. Zielsetzung dieses Verfahrens ist die Wiederherstellung der Kongruenz der Gelenkflächen, wobei eine zusätzliche Interposition von antologem ortsständigem Gewebe im Sinne einer Resektionsinterpositionsarthroplastik die Gleiteigenschaften und die postoperative Schmerzsymptomatik verbessern sollen. Durch eine Verkleinerung des Humeruskopfes wird in den meisten Fällen eine weitgehend spannungsfreie Naht bzw. Rekonstruktion der Rotatorenmanschette möglich. Dieses Vorgehen ist eine wichtige Voraussetzung für einen stabilen zentrierenden Bewegungsablauf. Problematisch ist die mit der Medialisierung des Drehpunktes einhergehende Verschlechterung der Schulterbiomechanik und die oft langwierige, relativ schmerzhafte Nachbehandlung.

Kappenarthroplastik

Eine Stellung zwischen Resektionsinterpositionsarthroplastik und den gestielten, intramedullär verankerten Humerusprothesen nimmt die sog. Kappenarthroplastik ein. Hierbei wird analog zur Resektionsinterpositionsarthroplastik die zerstörte Oberfläche des Oberarmkopfes abgetragen und als Interponat eine Metallkappe aufgesetzt. Je nach Größenwahl kann die ursprüngliche Dimension des Humeruskopfes und somit das physiologische Drehpunktverhältnis annähernd wieder hergestellt werden.

Da im Gegensatz zur Resektionsinterpositionsarthroplastik bei ähnlichem operativen Aufwand eine weitere rheumatisch bedingte Destruktion des Humeruskopfes oder eine sekundäre Ankylosierung nicht möglich ist, hat dieses Verfahren das gelenkerhaltende Vorgehen in den Hintergrund gedrängt. Nachteilig ist jedoch auch bei dieser Form des künstlichen Gelenkersatzes ein mittel- bis langfristiger Anstieg der Lockerung, der jedoch nicht mit einer Zunahme der Beschwerden einhergehen muss (Jonsson at al. 1986, Alund et al. 2000).

Vorteilhafterweise können auch größere Usurierungen und Zysten des Humeruskopfes im Gegensatz zur RIAP mit der Kappenarthroplastik überdeckt werden. Im Falle eines Verlustes von mehr als einem Drittel der Humeruskopfkalotte ist die Verankerung des rein oberflächlich zu ersetzenden Implantates schwierig, so dass eine intramedulläre, über einen Stiel verankerte Schulterendoprothese verwendet werden sollte.

Hemiarthroplastik

Rheumatisch bedingte knöcherne Defekte und die Minderung der Knochenqualität der Schulterpfanne erschweren die Verankerung einer Glenoidkomponente, so dass die Kappenarthroplastik (sog. Hemiarthroplastik) meist durch eine Stielprothese ersetzt wird. Letztere wird häufig zur Behandlung der rheumatisch destruierten Schulter verwendet (Marmor 1977, Vahvanen et al. 1989, Boyd et al. 1990, Koorevaar at al. 1997). Vorteilhaft ist trotz einer Verlängerung des operativen Aufwandes vor allen Dingen die Tatsache, dass die Problematik der mittelfristig noch mit einer hohen Lockerungsrate behafteten Glenoidkomponente umgangen werden kann.

Problematisch bleibt nach wie vor, dass mittelfristig bei etwa 2/3 der Fälle eine erkennbare progressive Destruktion des Glenoids auftritt. Diese kann durch den Reibungskontakt zum alloarthroplastischen Humeruskopf verstärkt werden, was jedoch auch bei unoperierten rheumatoiden Schultern beschrieben wird (Koorevarr et al. 1997, Alund et al. 2000). Inwieweit der Abbau des Glenoids bei Verwendung bipolarer Hemiarthroplastiken geringer ausfällt ist bislang unklar. Der Einsatz dieser bipolaren Hemiarthroplastiken wird bei knöchernem defizitärem Glenoid und bei Rotatorenmanschettendefekten empfohlen, wobei aufgrund der Lateralisation des Drehpunktes ein deutlicher Bewegungsgewinn angegeben wird (Thabe 1997). Einen ähnlichen Effekt hat auch die Verwendung übergroßer Humeruskopfprothesen im Falle eines Rotatorenmanschettendefektes. Hierbei stemmt sich der vergrößerte künstliche Oberarmkopf zwischen das defekte Glenoid und das Akromion, um so bei hinreichender Stabilität eine Restbeweglichkeit zuzulassen.

Der proximale Humerus weist bei fortgeschrittener rheumatoider Omarthritis einen weiten, von fettigem Gewebe ausgefüllten Markraum und eine deutlich verdünnte Kortikalis auf. Eine zementfreie Verankerung ist in solchen Fällen nicht zu empfehlen. Langfristig wurde in diesem Fall eine deutlich erhöhte Lockerungsrate von mehr als 40% bei Verwendung zementfrei implantierter Humeruskomponenten beobachtet.

▌ Totalendoprothese

Die zusätzliche Versorgung mit einer künstlichen Gelenkpfanne führt generell zu einer höheren Rate von Beschwerdeminderungen und einer deutlichen Verbesserung der Beweglichkeit (Bell u. Gschwend 1996). Die hohe Anzahl an Lockerungssäumen um die Glenoidkomponente legt allerdings eine Einschränkung ihrer Anwendung bei Patienten mit rheumatoider Omarthritis nahe (Gschwend u. Schwyzer 1994). Auch bei präoperativ guter Rotatorenmanschette wurde radiologisch in etwa der Hälfte der Fälle postoperativ langfristig ein deutliches Höhertreten der Humeruskomponente in Bezug zum Glenoid mitgeteilt. In diesen Fällen darf von einer sekundären Rotatorenmanschettendefektsituation und exzentrischer Implantatkomponente ausgegangen werden (Sorjbjerg et al. 1999).

2.3 Avaskuläre Humeruskopfnekrose (HKN)

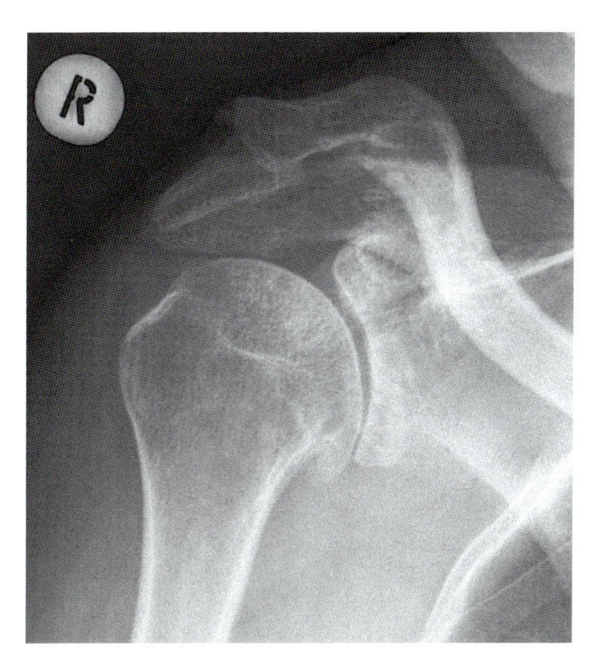

Abb. 2.4. Initiale Humeruskopfnekrose im a.p.-Röntgennativbild

2.3.1 Primär idiopathische HKN

Die avaskuläre, auch als aseptisch bezeichnete Humeruskopfnekrose ist in ihrer Ätiologie, ähnlich wie die übrigen Osteonekrosen, nicht eindeutig geklärt, daher auch die Bezeichnung „idiopathisch". Wahrscheinlich ist eine lokale Ischämie aufgrund eines Gefäßverschlusses als ursächlich zu betrachten. Häufig finden sich begleitende allgemeine Stoffwechselstörungen wie Diabetes mellitus, eine Hyperlipidämie und/ oder Hyperurikämie, die bei fortgeschrittenem Krankheitsprozess mit angiologischen Störungen einhergehen. Ähnliche Veränderungen sind bei einer chronischen Alkoholkrankheit zu beobachten. Die Liste der häufig mit Osteonekrose einhergehenden Erkrankungen ist beliebig zu erweitern: Insbesondere erwähnenswert sind das Cushing-Syndrom, die Gaucher-Krankheit, Hämoglobinopathien, der systemische Lupus erythematodes, die pAVK sowie rezidivierende Pankreatitiden. Auch bei systemischer Langzeittherapie mit Kortikosteroiden (z. B. im Falle einer Leukämie oder eines Hodgkin-Lymphomes) manifestiert sich signifikant häufig eine avaskuläre Osteonekrose, wohingegen vergleichsweise selten osteonekrotische Umbauvorgänge nach kurzer systemischer Steroidgabe oder intraartikulärer Steroidinjektion beobachtet werden. Die Anwendung der Glukokortikoide führt zu einer Erhöhung der Serumlipide, über einen hepatischen Stoffwechselmechanismus können so die Weichen für eine Fettembolie gestellt werden.

Avaskuläre Osteonekrosen treten jedoch ebenso bei Patienten auf, die an keiner der oben genannten Erkrankungen leiden. Hier vermuten Kenzora und Glimcher (1985) eine multifaktorielle, bislang nicht geklärte Ätiologie, die über eine Akkumulation von „Stressfaktoren" letztendlich den ossären Zelltod bewirke. Diese sog. „idiopathischen Nekrosen" treffen insbesondere solche Patienten, die unter einer systemischen Erkrankung, z. B. einer terminalen Niereninsuffizienz, leiden. Erfolgt zusätzlich noch eine Belastung der ohnehin schon geschädigten Zellen durch Toxine, so wird der Zelluntergang weiter beschleunigt (Abb. 2.4).

2.3.2 Sekundäre HKN

Neben den bereits bei den idiopathischen Krankheitsbildern erwähnten Kausalitäten, unter denen eine avaskuläre Osteonekrose entstehen kann, sind insbesondere noch die posttraumatischen Zustandsbilder zu nennen, die die Hauptursachen für eine sekundäre Humeruskopfnekrose darstellen.

Mit zunehmendem Lebensalter des Patienten besteht eine wachsende Gefährdung, z. B. bei bestehender Osteoporose, eine derartige Störung zu entwickeln. Besonders prädisponierend sind hierbei die Frakturen im Bereich des Collum anatomicum, die eine Verletzung der A. arcuata mit sich bringen können und so die Versorgung der Kopfkalotte minimieren. Ebenso ist mit steigender Anzahl der dislozierten Fragmente ein erhöhtes Nekroserisiko zu befürchten. Abgesehen von direkt posttraumatisch entstandenen Durchblutungsstörungen sind auch iatrogene Einflüsse zu berücksichtigen. Die Rekonstruktion von Mehrsegment- und Trümmerfrakturen birgt immer die Gefahr, bislang kompensierte Durchblutungsverhältnisse zu verschlechtern oder gar vollständig zu drosseln. Dieser Kenntnis Rechnung tragend wird in diesen Fällen zunehmend eine „biologische" Osteosynthesetechnik propagiert.

2.3.3 Stadien der Humeruskopfnekrose

Die pathologischen Veränderungen, die im Falle einer Humeruskopfnekrose anzutreffen sind, entsprechen etwa denen, wie sie von Ficat und Arlet (1980) für den Femurkopf beschrieben wurden. Die bestehenden Unterschiede lassen sich am besten durch die andersartige anatomische Kontur von Glenoid und Azetabulum erklären; des Weiteren greifen die maximal auftretenden Kräfte unter der Belastung an unterschiedlichen Punkten an. Auch die übliche Klassifikation der HKN, bei der die im Röntgennativbild darstellbaren ossären Veränderungen berücksichtigt werden, geht auf Ficat und Arlet (1980) zurück. Modifiziert wurde sie von Cruess (1980).

Die von den einzelnen Autoren dokumentierten Veränderungen – primär für die Hüfte beschrieben – werden nachfolgend analog auf die Schulterregion übertragen:

■ I. Phase

In der normalen Übersichtsaufnahme der Schulter sind allenfalls subtile knöcherne Veränderungen nachweisbar, noch keine diagnostische Aussage erlauben. Im MRI lassen sich jedoch bei noch unveränderter Kontur des Humeruskopfes bereits unspezifische Veränderungen des trabekulären Systems oder subchondrale Dekalzifizierungen darstellen. Schmerzen sind zu diesem Zeitpunkt fakultativ (Abb. 2.5 a).

■ II. Phase

In diesem Stadium der Erkrankung klagen die Patienten nahezu ausnahmslos über Schmerzen, die z. T. sehr ausgeprägt sein können. Das Röntgennativbild der Schulter ist weiterhin relativ unauffällig, im CT und MRI lassen sich jedoch bereits fleckige Sklerosen in den hauptsächlich beanspruchten Arealen des Humeruskopfes nachweisen, die zudem osteoporotisch verändert sein können. Eine subchondrale Fraktur liegt noch nicht vor (Abb. 2.5 b).

■ III. Phase

In dieser Phase findet man typischerweise einen Einbruch der Kortikalis über der Nekrose. Durch die Sinterung bedingt entsteht eine Stufe in der Kopfkontur, die sich nun auch im Nativ-Röntgen zur Darstellung bringen lässt. Der Gelenkspalt ist zu diesem Zeitpunkt noch nicht beeinträchtigt. Möglicherweise lässt sich auch eine subchondrale Fraktur nachweisen, die sich bis zur Gelenkoberfläche erstrecken kann (Abb. 2.5 c).

■ IV. Phase

Der Inkongruenz von Kopf und Pfanne folgt nun die Gelenkspaltverschmälerung und schließlich der arthrotische Umbau der knöchernen Gelenkanteile. Zu diesem Zeitpunkt besteht röntgenologisch ein deutlicher Sklerosesaum, der den vitalen Knochen vom nekrotischen Gewebe trennt (Abb. 2.5 d).

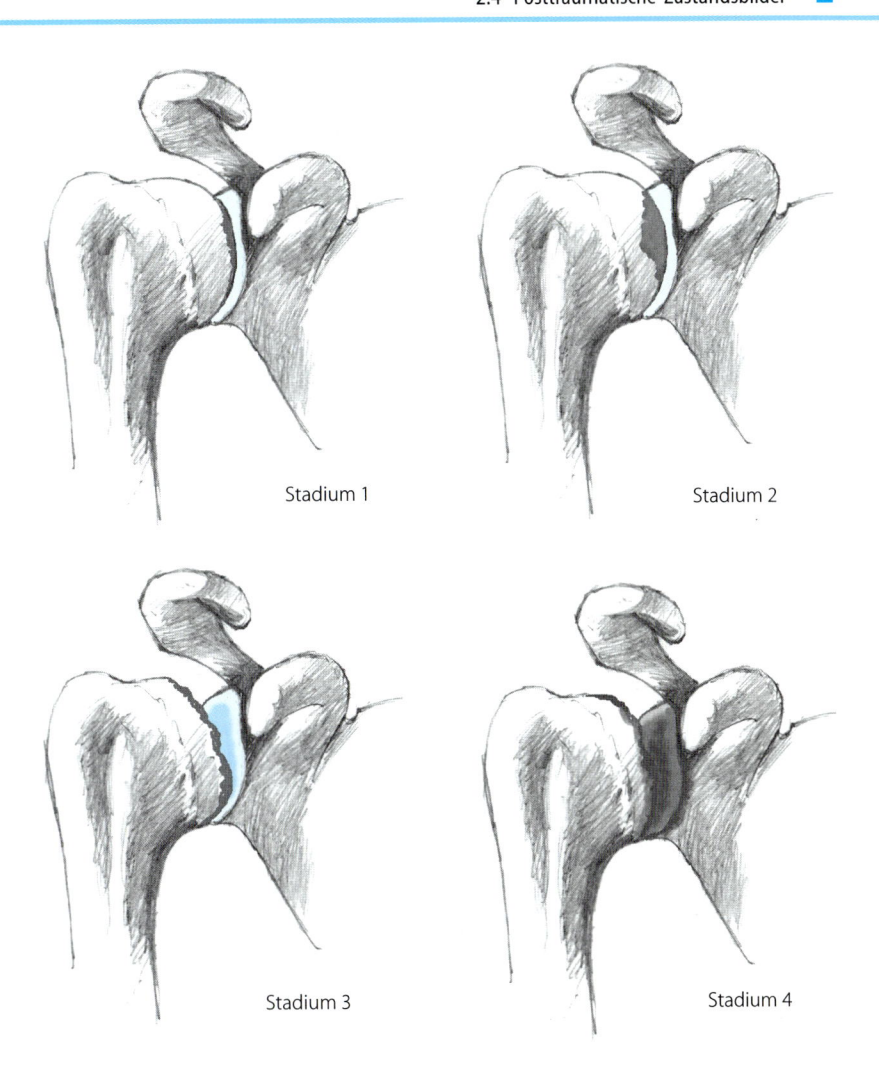

Abb. 2.5. Schematische Darstellung der Stadien einer Humeruskopfnekrose

2.4 Posttraumatische Zustandsbilder

Proximale Humerusfrakturen werden von Mills und Horne (1985) als „unsolved fractures" bezeichnet und stellen auch heute noch ein ungelöstes Problem in der Unfallchirurgie mit vielen unterschiedlicher Therapieansätzen dar. Die Schulterendoprothese ist ein mögliches Behandlungskonzept und Gegenstand dieses Kapitels.

Von den Frakturen des proximalen Humerus sind häufig ältere Menschen mit schlechter Knochenqualität betroffen. In diesen Fällen ist eine Osteosynthese nur schwer möglich, da diese nur selten einen dauerhaften Halt findet. Die Probleme der Osteosynthese bei 3- und 4-Segmentfrakturen, den Luxations- und den Kalottentrümmerfrakturen („head splitting fractures") sind die Humeruskopfnekrose, die Pseudarthrose, eine Sekundärdislokation sowie eine Weichteilschädigung durch oft erforderliche lange Ruhigstellungsphasen des Schultergelenkes mit Einsteifung und nachfolgend schlechter Funktion.

Bezüglich der Vaskularisation des proximalen Humerus legten Gerber und Schneeberger (1990) eine grundlegende Arbeit vor, die einen Erklärungsversuch der Ausbildung von Humeruskopfnekrosen nach Fraktur beinhaltete. Resultat einer konservativen und operativ-rekonstruktiven Behandlung ist häufig eine schwere Beeinträchtigung der Schulter-Arm-Funktion. Die Rate an Humeruskopfnekrosen wird in der Literatur für 4-Segmentfrakturen je nach Versorgungsart zwischen 44,6% nach Plattenosteosynthese und 33,3% nach minimaler osteosynthetischer Stabilisierung angegeben (Kuner 1987). In Abhängigkeit des Frakturtyps divergiert sie ebenfalls erheblich. Die höchste Kopfnekroserate zeitigen die dislozierten 4-Segmentfrakturen des Collum anatomicum. Valgusimpaktierte 4-Segmentfrakturen werden bzgl. der Kopfnekroserate und Prognose als weitaus günstiger angesehen als die anderen aufgeführten Frakturformen. Bereits 1991 berichtete Jakob (1991) über 19 Patienten mit valgusimpaktierten 4-Segmentfrakturen und 74% befriedigender Ergebnisse nach minimal invasiver Osteosynthese. Mittlerweile existieren sehr differenzierte und ausgereifte Verfahren mit ebenfalls exzellenten Ergebnissen, wie die von Resch (1997) angegebene Methode. Auch die Plattenosteosynthese hat in der neueren Literatur als Standardverfahren der Versorgung von 3- und 4-Segmentfrakturen bei älteren Patienten noch einen erheblichen Stellenwert (Damanaski 1996), wenngleich Kopfnekroserisiko, Sekundärdislokationen und Schultersteifen den Behandlungserfolg vielfach limitieren.

Jäger u. Wirth bevorzugten im Jahre 1981 noch die Resektionsarthroplastik gegenüber der Humeruskopfprothese. Heutzutage ist dieses Vorgehen nicht mehr als adäquates Verfahren zu werten, da es nachweislich zu den schlechtesten Resultaten bzgl. Schmerz und Funktion führt. Eine Stabilisierung des Armes im Schultergelenk ist nicht mehr möglich, es resultiert ein kompletter Stabilitäts- und Kraftverlust sowohl im Ellenbogen- als auch im Handgelenk. Bereits 1982 lehnten Burri und Rüter diese Operationsmethode ab und favorisierten den Humeruskopfersatz. Die Resektionsarthroplastik sei heute als obsolet zu betrachten (Habermeyer 1995). Diese Aussage deckt sich mit den Behandlungsresultaten in unserer Klinik. Bei 9 Resektionen resultierten ausnahmslos schmerzhafte gebrauchsunfähige Extremitäten, so dass wir dieses Verfahren nicht mehr favorisieren.

1984 berichtete Stableforth in England über sehr gute Resultate nach primärer prothetischer Versorgung von 4-Segmentfrakturen des proximalen Humerus. Der hemialloarthroplastische Ersatz des frakturierten Oberarmkopfes stellt hier eine valide Alternative zu den eben aufgeführten Behandlungsverfahren dar.

Die moderne Endoprothetik des Schultergelenkes geht auf Charles Neer zurück (Neer 1953, Neer 1955). Dieser propagierte bei Humeruskopftrümmerfrakturen des älteren Menschen die primäre Implantation einer Humeruskopfprothese (Neer 1970, Neer 1982) und lehnte eine Osteosynthese generell ab, wenn eine Durchtrennung des Ramus ascendens der A. circumflexa humeri anterior angenommen werden musste (Neer 1990). Untersuchungen von Brooks (1993) über die Vaskularisation der proximalen Humeruskopffrakturen bestätigten diese Überlegungen.

Aus unserer Sicht sind mögliche Indikationen für die Implantation einer Humeruskopfprothese dislozierte 3- und 4-Segmentfrakturen bei älteren Patienten mit schlechter Knochenqualität, Mehrfragment-Luxationsfrakturen, Humeruskopf-Trümmerfrakturen sowie ausgedehnte Humeruskopf-Impressionsfrakturen (>40% der Kalotte) bei verhakter, schmerzhafter, hinterer oder vorderer Schultergelenksluxation (Habermeyer 1995). In ausgewählten Fällen stellen auch dislozierte 2-Segmentfrakturen im Collum anatomicum sowie Pseudarthrosen bei sehr schlecher Knochenqualität und erheblicher Schmerzhaftigkeit eine Indikation zur Humeruskopfprothese bzw. zur Totalendoprothese dar.

Grundsätzlich sollte jedoch der übungsstabilen Osteosynthese, z.B. in Form der intramedullären Schienung über einen Nagel vor der Implantation einer Humeruskopfprothese der Vorzug gegeben werden. Ist der Erfolg der Osteosynthese allerdings unsicher, kann Übungsstabilität nicht erreicht werden, dann ist durch die primäre Protheseimplantation zu überlegen.

Die Entscheidung ob eine Prothese notwendig oder eine Osteosynthese noch erfolgversprechend ist, hängt nach Resch (2001) von 3 Parametern ab: Dies ist die Reponierbarkeit, die Retinierbarkeit und das Nekroserisiko. Sind 2 dieser Parameter als negativ einzuschätzen, so ist ein alloplastischer Gelenkersatz unumgänglich.

2.4.1 Klassifikation der proximalen Humeruskopffrakturen

Zur Klärung der Therapie ist aus unfallchirurgischer Sicht eine einheitliche und gemeinsame Sprache in Form einer Frakturklassifikation unerläßlich. Diese sollte hinsichtlich der Operationsindikation, des einzuschlagenden Operationsverfahrens wie auch der Prognose eine Entscheidungshilfe geben können. Auch sollte die Klassifikation in der Praxis ökonomisch anwendbar sein und im internationalen Vergleich eingesetzt werden können. Die unterschiedlichen Behandlungsverfahren und -resultate können so besser verglichen und transparent gemacht werden.

Neer-Klassifikation

Die heute weltweit gebräuchlichste Frakturklassifikation geht auf Neer (1953) zurück (Abb. 2.6). Sie stützt sich auf die von Codman Mitte der 30er Jahre beschriebene Einteilung des proximalen Humeruskopfes in die 4 Segmente (Kalottensegment, Tuberculum majus, Tuberculum minus, Humerusschaft) (Abb. 2.7). Aus dieser wichtigen Grundlage resultiert die Einteilung in funktionelle 1-Segmentfrakturen, 2-, 3- und 4-Segmentfrakturen sowie der Sonderform der Kalottentrümmerfraktur (Abb. 2.8). Neer nimmt die Nativ-Röntgenaufnahme als Grundlage seiner Frakturklassifikation und stellt zwei verschiedene Kriterien auf, um von einer Mehrfragment-Fraktur sprechen zu können: Diese sind eine Fragment-Dislokation von mehr als 1 cm oder eine Kippung eines Fragmentes um mehr als 45°. Diese Einteilung hat immer wieder Veränderungen erfahren, blieb jedoch in ihrer Grundkonzeption über Jahrzehnte hindurch bestehen und gilt auch heutzutage weltweit die am weitesten verbreitete Klassifikation der Frakturen des proximalen Humerus. Aus ihr können neben der morphologischen Frakturbeschreibung jedoch nur bedingt Rückschlüsse auf die Prognose bzgl. des Kopfnekroserisikos oder der Osteosynthesefähigkeit bzw. der Notwendigkeit einer primären prothetischen Versorgung gezogen werden: Sie unterscheidet nicht bei den 3- und 4-Segmentfrakturen bzgl. des Frakturverlaufes im anatomischen oder chirurgischen Hals; sie berücksichtigt allerdings Luxationsfrakturen und die komplette Kalottenzerstörung („head splitting fracture") als Sonderform (Abb. 2.9).

Bezüglich der Prognose scheinen Luxationsfrakturen ähnlich wie nicht luxierte Brüche gleichen Ausmaßes bewertet werden zu können (Trupka 1997). Nicht berücksichtigt werden weiterhin Kombinationsverletzungen wie langstreckige Schaftfrakturen zusammen mit Kalottenfrakturen, welche oft therapeutisch sehr anspruchsvoll sind. Intraartikuläre Gelenkschäden wie Rotatorenmanschettenläsionen oder Kapsel-/Labrumzerreißungen finden ebenso keine Berücksichtigung. Die Schwierigkeiten der Klassifikation von Nativ-Röntgenaufnahmen bzgl. der vergleichsweise einfachen Neer-Einteilung zeigte Bernstein (1996) anhand einer CT-Nachuntersuchung auf. Die Neer-Klassifikation ist jedoch um ein Vielfaches leichter zu beherrschen als die AO-Klassifikation und sollte aufgrund ihrer weltweiten Anwendung auch weiterhin als brauchbarer Kompromiss einer gemeinsamen Sprache als Fraktureinteilung des proximalen Humerus Anwendung finden.

Klassifikation nach Habermeyer

Eine weitere gebräuchliche Frakturklassifikationen ist die von Habermeyer, welche jedoch im Wesentlichen auf den deutschsprachigen Raum beschränkt ist. Sie stellt eine praktische Synthese aus der AO-Klassifikation und der Neer-Klassifikation dar (Muller 1998). Diese Einteilung differenziert jedoch Luxationsfrakturen erst nach deren Reposition, also nach einer erheblichen Manipulation an der Fraktur. Weiterhin ist sie durch ihre Begrenzung auf den deutschsprachigen Raum sehr beschränkt in Möglichkeit und Chance, Frakturformen und -versorgungen auf internationalem Niveau zu diskutieren und zu vergleichen.

AO-Klassifikation

Die AO-Klassifikation unterteilt die knöchernen Verletzungen des proximalen Humerus in die Rubriken der A-, B- und C-Frakturen mit jeweils 3 Untergruppen, geordnet nach Schweregraden. Eine Differenzierung zwischen Frakturen des Collum anatomicum und des Collum chirurgicum wurde vorgenommen. Aus ihr lassen sich verschiedene prognostische Parameter ableiten. Für den klinischen Alltag scheint sie unseres Erachtens jedoch aufgrund ihrer Vielzahl an Untergruppen wenig praktikabel und dient eher wissenschaftlichen Fragestellungen. Auch sie berücksichtigt den intraartikulären Anteil des Schadens nicht. Langstreckige Frakturen, die ihren Ursprung am Humeruskopf nehmen und weit in den Schaft hineinziehen, finden auch hier keine Berücksichtigung.

Bereits die übersichtliche und praxisorientierte Neer-Klassifikation ist für den weniger geübten Anwender schwierig und zeigt bei verschiedenen Befundern erhebliche Interobserver-Divergenzen bzgl. der Zuordnung zu einem Frakturtyp (Bernstein 1996). Die AO-Klassifikation mit ihren einzelnen Subtypen ist noch erheblich schwieriger, korrekt anzuwenden und sollte daher speziellen statistischen Fragestellungen vorbehalten bleiben, bei denen nur ein Untersucher sämtliche Röntgenaufnahmen auswertet.

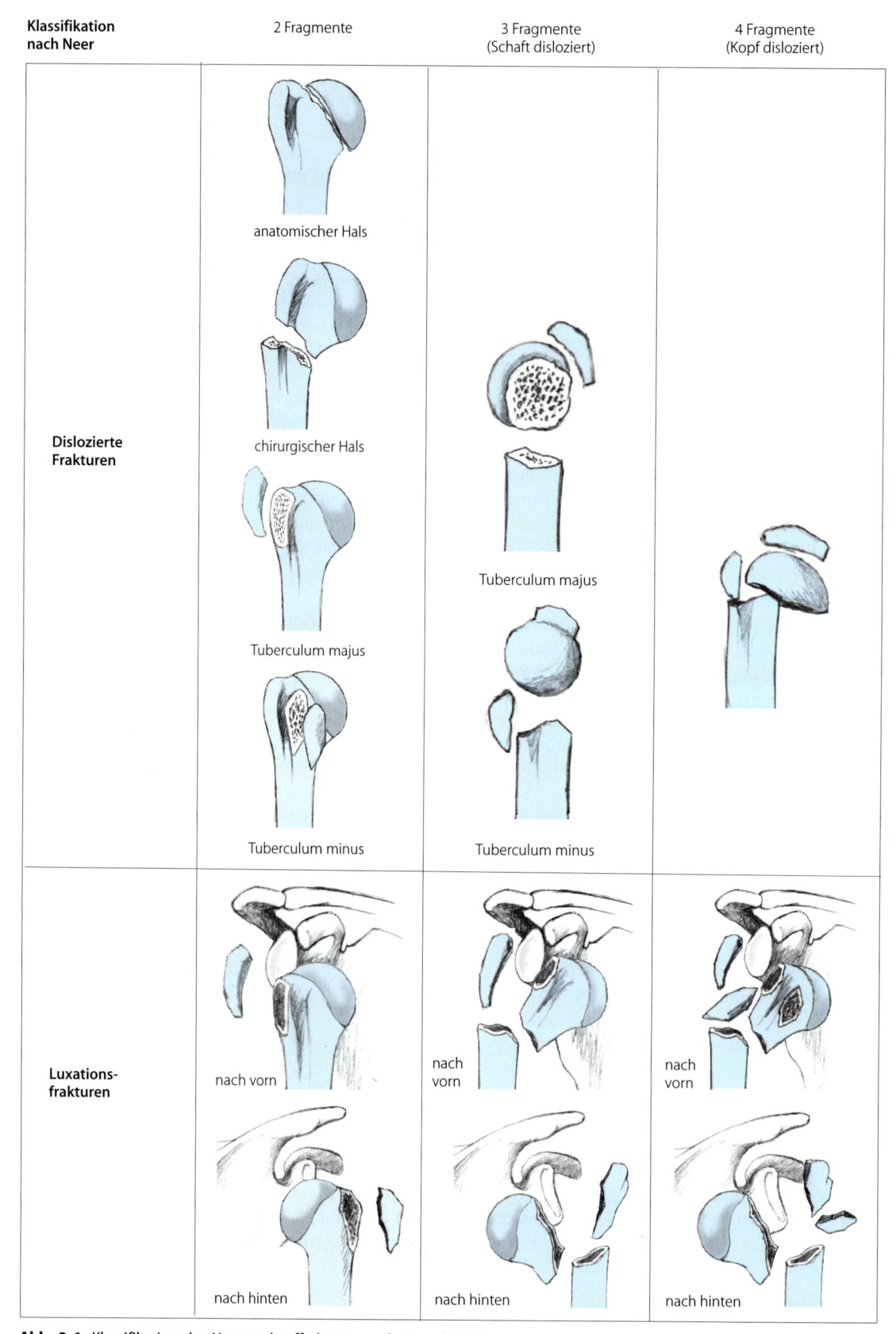

Klassifikation nach Neer	2 Fragmente	3 Fragmente (Schaft disloziert)	4 Fragmente (Kopf disloziert)
Dislozierte Frakturen	anatomischer Hals / chirurgischer Hals / Tuberculum majus / Tuberculum minus	Tuberculum majus / Tuberculum minus	
Luxationsfrakturen	nach vorn / nach hinten	nach vorn / nach hinten	nach vorn / nach hinten

Abb. 2.6. Klassifikation der Humeruskopffrakturen nach Neer (1953)

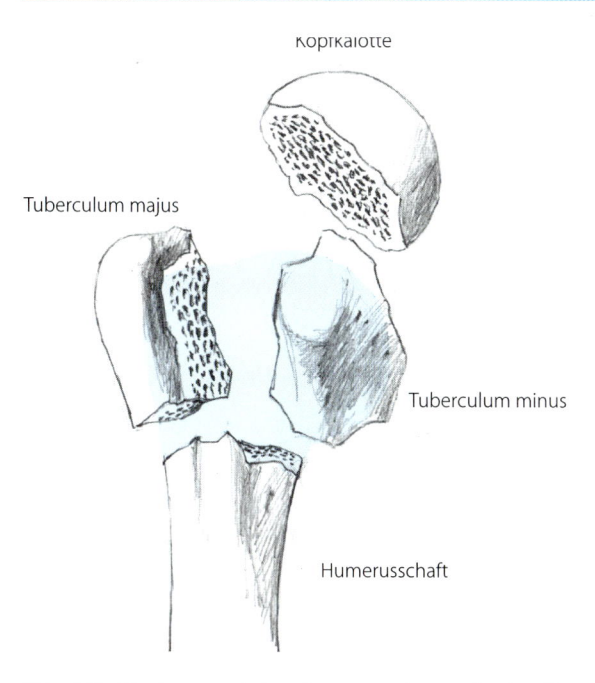

Abb. 2.7. Die 4 anatomischen Segmente des proximalen Humerus

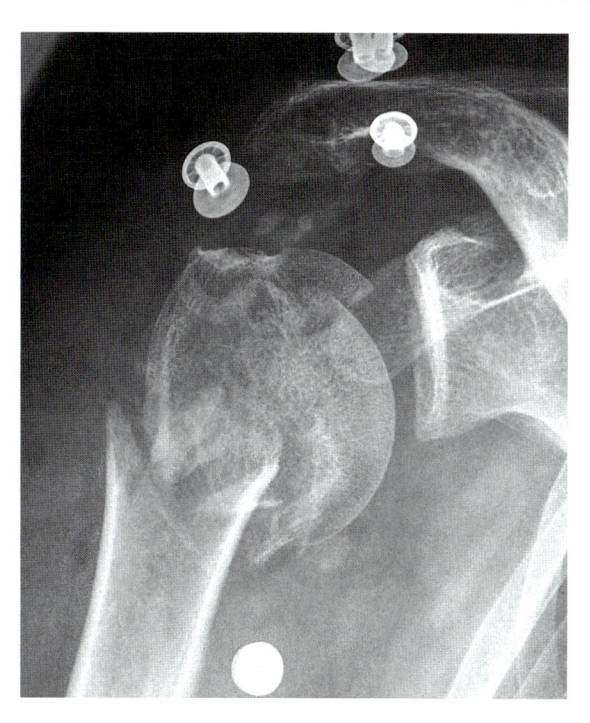

Abb. 2.8. Röntgennativbild einer Humeruskalottentrümmerfraktur im a.p.-Strahlengang

■ Einteilung von Oberarmkopffrakturen mit Schaftbeteiligung

Die einzige in der Literatur verfügbare Klassifikation der Kombination aus Oberarmkopffrakturen mit Beteiligung des Humerusschaftes stammt von Magin et al. (1992) (Tabelle 2.7). Diese langstreckigen knöchernen Verletzungen bringen bzgl. des einzuschlagenden Osteosyntheseverfahrens häufig schwierige therapeutische Entscheidungen mit sich (Abb. 2.10). Die Klassifikation nach Magin besteht aus 4 Gruppen und stellt sowohl eine klinische als auch eine radiologische Klassifikation dar, welche geeignet ist, therapeutische Konsequenzen zu ziehen. Während Verletzungen der Gruppe 1 und 2 in jedem Falle mit einer Osteosynthese (Verriegelungsnagel, Platte etc.) versorgt werden sollten, empfiehlt sich bei denen der Gruppe 4 zumeist eine prothetische Versorgung. Bei Frakturen der Gruppe 3 entscheiden Zusatzkriterien wie Osteoporose, Alter des Patienten und Begleiterkrankungen über Osteosynthese oder Endoprothese als einzuschlagenden Weg.

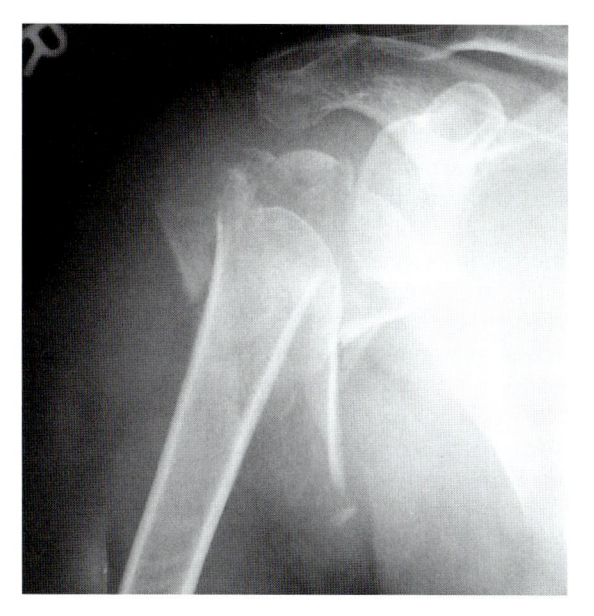

Abb. 2.9. Röntgenbild einer Head-Splitting-Fraktur des Humerus im a.p.-Strahlengang

Tabelle 2.7. Klassifikation der Oberarmkopffrakturen mit Schaftbeteiligung (Einteilung nach Magin et al. 1992)

- **Gruppe 1:**
  Proximale Schaftfrakturen (Torsions- oder Schrägfrakturen mit Fissuren, die in den Oberarmkopf einlaufen);
  eventuell nicht dislozierte Tuberkulumfraktur;
  geschlossener erstgradiger Weichteilschaden.
- **Gruppe 2:**
  Proximale Schaftstück- oder Trümmerfrakturen mit Kopfbeteiligung (wie in Gruppe 1);
  geschlossener zweitgradiger Weichteilschaden.
- **Gruppe 3:**
  3-Segmentfrakturen mit jeder Form der Schaftbeteiligung;
  geschlossener zweitgradiger Weichteilschaden.
- **Gruppe 4:**
  4-Segment- oder Luxationsfrakturen mit jeder Form der Schaftbeteiligung;
  Defektfrakturen;
  geschlossener drittgradig Weichteilschaden;
  offene Frakturen jeden Grades und jeder Gruppe;
  neurovaskuläre Läsionen.

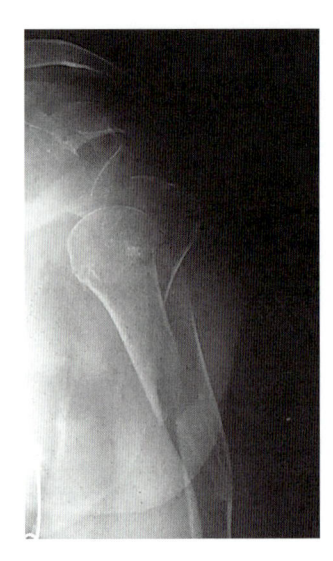

Abb. 2.10. Proximale Humerusfraktur mit Schaftbeteiligung im a.p.-Röntgenbild

2.4.2 Indikationen bei frischen Frakturen

Stark dislozierte 2-, 3- und 4-Segmentfrakturen sowie Luxationsfrakturen im Collum anatomicum stellen beim älteren Menschen und bei Menschen mit einer schweren Osteoporose eine Indikation zum primären prothetischen Ersatz des Oberarmkopfes dar. Bei diesen knöchernen Verletzungen droht im Falle eines gelenkerhaltenden Therapieversuches die Nekrose des Humeruskopfes, wenn überhaupt eine übungsstabile Osteosynthese möglich oder erfolgversprechend ist. Eine relative Indikation zur prothetischen Versorgung besteht auch bei varisch abgekippten und dislozierten 3- und 4-Segmentfrakturen des gleichen Patientenkollektives. Hier steht nicht so sehr die drohende Kopfnekrose im Vordergrund, da oft noch ein inniger, vaskulär ausreichender Verbund zur dorsomedialen Kapsel über den intakten Periostschlauch vorhanden ist, der die Versorgung des Kalottenfragments sicherstellt. Genau dieser Zügel erschwert jedoch eine unblutige Repositon des Kalottenfragmentes bzw. macht sie bei verzögerter Frakturversorgung oft unmöglich, da hier eine Schrumpfung des Periostes bereits stattgefunden hat und somit eine irreponible Situation vorliegt. Auch die offene Reposition gelingt meist nur nach Durchtrennung und Lösen dieses vaskulären Verbundes. Es kommt dann nach korrekter Einrichtung zur avaskulären Situation mit der Folge einer Humeruskopfnekrose. Selbst wenn die Reposition des im Collum chirurgicum frakturierten Kalottenfragmentes gelingt, ist die Retention des durch die Traumasituation oft extrem ausgedünnten Knochens oft nicht möglich. Bei diesen Frakturen handelt es sich also bzgl. des Kopfnekroserisikos um die gleiche Risikogruppe wie bei Frakturen im Collum anatomicum mit ähnlich schlechter Prognose.

Ausnahmen von diesem hohen Kopfnekroserisiko bilden die valgisch impaktierten Frakturen (Abb. 2.11). Hier sollte zunächst ein rekonstruktiver, minimal invasiver Therapieversuch unternommen werden. Ein wichtiges Kriterium zur Entscheidungsfindung ist in diesen Fällen die fehlende oder noch vorhandene Restgefäßversorgung der Kalotte über den dorsomedialen Periostschlauch mit den dort befindlichen Kapselgefäßen. Die Durchblutung ist bei diesem Frakturtyp i.d.R. erhalten, da diese Gefäße die Hauptversorgung der Humeruskalotte gewährleisten. Ein weiteres Entscheidungskriterium ist der Dislokationsgrad der Fragmente. Das „1-cm-Kriterium", welches für den Dislokationsgrad bereits von Neer propagiert wurde, hat bis heute Gültigkeit. Bei einer Fragmentverschiebung von über 1 cm ist eine Unterbrechung der Gefäßversorgung und damit die periostale Zerreißung anzunehmen und damit eine Kopfnekrose mit großer Wahrscheinlichkeit zu erwarten.

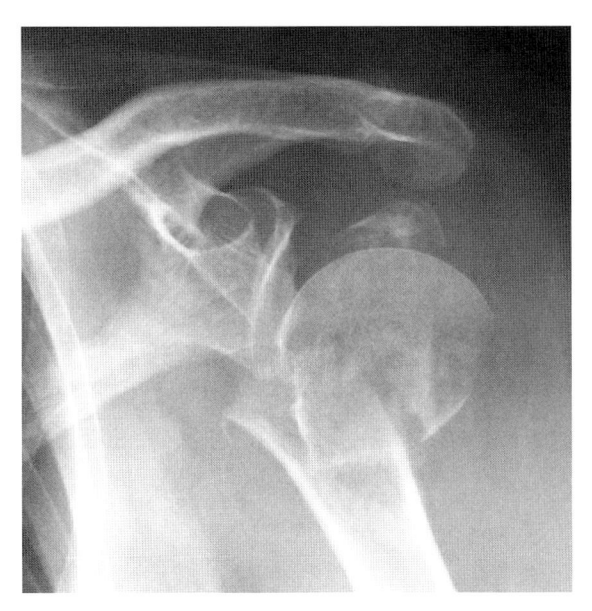

Abb. 2.11. Valgisch impaktierte Humeruskopffraktur im a.p.-Röntgennativbild

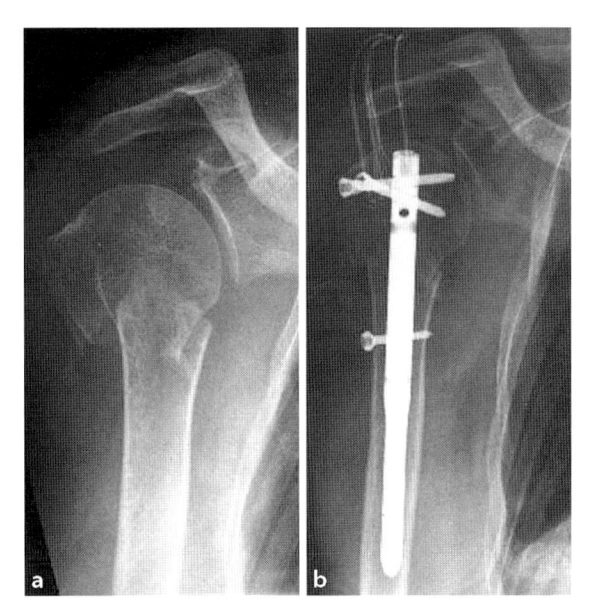

Abb. 2.12. Proximale Humerusfraktur (**a**) mit osteosynthetischer Versorgung durch Marknagelung im Röntgenbild

3- und 4-Segmentfrakturen des jüngeren Menschen sollten in Absprache mit dem Patienten möglichst kopferhaltend behandelt werden, sofern keine schwer dislozierte Fraktur im Collum anatomicum vorliegt. Im letzteren Fall ist der Patient auf das extrem hohe Kopfnekroserisiko sowie die schlechte Prognose einer sekundären Prothesenversorgung hinzuweisen; hier ist im Allgemeinen eine primäre endoprothetische Versorgung anzuraten. Das Humeruskopfnekroserisiko wird je nach Literaturgabe zwar mit bis zu 80% angegeben, die Herstellung des korrekten Tuberkula-Aufbaues führt jedoch bei Kopfnekrose zu einer durchaus guten Ausgangssituation für die Implantation einer Kopfprothese. Als alternative Osteosyntheseverfahren eignen sich K-Drahtung, Schraubenosteosynthese, kanülierte Schraubenosteosynthese (gedeckt oder offen), T-Platte, Cerclage, Titanwendel, Zuggurtung und nicht zuletzt auch die winkelstabile intramedulläre Versorgung durch spezielle Marknagelsysteme wie z. B. dem Targon PH (Abb. 2.12a, b). Offene Verfahren zeitigen generell ein höheres Kopfnekroserisiko als minimal invasive Techniken (Muller 1998).

Eine weitere Indikation zur primären Prothesenimplantation besteht bei der Sonderform der Kalottentrümmerfraktur (sog. „head splitting fracture"). Diese ist aufgrund der erheblichen knöchernen Zerstörung nicht osteosynthesefähig und sollte durch eine primäre prothetische Versorgung definitiv therapiert werden. Auch Impressionsfrakturen mit einem Einbruch der Kopfkalotte um mehr als 40% gelten als probable Indikation zur prothetischen Versorgung (Habermeyer 1995). Diese schweren Impressionsfrakturen treten nach einer hinteren Schultergelenksluxation in Form einer großen „reversed Hill-Sachs-Läsion" auf (Bosscha 1998). Diese ist im Gegensatz zur Hill-Sachs-Läsion bei vorderer Luxation wesentlich ausgeprägter und kann bereits bei der Erstverrenkung über 40% der Kalotte ausmachen. Sowohl bei vorderer wie auch bei hinterer Luxation und Kalottenzerstörung über 40–50% ist auch nach Norris (1993) eine Humeruskopfprothese indiziert. Selbst die schmerzhafte vordere verhakte Luxation kann eine Indikation zur Implantation einer Alloplastik sein (Abb. 2.13).

Insgesamt muss die Indikation zur Endoprothese individuell gestellt werden. Vor- und Nachteile sind mit dem Patienten ausführlich zu besprechen. Die Ergebnisse nach endoprothetischer Versorgung müssen realistisch geschildert werden und dürfen keinesfalls geschönt sein.

Oftmals kann jedoch trotz ausgedehnter präoperativer Diagnostik nicht mit letzter Sicherheit beurteilt werden, ob eine Prothese implantiert werden muss oder eine kopferhaltende Osteosynthese (noch) erfolgversprechend erscheint. Hier muss die Entscheidung intraoperativ herbeigeführt werden. Es gilt der Grundsatz:

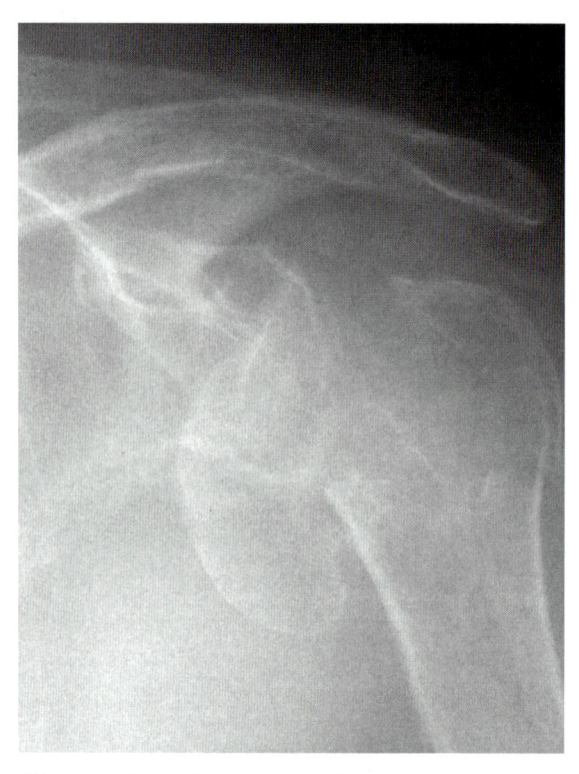

Abb. 2.13. Humeruskopf-Luxationsfraktur im a.p.-Röntgennativbild

„Besser eine primäre Endoprothese als eine wackelige, d.h. nicht übungsstabile Osteosynthese mit hohem Kopfnekroserisiko und der möglichen Notwendigkeit einer Revision". Bei erhaltenem Periostschlauch sollte hingegen der Osteosynthese der Vorzug gegeben werden, wenn eine zufrieden stellende Reposition und Retention erreichbar ist. Die Resultate nach Osteosynthese sind bzgl. Kraftentfaltung und Bewegungsumfang derzeit wesentlich günstiger als die nach Prothesenimplantation. Hier hat die winkelstabile Osteosynthese mit einem speziellen

Tabelle 2.8. Indikationen zur Osteosynthese bei frischen Frakturen des Humeruskopfes

- 2-Segmentfrakturen
- valgisch impaktierte 3- und 4-Segmentfrakturen
- Frakturen im Collum chirurgicum
- Osteosynthesefähige Frakturen mit intaktee periostaler Verbindung zur Humeruskalotte
- grundsätzlich Frakturen, bei denen eine Osteosynthese möglich, die Retinierbarkeit gegeben und die funktionelle Nachbehandlung gesichert sind

Tabelle 2.9. Indikationen zur Humeruskopfprothese bei veralteten Frakturen

- posttraumatische schmerzhafte Humeruskopfnekrosen
- sekundär dislozierte Osteosynthesen
- verhakte, schmerzhafte Schultergelenksluxationen nach dorsal oder ventral
- postinfektiöse, schmerzhafte Omarthrosen
- schmerzhafte Pseudarthrosen des proximalen Humerus bei schlechter Knochenqualität
- posttraumatische Humeruskopfnekrosen

Oberarmmarknagel (Targon PH) ihr Indikationsspektrum. 2- und 3-Segmentfrakturen können mit diesem Implantat (Targon PH) übungsstabil versorgt werden.

Bei der Humeruskopfprothese werden im Falle einer proximalen Oberarmfraktur relative und absolute Indikationen differenziert (Tabelle 2.9).

2.4.3 Indikationen bei veralteten Frakturen

Eine Indikation zum endoprothetischen Ersatz können posttraumatische schmerzhafte Humeruskopfnekrosen nach konservativer oder operativer Frakturbehandlung sein. Nicht jede knöcherne Nekrose muss symptomatisch sein; hier entscheidet nicht das Röntgenbild, sondern die klinische Untersuchung mit Befunderhebung durch den Operateur. Mit der Operation sollte dann nicht zu lange gewartet werden, um die Implantation einer Pfannenkomponente durch sekundäre Schädigung des Glenoids z.B. durch überstehendes Osteosynthesematerial zu vermeiden. Die Schmerzhaftigkeit, die Funktionsbeeinträchtigung und der Leidensdruck bestimmen vorrangig die Indikationsstellung zur Endoprothese. Das Resultat der Endoprothese wiederum wird letztendlich durch die Motivation des Patienten zur Rehabilitation nicht unwesentlich geprägt (Tabelle 2.9).

Weiterhin sind sekundär dislozierte (fehlgeschlagene) Osteosynthesen, verhakte, schmerzhafte Schultergelenksluxationen und postinfektiöse schmerzhafte Omarthrosen Indikationen für eine prothetische Versorgung. Die Infektsituation nach Osteosynthese kann durch eine Endoprothesenimplantation beherrscht werden. Die verhakte hintere Luxation wird häufig spät diagnostiziert und stellt eine Problemversorgung dar, da durch die anatomische Fehlstellung eine große dorsale Luxationstasche entstanden ist. Hier besteht die Gefahr, dass der Humeruskopf nach prothetischem Ersatz wieder in die dorsale Luxationsstellung drängt und somit das Kunstgelenk nach dorsal luxiert. Hier muss die Nachbehandlung grundsätzlich anders konzipiert werden: Die postoperative Lagerung erfolgt in einer Thoraxabduktionsschiene in „shakehand"-Stellung, die forcierte Innenrotation ist untersagt.

Schmerzhafte Pseudarthrosen nach konservativer oder operativer Therapie können bei sehr schwerer Osteoporose ggf. ebenso mit einer Endoprothese versorgt werden, wenngleich hier der Reosteosynthese mit oder ohne Spongiosaplastik der Vorzug gegeben werden sollte. Ist jedoch abzusehen, dass eine Osteosynthese nicht erfolgversprechend durchführbar ist, sollte auch hier eine prothetische Versorgung überlegt werden.

2.4.4 Kontraindikationen bei posttraumatischen Zustandsbildern

Äußerste Zurückhaltung ist bei „floridem" Rentenbegehren des Patienten geboten, hier ist die prothetische Versorgung zurückstellen, bis die sozialmedizinische Problematik geklärt ist. Therapieunwilligkeit des Patienten, mangelnde Compliance und Ablehnung der Nachbehandlung führen regelmäßig zu einem schlechten Resultat und sollten bei der Indikationsstellung kritisch mit in die Überlegungen einbezogen werden. Ebenso führen Krankheitsbilder wie schwerer Alkoholismus oder eine zerebrale Demenz zu schlechten Behandlungsergebnissen.

■ Aktiver florider Infekt des Schultergelenkes

Kontraindikationen zur Implantation einer Endoprothese sind ein florider bakterieller Infekt des Schultergelenkes, z. B. nach Osteosynthese; hier steht zunächst die chirurgische Infektsanierung an. Erst dann kann eine prothetische Versorgung erwogen werden. Beim Verdacht auf eine noch bestehende oder noch nicht sanierte Infektsituation sollte neben den üblichen laborchemischen Parametern (Leukozytenzahl, Differenzialblutbild, BSG, CRP etc.) ein Leukozytenszintigramm veranlasst werden, bevor die Prothesenimplantation vorgenommen wird.

Eine ehemalige Infektion des Schultergelenkes stellt hingegen keine Kontraindikation zur prothetischen Versorgung dar. Auch hier sollte wieder im Zweifelsfall ein Leukozytenszintigramm neben der Bestimmung der infektspezifischen Laborparameter gefordert werden um den bestmöglichen Zeitpunkt für die endoprothetische Versorgung festzulegen (Abb. 2.14 a–f).

■ Neurologische Defizite

Bei Frakturen des proximalen Humerus und einem bestehenden neurologischen Defizit, wie z. B. im Falle einer Armparese infolge eines apoplektischen Insultes oder einer seltenen neurogenen Erkrankung wie einer Syringomyelie etc., sollte die Indikation zum Einsatz einer Schulterendoprothese nicht gestellt werden. Hier ist nach Einsatz eines Kunstgelenkes seine Führung und Stabilisierung durch den gelenkumspannenden Muskelmantel nur unzureichend oder gar nicht möglich; Instabilität mit Luxationstendenz der Prothese wären die Folge. Eine isolierte Nervus axillaris-Parese stellt nicht zwingend eine Kontraindikation zur Implantation einer Endoprothese dar, da hier immer noch ein akzeptables Ergebnis erzielt werden könne (Habermeyer 1995). Über die genaue Definition des so genannten „akzeptablen Ergebnisses" äußert sich Habermeyer jedoch nicht.

2.5 Dislokationsarthropathie

2.5.1 Rezidivierende Luxation

Die Unterteilung der Schulterinstabilitäten erfolgt einerseits nach ihrer Ursache, andererseits nach der Luxationsrichtung. Als traumatisch werden alle Verrenkungen bezeichnet, die unter einer adäquat großen, von außen einwirkenden Kraft entstehen. Die nach einer Erstluxation entstandenen Weichteilläsionen des Schultergelenkes sind für den Übergang zur chronisch-rezidivierenden Schulterluxation wesentlich. Infolge einer Defektheilung verliert das Schultergelenk an Stabilität, so dass schon bei späteren inadäquaten Minimaltraumen Reluxationen auftreten können. In einem gewissen Prozentsatz entstehen bei solchen Patienten mit einer rezidivierenden posttraumatischen Instabilität dann auch klinisch manifeste arthrotische Krankheitsbilder.

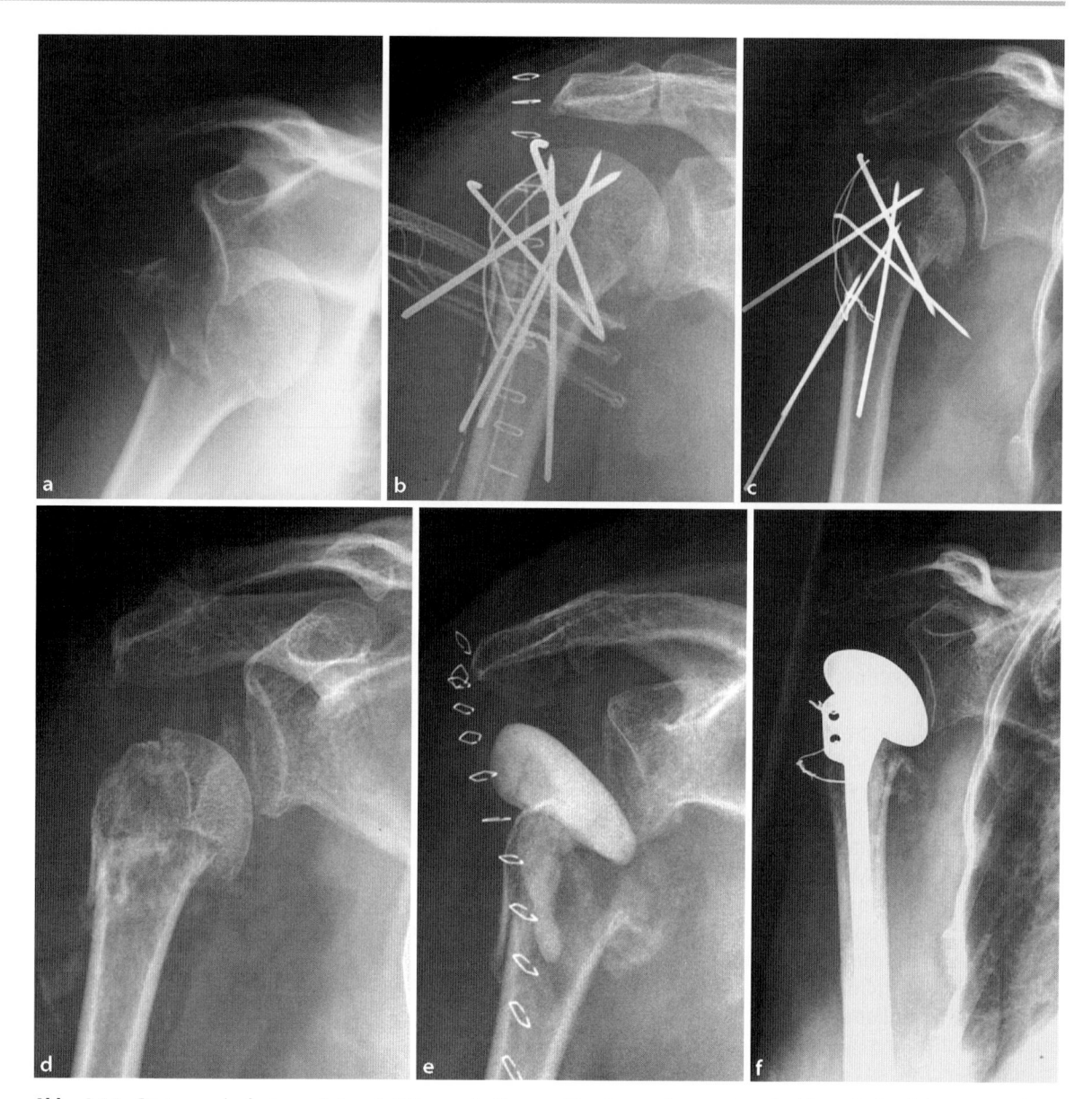

Abb. 2.14. Röntgenverlauf eines akuten Infektes nach Humeruskopfluxationsfraktur. **a** Präoperative Ausgangssituation; **b** postoperative Situation nach Repostion und Kirschnerdraht-Osteosynthese; **c** erste klinische Infektionszeichen; **d** beginnende knöcherne Umbaureaktionen, kaudale Subluxationsstellung des Humeruskopfes, persistierende Infektion; **e** postoperative Situation nach operativer Revision mit Resektion Humeruskopfes, Weichteildebridement sowie Implantation eines PMMA-Spacers (PLatzhalter); **f** postoperative Situation nach erneuter operativer Revision mit Ausbau des Spacers und Implantation einer zementierten Humeruskopfendoprothese

2.5.2 Permanente (chronische) Luxation

Permanent bestehende, nicht behandelte Luxationen führen langfristig zu Instabilitäten, zur Verringerung der motorischen Kraftentfaltung, zu deutlicher Bewegungseinschränkung, möglicherweise zu einer Nervenläsion und letztendlich zur Arthrose (Bassey 1988). Abgesehen von den erst verspätet einer Untersuchung und Diagnostik zugeführten Schulterverrenkungen sind v. a. die hinteren Luxationen zu nennen, die bei nicht exakt vorgenommener Röntgendiagnostik gelegentlich übersehen oder nicht erkannt werden können. Im Gegensatz zu den ventralen Luxationen stellt die hintere Schulterverrenkung ein eher seltenes Ereignis dar. Die Persistenz dieser Verrenkung führt jedoch ebenso zu einer fortschreitenden Gelenkschädigung, wobei eine schmerzbedingte Fixierung des Armes in Innenrotations- und Adduktionsstellung zusätzlich über eine Kapselschrumpfung zur Begünstigung degenerativer Veränderungen führt. Letztendlich resultiert aus der Instabilität des Gelenkes eine zunehmende Inkongruenz der artikulierenden Gelenkpartner, was die Ausbildung einer Dislokationsarthropathie begünstigt.

2.6 Rotatorenmanschettendefektarthropathie

Eine der wesentlichen Aufgaben der Rotatorenmanschette des Schultergelenkes ist die Fixierung des Drehpunktes im Zuge der anfänglichen Elevationsbewegung. Ist die Sehnenplatte defekt, drängt der Humeruskopf unter dem Zug des M. deltoideus schon bei dieser Initialbewegung nach kranial. Dies führt zu einer Subluxation mit zunehmender Inkongruenz der artikulierenden Gelenkpartner. Flatow (1995) zeigte, dass sich im Falle einer ausgeprägten Rotatorenmanschettenläsion durch das Höhertreten des Humeruskopfes ein neuer kranialisierter Drehpunkt ausbildet, der unter dem korakoakromialen Bogen liegt. Dieser Mechanismus ist auch einer der Gründe dafür, dass eine Rotatorenmanschettenruptur bei einem körperlich noch aktiven Patienten unbedingt rekonstruiert werden sollte. Aus unterschiedlichsten Gründen werden jedoch nicht alle Betroffenen einer operativen Therapie zugeführt. Weiterhin kann es auch nach operativer Rekonstruktion zu erneuten Defektzuständen der Rotatorenmanschette kommen. In solchen Fällen entwickelt sich nicht selten eine sog. Rotatorenmanschettendefekt-Arthropathie (Neer et al. 1983). Worland et al. (1999) gaben die Inzidenz derartiger Veränderungen bei Patienten mit Rotatorenmanschettenrupturen mit 5% an. Das klinische Bild wird hier typischerweise durch Ruhe- und Bewegungsschmerzen sowie Funktionsverlust geprägt.

Die operative Therapie eines solchen Zustandsbildes ist eine der bisher nur unbefriedigend gelösten Probleme in der Schulterchirurgie. Aufgrund der fehlenden Stabilisierung durch die Rotatorenmanschette gestaltet sich die dauerhafte Fixierung einer Vollprothese schwierig. Sowohl die ausreichend sichere Stabilisierung der glenoidalen Komponente als auch die Wiederherstellung der Gelenkführung kann durch die üblichen Prothesenmodelle nicht gewährleistet werden. Die hohen Lockerungsraten der Glenoidkomponenten sind auf unterschiedliche Faktoren zurückzuführen. Zum einen haben Patienten mit einer Rotatorenmanschettenarthropathie nicht selten auch bereits Sekundärveränderungen am Glenoid mit entsprechendem Knochenverlust, was bereits die dauerhaft feste Verankerung einer Pfannenkomponente erschweren kann. Zum zweiten führt die permanente unphysiologische Kranialisation des Humeruskopfes zu einer exzentrischen Belastung des Glenoids und somit zwangsläufig zur aseptischen Implantatlockerung. Aus diesen Gründen wird bei derartigen Situationen von der Verwendung einer Vollprothese abgeraten (Franklin et al. 1988, Hawkins et al. 1989, Arntz et al. 1991, 1993).

Es hat sich auch gezeigt, dass eine „ball-and-socket"-Prothese kaum geeignet ist, die Funktion der Rotatorenmanschette zu übernehmen. Wegen hoher Lockerungsraten der Glenoidkomponente wird nunmehr oftmals ebenfalls auf eine Hemiarthroplastik zurückgegriffen. Sowohl Schmerzreduktion als auch funktionelle Ergebnisse scheinen vergleichbar mit den Daten der totalen Arthroplastik (Flatow 1995).

Ein möglicher Lösungsansatz ist die inverse Prothese nach Grammont (Kapitel 8.3.3) oder die Implantation bipolarer Prothesen (Kapitel 6.6.1). Durchaus akzeptable Ergebnisse bei Einsatz des letzteren Alloplastiktyps wurden von Worland et al. (1999) mitgeteilt.

Entscheidende Vorraussetzung für den Erfolg einer Endoprothese bei fehlender Rotatorenmanschette ist jedoch eine gute Funktionsfähigkeit des M. deltoideus. Ist diese nicht gegeben, so ist die Arthrodese die operative Behandlungsmethode der Wahl.

2.7 Postinfektiöse Defektzustände

Als Erreger eines Schulterempyems kommen in erster Linie Staphylokokken (S. aureus, albus), aber auch hämolysierende Streptokokken sowie letztendlich praktisch alle pathogenen Keime infrage. Bei der exogenen, meist posttraumatisch oder iatrogen entstandenen Osteoarthritis handelt es sich um eine primäre Lokalaffektion der betroffenen Schulter, in den übrigen Fällen häufig um metastatische Keimstreuungen.

Bei offenen Frakturen muss stets an eine mögliche Kontamination der Wunde am Unfallort gedacht werden. Diese Keime erzeugen jedoch selten eine Infektion. Meist sind es im Krankenhaus selbst erworbene pathogene Keime, die zur klinischen Manifestation eines tiefen Infektes führen. Ohnehin sind derartige Schulterverletzungen selten; häufig sind es Folge von Rasanztraumen oder Schussverletzungen.

Begünstigt wird die Entwicklung eines Schulterempyems durch avaskuläre Knochenfragmente und nekrotische Weichteile im Frakturbereich. Die Häufigkeit von Infektionen nach Osteosynthesen liegt bei geschlossenen Brüchen unter Berücksichtigung von Wundhämatomen bei bis zu 5%, sofern kein relevanter Weichteildefekt vorliegt. Deutlich höher liegt das Risiko bei offenen Brüchen, Frakturen mit Gewebekontusionen sowie bei Osteosynthesen, die lediglich durch eine dünne und geschädigte Hautschicht gedeckt werden können.

Auch andere Faktoren wie Diabetes mellitus, länger andauernde Steroidtherapie, Malignome sowie chronisch entzündliche Hauterkrankungen begünstigen die Entwicklung postoperativer Infektionen. Die Chronifizierung einer Ostitis führt nicht nur zum Funktionsverlust der betroffenen Extremität, sondern kann bei ungünstigem Verlauf sogar eine Amputation erforderlich machen. In chronischen Fistelgängen nach Knocheneiterungen können sich zudem auch nach Jahren noch Karzinome entwickeln (David et al. 1997).

Hochakute eitrige Gelenkinfektionen werden meistens von Strepto- und Staphylokokken verursacht; tiefe Infektionen mit Gonokokken, Meningo- und Pneumokokken sowie Salmonellen verlaufen dagegen oft glimpflicher.

Die Gelenkinfektion beginnt mit einer nekrotisierenden Entzündung der Gelenkkapsel und der Abscheidung eines zunächst meist serofibrinösen oder schon primär purulenten Ergusses. Über eine rasche Zerstörung des Knorpels und bei Befall der subchondralen Spongiosa mit nachfolgenden knöchernen Destruktionen kann in schweren Fällen eine Subluxation oder Luxation resultieren (Destruktionsluxation). Die Abheilung erfolgt unter fibrinöser Verschwartung der Gelenkkapsel und des Gelenkspaltes sowie teilweisem Ersatz des zugrunde gegangenen hyalinen Knorpels durch Bindegewebe und Faserknorpel. Als Spätfolge entsteht eine arthropathische Deformation der Gelenkkörper, häufig auch eine ossäre Ankylose. Radiologisch reichen die Veränderungen von leichten gelenknahen knöchernen Atrophien über eine Verengung des Gelenkspaltes als Ausdruck der Knorpelzerstörung bis hin zu knöchernen Erosionen an der Kapselumschlagfalte und groben Knochendestruktionen.

Bedingt durch die teilweise ausgeprägten arthrotischen Veränderungen lassen sich postinfektiös oft bestehende erhebliche Schmerzzustände erklären. Das Ausmaß der Gelenkdestruktion und das subjektive Beschwerdebild des Patienten geben letztendlich Anlass zur operativen Intervention. Hierbei wird die Arthrodese zunehmend von arthroplastischen Eingriffen an der Schulter abgelöst (Rockwood u. Matsen 1998). Beim endoprothetischen Gelenkersatz gilt es jedoch zu bedenken, dass selbst bei fehlenden klinischen und laborchemischen Hinweisen auf ein Fortbestehen des Infektes Keime immer noch latent vorhanden sein können. Hier stellt sich die Frage, inwieweit evtl. besser auf einen Oberflächenersatz anstelle einer Schaftprothese zurückgegriffen wird. Sollte der Infekt wieder ausbrechen, so wäre der Rückzug nach einem Oberflächenersatz technisch und prognostisch günstiger als nach einer Schaftprothese.

2.8 Postoperative Defektzustände

2.8.1 Komplikationen nach Osteosynthesen

Probleme nach osteosynthetischer Versorgung einer komplexen Humeruskopffraktur ergeben sich allein schon aus der Tatsache, dass etwa 80% dieser Frakturen bei über 65-jährigen Patienten zur Behandlung anstehen (Hoellen 1997), deren Knochen bereits osteoporotisch verändert sind und dementsprechend wenig Halt beim Einbringen des Osteosynthesemateriales bieten. Hieraus resultiert eine möglicherweise nicht stufenlose Gelenkrekonstruktion, die zudem keine übungsstabile Verbindung der großen Fragmente darstellt. Die Fragmentfehlstellung hat in erster Linie eine mechanischen Veränderung der Sehnenansätze zur Folge und somit einen Funktionsverlust, in zweiter Linie eine Gelenkinkongruenz. Aus diesem Grunde empfiehlt Neer (1982), den erforderlichen Korrektureingriff innerhalb weniger Monate vorzunehmen.

Habermeyer u. Schweiberer (1992) stellten in diesem Zusammenhang fest, dass die Anamnesedauer des Patientenkollektives mit erforderlichem endoprothetischen Ersatz 25 Monate beträgt, wohingegen eine Korrekturosteotomie bei einem Krankheitsverlauf von bis zu 18 Monaten vorrangig vorgenommen werden sollte.

Je nach Frakturtyp ist mit einer drohenden avaskulären Nekrose zu rechnen, wobei im Rahmen der Rekonstruktionsmaßnahmen iatrogen eine weitere Minderdurchblutung provoziert werden kann, was die Prognose dann zusätzlich verschlechtern kann. Avaskuläre Nekrosen oder Inkongruenzarthrosen seien gemäß einer Verlaufsstudie von Neer (1982) bei etwa 75% der offenen reponierten und osteosynthetisch versorgten 4-Fragmentfrakturen des Oberarmkopfes zu erwarten. Auch Sturzenegger et al. (1982) berichteten über ein hohes Nekroserisiko nach Plattenosteosynthese. Nach Neumann et al. (1988) sei der limitierende Faktor jeglicher osteosynthetischer Bemühungen bei komplexen Humeruskopffrakturen in der Durchblutungsstörung mit möglicher nachfolgender Humeruskopfnekrose zu sehen. Die Autoren sehen eine Alternative in der offenen Reposition mit minimaler Kirschner-Drahtosteosynthese und kombinierter Zuggurtung.

Da mit den üblichen Osteosynthesetechniken nicht immer die notwendige Stabilität erzielt werden kann, muss in vielen Fällen postoperativ eine Immobilisierung erfolgen. Der damit verbundene Verzicht auf eine frühe funktionelle Rehabilitation führt i. d. R. über einen Funktionsverlust hin zur erheblich schmerzhaften Schultersteife. Cofield (1990) belegte, dass auch Fragmentfehlstellungen, Impressionsfrakturen und Inkongruenzen bei Instabilitäten zur Ausbildung arthrotischer Gelenkveränderungen wie Gelenkspaltverschmälerung, Sklerosierung, Deformierung und Osteophytenbildung Anlass geben können.

Die sekundäre Implantation einer Humeruskopfprothese wird insbesondere unter dem Aspekt der Schmerzreduktion vorgenommen. Die Gleitschichten des Schultergelenkes sind bereits wenige Monate nach dem Trauma meist so verklebt, dass eine funktionsfähige Rotatorenmanschette nicht mehr erwartet werden kann (Hoellen et al. 1997). Hierdurch wird die aktive Beweglichkeit des Glenohumeralgelenkes erheblich gemindert. Patientenbefragungen zeigen in Verlaufsstudien jedoch, dass die subjekive Zufriedenheit durch die Schmerzfreiheit überwiegt.

Die Tatsache, dass osteosynthetische Rekonstruktionen komplizierter Humeruskopffrakturen prozentual mit einer Anzahl von Komplikationen wie sekundären Fragmentdislokationen, Ausbruch und Wanderung von Osteosynthesematerial, Inkongruenzarthrosen und avaskulären Nekrosen behaftet sind und eine sekundäre Endoprothesenimplantation dann im Wesentlichen nur Schmerzfreiheit bei jedoch deutlicher Einschränkung des Bewegungsspieles bietet, veranlasste Hoellen et al. (1997) zu folgender Meinung: Beim älteren Patientenklientel oder bei einer stark nekrosegefährdeten Fraktur sei eine primäre Endoprothetik zu bevorzugen. Da der totale arthroplastische Ersatz pfannenseitig noch immer mit dem Problem der unzuverlässigen Fixation behaftet ist und auch bei ausgeprägter Veränderung des Glenoids ohne Ersatz der Gelenkpfanne ein bzgl. der Restbeschwerden durchaus gutes Resultat erzielt werden kann, wird derzeit die Implantation einer Humeruskopfprothese als für ausreichend erachtet. Das funktionelle Resultat hängt nach dem Korrektureingriff im Wesentlichen von dem Zustand der Rotatorenmanschette ab. Ist diese weitgehend intakt und kann sie reinseriert werden, so ist i. d. R. auch bei einer derartigen Maßnahme ein gutes Resultat zu erwarten. Doch auch bei funktionell weniger guten Ergebnissen äußern die Patienten oft Zufriedenheit, da zumindest die wichtigen Funktionen der Körperpflege wieder eigenständig möglich und sie subjektiv weitestgehend beschwerdefrei sind.

2.8.2 Resektions-Interpositionsplastik

Die Humeruskopfresektion als ablative Maßnahme ist heute nur noch für Ausnahmeindikationen gerechtfertigt. Die frische Humerusmehrfragment-Kopffraktur oder ein akutes Gelenkempyem rechtfertigen ein derartiges Vorgehen nicht. Lediglich der chronisch septische Gelenkbefall mit osteomyelitischer Zerstörung der Gelenkflächen sowie eine tiefe Infektion nach Schulterprothese und Implantatentfernung sollte an eine solche Maßnahme denken lassen. Der Weichteilsanierung kommt häufig größere Bedeutung zu als einer allzu radikalen Knochenresektion mit Längenverlust.

Die Humeruskopfresektion in der Technik nach Langenbeck bzw. Kocher oder in der Form der Resektions-Interpositionsplastik nach Payr ist, wie schon von Jäger et al. (1981) und Weigand et al. (1982) angegeben, als Palliativmaßnahme durchzuführen. Alle Versuche, die Schulter durch eine reine Resektion des Oberarmkopfes zu verbessern, brachten keine ausreichenden Ergebnisse. Die Schmerzen persistieren postoperativ mindestens so lange, bis eine spontane Ankylosierung eingetreten ist. Zahlreiche Autoren versuchten, das Ergebnis durch anschließende Interposition zu verbessern. Um 1880 gab Ollier die Interposition von Weichteilen an. Murphy, Quenue, Kirschner und Payr (Rüter u. Burri 1978) bevorzugten die Ummantelung mit Faszienstreifen. Lexer empfahl, Fettlappen einzuschlagen, Codivila und Colonna verwendeten Kapselgewebe. Ermutigende Resultate nach Resektions-Interpositionsplastik publizierte Jäger (1984) mit einer Modifikation eines ursprünglich von Serfling und Brückner (1972) vorgeschlagenen Verfahrens, bei dem ein Teil der Kopfkalotte auf den planosteotomierten Humerusschaft wieder aufgesetzt wird. Da jedoch alle hier aufgeführten Verfahren eine deutliche Behinderung der Schulterbeweglichkeit mit sich bringen, wird heutzutage in derartigen Situationen der endoprothetischen Versorgung der Vorzug gegeben.

2.9 Tumoröse Gelenk- und Humeruskopfdestruktionen

2.9.1 Primäre Tumoren

Ähnlich wie das proximale Femurende ist auch der körpernahe Humerus eine häufige Lokalisation primärer Knochentumoren und Metastasen (Abb. 2.15). Trotz aller Fortschritte auf dem Gebiet der Strahlen- und Chemotherapie ist bei malignen Prozessen die radikale chirurgische Exzision nach wie vor die Therapie der Wahl (Malawer et al. 1991), wobei das Vorgehen sich zum einen nach der Tumorlokalisation, zum anderen nach der Dignität der Geschwulst richtet. Bereits im letzten Jahrhundert wurde die Entfernung ganzer Röhrenknochen infolge tumoröser Prozesse an der oberen Extremität durchgeführt (Franke u. Henning 1976).

Die Versorgung tumoröser Veränderungen im Bereich der Extremitäten sollte neben der Tumorresektion auch dem bestmöglichen Funktionserhalt dienen. Hier steht bzgl. der oberen Extremität die Funktionserhaltung der Hand im Vordergrund. Bei gutartigen Geschwülsten erfolgt häufig nach Ausräumung des Tumorbettes eine stabile defektüberbrückende Osteosynthese, wobei zur Auffüllung des knöchernen Defektes autologe Spongiosa oder im Falle einiger semi-

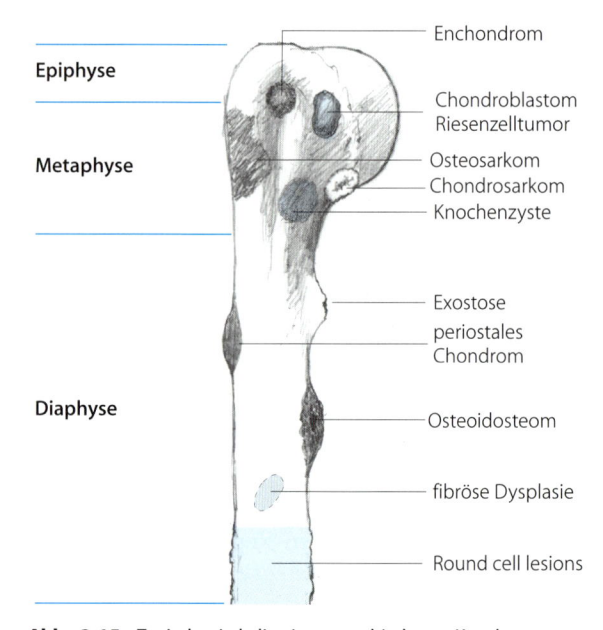

Abb. 2.15. Typische Lokalisation verschiedener Knochentumoren am proximalen Humerus

maligner Prozesse auch der temporäre Ersatz eines Platzhalters aus Methylmethacrylat zur Anwendung kommen. Nach lokaler Resektion primärer maligner, semimaligner und auch sekundärer Knochentumoren wird heutzutage i. a. die betroffene Extremität in zunehmendem Maße endoprothetisch versorgt. Verstümmelnde Eingriffe wie Amputationen und Exartikulationen treten immer mehr in den Hintergrund (Ward et al. 1996). Ohne die geforderte Radikalität bei der chirurgischen Behandlung von Knochentumoren einzuschränken, ermöglicht der endoprothetische Ersatz eine gewisse Wiederherstellung der Funktionsfähigkeit der betroffenen Extremität.

Benigne Knochentumoren im Schultergelenksbereich stellen primär keine Indikation zur Alloarthroplastik dar. Liegen jedoch Begleitumstände wie degenerative oder posttraumatische Gelenkveränderungen vor oder handelt es sich um einen älteren Patienten, so wird die Entscheidung zugunsten einer endoprothetischen Versorgung zunehmend befürwortet (Ward et al. 1996). Die Indikation zur Alloplastik kann jedoch auch dann gegeben sein, wenn im Falle eines malignen Knochentumors bereits eine Fernmetastasierung, z. B. disseminierend in der Lunge vorliegt und die Tumorausdehnung den Erhalt einer zumindest gebrauchsfähigen Extremität noch erlaubt. Als absolute Operationsindikation ist die eingetretene Spontanfraktur anzusehen.

2.9.2 Sekundäre Tumoren (Metastasen)

Für die chirurgische Behandlung metastatischer Prozesse im Bereich des Humerus und deren pathologischer Frakturen stehen 3 verschiedene Methoden zur Verfügung:
- die Endoprothese unter Resektion von befallenen Schaftanteilen,
- die Verbundosteosynthese sowie
- die Blockresektion mit Interpositionsplastik durch künstlichen Knochenersatz.

Je nach anatomischer Lokalisation des Herdes werden diese 3 Verfahren differenziert angewendet. Bei Metastasen des Oberarmkopfes und/oder kopfnaher Skelettanteile ist der Ersatz durch die Endoprothese unumstritten. Bei Metastasen des Oberarmschaftes werden nicht selten auch Verbundosteosynthesen bevorzugt mit dem Nachteil der deutlich längeren Hospitalisierung bei möglicherweise erheblich eingeschränkter Lebenserwartung.

Mehr als die Hälfte der Malignome des Skelettsystems sind Metastasen (Burri u. Rüter 1977). Obwohl nahezu alle bösartigen Geschwülste potenziell eine Knochenfilialisierung nach sich ziehen können, metastasieren bekanntermaßen die Karzinome der Mamma, der Lunge, der Schilddrüse, der Prostata und der Niere am häufigsten ossär. Klinisch imponieren bereits vor Auftreten pathologischer Frakturen v. a. anhaltende starke Schmerzen. Radiologisch lässt sich die Verdachtsdiagnose einer Knochenmetastasierung bei bekanntem Primärtumor durch den Nachweis osteolytischer Veränderungen erhärten.

Trotz einer oftmals nur kurzen Lebenserwartung wird eine chirurgische Therapie vielfach schon deswegen erforderlich, um die Patienten von den erheblichen subjektiven Beschwerden, insbesondere jedoch von nicht selten gegebenen unerträglichen Schmerzen zu befreien. Handelt es sich um eine solitäre Metastase, so fällt in der Regel die Entscheidung zu einer radikalen Operation, sofern der Primärtumor auch in toto entfernt werden konnte. Liegen hingegen multiple Metastasen vor, so bleibt die Indikation auf eine palliative Maßnahme reduziert. Bei tumorstreuenden Prozessen am Humerus wird allgemein die Entscheidung zum operativen Vorgehen – insbesondere auch im Hinblick auf einen palliativen Eingriff – erleichtert, da der operative Aufwand und die Überwindung des Operationstraumas für den tumorgeschädigten Patienten relativ gering sind. Bei gelenknahen Knochenmetastasen oder pathologischen Frakturen ist der endoprothetische Ersatz mit Resektion der tumorösen Schaftanteile durch eine Schulterendoprothese mit entsprechender Schaftlänge angezeigt (Burri u. Rüter 1980, Engelbrecht et al. 1980). Die erforderliche Radikalität bei der Tumorentfernung führt möglicherweise dazu, dass Sehnenanteile nicht oder nur unvollständig reinseriert werden können. Die hierdurch gestörte Integrität der Rotatorenmanschette kann dann zu einer Einschränkung der Funktion im Schultergelenk führen. Trotzdem rechtfertigen die zu erzielende Schmerzbefreiung und die Wiederhestellung einer gebrauchsfähigen Extremität mit ausreichendem Aktionsradius den Einsatz einer palliativen Alloarthroplastik, da für die verbleibende Überlebenszeit ein verbessertes Maß an Unabhängigkeit gewährleistet werden kann.

Die Verwendung von Spezialprothesen zur Rekonstruktion tumorbefallener Knochenabschnitte geht auf Moore u. Bohlmann (1943) zurück. Sie behandelten erstmals 1940 in den USA einen Riesenzelltumor durch Resektion des proximalen Femurendes und anschließenden Ersatz des Defektes mit einer speziell angefertigten Vitalliumprothese. Der alloplastische Gelenkersatz nach Tumorresektion weckte die Hoffnung – im Gegensatz zur alternativ anstehenden Amputation – auch eine halbwegs funktionsfähige obere Extremität zu erhalten (Francis u. Worcester 1962). Mit den Konstruktionen aus Acryl von Rettig u. Lange (1950) konnte lediglich der Humeruskopf ersetzt werden, ein größerer Resektionsdefekt ließ sich nicht überbrücken. Gleiche Schwierigkeiten ergaben sich mit den ersten aus Metall gefertigten Kunstgelenken. Die von Venable entwickelten Vitalliumprothesen konnten erstmals einen Längenausgleich des resezierten Humerusschaftes bieten, wurden allerdings mit zeitlichem Verzug jeweils individuell maßgefertigt.

Die isoelastische Prothese nach Mathys wurde insbesondere zur Überbrückung ausgedehnter Humerusschaftresektionen entwickelt. Früher erschien die Implantation einer solchen Schulterendoprothese als eine ideale Behandlungsmöglichkeit maligner Tumoren sowie ossärer Metastasen (Cockx et al. 1984). Trotz verbleibender Funktionseinschränkung im Falle eines Rotatorenmanschettendefizits äußerten sich die Patienten zufrieden, zumal die alternative Exartikulation vermieden werden kann. Die isoelastische Prothese wurde aus einem Kunststoffmaterial gefertigt, das dem Elastizitätsmodul des menschlichen Knochens annähernd entspricht. Der Stiel war mit zirkulär angeordneten Vertiefungen versehen, die dem Einwachsen von Knochengewebe dienen sollte; die Verankerung im Humerus erfolgte ohne Knochenzement. Zur Rotationssicherung und der damit verbundenen Stabilisierung wurden Kortikalisschrauben querverlaufend zum Prothesenstiel eingebracht. Die klinischen Ergebnisse zeigten jedoch, dass diese Verankerung keine dauerhaft stabile Fixierung der Prothese ermögliche. Des Weiteren war mit den vorhandenen Implantatgrößen keine ausreichend gute Anpassung an die jeweiligen anatomischen Gegebenheiten möglich. Aus diesen Gründen wird die Indikation zu einer isoelastischen Prothese heutzutage kaum noch zu stellen sein.

Auch die Keramikprothese nach Salzer (1979) wurde bei gleicher Indikationslage implantiert und diente dem nachfolgend entwickelten modularen System als Vorlage. Mit den heute vorrangig verwendeten Baukasten-Systemen kann sowohl eine Anpassung an die Länge des Resektates als auch an den Querschnitt des Humerus vorgenommen werden. Die ursprünglich verwendete extramedulläre Verankerungstechnik sollte auch bei einer weit distal gelegenen Resektion des Humerus eine zementfreie Fixierung ermöglichen, so dass auch sehr radikale Resektionen noch endoprothetisch aufgebaut werden konnten. Dieses Vorgehen stellte sich jedoch als Fehlentwicklung heraus, so dass man sich wieder auf die intramedulläre Verankerung verlegte. Die modulare Aufbaumöglichkeit der einzelnen Prothesenkomponenten erübrigt die zeit- und kostenaufwendige Fertigung maßgefertigter Implantate, die meist ein zweizeitiges operatives Vorgehen erfordern. Die Wiederherstellung der Länge des Humerus ist mit dem modularen System in 90% der Fälle möglich (Jerosch et al. 1990).

Aus diesen Erfahrungen mit den modularen Prothesenmodellen entwickelte sich das Mutars-System, welches über spezielle Bauteile für den proximalen Humerusersatz verfügt (Abb. 2.16, 2.17).

2.9.3 Alternativen zur Alloarthroplastik des Schultergelenkes bei Knochentumoren

■ **Arthrodesen**

Die Arthrodese ist die gebräuchlichste Alternative zur Arthroplastik und sollte insbesondere dann in Erwägung gezogen werden, wenn eine für den Gelenkersatz erforderliche aktive Abduktionsmöglichkeit im Schultergelenk nicht gewährleistet ist. Dieser Abduktionsmechanismus erfordert einen funktionstüchtigen M. deltoideus und eine intakte Rotatorenmanschette. Insbesondere die unbeeinträchtigte Innervation des M. deltoideus ist wesentliche Voraussetzung, um einen erfolgversprechenden endoprothetischen Ersatz durchzuführen. Die Verletzung des N. axillaris zieht immer eine Funktionseinbuße des M. deltoideus nach sich. Auch wenn im Rahmen der Tumorresektion Anteile des M. deltoideus entfernt werden mussten, ist die Arthrodese der Arthroplastik vorzuziehen. Für den Ersatz des resezierten Knochens lassen sich in diesen Fällen verschiedenste Materialien benutzen: Hierzu gehören freie oder gefäßversorgte autologe Fi-

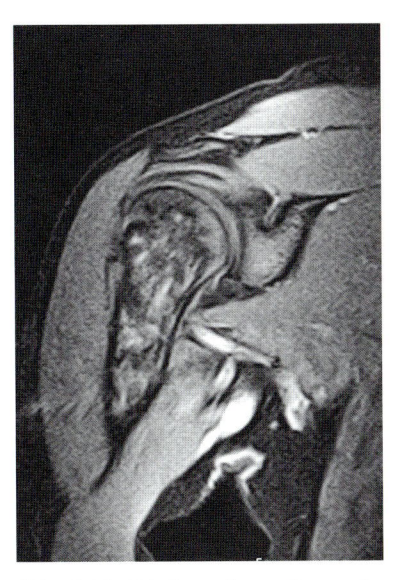

Abb. 2.16. Primär maligner Tumor des proximalen Humerus im NMR

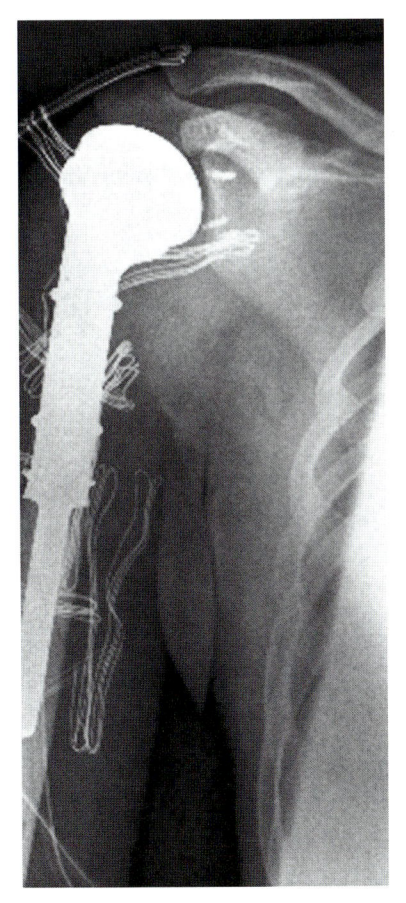

Abb. 2.17. Ersatz des proximalen Humerus durch modulare Tumorprothese im a.p.-Röntgennativbild

bulatransplantate oder alloplastische Transplantate; Spongiosaplastiken sind je nach Befund zusätzlich durchzuführen. Nicht vaskularisierte autologe Transplantate sollten aufgrund einer erhöhten Inzidenz von Transplantatfrakturen ab einer Resektionslänge von mehr als 12 cm nicht zur Anwendung kommen (Weiland et al. 1977).

Allogenes Transplantationsmaterial hat sich ebenfalls als gute Alternative erwiesen; allerdings wurden vermehrt fehlende Frakturheilungen und Lockerungen des implantierten Fremdknochens registriert (Mankin et al. 1976). Die Problematik einer Pseudarthrosenausbildung wird erhöht durch eine postoperativ durchgeführte Radiatio oder Chemotherapie. Die meisten Operateure erachten die Strahlentherapie als Kontraindikation für jegliche Art rekonstruierender Maßnahmen (Abb. 2.18 a, b).

Die meisten Patienten sind nach durchgeführter Schulterarthrodese mit dem postoperativen Behandlungsresultat durchaus zufrieden, die durchschnittliche Abduktionsmöglichkeit liegt zwischen 70 und 80°. Besteht eine höhergradige Einschränkung der Armabspreizung, so ist diese meist auf inadäquate postoperative Immobilisation, unzureichende Rehabilitation oder schmerzhafte Pseudarthrosen zurückzuführen. Der größte Nachteil der Arthrodese ist v. a. in der verbleibenden deutlichen Rotationseinschränkung zu sehen.

■ Allogenes Transplantat

Diese Therapiealternative ist zwar komplikationsreich, kann allerdings eine bessere Funktionalität mit sich bringen, insbesondere bzgl. der Abduktion des betroffenen Armes. Ermöglicht wird die verbesserte Abspreizbewegung dadurch, dass die Muskulatur an das Allotransplantat readaptiert wird. Dementsprechend ist dieser Vorteil nicht mehr gegeben, wenn im Rahmen einer ausgedehnten Resektion auch die Muskulatur mit entfernt werden muss. Durch Verwendung von Allotransplantaten kann zudem ein vergleichsweise längeres proximales Humerusresektat ersetzt werden. Eine derartige Vorgehensweise ist auch dann noch möglich, wenn distal nur 8 cm Knochenstrecke verbleiben. Diese Art der Rekonstruktion scheint insbesondere für junge Patienten eine gute Alternative darzustellen, da es sich bei dem Transplantat um biologisches Material handelt (Malawer 1991). Problematisch und ungelöst ist je-

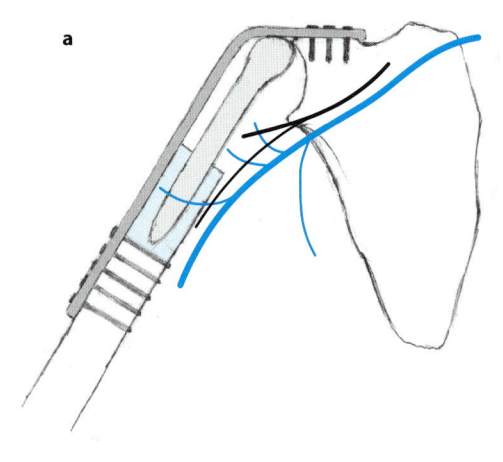

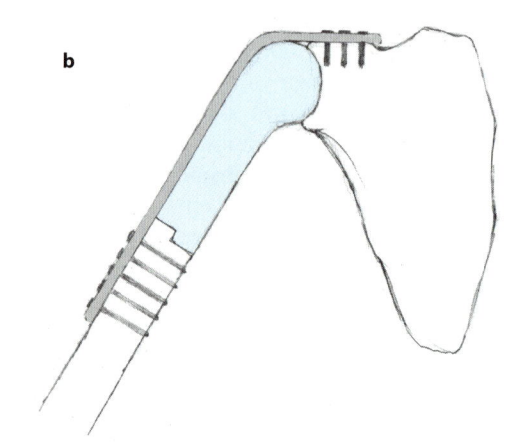

Abb. 2.18 a, b. Schematische Darstellung von Interpositionsarthrodesen bei proximalen Humerustumoren unter Verwendung von Allografts

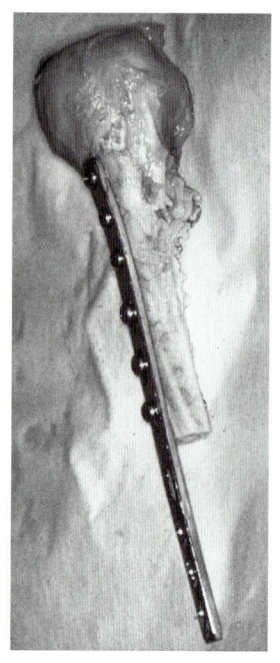

Abb. 2.19. Klinisches intraoperatives Bild einer Allograftrekonstruktion des proximalen Humerus mit Schaftanteil

doch nach wie vor die ossäre Integration des Allograft. Erwartet werden kann bestenfalls einige Millimeter im Sinne der „creeping substitution"-Osteointegration an der Übergangsstelle zum Eigenknochen. Eine sichere Osteosynthese ist hierbei essentiell (Abb. 2.19).

■ Kombinierte Allograft-Arthroplastik (composite allograft)

Bei dieser kombinierten Verfahrensweise wird das Humerusresektat durch eine Langschaftprothese sowie ein Allotransplantat ersetzt. Das Endoprothesenelement wird durch den allogenen Fremdknochen hindurch in den verbleibenden Humerusstumpf zementiert oder in Pressfit-Technik fixiert. Als wesentlichen Vorteil dieser kombinierten Methode erhoffte man sich wiederum eine bessere Refixierung des Weichteilmantels im Vergleich zu Alloplastik. Bisherigen Berichten zufolge ist diese Methode allerdings sehr komplikationsbehaftet (Rockwood u. Matsen 1998) (Abb. 2.20).

■ Doppeltes Fibula-Autotransplantat

Diese Methode ist als Vorstufe der Arthrodese anzusehen und unabhängig von Muskelresektionen vorzunehmen. Der Eingriff ist technisch aufwendiger und komplikationsträchtiger, bietet jedoch den Vorteil der größeren Abduktionsmöglichkeit des Armes im Schultergelenk. Das Ausmaß der Rotation ist allerdings im Vergleich zu einer prothetischen Versorgung geringer. Die lediglich mit einem Fibulatransplantat durchgeführten Knochenrekonstruktionen zeigten jedoch eine hohe Rate an Dislokationen und Frakturen, so dass mittlerweile von dieser Maßnahme wieder Abstand genommen wird (Parrish 1973). Auch Mankin et al. (1982) beschrieben, dass bei etwa 20–30% aller alloplastisch versorgten Patienten komplizierend Infektionen, Frakturen der Transplantate, Transplantatabstoßungen und Instabilitäten auftraten.

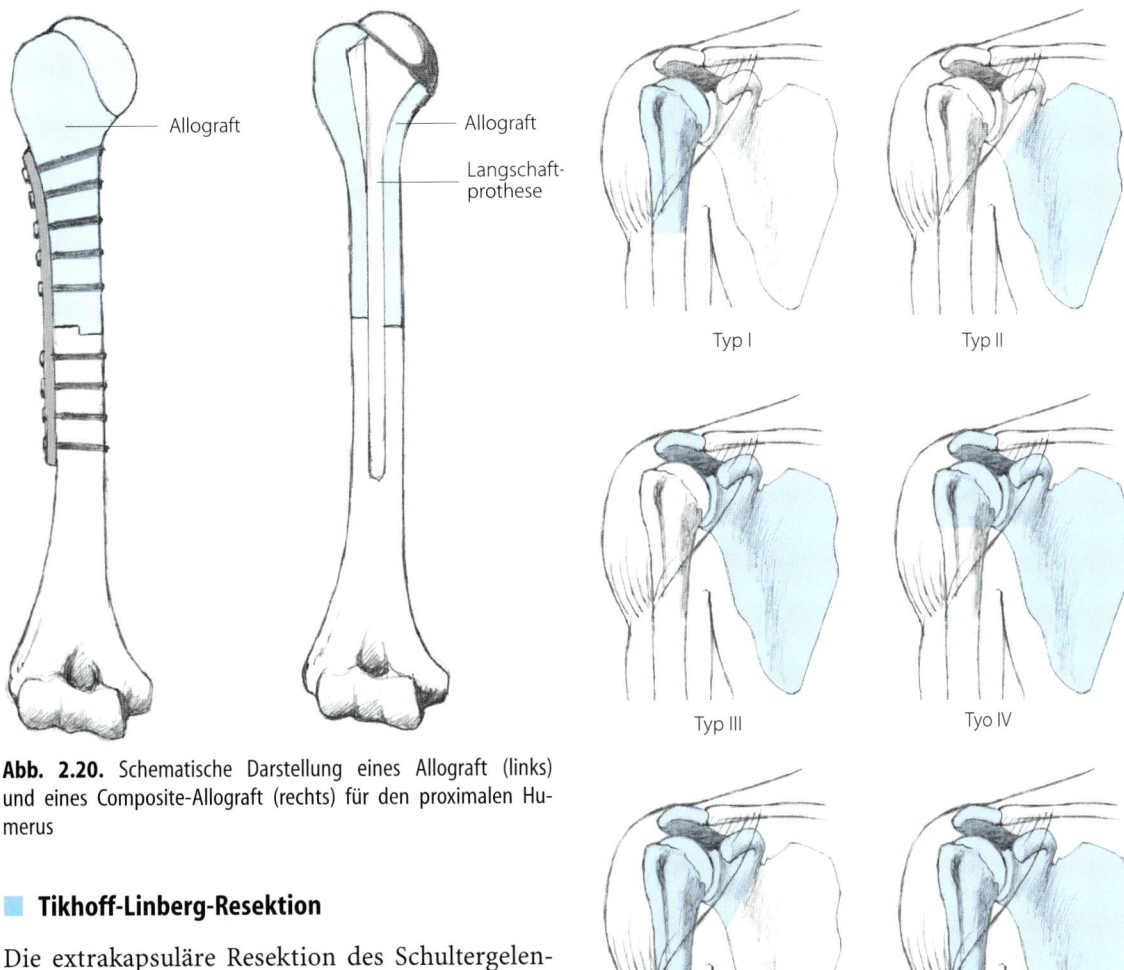

Abb. 2.20. Schematische Darstellung eines Allograft (links) und eines Composite-Allograft (rechts) für den proximalen Humerus

■ Tikhoff-Linberg-Resektion

Die extrakapsuläre Resektion des Schultergelenkes mit entsprechenden Oberarmanteilen im Falle eines bösartigen Tumors wird als Tikhoff-Linberg-Resektion bezeichnet. Ursprünglich wurde allerdings von Linberg im Jahre 1928 eine Resektion der Skapula, der lateralen Klavikula und des proximalen Oberarmes unter Erhalt von Ellenbogen- und Handfunktion beschrieben. Die einzelnen Resektionen werden nach dem von Malawer (1992) vorgeschlagenen Schema klassifiziert (Abb. 2.21).

Die Möglichkeiten zum Extremitäten erhaltenden Eingriff im Schulterbereich sind vornehmlich limitiert durch eine Infiltration des Tumors in das Gefäß-Nerven-Bündel und/oder die Thoraxwand. Das Gefäß-Nerven-Bündel ist allerdings i.d.R. durch den M. subscapularis vom Tumor abgeschirmt. Bei den meisten Patienten bleibt das Schulterblatt auch im Falle eines großen Tumors gegenüber dem Thorax recht gut verschieblich, womit eine Tumorinfiltration in den Brustkorb klinisch meist ausgeschlossen werden kann. Zur Rekonstruktion wird nach der klassischen Tikhoff-Linberg-Re-

Abb. 2.21. Schematische Darstellung der Malawer-Klassifikation unterschiedlicher knöcherner Resektionen im Bereich des Schultergürtels

sektion üblicherweise nur ein Band zwischen der lateralen Klavikula und dem Humerus eingezogen. Es resultiert somit ein pendelnder Arm mit aktiver Beweglichkeit im Ellenbogen und normaler Handfunktion (Wippermann et al. 1997).

■ Forequarter-Amputation

Als ultima ratio, insbesondere bei malignen Weichteiltumoren der Axilla mit Beteiligung der knöchernen Strukturen, wird die Forequarter-Amputation angegeben (Enneking 1987), wenn rekonstruierende Maßnahmen nur zu einer funktionslosen, womöglich dann sogar hinderlichen Extremität führen. Diese Methode ist ebenfalls zu berücksichtigen, wenn bei Knochentumoren eine Infiltration der Weichteile vorliegt, die eine ausgeprägte Resektion der abduzierenden Muskulatur erfordert.

Die Forequarter-Amputation oder interskapulothorakale Resektion stellt eine ausgedehnte und radikale Maßnahme dar, bei der die betroffene obere Extremität einschließlich des ipsilateralen Schultergürtels abgesetzt wird. Im 19. Jahrhundert fand dieses Vorgehen Anwendung vor allem bei traumatischen Verletzungen. Etwa 40 Jahre später wurde die Indikation zu dieser Operation dann auch bei malignen Tumoren gestellt (Keevil 1949).

Bei malignen Tumoren des Schultergürtels oder der umgebenden Weichteile, die in das Schultergelenk, den Plexus brachialis und/oder die axillären Gefäßstrukturen infiltrierend einwachsen, hat die Indikation zur Forequarter-Amputation auch heutzutage unverändert Bestand. In den meisten Fällen wird diese ausgedehnte Resektion unter kurativen Aspekten vorgenommen, um den gesamten Tumorprozess sicher zu entfernen. Palliativen Charakter hat die Forequarter-Amputation bei Patienten mit metastasierenden Prozessen. Bhagia et al. (1997) behandelten in der Zeit von 1979 bis 1994 insgesamt 138 Patienten mit hochmalignen Tumoren des Schultergürtels (Tabelle 2.10). Bei 20 Patienten war eines Schulter erhaltendes chirurgisches Vorgehen nicht möglich, so dass eine Forequarter-Amputation erfolgte. 18 Patienten hatten einen primären Knochen- oder Weichteiltumor, die übrigen 2 litten an einem metastasierenden Bronchial- bzw. Nierenkarzinom. Drei der Amputationen wurden wegen eines Lokalrezidives erforderlich.

Die 5-Jahres-Überlebensrate nach Forequarter-Amputationen wird in der Literatur mit 0–50% angegeben. Levine et al. (1994) berichteten sogar über eine 10-Jahres-Überlebensrate von 100% bei 10 Patienten mit Weichteiltumoren. Die Nachuntersuchung von Katzer et al. (1997) ergab bei dem oben beschriebenen Patientengut hingegen nur eine 5-Jahres-Überlebensrate von 21% (30% für kurative Eingriffe), ein Ergebnis, das eng mit den bereits 1977 von Sim et al. (20%) dokumentierten Überlebenszeiten korreliert. Trotz der insgesamt relativ geringen 5-Jahres-Überlebensrate sahen Katzer et al. (1997) dennoch die Indikation zur Forequarter-

Tabelle 2.10. Histologische Diagnose bei Forequarter-Amputationen des Schultergürtels (Bhagia et al. 1997)

Tumor	Anzahl
■ Osteosarkom	11
■ Chondrosarkom	3
■ Liposarkom	1
■ malignes Fibrohistiokytom	1
■ metastasierendes Karzinom	2
■ Fibrosarkom	2

Amputation bei malignen Tumoren des Schultergürtels bei den etwa 15% der Patienten für gegeben an, bei denen Schultergürtel erhaltende Maßnahmen nicht mehr möglich sind. Obwohl die Überlebenszeit v.a. nach palliativem Vorgehen als gering zu bezeichnen ist, begründeten Katzer et al. (1997) die Berechtigung für diesen Eingriff mit der eindeutigen Schmerzbefreiung.

■ **Clavicula-pro-humeri**

Von Winkelmann wurde für jugendliche Patienten die Klavikula als autologer Ersatz für den Humerus verwendet. Langzeitergebnisse hierzu fehlen noch.

2.10 Prothesenwechsel

Trotz der in den letzten Jahren zunehmend favorisierten „non-constrained"-Prothesen und der damit deutlich rückläufigen Inzidenz an Komplikationen (Boyd et al. 1990), zieht die zunehmende Gesamtzahl an Implantationen natürlich auch eine steigende Zahl an Revisionsoperationen nach sich. Dabei sind mehr als die Häfte der Revisionseingriffe auf postoperative Defektzustände der Rotatorenmanschette und glenohumerale Instabilitäten zurückzuführen.

Neer u. Kirby (1982) befassten sich mit insgesamt 40 Patienten, bei denen eine Revisionsarthroplastik erforderlich wurde. 68% dieses Krankengutes wurden wegen Mehrfragment- und Luxationsfrakturen des Humeruskopfes primär endoprothetisch versorgt. Das Patientenklientel konnte aufgrund der unterschiedlichen, zum Prothesenwechsel führenden Indikationen und ihres zeitlichen Auftretens in 3 Gruppen gegliedert werden:

- Präoperative vorbestehende Probleme wie z. B. neuromuskuläre Defektzustände, Infektionen oder eine Arthritis eines benachbarten Gelenkes;
- intraoperative Probleme bei der prothetischen Versorgung einschließlich Abtrennung des M. deltoideus, fehlende oder fehlerhafte Fixierung des Tuberculum majus, Prothesenbruch;
- postoperative Probleme wie persistierende oder wiederkehrende Instabilität und inadäquate Rehabilitation.

Die häufigste Ursache für eine notwendig werdende Revision lag in einem Funktionsverlust des M. deltoideus begründet: Hierbei kann ein vernarbender Prozess oder eine Abtrennung vorliegen, welche nachfolgend dann zu einer progredienten Luxationsneigung Anlaß gibt. Ebenso wird eine Kontraktur des M. subscapularis mit zunehmender Einschränkung der Außenrotation beschrieben.

Die nach einem Prothesenwechsel erzielten Behandlungsresultate sind deutlich den Ergebnissen unterlegen, die bei einer primär problemlos funktionierenden Alloplastik erzielt werden können. Caldwell et al. (1993) berichteten in einer 36 Monate umfassenden Nachuntersuchung über die an 13 Patienten ermittelten Ergebnisse nach durchgeführter Revisionsarthroplastik. Danach wurden 2 Totalendoprothesen und 1 Hemiarthroplastik aufgrund glenohumeraler Instabilitäten revisionsbedürftig, 7 Hemiarthroplastiken mussten wegen arthrotischer Veränderungen des Glenoids in eine Totalendoprothese umgewandelt werden, die übrigen 3 Prothesenwechsel erfolgten aufgrund einer Lockerung der Glenoidkomponente. Auch diese Studie belegte lediglich zufriedenstellende Resultate bei 8 Revisionseingriffen; die übrigen Patienten benötigten noch weitere operative Maßnahmen, wobei Lockerungen der Glenoidkomponente und fehlerhafte Pfannenversion die weitaus häufigsten Fehlerquellen darstellten. Wirth u. Rockwood (1996) überblicken im Zeitraum von 1977 bis 1993 in dem von ihnen alloarthroplastisch versorgten Patientengut 38 zu revidierende „non-constrained"- Prothesen. Die primäre Endoprothetik wurde bei 19 Patienten aufgrund eines akuten Traumas vorgenommen, 12 litten an einer Omarthrose, 2 Patienten wurden wegen einer rheumatoiden Arthritis und

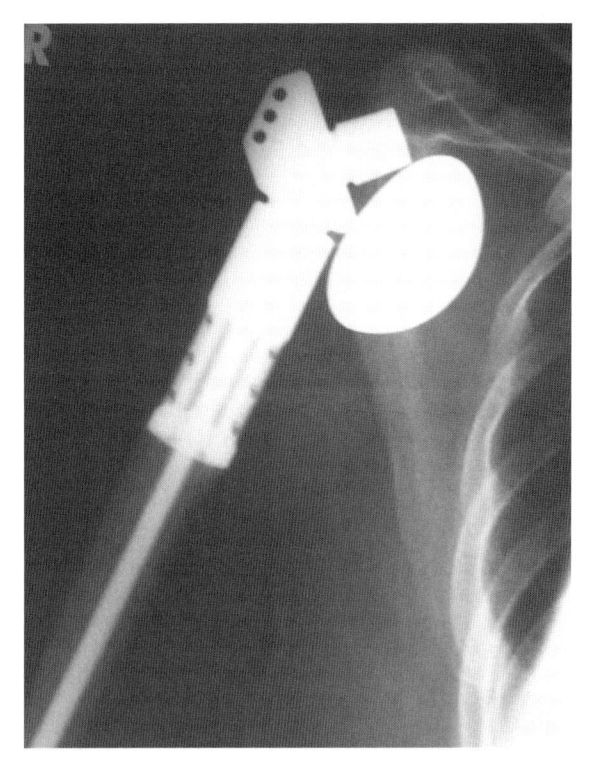

Abb. 2.22. Dissoziation von Konus und Kopf im Falle einer modularen Tumorendoprothese des proximalen Humerus im Röntgennativbild

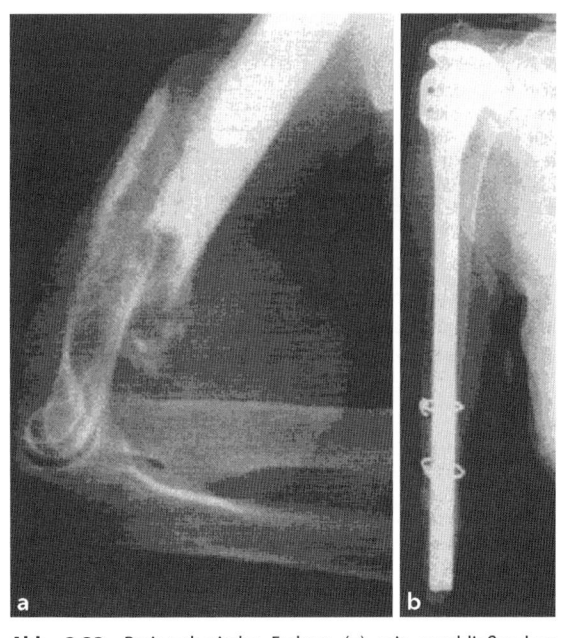

Abb. 2.23. Periprothetische Fraktur (**a**) mit anschließendem osteosynthetischer Implantatwechsel und Versorgung durch Cerclage (**b**) im Röntgennativbild

die übrigen 5 wegen degenerativer Veränderungen nach unzureichender primärer osteosynthetischer Rekonstruktion endoprothetisch versorgt. Fünf der Patienten mussten sich weiteren Revisionsversuchen stellen. Ähnlich wie bereits Neer u. Kirby (1982) sahen Wirth u. Rockwood (1996) multifaktorielle Ursachen, die schließlich zu einer unzureichenden Prothesenfunktion führten. Sie gaben die glenohumerale Instabilität als die Hauptkomplikation an, die eine Revision der Prothese erforderte (etwa in 42%). In absteigender Häufigkeit folgten Gefügestörungen des M. deltoideus, Lockerungen der Glenoidkomponente, Erosionen der Gelenkpfanne nach Hemiarthroplastik, Lockerung der Humeruskomponente, fehlerhafte Refixation des Tuberculum majus, knöcherne oder fibröse Ankylose, Infektion des Glenohumeralgelenkes und schließlich die mögliche Dissoziation der Humeruskomponente im Modularsystem (Abb. 2.22).

Eine Fraktur des Humerusschaftes nach endoprothetischer Versorgung tritt meist an der distalen Spitze der Humeruskomponente auf. Als Therapie der Wahl hat sich hier die Implantation eines Langschaftimplantats, ggf. in Kombination mit einer Cerclage, erwiesen (Abb. 2.23 a, b).

3 Präoperative Diagnostik

3.1 Klinische Untersuchung

Trotz der Weiterentwicklung und Verfeinerung technischer Untersuchungsmethoden – hier ist besonders die Kernspintomographie zu nennen – steht auch im Rahmen der Schulterendoprothetik die klinische Untersuchung an erster Stelle (Jerosch u. Castro 2001).

Die **klinische Untersuchung** des Schultergürtels beginnt mit der **Inspektion** des Bewegungsablaufes, wenn der Patient sich entkleidet. Bereits zu diesem Zeitpunkt können typische Funktionsmuster registriert werden, die auf bestimmte Krankheitsbilder hinweisen. So wird z. B. beim subakromialen Schmerzsyndrom der betroffene Arm vorsichtig körpernah geführt. Weiterhin sind die Haltung im Allgemeinen sowie die Schulterkontur im Speziellen genau zu studieren. Letztere wird in erster Linie durch den M. deltoideus geprägt. Eine Abschwächung oder ein Verlust dieses Muskels stellt für eine noch zu implantierende oder bereits einliegende Schulterendoprothese ein besonders ungünstige Prognose dar. Bei nach vorn disloziertem Humeruskopf entsteht das sog. „Epaulettenzeichen", eine Einbuchtung des Deltoidmuskels unterhalb des Akromions. Im Falle einer posterioren Luxation hingegen lässt sich bei der Inspektion von kranial eine veränderte Stellung des Humeruskopfes zum Korakoid und Akromion feststellen. Auch die übrige Muskulatur, insbesondere die Mm. supra- und infraspinatus sind in ihrer Ausprägung zu beurteilen. Eine Atrophie in der Fossa supra- und/oder infraspinata ist oftmals Ausdruck einer länger bestehenden Rotatorenmanschettenruptur.

Die eigentliche klinische Untersuchung beginnt mit der **Palpation**, wobei der Untersucher hinter dem Patienten steht. Von Interesse bei diesem Vorgehen sind das AC- und das SC-Gelenk, das Korakoid, das Tuberculum majus sowie die Vorderkante des Akromions. Bei einer Innenrotation von etwa 10° lässt sich der Sulcus intertubercularis mit der begleitenden langen Bizepssehne direkt ventral palpieren. Um die kranialen Anteile der Rotatorenmanschette mit der Supraspinatussehne und ihren Ansatz am Tuberculum majus beurteilen zu können, führt der Untersucher den Arm des Patienten in eine hintere Überstreckung (Extension), während der Daumen der anderen Hand den Humeruskopf nach vorn bewegt und die übrigen Finger die nun freiliegende subakromiale Zone palpieren. Hierbei vorliegende Druckschmerzhaftigkeiten weisen auf ein subakromiales Schmerzsyndrom hin, Beschwerden im Bereich des Tuberculum majus sprechen eher für eine Affektion der Rotatorenmanschette. Wird auch ein Schmerz bei der Palpation über dem Sulcus intertubercularis beklagt, so ist die lange Bizepssehne in den pathologischen Prozess mit einbezogen.

Nach der Palpation erfolgt die **Bewegungsanalyse**, bei der das Funktionsausmaß für alle Gelenke der oberen Extremitäten im Seitenvergleich gemessen wird. Zum einen ist so eine eindeutige Aussage über vorbestehende Bewegungsdefizite möglich, zum anderen ergibt sich hieraus eine Vergleichbarkeit prä- und postoperativ erhobener Befunde, v. a. im Hinblick auf eine objektive Beurteilung des postoperativen Behandlungsergebnisses nach Arthroplastik. Um eine direkte Vergleichbarkeit zu ermöglichen, sollten die erhobenen Befunde zweckmäßigerweise nach der Neutral-Null-Methode (Abb. 3.1) erhoben und nach demselben Bewertungsschema klassifiziert werden (z. B. nach dem Constant Score).

Der Untersucher steht hinter dem nun sitzenden Patienten und wendet den Griff nach Codman an: Hierfür legt er seine Hand auf die entgegengesetzte Schulter, der Daumen fixiert die Skapula, der Zeigefinger ruht auf der Vorderkante des Akromions, die übrigen Finger um-

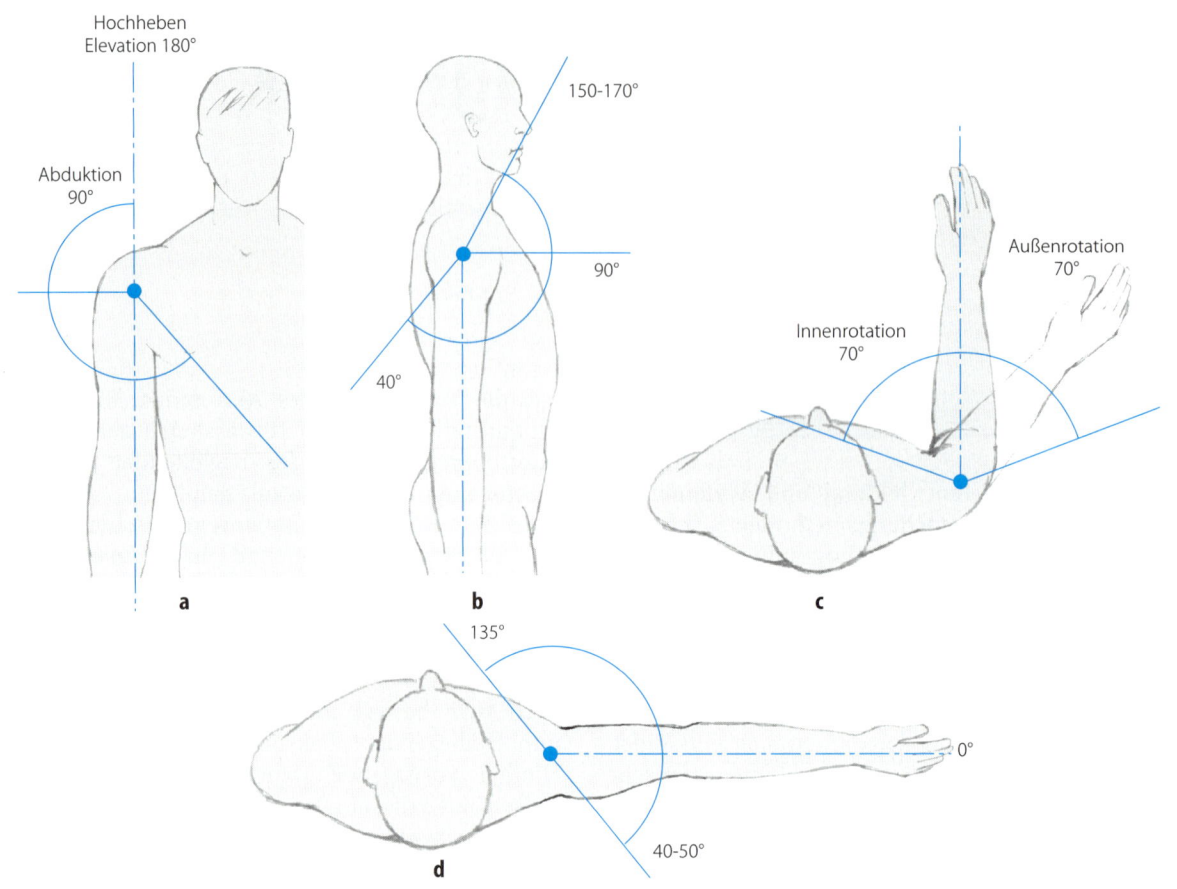

Abb. 3.1. Bewegungsausmaße des Schultergürtels, gemessen nach der Neutral-Null-Methode. **a** Abduktion/Adduktion (180/0/40); **b** Anteversion/Retroversion (170/0/40); **c** Außenrotation/Innenrotation bei dem Oberkörper anliegendem Arm (70/0/70); **d** Außenrotation/Innenrotation bei im Schultergelenk 90° abduziertem Arm (Hochrotation) (40/0/135)

fassen die Klavikula. Mit der anderen Hand, die den Ellenbogen des Patienten erfasst, führt der Untersucher nun die zu beurteilende Bewegung durch, indem er den Arm passiv in die jeweilige Richtung führt. Im Falle einer Kapselschrumpfung des Glenohumoralgelenkes ist zu beobachten, dass zur Kompensation der Bewegungseinschränkung die Skapula frühzeitig mitbewegt wird. Bei der Überprüfung der passiven Bewegungsfreiheit werden sowohl die Flexion, die Abduktion als auch die Rotation in Adduktion sowie in 90° Abduktion untersucht. Eine schmerzbedingte Schultereinsteifung ist als allgemeines Symptom einer unspezifischen Störung als sog. „frozen shoulder" zu werten oder aber geht auf eine adhäsive Kapsulitis zurück, die üblicherweise bis zur vollständigen Ausprägung einen phasenartigen Verlauf zeigt. Letztendlich ist bei maximaler Kapselschrumpfung, der „frozen phase", eine passive und aktive Bewegungseinschränkung in allen Ebenen gegeben.

Im Falle bewegungsabhängiger Schmerzen sollte das volle Funktionsausmaß nicht erzwungen werden, vielmehr kann durch schonende Bewegungsprüfung bei gleichzeitig fixierter Skapula eine schmerzbedingte muskuläre Verspannung ausgeschlossen werden.

Zur Überprüfung des aktiven Bewegungsumfanges eignen sich insbesondere Kombinationsbewegungen wie der Nacken- oder der Schürzengriff, also Übungen, die gebräuchliche Funktionsabläufe des Alltags widerspiegeln. Der Nackengriff, eine Bewegung, die z. B. beim Kämmen benötigt wird, erfasst eine Abduktions- und Außenrotationskomponente; beim Schürzengriff wird hingegen die Innenrotations- sowie die Adduktionsmöglichkeit beurteilt. Vor Durchführung dieser Kombinationsbewegungen sollten jedoch, insbesondere auch bei Erstuntersuchungen, die allgemeine Beweglichkeit sowie das Ausmaß der Funktion in den einzelnen Hauptebenen festgestellt werden. So findet sich im Falle einer adhäsiven Kapsulitis vornehmlich eine Einschränkung der aktiven und passiven Rotation, wohingegen die Einschränkung der aktiven und passiven Außenrotation eher auf eine chronische hintere Luxation hinweist. Bei Rotatorenmanschettenläsionen ist die passive Beweglichkeit meist intakt, im aktiven Bewegungsausmaß sind hier insbesondere die Abduktion und die Außenrotation deutlich reduziert.

Um eine Verlaufskontrolle zu ermöglichen, ist eine standardisierte Einteilung notwendig. Diese berücksichtigt sowohl Muskelkraft (0–5) als auch das Beschwerdebild (1–3), zudem wird das Auftreten von Ruhe- (A), Bewegungs- (B) und Nachtschmerz (C) erfragt. Die Eingruppierung der beklagten Schmerzen dient nicht nur der Verlaufskontrolle, sondern soll auch therapeutische Entscheidungshilfen bieten.

3.1.1 Funktionelle Tests

Abgesehen von den bisher geschilderten allgemeinen Untersuchungstechniken, die der Einschätzung des aktiven und passiven Bewegungsumfanges dienen, jedoch auch schon richtungsweisende Hinweise auf mögliche Defektzustände geben können, stehen noch weitere **spezielle funktionelle Tests** zur Verfügung (Jerosch u. Castro 2001). Diese spielen beim Patienten, der zur Implantation eines Kunstgelenkes ansteht oder ein solches bereits erhalten hat, jedoch nur eine eher untergeordnete Rolle. Im Folgenden werden einige dieser Tests, die in diesen Fällen eine Relevanz haben könnten, aufgeführt.

Impingementtests

Bei schmerzhafter passiver und aktiver Abduktion zwischen 60 und 120°, subakromialen Schmerzen bei Überkopftätigkeiten sowie nächtlichen Schmerzen liegt der Verdacht auf ein subakromiales Schmerzsyndrom vor. Zur Verifizierung dieser Diagnose können weitere funktionelle Tests durchgeführt werden. Mit dem *Impingementzeichen nach Neer* löst der Untersucher den typischen Schmerz aus, indem er den Arm des Patienten schnell flektiert und so ein Anstoßen des Tuberculum majus an der Fornix humeri verursacht. Dieser Schmerz kann durch Infiltration eines Lokalanästhetikums in den subakromialen Raum ausgeschaltet werden.

Wird bei dem *Impingementtest nach Jobe* ein Schmerz durch Abduktion und Innenrotation provoziert, so kollidiert die Supraspinatussehne mit dem Akromion. Für den modifizierten *Impingementtest nach Hawkins und Kennedy* ist der maximal innenrotierte Arm in eine mittlere Flexionsstellung zu bringen.

Akromioklavikulargelenk

Provozieren lassen sich die Schmerzen einerseits durch Abduktion des Armes über 120° („AC painful arc") oder durch eine horizontale Adduktion („cross body test"). Auch hier lässt sich durch Lokalinfiltration eines Anästhetikums typischerweise Schmerzfreiheit erzielen.

Lange Bizepssehne

Isolierte Affektionen und Entzündungen der langen Bizepssehne (LBS) sind selten; meist handelt es sich hier, bedingt durch die enge anatomische Beziehung des intraartikulär verlaufenden Anteiles zur Rotatorenmanschette, um eine Mitbeteiligung im Rahmen degenerativer Vorgänge im Subakromialraum. Beim *Yergason-Test* lassen sich Schmerzen entlang des Sulcus bicipitalis durch Supination gegen einen Widerstand bei rechtwinklig gebeugtem Ellenbogen provozieren, einer Position, in der die LBS angespannt ist. Sehneninstabilitäten werden durch den Schnapptest nachgewiesen: Hierbei führt der Untersucher mit einer Hand eine Abduktion und zunehmende Außenrotation durch, mit der anderen, auf der Schulter des Patienten liegenden Hand, palpiert er ein Springen der Sehne.

Rotatorenmanschettenruptur

Zur Überprüfung der Integrität der Rotatorenmanschette stehen die isometrischen *Funktionstests nach Cyriax* zur Verfügung, bei denen die Abduktoren, Rotatoren und Flektoren auf ihre Funktionstüchtigkeit untersucht werden. Hierbei auftretende Schmerzen weisen auf entzündliche Veränderungen hin, wohingegen eine Schwäche bei Überwindung eines Widerstandes eher im Sinne eines funktionellen Defizites der Sehnen zu beurteilen ist. Indikator für eine Rotatorenmanschettenruptur ist der völlige Verlust der Abduktionskraft (Pseudoparalyse). Kleinere, eher ventral gelegene Rupturen mit intaktem, kapsulotendinösem Ligament („rotator cable") werden dagegen durchaus gut kompensiert, wohingegen dorsale Rupturen – insbesondere nach Einriss des Rotator Cable – mit deutlichen Funktionseinbußen einhergehen. Ist der Entschluss zum Einbau einer Arthroplastik gefallen, so ist das morphologische Zustandsbild der Rotatorenmanschette für die Auswahl der jeweiligen Endoprothesen von besonderem Interesse.

Der M. supraspinatus ist in Kombination mit dem M. deltoideus maßgeblich an der Abduktion des Armes beteiligt. Seine Funktionsfähigkeit wird durch den *0°-Abduktionstest* überprüft, bei dem der Patient versucht, die herabhängenden Arme gegen den Widerstand des Untersuchers zu abduzieren. Der *90°-Supraspinatustest (Jobe-Test)* erfasst die Haltefunktion der Supraspinatussehne, indem der Untersucher Druck auf die Unterarme des Patienten ausübt. Dabei werden die Arme in einer 90°-Abduktionsstellung, 30°-Horizontalflexion (Skapulaebene) und Innenrotation eingestellt. Kann der Patient in dieser Position dem Druck des Untersuchers nicht standhalten (sog. positiver Jobe-Test), besteht eine Pathologie der Supraspinatussehne. Erfolgt eine Außen- statt eine Innenrotation, werden hauptsächlich die ventralen Anteile der Rotatorenmanschette überprüft.

Zur Überprüfung der Außenrotatoren, also des M. infraspinatus und des M. teres minor, wird der Patient aufgefordert, bei herabhängendem Arm sowie rechtwinklig gebeugtem Ellenbogen gegen den Widerstand des Untersuchers nach außen zu rotieren. Analog erfolgt die Überprüfung der Innenrotatoren, insbesondere des M. subscapularis. Um die Mitbeteiligung des M. deltoideus bei der Innenrotation auszuschließen, wird erneut die Skapulaebene eingenommen. Eine isolierte Funktionsprüfung des M. subscapularis erfolgt mit dem *Lift-Off-Test*. Hierbei werden die Hand auf den Rücken gelegt und der Patient aufgefordert, gegen den Widerstand des Untersuchers die Hand vom Rücken abzuheben. Kann der Patient diese Bewegung nicht durchführen, so spricht dies für eine Ruptur der Subskapularissehne.

■ Instabilität

Eine abzuklärende manifeste Instabilität Schulterhauptgelenkes ist bei einem Patienten, der zur Implantation einer Endoprothese ansteht, nur selten ein diagnostisches Problem. Im Hinblick auf die arthroplastische Versorgung ist wissenswert, ob die Instabilität z.B. auf kongenitale Faktoren, Traumata oder arthrotische Veränderungen zurückzuführen ist. Sollten diesbezüglich Voroperationen stattgefunden haben, so ist mit Vernarbungen und Kontrakturen zu rechnen und ggf. im Zuge des künstlichen Gelenkersatzes eine Z-Plastik der Subskapularissehne einzuplanen. Von Interesse ist die Instabilitätsprüfung auch im Rahmen der postoperativen Nachuntersuchung. Instabilitäten gehören neben den Komponentenlockerungen zu den häufigsten Komplikationen nach arthroplastischen Eingriffen.

■ Vordere Instabilität

Die vordere Instabilität lässt sich durch den sog. *„vorderen Apprehensionstest"* diagnostizieren. Hierbei wird der Arm des Patienten in 45°, 90° und 135° Abduktion und Außenrotation geführt, während der Untersucher mit der anderen Hand durch Druck auf den Humeruskopf von hinten eine Subluxation zu provozieren versucht. Dieser Test erfasst bei 45° die Stabilität des M. subscapularis und des Lig. glenohumerale medius, ab 90° kann die Stabilität des Lig. glenohumerale inferius beurteilt werden. Ein positiver Ausfall des Testes äußert sich dadurch, dass der Patient durch eine willkürliche Anspannung der Muskulatur versucht, der Subluxation entgegenzuwirken.

Beim Subluxieren des Humeruskopfes können durch Druck auf den Plexus ein einschießender Schmerz oder eine lähmende Schwäche („dead arm sign") auftreten.

Eine weitere Überprüfungsmöglichkeit ergibt sich durch den modifizierten *Test nach Leffert*, der eine Aussage über das Ausmaß einer vorderen Instabilität erlaubt. Der Untersucher versucht hierbei, bei Abduktion und Außenrotation durch seine auf der Schulter des Patienten liegende Hand mittels des Daumens den Oberarmkopf nach ventral zu verlagern. Das Ausmaß der Subluxation lässt sich anhand der Verschiebung von Zeige- und Mittelfinger abschätzen. Bei der Rückführung des Armes durch Innenrotation erfolgt die Reposition, die sich als Schnappen unter den Fingern des Untersuchers objektivieren lässt. Die Überprüfung der *vorderen Schublade nach Gerber* wird im Liegen durchgeführt. Bei einer Abduktion von 80–120° sowie leichter Außenrotation wird versucht, trotz fixierter Skapula eine ventrale Verschiebung des proximalen Oberarmes vorzunehmen (vordere Schublade).

Hintere Instabilität

Analog lässt sich der *hintere Schubladentest nach Gerber* zur Überprüfung einer dorsalen Instabilität am liegenden Patienten anwenden. Dessen zu untersuchender Arm ist im Ellenbogengelenk gebeugt sowie in 80–120° Abduktion und 30° Horizontalflexion positioniert. Mit zunehmender Horizontalflexion und leichtem axialen Druck kann die hintere Schublade bei gegebener Instabilität ausgelöst werden. Der *Test nach Fukuda* ist im Sitzen durchführbar. Bei nach vorne geneigtem Oberkörper und hängenden Armen wird durch Druckbewegung im Falle einer Instabilität eine Dislokation nach dorsal bewirkt.

Die Provokationsstellung der hinteren Luxation wird bei einer Adduktions- und Innenrotationsstellung des leicht flektierten Armes eingenommen. Diese Position wird von vielen Untersuchern zur Auslösung der hinteren Schublade erzwungen, obwohl sich hieraus keine quantitative Aussage bzgl. des Luxationsrisikos ableiten lässt.

Untere Instabilität

Die untere Instabilität begleitet, insbesondere bei Längszug am herunterhängenden Arm, vordere und hintere Instabilitäten, kann jedoch auch als eigenständige Luxationsneigung auftreten. Die klinische Diagnose wird durch den *Sulcus-Test* gestellt, der am sitzenden Patienten erfolgt. Bei Zug am herunterhängenden Arm kann unterhalb des Akromions eine Rinne (Sulcus-Zeichen) entstehen. Durch Druck auf den Humeruskopf bei 90° abduziertem Arm kann eine untere Schublade ausgelöst werden *(unterer Apprehensionstest)*.

3.2 Röntgenuntersuchung

Die konventionelle Röntgenuntersuchung ist nach wie vor das diagnostisch aussagekräftigste bildgebende Verfahren für die Schulterregion; dies gilt auch für die präoperative Abklärung sowie die postoperative Verlaufskontrolle bei Patienten mit einliegender Schulterendoprothese. Diese Untersuchungsmethode wurde aus ganz verschiedenen Gründen bislang nicht von den modernen bildgebenden Verfahren verdrängt. Durch spezielle Aufnahmetechniken kann in den meisten Fällen auf die weitaus kostenintensiveren bildgebenden Verfahren verzichtet werden. Gelegentlich können jedoch manche Röntgeneinstellungen aufgrund vorliegender schmerzhafter Bewegungseinschränkungen nicht oder nur unter erheblichen Einschränkungen durchgeführt werden. Hier hat es sich als vorteilhaft erwiesen, einige Untersuchungen im Liegen durchzuführen.

3.2.1 Standardaufnahmen

Als **Standardaufnahmen** haben sich zur Darstellung des Schultergelenkes die antero-posteriore und die axiale Einstellung bewährt, so dass zumindest 2 senkrecht aufeinander stehende Ebenen beurteilt werden können.

A.p.-Aufnahme

Bei dieser Aufnahme liegt die zu untersuchende Schulter flach der Röntgenkassette an, der Rücken ist der Kassette in einem 30–45°-Winkel zugewandt. Der Arm ist so weit außenrotiert, dass die Handfläche nach vorne zeigt. Der 20° nach kaudal geneigte Zentralstrahl zielt auf die Spitze des Proc. coracoideus.

Bei exakter Einstellung bildet sich die Gelenkpfannne der Schulter orthograd ab, vorderer und hinterer Pfannenrand überlagern sich. Diese Aufnahme erfolgt im Stehen (Abb. 3.2).

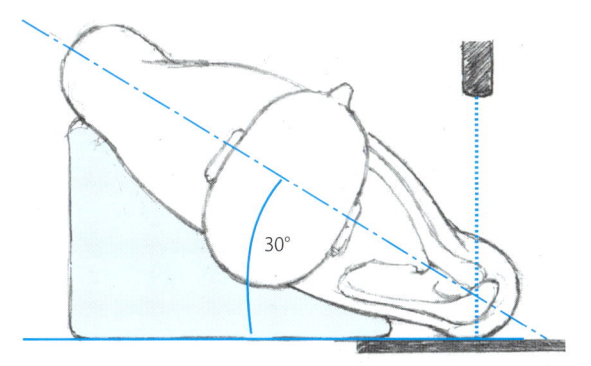

Abb. 3.2. a.p.-Röntgeneinstellung des glenohumeralen Gelenkes (Ansicht von oben)

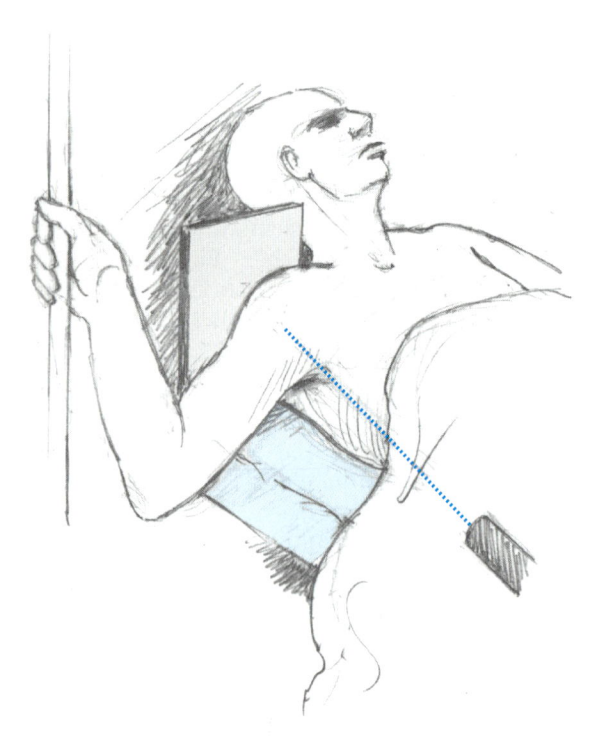

Abb. 3.3. Schultereinstellung im Liegen bei axialer Röntgenaufnahme

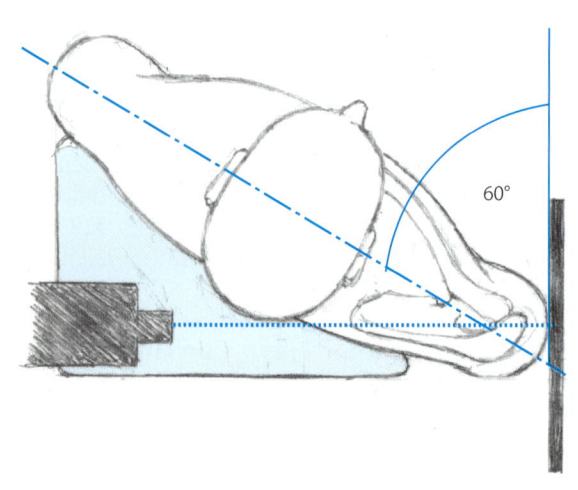

Abb. 3.4. Schultereinstellung bei der Y-Aufnahme (Ansicht von oben)

■ Axiale Aufnahme

Bei dieser Aufnahme sitzt der Patient seitlich am Röntgentisch und hält den zu untersuchenden Arm abduziert und im Ellenbogengelenk rechtwinklig gebeugt. Der Unterarm liegt parallel zur Tischplatte, der Oberkörper wird so weit über die Röntgenkassette geneigt, bis sich die Schulter auf die Mitte der Kassette projiziert. Der Zentralstrahl ist kraniokaudal gerichtet und weist auf die Mitte des Schultergelenkes.

Die axiale Aufnahme dient der Lagebestimmung des Kopfes zur Pfanne; eine evtl. vorliegende Instabilitätsrichtung ist klar zu bestimmen. Insbesondere die hintere Luxation, die in der a.p.-Aufnahme oft übersehen werden kann, wird hier dokumentiert.

Modifiziert im Liegen durchgeführt wird diese Untersuchung als „true axillary view" bezeichnet (Abb. 3.3). Der Patient liegt auf dem Rücken und hält den Arm 90° abduziert. Der Strahlengang verläuft nun kaudokranial und ist auf die Mitte der Axilla ausgerichtet. Die Röntgenkassette befindet sich kranial zur Schulter.

Ist die axiale Aufnahmetechnik aufgrund einer schmerzhaft fixierten Schulter oder eines angelegten Verbandes nicht durchführbar, so sind alternativ als zweite Ebene zur a.p.-Aufnahme folgende Möglichkeiten zu berücksichtigen.

■ Skapula-Y-Aufnahme nach Wijnbladh

Die Form der tangential abgebildeten Skapula gleicht einem Y und wurde erstmals 1935 von Wijnbladh als „Cavitas-enface-Aufnahme" beschrieben. Hierbei nahm der Patient jedoch nur eine Körperdrehung von 45° zum Stativ ein, wohingegen bei der regelrechten Einstelltechnik eine schräge Stellung zur Röntgenkassette mit einem nach ventral offenen Winkel von etwa 60° empfohlen wird. Der Zentralstrahl ist senkrecht auf die Gelenkpfanne und tangential zur Skapula eingerichtet (Abb. 3.4).

Auch diese Röntgenuntersuchung erlaubt eine Aussage über die örtliche Beziehung des Humeruskopfes zur Gelenkpfanne.

■ Velpeau-Aufnahme

Der Patient befindet sich hierbei rücklings am Röntgentischrand und neigt bei halb sitzender Position den Oberkörper etwa 30° nach hinten. Die Kassette liegt flach auf dem Röntgentisch und wird so nah wie möglich an den Patienten herangeführt, der Zentralstrahl ist von kranio-kaudal auf das Glenohumeralgelenk gerichtet (Abb. 3.5).

Mit dieser Technik ist die Lagebeziehung zwischen Caput humeri und Cavitas glenoidalis mit ausreichender Sicherheit zu beurteilen, auch wenn der Humeruskopf deutlich vergrößert er-

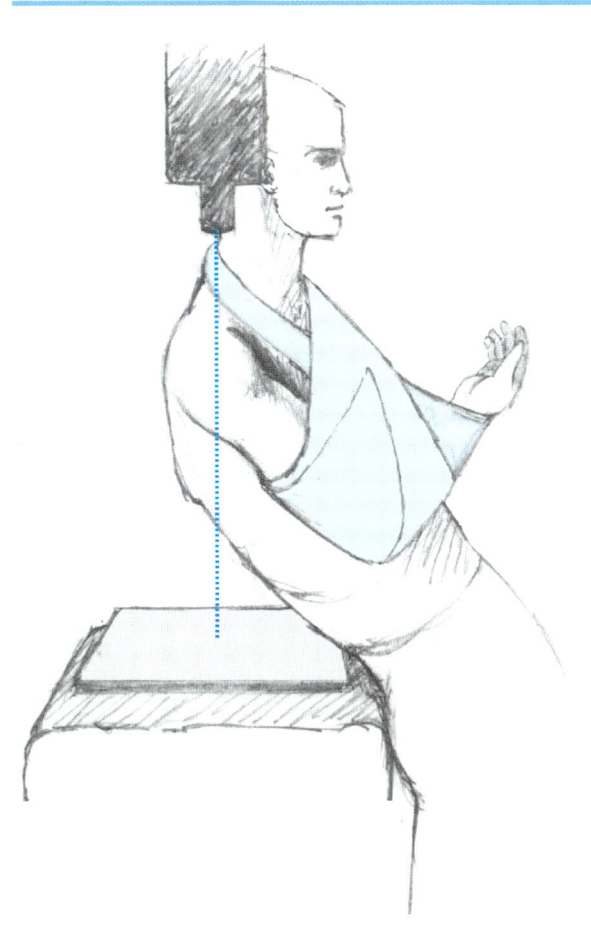

Abb. 3.5. Schultereinstellung zur Velpeau-Röntgenaufnahme

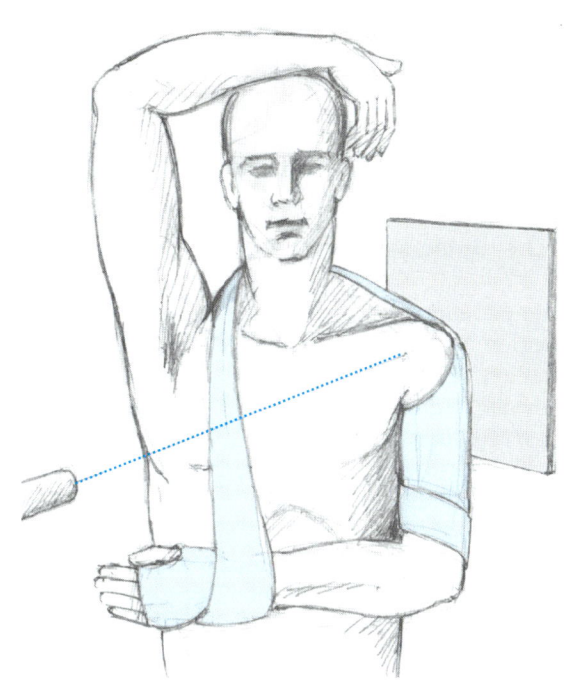

Abb. 3.6. Schultereinstellung zur transthorakalen Röntgenaufnahme nach Lawrence

scheint. Diese Aufnahme bietet sich an, wenn beide Arme im Verband fixiert sind.

Transthorakale Aufnahme nach Lawrence

Hier handelt es sich um eine heute weniger übliche Aufnahmetechnik, bei der der zu untersuchende Arm seitlich der Röntgenkassette zugewandt ist und die Hand des gegenseitigen Armes über dem Kopf gelagert wird. Der Oberkörper wird dabei leicht nach hinten gedreht (Abb. 3.6).

Pendelaufnahme und Angle-up-view

Die **Pendelaufnahme** nach Corradi und Del Moro sowie der **Angle-up-view** nach Bloom und Obata sind Schrägaufnahmen, die aufgrund ihrer verzerrenden Darstellung oft zu Fehlinterpretationen führen und daher in der klinischen Anwendung nur noch geringe Akzeptanz finden.

3.3 Ultraschall

Die sichere Beurteilung der periartikulären Weichteile des Schultergelenkes entgeht vielen der herkömmlichen bildgebenden Untersuchungsmethoden. Die früher oft durchgeführte Arthrographie hat durch die neuen bildgebenden Verfahren ihren Stellenwert völlig verloren. Demgegenüber hat die Schultersonographie mit der guten Möglichkeit einer hohen Gewebedifferenzierung und der fehlenden Invasivität eine große diagnostische Bedeutung erlangt.

Die Untersuchung erfolgt mittels eines 5-MHz-Linearschallkopfes in Real-Time-Technik; ein 7,5 MHz-Schallkopf kann bei gewünschter Nahfokussierung vorteilhaft sein. Alternativ bietet sich ein Multifrequenzschallkopf von 2,5–9 MHz mit unterschiedlicher Eindringtiefe an.

Rotatorenmanschettenläsionen finden sich hauptsächlich in der avaskulären Zone des Supraspinatussehnenansatzes sowie in der Region zwischen dem M. supraspinatus und dem M. subscapularis, in der die lange Bizepssehne intraartikulär verläuft. Bekanntermaßen ist die Schulterendoprothetik auch zu einem großen Teil Weichteilchirurgie, der Zustand der Rotatorenmanschette und das Ausmaß einer möglichen Schädigung sind mit Hilfe des Ultraschalls bereits präoperativ gut zu dokumentieren. Gleichzeitig können operationstaktische Überlegungen angestellt sowie das zu verwendete Endoprothesendesign festgelegt werden.

3.3.1 Untersuchungstechnik

Die Schultersonographie wird am sitzenden Patienten vorgenommen, wobei der Untersucher seitlich hinter der betroffenen Schulter steht. Sowohl Patient als auch Untersucher können so das Monitorbild beobachten. Der Patient sollte auf einem Stuhl ohne Lehne oder Rückenstütze sitzen, damit beide Arme problemlos seitlich am Körper vorbeigeführt oder auch auf den Rücken gelegt werden können. Bei der Bildausrichtung ist die sog. „Rechtsposition" zu bevorzugen (rechts = lateral, rechts = distal).

Die Untersuchung selbst läuft nach einem festen Schema ab. Hier hat sich der standardisierte Untersuchungsgang von ventral nach dorsal in den entsprechenden Schallebenen bewährt (Jerosch u. Marquardt 1993). In definierten Standard-Schnittebenen wird zunächst statisch, d. h. bei ruhendem Gelenk untersucht; anschließend erfolgt eine dynamische Betrachtung, der auch die Beurteilung des bewegten Gelenkes erfolgt. Der Seitenvergleich kann bei nicht eindeutigem Befund die Diagnosestellung erleichtern. Die Dokumentation orientiert sich an der Fragestellung, pathologische Befunde sind unabhängig davon immer festzuhalten. Die Geräteverstärkung sollte so gewählt werden, dass die Septen des M. deltoideus gerade noch als filiforme Echostreifen zu erkennen sind.

Zur Standardisierung der Untersuchungstechnik wurden bestimmte Schallkopfpositionen definiert. Diese werden hierbei im Wesentlichen aufgrund der anatomischen Lagebeschreibung in Relation zum Bewegungsapparat benannt. Eine flächendeckende Untersuchung des Schultergelenkes ist mit den folgenden Standardprojektionen durchzuführen:
- die anteriore Transversalebene,
- das korakoakromiale Fenster,
- die laterale Frontalebene,
- die posteriore Transversalebene.

Bei pathologischen Befunden in der jeweiligen Standardprojektion sollte dieser Befund in einer zweiten, senkrecht zur Hauptebene eingestellten Projektion ebenfalls dokumentiert werden.

Anteriore Transversalebene

Die **anteriore Transversalebene** wird ventral der Schulter in einem transversalen Schnitt über dem Sulcus intertubercularis aufgesucht. Sie bringt medial Anteile der Subskapularissehne bis zum Ansatz am Tuberculum minus und lateral die lange Bizepssehne zur Darstellung. Es erfolgt die Beurteilung der langen Bizepssehne im Sulcus bicipitalis, der medial vom Tuberculum minus und lateral vom Tuberculum majus begrenzt wird. In Außen- und Innenrotation ist das dynamische Verhalten der Subskapularissehne zu beurteilen.

Korakoakromiales Fenster

Das **korakoakromiale** Fenster wird aufgesucht, indem der Schallkopf lateral und parallel zum Verlauf des Lig. coracoacromiale auf der Schulterkontur aufgesetzt wird. In dieser Schallebene kann die Rotatorenmanschette zunächst in Neutralrotation des Armes, danach im Schürzengriff und schließlich in Außenrotation untersucht werden. Im entsprechenden sonografischen Bild erleichtern die echoreichen Grenzstrukturen des Processus coracoideus und der konvexbogig verlaufende Humeruskopf mit dem typischen dorsalen Schallschatten als knöcherne Bezugspunkte die Orientierung. Über der echoreichen Humeruskopfkontur findet sich der echoarme Gelenkknorpel, darüber mit mittelgradiger Echogenität die Rotatorenmanschette. Die obere Begrenzungsschicht der Manschette ist nicht vom unteren Blatt der Bursa subdeltoidea zu trennen und wird gemeinsam mit diesem als echoreicher Reflexbogen abgebildet. Über dieser gemeinsamen Grenzschicht ist ein schmaler echoarmer Saum zu erkennen, der der eigentlichen Bursa subdeltoidea entspricht. Darüber ist der bis auf die schmalen Muskelsepten echoarm erscheinende M. deltoideus abzugrenzen. Diese typische Schichtenfolge wird als *Radmuster* bezeichnet, bei dem die Humeruskopfkontur die Radfelge, die Rotatorenmanschette die Reifen und die Bursalinie die Lauffläche darstellen.

Laterale Frontalebene

In der **lateralen Frontalebene** ruht der Schallkopf medial auf dem Akromion und lateral auf dem M. deltoideus. Diese Position erlaubt besonders bei ‚das Gleitverhalten der Supraspinatussehne und den lateralen Anteil der Bursa subdeltoidea zu beurteilen. Weiterhin dient diese Position zur Dokumentation einer kranio-kaudalen Hypermobilität. Die Orientierung erfolgt an den typischen echoarmen Grenzschichten der Kortikalis von Akromion und Humeruskopf mit dorsalem Schallschatten. Auf dem Humeruskopf liegt nach lateral zu ihrem Ansatz am Tuberculum majus hin die sich bewegende Supraspinatussehne. Unter ihr ist echoarm der Gelenkknorpelsaum des Humeruskopfes zu erkennen. Über der Sehne kann das deutliche gemeinsame Echo der Bursa subdeltoidea und der unteren Faszie des M. deltoideus abgegrenzt werden.

Posteriore Transversalebene

In der **posterioren Transversalebene** wird der Schallkopf nach orientierender Palpation unmittelbar kaudal der Spina scapulae in horizontaler Ausrichtung angelegt. Die sich echoreich darstellende knöcherne Grenzschicht des posterioren Glenoids und der Humeruskontur sollte scharf abgegrenzt eingestellt werden. Auf der Glenoidkante ruht das dreieckige echoreiche Labrum glenoidale. Analog zur Radmusterkontur in den ventralen Schallebenen liegt der muskulotendinöse Anteil des M. infraspinatus in der dorsalen Transversalebene auf der Humeruskontur. Durch Außenrotation des Armes kann dieser statisch und dynamisch bis zu seinem Ansatz am Tuberculum majus dargestellt werden (Tabelle 3.1).

3.3.2 Pathologische Befunde

Reizzustände der **Bursa subdeltoidea** und der **Bursa subacromialis** sind anhand einer echoarmen Verbreiterung (sog. Doppelkontur) als sonografisches Bildkorrelat einer Ergussbildung zu erkennen. Eine akute Bursitis führt meistens zu massiveren Ergussmengen mit deutlicher Separation der Bursablätter.

Tabelle 3.1. Im Ultraschall darstellbare Strukturen

■ M. deltoideus	■ lange Bizepssehne
■ Fascia subdeltoidea	■ Sulcus bicipitalis
■ Bursa subacromialis	■ Humeruskopfkontur
■ Supraspinatussehne	■ Akromionkontur
■ Infraspinatussehne	■ Korakoidkontur
■ Subskapularissehne	■ Lig. coracoacromiale

Rupturzeichen der Rotatorenmanschette

Die **Rupturzeichen der Rotatorenmanschette** werden in 2 Kategorien eingeteilt. Man unterscheidet sog. sichere geometrische von unsicheren strukturellen Rupturzeichen:

Sichere geometrische Rupturzeichen
- Das **Fehlen der Rotatorenmanschette**: Der Ausdruck der Kopfglatze hat sich als Beschreibung einer Totalruptur der Rotatorenmanschette eingebürgert. Sonografisch fehlt hier über der Humeruskopfkontur das typische Radmuster der Manschette. Der M. deltoideus liegt der Humeruskopfkontur unmittelbar auf.
- Segmentale **Verschmälerung mit Konturumkehr**: Die segmentale Verschmälerung und Abflachung der Rotatorenmanschette um mehr als 50% der Gegenseite mit Konturumkehr des normalerweise konvexbogigen Verlaufes ist ebenfalls als sicheres Rupturzeichen einzustufen. Dies ist jedoch nicht so eindeutig wie beim Vorliegen einer vollständigen Kopfglatze. Man spricht von einer segmentalen Verschmälerung der Manschette, wenn medial und lateral des betroffenen Bezirkes die Sehnenplatte eine normale Breite aufweist. Das entscheidende Kriterium ist jedoch die Formumkehr der Manschettengrenze, also der Bereich mit einer konkaven Einsenkung der Sehnenstruktur.
- Der **Kalibersprung**: Als Sonderform einer Verschmälerung kommt es bei einem Kalibersprung der Supraspinatussehne zu einer Verschmälerung der Sehne, die bis nach lateral zum Ansatzpunkt reicht.
- Die **Stufenbildung**: Eine Stufenbildung in der Rotatorenmanschette mit Unterbrechung der echoreichen Bursagrenzlinie ist als sicheres Rupturzeichen nicht so häufig anzutreffen. Diese kann sowohl bei einer Teil- als auch bei einer Totalruptur der Manschette auftreten und findet sich vorzugsweise bei traumatischen Sehnendefekten.

Unsichere strukturelle Rupturzeichen
(Echogenitätsveränderungen)

Zu den unsicheren Zeichen einer Rotatorenmanschettenruptur zählen die Echogenitätsveränderungen der Sehnenstruktur, die nicht mit einer Veränderung der geometrischen Form einhergehen. Prinzipiell darf die Diagnose einer Ruptur der Rotatorensehnen nur gestellt werden, wenn in Form einer geometrischen Verän-

derung ein sicheres Rupturzeichen vorliegt. Eine Echogenitätsveränderung allein reicht dazu nicht aus.
- Hyperechogene Zonen in der **Supraspinatussehne** im korakoakromialen Fenster sind im Schürzengriff am sichersten festzustellen. Essenziell ist jedoch die Abgrenzung einer solchen echoreichen Zone zu einem vom häufig in der normalen, waagerecht eingeschallten Sehne auftretenden Zentralecho, zum anderen von der intratendinös verlaufenden langen Bizepssehne.
- Die **Kombination** einer echoreichen mit einer echoarmen Zone ist wesentlich häufiger anzutreffen als ein isolierter echoreicher Bezirk. Dieses Phänomen kann gelegentlich bei einer Tendinitis calcarea mit begleitender entzündlicher Komponente der Rotatorenmanschette auftreten.
- Hypoechogene Zonen in der **Rotatorenmanschette** können bursa- oder gelenkseitig sowie intratendinös liegen. Sie sind häufig mit geometrischen Veränderungen kombiniert.

Weitere pathologische Befunde

Eine **Ruptur der langen Bizepssehne** kann anhand eines Fehlens der normalen, echoreichen Sehnenstruktur im Sulcus intertubercularis in der anterioren Transversalebene diagnostiziert werden. Natürlich muss der Befund zusätzlich in der anterioren longitudinalen Ebene reproduziert werden. Eine **Bizepssehnentendinitis** führt im Allgemeinen zu einer vermehrten Flüssigkeitsbildung in der Bizepssehnenscheide. Die dann sonografisch nachweisbare Verbreiterung der Sehnenscheide imponiert in der anterioren Transversalebene als echoarmer Hof um die echogene Scheide herum („Bizeps-Halo"). Dieses Phänomen kann jedoch auch ohne jegliche Sehnenirritation durch einen in die Sehnenscheide fortgeleiteten Schultergelenkerguss entstehen und ist dann auf eine Pathologie des glenohumeralen Gelenkes selber zurückzuführen.

Eine **intraartikuläre Ergussbildung** des glenohumeralen Gelenks ist durch eine echoarme Verbreiterung des Kapselraumes hauptsächlich in der dorsalen Transversalebene gekennzeichnet. Die Ergussflüssigkeit wird häufig in die Bizepssehnenscheide fortgeleitet und führt dort zu dem bekannten Bizeps-Halo. Bei unklaren Reizzuständen der Schulter ist es möglich mit Hilfe der sonografischen Diagnostik intra- und extraartikuläre Flüssigkeitsansammlungen zu differenzieren.

Die Sonographie knöcherner oder – im Falle eines einliegenden Implantates – metallischer Oberflächen zur **Instabilitätsdiagnostik** erfordert eine andere Geräteeinstellung als bei Weichteiluntersuchungen, bei denen eine hohe Grauwertabstufung wichtig ist. An Knochen-Metall-Grenzen kommt es zu einer Maximalreflexion der Schallwellen, so dass eine echoreiche Darstellung resultiert. Die Stabilitätsuntersuchung des Glenohumeralgelenkes erfolgt in 2 Schallebenen. Anteriore und posteriore Instabilitäten oder gar manifeste (Sub-)Luxationen lassen sich in der posterioren Transversalebene erfassen. Die inferiore Instabilität ist durch einen Stresstest in der lateralen Frontalebene verifizierbar. Durch die Veränderung der normalen Humeruskopf-Glenoid-Relation sind sowohl das Ausmaß als auch die Richtung der Instabilität zu erkennen. Im Falle einer akuten oder chronischen Luxation kann die Humeruskopfposition in Relation zur Glenoidpfanne dargestellt werden. Bei **posterioren Luxationen** steht der Humeruskopf deutlich dorsal der Hinterkante der Fossa glenoidalis. Der Seitenvergleich mit der nicht betroffenen Schulter bestätigt auch dem sonografisch nicht erfahrenen Untersucher die Diagnose. Im Falle einer **anterioren Luxation** steht die dorsale Begrenzung des Humeruskopfes ventral der Glenoidhinterkante. Die **inferiore Gelenkinstabilität** wird in der lateralen Frontalebene durch den Sulkus-Test unter sonografischer Kontrolle untersucht. Als knöcherne Bezugspunkte dienen die echoreiche Akromionkontur sowie die medial im Schallschatten des Akromions verschwindende Humeruskopfkontur. Der Abstand von der Akromionoberkante bis zur Humeruskontur wird entlang des Akromion-Schallschattens zunächst in Neutralstellung des Armes gemessen. Entsprechend der klinischen Prüfung des Sulkus-Zeichens wird dann ein Distalstress am relaxierten Arm ausgeführt und ein zweites Messbild dokumentiert.

Die Sonographie der Schulter hat somit als nicht invasives bildgebendes Verfahren einen festen Platz im diagnostischen Spektrum bei Schultergelenkerkrankungen. Insbesondere vermag sie zwischen den einzelnen periartikulären Erkrankungen zu differenzieren. So ist z. B. die Treffsicherheit für Rotatorenmanschettenrupturen ähnlich hoch wie bei der Kernspintomographie, sofern eine Totalruptur mit Sehnenretraktion oder ein Defekt mit Substanzverlust vorliegt.

Flüssigkeitsansammlungen im Rahmen von Infektionen oder Hämatomen sind mit der Ultraschalldiagnostik ebenfalls sicher darstellbar.

3.4 Computertomographie

3.4.1 Nativ-CT

Die Computertomographie ermöglicht eine überlagerungsfreie und morphologisch exakte Darstellung komplexer ossärer Strukturen mit der üblichen transversalen Schnittführung. Die hoch auflösende CT mit dünnen Schichten hat sich bei traumatologischen Fragestellungen als weiterführende diagnostische Methode etabliert, sofern durch konventionelle Röntgenaufnahmen das Ausmaß einer Fraktur nicht sicher bestimmt werden kann. Im Rahmen der Schulterendoprothetik spielt das Nativ-CT somit vor allem bei der Frakturdiagnostik eine wichtige Rolle. Bei proximalen Humerusfrakturen erlaubt erst die Computertomographie die exakte Beurteilung der Fragmentstellung zueinander. Hierdurch kann zum einen die Indikation zum endoprothischen Ersatz gesichert werden, zum anderen erlaubt das präoperative CT eine exakte OP-Planung.

3.4.2 CT-Retroversionsbestimmung

Der Frage der individuell einzustellenden Retroversion spielt in der Schulterendoprothetik und hier insbesondere bei der Frakturprothese eine große Rolle. Eine exakte Bestimmung der Retroversion – evtl. auch der Gegenseite zum Vergleich – ist mit Hilfe der Computertomographie gut möglich.

3.4.3 Arthro-Computertomographie

Hauptindikation für die Durchführung einer Arthro-CT ist eine Schulterluxation. Die Verletzungen des Labrum glenoidale sind hierbei hervorragend darzustellen. Aber auch andere komplexe Schulterverletzungen wie z. B. Humeruskopffrakturen mit Gelenkbeteiligung, die den übrigen bildgebenden Verfahren entgehen, lassen sich gut dokumentieren. Im Rahmen der Endoprothetik spielt das Arthro-CT eher eine nachgeordnete Rolle.

3.4.4 Dreidimensionales Computertomogramm

Die für den Operateur entscheidende 3-dimensionale Information, insbesondere bei komplexen glenohumeralen Frakturen, ist im Nativ-CT nicht immer übersichtlich darzustellen. Eine bessere Abgrenzung der räumlichen Beziehungen ermöglicht eine 3-dimensionale Rekonstruktion (Uhrmeister et al. 1991). Neuere CT-Geräte bieten neben der konventionellen Untersuchungstechnik den Spiral-CT-Modus. Hierbei wird ein Körpervolumen unter kontinuierlicher Röhrenrotation und gleichzeitigem Tischvorschub abgetastet. Aus den mittels Spiral-CT gewonnenen Rohdaten werden Einzelbilder entsprechend der Fragestellung berechnet. Zusätzlich besteht die Möglichkeit, ohne erneute Messung das untersuchte Körpervolumen in multiplanaren Ebenen bzw. in verschiedenen Modalitäten 3-dimensional zu rekonstruieren.

Die 3-D-Bildgebung erlaubt verschiedene Wiedergabeverfahren der Daten aus dem untersuchten Volumen. Etabliert hat sich die Oberflächendarstellung („shaded surface display", SSD). Bei Wahl eines geeigneten Schwellenwertes werden Weichteile rechnerisch entfernt, so dass ein Bild der Oberfläche des enthaltenen Skelettabschnittes entsteht. Semiautomatisch lassen sich überlagernde Knochen subtrahieren. Das sog. „volume rendering" liefert durch Summation jedes Dichtewertes entlang der Projektionsstrahlen 3-dimensionale transparente Ansichten, die den konventionellen Röntgenbildern ähneln und durch die beliebige Projektionsrichtung die Übersichtlichkeit z. B. der Frakturdarstellung verbessern.

Allen Rekonstruktionsverfahren gemeinsam ist die Möglichkeit der übersichtlichen Darstellung komplexer anatomischer und pathologischer Verhältnisse. Die Rate nachgewiesener Frakturen wird aber gegenüber den konventionellen Schnittbildern nicht erhöht. Ebenso muss bei der 3-dimensionalen CT eine Beschränkung auf einen bestimmten Schwellenwert vorgenommen werden. Hieraus resultiert gegenüber der transversalen Schichtuntersuchung immer ein Informationsverlust; insbesondere lassen sich frakturbegleitende Weichteilprozesse wie beispielsweise Hämatome oder Muskelläsionen im 3-D-CT des Knochens nicht beurteilen. Da die Transversalschnitte Grundlage der 3-dimensionalen Rekonstruktion sind und durch den Schwellenwert bei der Bildgenerierung ein Informationsverlust eintritt, ist ein diagnostischer Zugewinn nicht zu erwarten. Die fehlende Darstellbarkeit pathologischer Weichteilveränderungen und die Beschränkung auf knöcherne Strukturen im 3-D-Bild hat zur Folge, dass dieses Verfahren nur eine Hilfestellung und Ergänzung zur transversalen CT bei der Bildauswertung bieten kann.

3.5 Kernspintomographie

Die Kernspintomographie sei hier nur zur Vervollständigung der präoperativ möglichen Diagnostik erwähnt, da sie nur selten indiziert ist. Bei der symptomatischen Humeruskopfnekrose kann durch dieses bildgebende Verfahren die Ausdehnung des betroffenen Bezirkes abgeschätzt werden (Abb. 3.7). Dies ist bei einer geplanten Kappenprothese besonders wichtig um abzuklären, ob genug vitaler Knochen zur sicheren Aufnahme des Implantates vorhanden ist oder ob doch eine Stielendoprothese erforderlich sein wird.

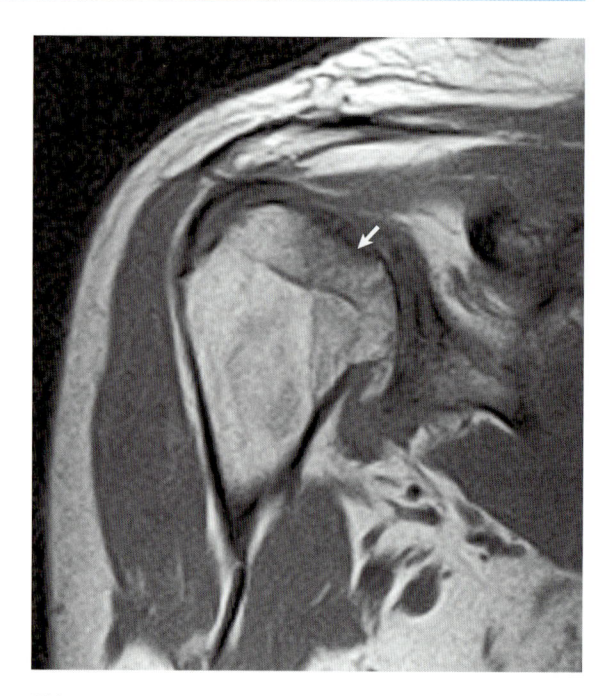

Abb. 3.7. Humeruskopfnekrose in der MRT (↙)

Eine Indikation zur MRT der Schulter nach erfolgter Implantation einer Arthroplastik besteht nicht, da aufgrund der erheblichen Artefaktbildung bei der z. Zt. zur Verfügung stehenden Technik keine sichere Aussage getroffen werden kann.

4 Präoperative Planung

4.1 Aus orthopädischer Sicht

Als Indikationen für den endoprothetischen Ersatz eines Schultergelenkes kommen aus orthopädischer Sicht v. a. degenerativ oder rheumatisch bedingte Schmerzzustände, klinisch symptomatische idiopathische Humeruskopfnekrosen, aber auch schmerzhafte Bewegungseinschränkungen sowie primäre Tumoren oder Metastasen im Oberarmkopfbereich infrage.

Hat sich im Rahmen der präoperativen Diagnostik eine der aufgeführten Indikationen unter Einbeziehung patientenspezifischer Daten wie Alter, Leidensdruck und auch Motivation zur postoperativen Rehabilitation ergeben, kann die Indikation zum alloarthroplastischen Ersatz gestellt werden. Im Rahmen der weiteren präoperativen Überlegungen ist zunächst zu entscheiden, ob eine Total- oder Hemiarthroplastik angestrebt wird. Gleichfalls ist festzulegen, welchem Prothesenmodell im jeweiligen Fall der Vorzug zu geben ist. Im Falle eines Knochentumors wird i. d. R. eine Tumorprothese implantiert, seit Einführung der modularen Implantate werden diese sogar vorzugsweise eingesetzt.

4.1.1 Prothesenkonzepte

Grundsätzlich stehen für Nicht-Tumorpatienten 2 unterschiedliche Prothesenkonzepte zur Verfügung:
- Die **formschlüssige verblockte (constrained) Endoprothese** ist ein komplett künstliches Gelenk, das unabhängig von einem intakten Muskel- oder Skelettaufbau die Stabilität sicherstellt. Der theoretische Vorteil der Stabilität eines formschlüssigen verkoppelten Implantates wird jedoch durch den Nachteil der Übertragung exzessiver Kräfte auf die Verankerung, besonders auf die Glenoidanteile, infrage gestellt: Die Lockerungsquoten sind erheblich.
- Der **unverblockte (non-constrained) Kopf- und Gelenkersatz** weist keine mechanische Verbindung der Komponenten zueinander auf. Der Gelenkschluss erfolgt dynamisch durch die Balance der angreifenden Kräfte bei intakter Muskelfunktion. Um Luxationen zu vermeiden ist die exakte Länge des Knochens sowie die sorgfältige Rekonstruktion der schulterumspannenden Weichteile unabdingbar. Die unverblockte Prothese ist die Methode der Wahl: Der Nachteil liegt jedoch darin, dass sie bei größeren Knochendefekten sowie bei insuffizienter Muskulatur weniger gute Resultate zeigt.

Einer Verkaufsstatistik (Habermeyer 1993) zufolge werden im deutschsprachigen Raum Teilendoprothesen deutlich häufiger implantiert als die entsprechenden Totalendoprothesen gleichen Bautyps. Der Anteil der verkauften Totalendoprothesen liege lediglich bei 20%.

Fällt jedoch der Entschluss zur Hemiarthroplastik, muss sichergestellt sein, dass die natürliche Gelenkpfanne intakt ist bzw. bei Knochentumoren keine Infiltration vorliegt. Die immer mehr in den Vordergrund tretenden Modularsysteme ermöglichen allerdings ein relativ einfaches Umsteigen von einer Hemi- auf eine Totalalloarthroplastik mit einer entsprechenden Glenoidkomponente. Bei dislozierten 4-Fragmentfrakturen des alten Patienten und osteoporotischem Knochen, Impressionsfrakturen mit 40–50%iger Zerstörung der Gelenkfläche des Humeruskopfes und auch bei avaskulären Nekrosen genügt bei intakter Gelenkpfanne i. d. R. eine Hemiarthroplastik. Sichere Kontraindikationen, die der Operateur vor Durchführung eines alloarthroplastischen Ersatzes auszuschließen hat, sind Infektionen, nicht reponierbare Rotatorenmanschettendefekte sowie eine kombinierte Paralyse der Rotatorenmanschette und des M. deltoideus.

Neben der korrekten Indikationsstellung und einer exakten Operationstechnik hängen die zu erzielende Stabilität und Beweglichkeit der Schulter in nicht zu unterschätzendem Maße von der postoperativ durchgeführten **Rehabilitation** ab: Hier sind Therapeut und Patient gleichermaßen gefordert. Ein präoperatives krankengymnastisches Programm zur Muskelkräftigung und Verbesserung der globalen muskulären Funktionen ist, sofern zeitlich machbar, eine gute Vorbereitung auf das anstehende Rehabilitationsprogramm. Zeichnet sich bereits präoperativ ab, dass der Patient diesbzgl. wenig oder gar nicht motiviert ist, so sollte der Operateur ernsthaft den Nutzen dieses Eingriffs infrage stellen.

4.1.2 Prothesengröße

Zur Ermittlung der richtigen **Prothesengröße** müssen zunächst Humeruskopf- und Glenoidverhältnisse bestimmt werden. Hierzu werden Röntgennativbilder der betroffenen Schulter benötigt:
- eine echte, auf den Gelenkspalt zentrierte a.p.-Aufnahme in neutraler Rotation (0°) sowie
- eine axiale Aufnahme.

In Ausnahmefällen ist auch eine CT-Aufnahme für die Planung des Glenoidersatzes notwendig.

In der Operationsanleitung zur Neer-II-Prothesenimplantation wird eine zusätzliche Mukhherjee-Sivaya-Aufnahme zur Beurteilung der Humeruskopftorsion empfohlen (Abb. 4.1). Dies erfordert jedoch eine große Erfahrung der Röntgenabteilung und ist in den meisten Fällen nicht ausreichend aussagefähig.

Mit Hilfe von transparenten Messschablonen (Templates), welche die jeweiligen Prothesenhersteller für ihre alloplastischen Modelle zur Verfügung stellen, werden die adäquate Humeruskopfgröße, der korrekte Schaftdurchmesser sowie die notwendige Schaftlänge ermittelt. Die Schablonen berücksichtigen bereits die bei Röntgenbildern übliche Vergrößerung von 1,10:1, so dass ein Umrechnen der Maße nicht mehr erforderlich wird (Abb. 4.2).

Das **Ausmessen des Kopfes** erfolgt so, dass im Röntgenbild vorerst entlang der Kopfperipherie eine Linie gezogen wird. Gelegentlich

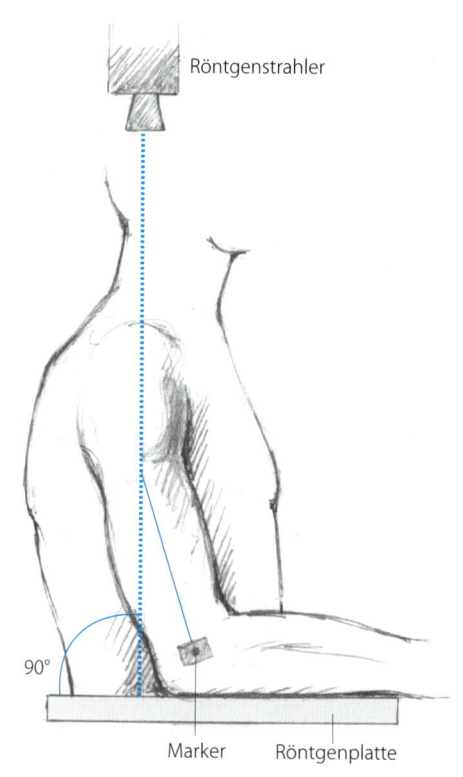

Abb. 4.1. Schematische Darstellung der Röntgeneinstellung nach Mukhherjee-Sivaya zur Beurteilung der Humeruskopftorsion

muss eine Vergleichsaufnahme der kontralateralen Seite erstellt werden, wenn die Form des geschädigten Humeruskopfes nicht genau bestimmt werden kann. Nun wird die entsprechende Schablone auf die a.-p. Aufnahme in 0° gelegt, dann mit der durch die Schablone sichtbaren Linie der passende Kopfdurchmesser gemessen. Dieser wird durch den Abstand vom Übergang Tuberculum majus-Humeruskopf zur Knorpel-Knochen-Grenze am Kalkar des Humerus bestimmt. Die Verbindungslinie dieser beiden Punkte repräsentiert die Resektionsebene. Besteht eine ausgeprägte Deformität des Kopfes, sollte die Operationsplanung an der gesunden Gegenseite durchgeführt werden.

Die **Größe des Prothesenschaftes** wird anhand der axialen Aufnahme ermittelt. Der Schaft soll den Markraum proximal und distal annähernd ausfüllen, damit ein bestmöglicher kraftschlüssiger Sitz der Prothese erzielt wird.

Bei **Tumorprothesen** ist zu empfehlen den nächst kleineren Kopf zu wählen, damit die Reinsertion und das Vernähen der Rotatorenmanschette leichter erfolgen kann. Die Schaftlänge bei Tumorprothesen ist so zu wählen, dass

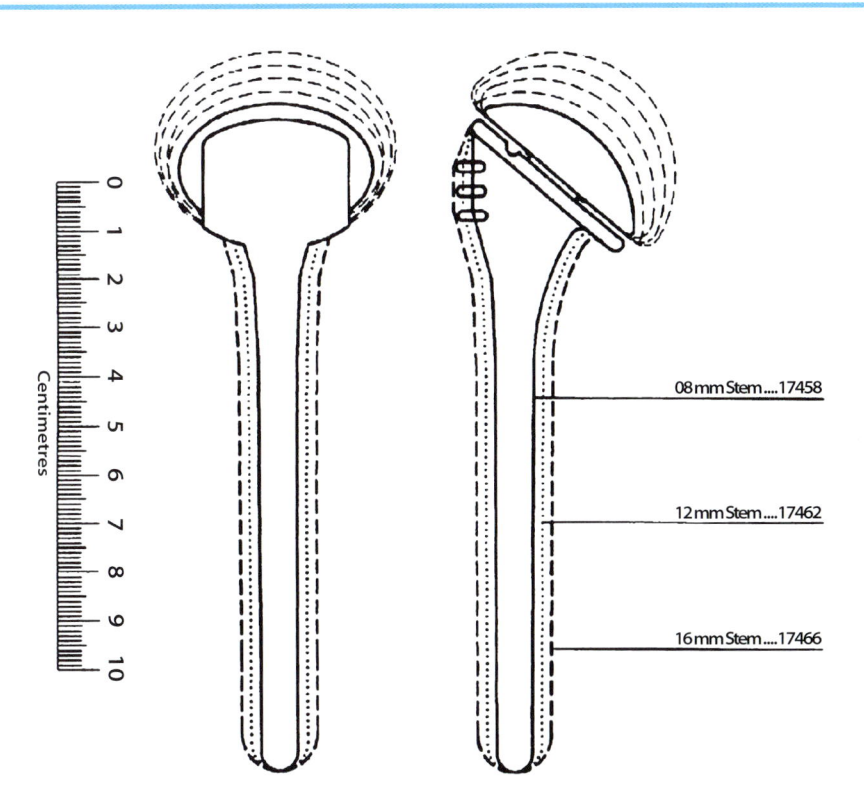

Abb. 4.2. Standardisierte Meßschablone zur perioperativen Größenbestimmung der zu verwendenden Schulterendoprothese

der Knochen zumindest 2,5 cm im Gesunden reseziert werden kann.

Bei **Totalendoprothesen** wird präoperativ in gleicher Form die Größe der zu implantierenden Pfannenkomponente mit Hilfe von Glenoid-Zeichenschablonen bestimmt. Auf dem axialen Röntgenbild und der CT-Aufnahme kann die Schulterpfanne sicher beurteilt werden. Liegt am dorsalen Teil des Glenoids ein Kochendefekt vor, muss dies durch Präparation mit einer Fräse korrigiert oder ein knöcherner Aufbau mit reseziertem Kopf vorgenommen werden.

Im Rahmen der präoperativen Planung muss berücksichtigt werden, dass selbst die reinen Polyethylenkomponenten in unterschiedlichen Höhen zur Verfügung stehen. Für den Glenoidersatz bieten unterschiedliche Hersteller oftmals zusätzlich sowohl eine Variante zur Zementfixation als auch eine zur zementfreien Verankerung (z. B. mit Schrauben) an.

4.1.3 Alloarthroplastik

Die alloarthroplastische Versorgung der Schulterpfanne ist nach wie vor in vieler Hinsicht problematisch. Sowohl die Indikation als auch das technische Vorgehen sind weiterhin umstritten. Die klinische Relevanz der Glenoidkomponente ist zunehmend in das Bewusstsein der Operateure gedrungen. Ein gehäuftes Auftreten periprothetischer Säume wurde zwar schon früh erkannt (Neer et al. 1982), allerdings wurde immer wieder argumentiert, dass diese Erscheinungen, welche entweder schon unmittelbar postoperativ oder sehr früh nach dem Eingriff zu beobachten waren, keinen progressiven Charakter aufweisen würden. Neuere Langzeituntersuchungen zeigen hingegen, dass diese initial als harmlos betrachteten Säume ein echtes klinisches Problem darstellen können (Torchia et al. 1997).

Schulterchirurgen, die im zunehmenden Maße mit den Problemen der symptomatischen Lockerung der Glenoidkomponente konfrontiert werden, wissen, dass der durch die Lockerung entstandene Defekt kaum oder nur mit großem Aufwand rekonstruiert werden kann.

Die Lockerung ist entgegen früherer Behauptungen ab einer gewissen Ausprägung durchaus als symptomatisch und schmerzhaft anzusehen (Torchia et al. 1997), wobei die Beschwerden zunächst überwiegend belastungsabhängig sind. Die Schmerzbilder treten initial bei Elevation des Armes im hinteren Schultergelenkbereich auf, eine Ausstrahlung findet sich bis hin zur

Skapulaspitze. Auf der anderen Seite ist der Verzicht auf die Verwendung einer Glenoidkomponente auch keine Lösung. Es ist von mehreren Autoren gezeigt worden, dass die frühen klinischen Ergebnisse, insbesondere in Bezug auf den Schmerz, nach einem Gleitersatz deutlich besser werden. Inzwischen gibt es demzufolge etablierte Indikationen für den Glenoidersatz (Rodosky u. Bigliani 1996). So würde z. B. ein nicht zentriertes, dorsal defizientes Glenoid zur sicheren Subluxation des Humeruskopfes mit entsprechend schlechter Schulterfunktion führen.

Die natürliche Schulter ist ein kraftschlüssiges Gelenk. Die knöchernen Formen sind – wie bereits dargestellt – nicht identisch, der Glenoidradius ist größer als der Humeruskopfradius. Die flexible Pfannenerweiterung führt durch das Labrum glenoidale, die randständig größere Dicke des Glenoidknorpels und die belastungsabhängige Deformation des Knorpels bewirken jedoch, dass tatsächlich eine flexible Formschlüssigkeit erreicht wird (Soslowsky 1992).

Ein die anatomische flache Form der Pfanne imitierendes künstliches Glenoid wird ebenso wie das natürliche Glenoid ohne Labrum und Knorpel nicht in der Lage sein, eine Führung des Humeruskopfes durch Formflüssigkeit zu erreichen, wie dies z. B. bei einem natürlichen oder künstlichen Hüftgelenk der Fall ist. Die Formschlüssigkeit verbessernde Strukturen analog dem natürlichen Labrum glenoidale sind bis heute technisch nicht reproduzierbar.

Die Möglichkeiten der Verankerung eines künstlichen Glenoids sind durch die zur Verfügung stehenden kleinen Flächen und Knochenvolumina begrenzt. Insofern führt jede Störung des Kraftflusses und -schlusses durch nicht korrigierte und irreparable Erkrankungen oder Verletzungen der Weichteilstabilisatoren zu einer exzentrischen Belastung der Pfanne, welche dann zwangsläufig zu einer frühzeitigen Lockerung führt. In dieser Situation ist somit von einem Pfannenersatz abzuraten, wenn die Ursachen nicht korrigierbar sind.

Es gibt allerdings Situationen mit groben Unregelmäßigkeiten der Pfanne oder bei Ausbildung sekundärer Rotationszentren, in denen man sich u. U. trotz Kenntnis dieser Situation und Lockerungsgefährdung zu einer Pfannenimplantation entschließen muss. Gleiches gilt für den Rheumatiker mit grober Pfannendeformität und Zentralisation durch medialen Abrieb und gleichzeitiger schwerer Rotatorenmanschetteninsuffizienz. Hier existieren bei der Entscheidung für oder gegen den Glenoidersatz oft nur schwer gegeneinander abzuwägende, konkurrierende Ziele.

Der Pfannenersatz bei Rheumatikern wird zusätzlich dadurch erschwert, dass das Glenoid ausgewalzt ist und der antero-posteriore Durchmesser im Durchschnitt um 6 mm zunimmt, allerdings etwa die Hälfte der Fläche nicht spongiös unterfüttert ist (Bullaji et al. 1994).

Weitere häufige Ursache einer biomechanischen Störung mit Dezentrierung des Gelenkes ist ein exzentrischer Abrieb der Pfanne. Beim Rheumatiker erfolgt dieser meist kranialmedial. Das Glenoid steht nach den meisten Literaturangaben gegenüber der Skapulalängsachse in einer leichten Retroversion. Die Angaben der meisten Autoren – entweder an anatomischen Präparaten erhoben oder mit dem CT gemessen – ergeben eine durchschnittliche normale Version des Glenoids gegenüber der Längsachse des Skapulakörpers von etwa 13° Retroversion bis 3° Anteversion (Resch et al. 1988). Sowohl Friedman et al. (1992) als auch Badet et al. (1995) fanden bei primärer Omarthrose den Retroversionswinkel des Glenoids gegenüber einem Kontrollkollektiv signifikant erhöht. Badet et al. (1995) konnten Gleiches auch für die rheumatoide Arthritis nachweisen.

Bei der Omarthrose wird durch eine präoperative CT-Untersuchung der Pfannenstatus nach Walch graduiert (Walch et al. 1999). Es gibt Arthroseformen, die in der Transversalebene zentriert sind (Typ A; nach Walch et al. 1999) wie solche mit Dezentrierung nach dorsal (Typ D). In solchen Fällen liegt ein verstärkter dorsaler Pfannenabrieb mit hinterer Pfanneninsuffizienz vor, in ausgeprägten Fällen sogar Bilder wie bei einer vermehrten Retroversion der Pfanne (Typ E) (Abb. 4.3). Der Pfannentypus kann im CT oder MRT bestimmt werden; beide Verfahren benötigt man nicht für die Operationsindikation, aber u. U. für die Operationsplanung.

Ein funktionell gutes bis sehr gutes Resultat ist nur durch eine den physiologischen Verhältnissen gerechte Implantation zu erwarten. Dazu gehören eine biomechanische Rezentrierung dezentrierter Gelenke, eine adäquate Torsion der Humeruskomponente und eine Version des Glenoids, ggf. eine Glenoidreorientierung sowie ein tribologisch einwandfreies Verhalten der Gelenkpartner.

Bei zentrierten Gelenken ohne randständigen Pfannenabrieb und ohne Sekundärpfannenbildung (Typ A) sind gute Ergebnisse auch ohne

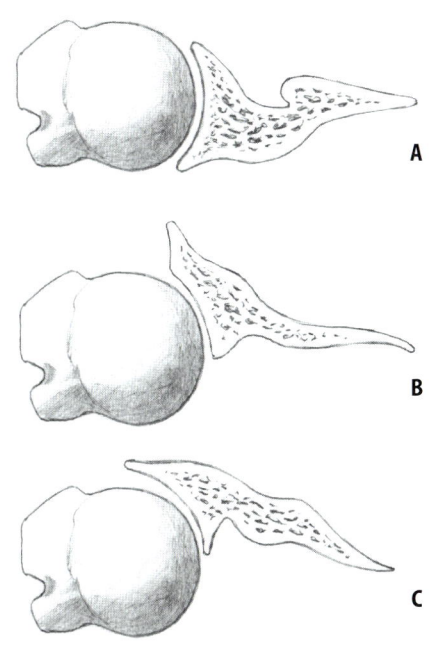

Abb. 4.3. Pfannentypisierung nach Walch et al. (1999). **Typ A**: konzentrische Sekundärpfanne; **Typ B**: massiv asymmetrische Abnutzung des hinteren Anteils der Gelenkfläche; **Typ C**: Retroversion des Glenoids von mehr als 25°

Pfannenersatz zu erwarten, wenn die Pfanne glatt eburnisiert ist. Bei ausgebildeten Sekundärpfannen und dorsalem Versatz (Typ D) sollte das Glenoid ersetzt werden. Dies gilt insbesondere, wenn sich dorsal ein zweites Rotationszentrum ausgebildet hat. Dabei ist ebenso wie bei primär pathologischer Retroversion des Glenoids über 25° (Typ E) operationstechnisch eine Korrektur der versionsbestimmenden Auflagefläche für das künstliche Glenoid notwendig.

Dezentrierte Gelenke vom Typ B und C finden sich bei der primären Omarthrose nach Badet et al. (1995) in 40% und nach Walch et al. (1998) in 45%. Die dorsale Dezentrierung ist als posteriorer Abrieb der morphologische Ausdruck einer gestörten horizontalen Kräftebalance, die die Operation möglichst beseitigen muss.

Bei Rheumatikern kann die schlechte Knochensubstanz zu einer vorzeitigen Pfannenlockerung führen, andererseits wurde von Boyd et al. (1991) gezeigt, dass die funktionellen Ergebnisse nach Implantation einer Totalendoprothese besser sind als nach Implantation einer Hemiprothese. Dies ist individuell gegeneinander abzuwägen.

Zementierter oder zementfreier Glenoidersatz

Der Glenoidersatz wurde im großen Rahmen erst von Neer in der ersten Hälfte der 70er Jahre eingeführt; er bestand initial aus Polyethylen. Die Verankerung im Schulterblatt erfolgte über einen Kiel, welcher in einem Schlitz einzementiert wurde. Fast alle Modelle der zweiten Generation verfügten über ähnliche Pfannen. Die ersten Versuche mit Metallrücken zeigten eine hohe Lockerungsrate von 30–70% mit radiologisch sichtbaren Lockerungssäumen.

Mit der sog. „global shoulder" nach Rockwood und Matsen wurde erstmals ein Pfannenmodell mit 4 Polyethylenfüßen anstelle des Kiels eingeführt. Diese Form der zementierten Verankerung wurde später bei vielen Endoprothesen der 3. Generation kopiert.

Die Pfanne der Biomet-modular-Endoprothese war die erste Entwicklung einer nicht zementierten Version. Ein mit 2 Schrauben primär fixierter, makrostrukturierter Metallrücken mit einem konischen Dorn diente als Träger eines als Press fit eingesetzten Polyethylenglenoids. Die Pfanne hatte einen größeren Radius als der Kopf und erlaubte somit Translationsbewegungen. Neuere Modelle verwendeten zur unzementierten Fixierung Hohlschraubensysteme (Univers-Prothese nach Habermeyer) oder Spreizdübel (Aequalis-Prothese). Ergebnisse von mehr als 5 Jahren mit aussagefähigen größeren Kollektiven liegen für den zementfreien Glenoidersatz – mit Ausnahme des Modells Biometmodular – bislang jedoch nicht vor. Vom Prothesentyp Aequalis wurde kürzlich vom Hersteller das unzementierte Glenoid vom Markt genommen. Es gibt bislang keinen Nachweis der Überlegenheit eines zementfreien Glenoidersatzes.

Die **individuelle Retrotorsion** sowie die bei manchen Systemen vorgesehene Exzentrizität (Offset) wird intraoperativ angepasst.

4.1.5 Autologe Hämotherapie

Aufgrund der Diskussion um die Sicherheit von Fremdblut oder Blutprodukten steigt stetig das Interesse an Eigenblutspenden oder Alternativverfahren, um den Einsatz von Fremdblut weitestgehend zu reduzieren. Ein Grundsatzurteil des Bundesgerichtshofes sieht vor, dass Patienten ausführlich über die Risiken einer Fremdblutübertragung aufgeklärt und auf die Mög-

Tabelle 4.1. Ausschlusskriterien für eine Eigenblutspende:

- septische Erkrankung
- Schwangerschaft
- Hb-Wert unter 12,5 g/dl (Männer)
- Hb-Wert unter 11,5 g/dl (Frauen)
- Gesamteiweiß <60 g/dl
- schlechter Allgemeinzustand
- Zeichen einer Hypovolämie
- Verwirrtheitszustand
- akute Infektion weniger als 48 h vor dem Eingriff
- Epilepsie
- hämatologische Erkrankungen
- manifeste Herzinsuffizienz
- Herzinfarkt innerhalb der letzten 3 Monate
- Aortenstenose
- instabile Angina pectoris
- höhergradige Herzrhythmusstörungen
- Bradyarrhythmie

lichkeit einer Autotransfusion hingewiesen werden müssen (Tabelle 4.1).

4.2 Aus traumatologischer Sicht

4.2.1 Bei frischen Frakturen

Bei frischen Humeruskopffrakturen sollte die Operation zum nächstmöglichen Zeitpunkt erfolgen. Sie muss nicht zwingend innerhalb der in der Unfallchirurgie bei frischen Frakturen üblichen 6-Stunden-Grenze vorgenommen worden, sollte jedoch innerhalb der ersten Tage erfolgen. Schwellung und Weichteilverhältnisse des Oberarmes sind zu berücksichtigen. Spannungsblasen stellen eine Kontraindikation zur Operation dar, nicht jedoch Frakturhämatome und ebenso wenig eine oft erhebliche Weichteilschwellung ohne Spannungsblasenbildung. Eine Frakturversorgung nach der ersten Woche führt zu deutlich schlechteren Resultaten, da sich hier bereits eine eindeutige Verschlechterung der Weichteilsituation eingestellt hat (Bosch 1996). Eine verzögerte Operation sollte bei der geplanten Primärversorgung unter allen Umständen vermieden werden.

Grundvoraussetzung für die Operation ist ein komplettes Sortiment an Humeruskopfprothesen einschließlich Modellen mit langen Schäften. Letztere dienen der Beherrschung der Komplikationen einer intraoperativen Schaftsprengung. Auch bei langstreckigen Frakturen, bei Fissuren bzw. Frakturausläufern nach kaudal kann durch Langschaftprothesen eine ausreichende Frakturversorgung und damit eine optimierte Stabilität des Humerusschaftes erreicht werden.

Die klinische Untersuchung ist aufgrund der Frakturstuation bisweilen nur sehr eingeschränkt möglich. Sie beschränkt sich auf die Erhebung des neurovaskulären Status, um entsprechende Traumafolgen sowie Vorschäden zu dokumentieren (z.B. Plexusschaden, N. axilla-

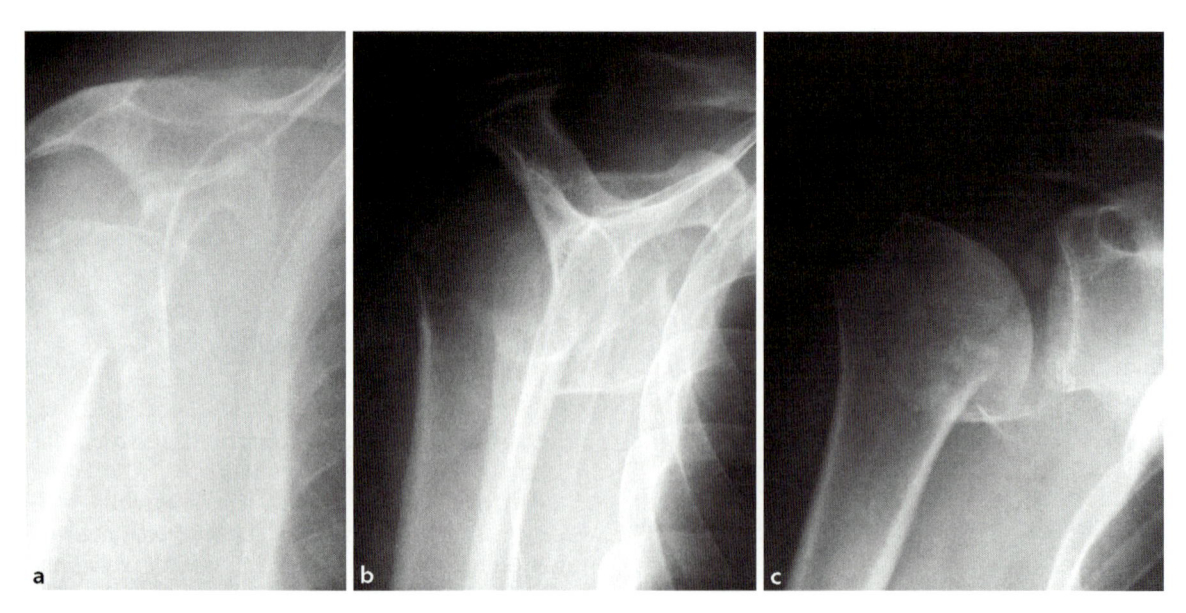

Abb. 4.4 a–c. Präoperative Röntgen-Trauma-Serie bei Humeruskopffraktur

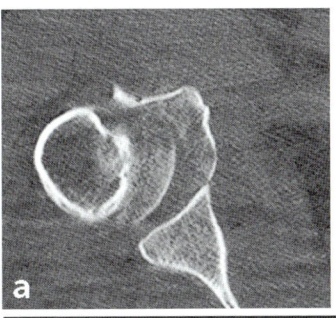

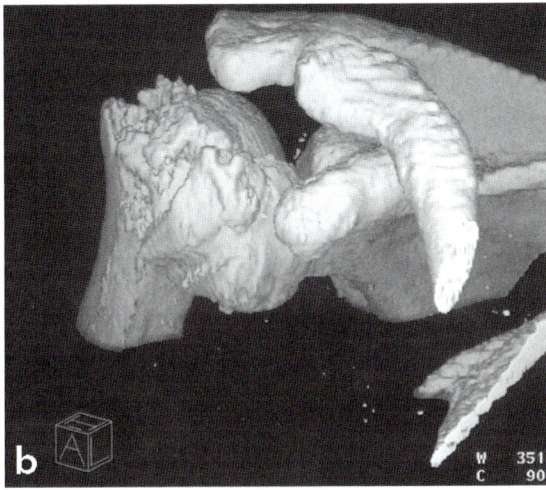

Abb. 4.5. CT (**a**) und 3-D-Rekonstruktion (**b**) einer proximalen Humerusfraktur

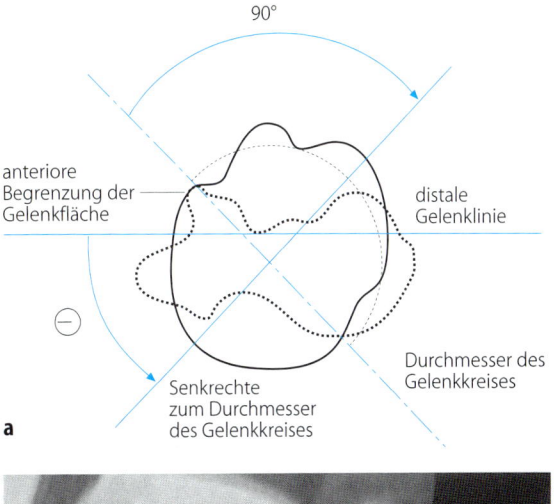

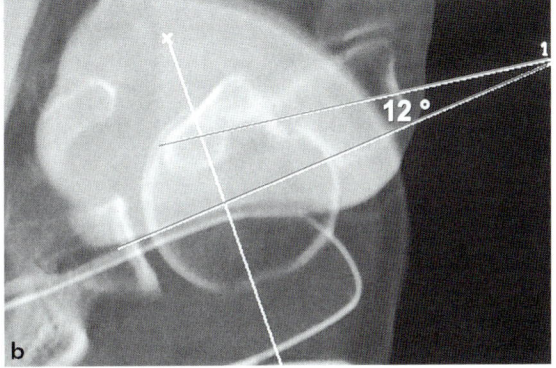

Abb. 4.6. Radiologische Retroversionsbestimmung. **a** Schematische Darstellung; **b** im Röntgenbild

ris-Läsion etc.). Wichtig ist eine eingehende Anamnese um bereits vorbestehende Bewegungseinschränkungen der betroffenen Schulter zu erfassen. Die radiologische Diagnostik umfasst Nativröntgenaufnahmen (Schulter: „true-a.p.-view" und axial oder, falls axial nicht möglich, transthorakal oder besser durchleuchtungsgezielt nach Bigliani (= Outlet-Aufnahme, = Y-Aufnahme)) (Abb. 4.4). Die sog. 2. Ebene zum „true-a.p.-view" stellt nicht die transthorakale Aufnahme dar, sondern die 90° zum „true-a.p.-view" eingestellte Y-Aufnahme. Diese ergibt die korrekte 2. Ebene wieder und kommt in unserer Klinik routinemäßig zum Einsatz. Im Zweifelsfall sollten auch Vergleichsaufnahmen der Gegenseite angefertigt werden. Diese können zur Kopfgrößenbestimmung hilfreich sein.

Zur präoperativen Planung gehört bei unklaren Fällen eine Computertomographie der betroffenen Schulter. Die 3-D-Rekonstruktion ist sehr hilfreich, um die Fragmente zu lokalisieren und den Dislokationsgrad bereits präoperativ zu erfassen. Die Computertomographie hilft bei der Indikationsstellung und auch bei der Planung des Eingriffes (Abb. 4.5 a, b). Gerade bei jüngeren Menschen kann somit abgeschätzt werden, inwieweit ein Osteosyntheseversuch noch gerechtfertigt scheint, oder ob hier evtl. doch besser primär ein prothetischer Ersatz durchgeführt werden sollte. Präoperative Retroversionswinkelbestimmungen (Abb. 4.6 a, b), konventionell oder mittels des Computertomogramms, werden im klinischen Alltag derzeit nicht für erforderlich gehalten. Hier genügt die intraoperative Orientierung an klinischen Orientierungspunkten.

In seltenen Fällen ist beim Verdacht auf Begleitverletzungen der Gefäße eine Angiographie indiziert (Abb. 4.7 a, b).

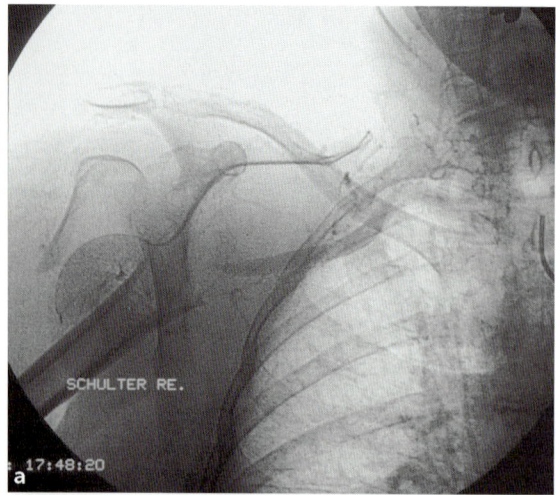

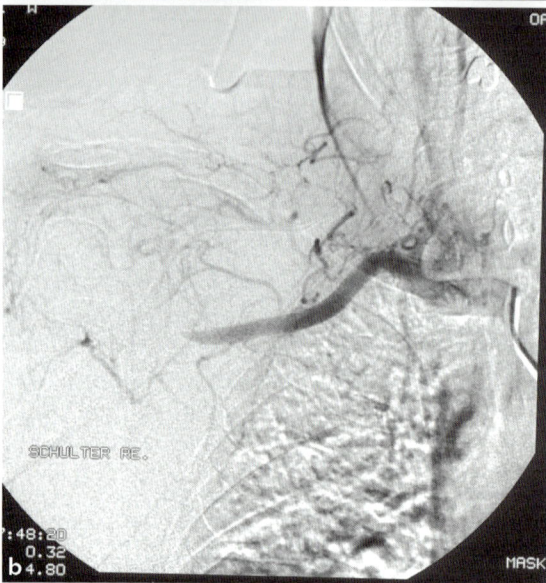

Abb. 4.7 a, b. Präoperative Angiographie bei V. a. begleitende Gefäßverletzung

4.2.2 Bei veralteten Frakturen

Bei veralteten Frakturen am proximalen Humerus sind Qualität und Beschaffenheit der Weichteile von entscheidender Bedeutung für das Gelingen einer Humeruskopfprothese. Die Prognose wird zum einen von der Ausprägung von Kontrakturen im Bereich des Schultergelenkes, zum anderen von der muskulären Atrophie bestimmt. Grundsätzlich sollte mit der Indikationsstellung zur Endoprothese nicht bis zur Ausbildung schwerer Kontrakturen oder muskulärer Atrophien gewartet werden, da sonst ein bzgl. des Bewegungsumfanges und der Kraftentfaltung schlechtes Resultat vorprogrammiert wäre.

Bei posttraumatischen Arthrosen sollte eine Destruktion der Gelenkpfanne ebenfalls nicht abgewartet werden, da ein prothetischer Ersatz der Pfanne gerade bei der häufigen Koinzidenz mit Rotatorenmanschettenrupturen in diesem Patientenkollektiv zu einer frühzeitigen Auslockerung des Gelenkpfannenersatzes aufgrund eines Höhertretens des Prothesenkopfes führen kann („rocking horse"-Effekt). Dieses Phänomen kann neben dem Manschettendefekt und dem konsekutiven Höhertreten des Humeruskopfes auch eine verkehrte Paarung von Kopfkalotte und Glenoid als Ursache haben. Das sog. Missmatch zwischen Radius der Kalotte und dem des Glenoids ist bei allen aktuellen Endoprothesenmodellen Grundlage der Vermeidung dieser Problematik.

Die Anamnese ist extrem wichtig, um vorbestehende Rotatorenmanschetten-Läsionen nicht zu übersehen und in das Planungskonzept bzgl. des geeigneten Prothesentyps und des Zugangsweges mit einzubeziehen. Bei dieser Fragestellung ist die Kernspintomographie, aber auch die Sonographie geeignet. Die klinische Untersuchung umfasst bei veralteten Frakturen neben der Dokumentation des aktiven und ggf. auch des passiven Bewegungsumfanges die Prüfung der Muskelkraft; Impingement-Tests und Instabilitätsprüfungen schließen sich an. Auch hier sollte wiederum genau nach neurovaskulären Ausfällen gefahndet werden.

Bei der verhakten Schultergelenksluxation ist die präoperative Abklärung mittels CT unabdingbar, da nur diese Untersuchung Klarheit über die Notwendigkeit eines Pfannenaufbaus bzw. -ersatzes schafft. Die Entnahme eines hierfür erforderlichen kortiko-spongiösen Spanes aus dem vorderen Darmbeinkamm muss bzgl. Aufklärung, Lagerung und Abdeckung des Patienten bedacht und geplant werden. Bei der symptomatischen posttraumatischen Humeruskopfnekrose kann durch die Kernspintomographie das Ausmaß der Nekrose abgeschätzt werden. Dies ist besonders wichtig, wenn eine Kappenprothese geplant ist, um abzuklären, ob genügend vitaler Knochen zur sicheren Aufnahme des Implantates vorhanden ist oder ob eine Stielprothese erforderlich werden wird. Bei fehlender Rotatorenmanschette ist bei aktiven Patienten die Implantation einer inversen Prothese (Grammont-Prothese) zu diskutieren, um so bei fehlender Rotatorenmanschette eine dauerhafte Insuffizienz der Kopfdepressoren und damit eine funktionelle bewegungsunfähige Situation im

Schultergelenk zu kompensieren. Bei veralteten Fraktursituationen ist neben der korrekten radiologischen Dokumentation in 2 Ebenen eine Computertomographie hilfreich und sollte in jedem Falle zur Operationsplanung durchgeführt werden.

4.2.3 Beim Endoprothesenwechsel

Beim Endoprothesenwechsel ist der septische vom aseptischen Austauscheingriff zu differenzieren. Wird in seltenen Fällen ein **aseptischer Wechsel** notwendig, so sollte sich der Operateur mit den implantatspezifischen Besonderheiten der einliegenden Endoprothese vertraut machen. Oftmals sind spezielle Instrumente zum Ein- bzw. Ausbau notwendig. Diese sollten dann im Vorfeld von der jeweiligen Firma angefordert werden.

Beim **septischen Wechsel** gelten die allgemeinen Regeln wie in der septischen Hüft- und Knieendoprothetik auch. Hier ist ein zweizeitiges Vorgehen unbedingt empfehlenswert. Präoperativ kann schon mit Hilfe einer Punktion eine Keimisolierung versucht werden. Ist dies möglich, kann bereits zur Operation die adäquate Antibiose verordnet werden. Ist dies nicht der Fall, so sollte zunächst unspezifisch mit einem auf Staphylokokken wirksamen Antibiotikum begonnen werden. Dieses wird dann jedoch erst nach Materialgewinnung für die Mikrobiologie und Pathologie verabreicht um die mikrobiologische Austestung zu erleichtern. Das Gelenk wird jetzt durch den bereits vorgegebenen Zugang eröffnet, alle Prothesenanteile werden sorgfältig entfernt. Weiterhin muss das als potenziell infiziert anzusehende Gewebe komplett debridiert werden. Dies kann erleichtert werden, wenn ein evtl. vorliegender Fistelgang mit Methylenblau aufgefüllt wird.

Beim **zweizeitigen Vorgehen** wird dann zunächst ein **Platzhalter (Spacer)** mit Antibiotikaketten (z. B. Septopal-Ketten) sowie antibiotikahaltigem Zement eingesetzt. Nach Sanierung des Infektes und Rückgang der systemischen Infektzeichen erfolgt dann in einem zweiten Eingriff die erneute Versorgung mit einer Schulterendoprothese.

5 Patientenaufklärung

Der **Zeitpunkt** der Operationsaufklärung ist so zu wählen, dass der Patient noch im Besitz seiner vollen Entscheidungsfähigkeit ist. Von Vorteil ist es, wenn der Operateur selber die Aufklärung durchführen kann. Sofern die Operationsdringlichkeit es erlaubt, sollte dem Patienten genügend Zeit zur Überlegung eingeräumt werden.

Zur **Dokumentation** des vorgenommenen Aufklärungsgespräches liegen vorgefertigte Einwilligungsbögen vor, auf denen die Patienten die für den Eingriff notwendige schriftliche Zustimmung abgeben können (z. B. Perimed-Dokumentationsbögen). Neben der notwendigen Dokumentation des Aufklärungsgespräches dienen die Bögen auch der Information des Patienten. Verständlich werden die Art des Eingriffes sowie mögliche Komplikationen aufgeführt. Anhand allgemeiner Fragen über z. B. Herzkreislauf- und Stoffwechselsystem wird der Patient nochmals angeregt, möglicherweise bislang nicht für relevant erachtete Erkrankungen mit dem Operateur und/oder dem Anästhesisten zu besprechen. Des Weiteren ist bei **ausländischen Patienten** darauf zu achten, dass bei Verständigungsschwierigkeiten ein sprachkundiger Übersetzer hinzugezogen wird, um über die Risiken der geplanten Operation zu informieren.

Die Patientenaufklärung ist aufgrund der Vielzahl der zur Prothesenimplantation führenden Indikationen ebenfalls sehr variabel und individuell zu gestalten. Außerdem sind dem Patienten **alternative Therapiemöglichkeiten** zu unterbreiten. So ist ein älterer Patient mit einer Luxationstrümmerfraktur auf die Möglichkeit einer primären osteosynthetischen Versorgung hinzuweisen, in gleichem Zuge sollte er jedoch mit den schlechten Ergebnissen und der häufig notwendig werdenden sekundären Alloarthroplastik vertraut gemacht werden. Im Rahmen der Aufklärung sollte erarbeitet werden, in welchem Maße die Endoprothetik von Nutzen ist und mit welchen funktionellen Einschränkungen der Patient evtl. zu rechnen hat. Auch hier ist die individuelle Bandbreite des Aufklärungsgespräches durch die jeweilige Indikation festgelegt. Liegt bei dem Patienten z. B. ein ossär metastasierendes Malignom vor, bei dem bereits der Primärtumor nicht in toto exstirpiert werden kann, so ist vorzugsweise ein palliativer Eingriff zu planen, der dem Patienten während der ihm noch verbleibenden Lebensspanne eine gebrauchsfähige Extremität erhält.

Wie bereits erwähnt, hängt das Ausmaß des Therapieerfolges nicht unbeträchtlich von der Motivation des Patienten zur Nachbehandlung ab. Daher ist präoperativ mit Nachdruck zu verdeutlichen, dass postoperativ eine umfangreiche und **lang dauernde Rehabilitation** erfolgen muss, zu deren Effektivität die Mitarbeit des Patienten unabdingbar erforderlich ist.

Wie bei allen Aufklärungsgesprächen ist der Patient auf die möglichen Komplikationen des Eingriffes hinzuweisen und das Ausmaß des zu erwartenden Therapieerfolges zu umreißen.

Wie bei allen operativen Eingriffen kann es trotz Einhaltung steriler Kautelen zu **Wundinfektionen** kommen. Die Verwendung eines großen Fremdkörpers bei der Implantation eines Kunstgelenkes ist ohnehin mit einem erhöhten Infektionsrisiko verbunden. Unterschieden werden oberflächliche und tiefe Wundinfektionen. Erstere heilen unter entsprechender lokaler Behandlung meist folgenlos ab. Tiefe Gelenkkontaminationen sind problematischer, es kann sogar zur Knocheninfektion kommen. Hier wird in den allermeisten Fällen eine Revision mit Explantation der Prothese zwingend notwendig. Eine chronisch persistierende Osteomyelitis kann eine erneute Prothesenimplantation unmöglich machen. Eine Amputation der Extremität könnte zwar theoretisch notwendig werden, sollte jedoch die absolute Ausnahme bleiben.

Zu den ebenfalls häufigen Komplikationen zählt die **aseptische Prothesenlockerung**, wobei es sich fast ausschließlich um ein Versagen der Glenoidkomponente handelt. Hierbei ist auf die thermisch-toxischen Schädigungen bei Verwendung von Knochenzement hinzuweisen, auch die Schrumpfung der Zementmasse im Laufe der Jahre im Sinne einer Alterung ist zu erwähnen.

Typisch für kraftschlüssige Schultergelenksendoprothesen sind die verschiedenen Formen von **Luxationen**, die in etwa 25% aller Fälle zu verzeichnen sind. Je nach Intensität und Häufigkeit der Luxationsereignisse kann die Notwendigkeit zur Revision bestehen.

Eine iatrogene **Schädigung des N. axillaris** einschließlich des **Plexus brachialis** ist denkbar, was mit einer unteren Subluxationsneigung einhergehen kann. Mit Rückbildung der Axillarislähmung kann auch die Luxationsneigung sistieren. Sind Hautnerven durch die vorliegende Verletzung oder den gesetzten Hautschnitt durchtrennt, können **Sensibilitätsstörungen** und Missempfindungen verbleiben.

Neben Nervenschädigungen sind auch **Gefäßverletzungen** denkbar; eine bereits primär schlechte Durchblutungssituation, z. B. im Falle einer Luxationstrümmerfraktur, kann abermals verschlechtert werden und letztendlich sogar eine Amputation erforderlich machen. Kam es intraoperativ zu einem vermehrten Blutverlust, muss gegebenenfalls eine **Bluttransfusion** erfolgen.

Eine Einschränkung der Funktionsfähigkeit des Kunstgelenkes ist bei ausgeprägter **periartikulärer Ossifikation** zu befürchten. Ein Zweiteingriff zur Entfernung der Verkalkungen kann sinnvoll sein, eine Revision der Prothese wird in diesen Fällen nicht erforderlich werden.

Hingewiesen werden sollte der Patient auch auf die Möglichkeit einer sich ausbildenden **Kontraktur** im Schulter-, Ellenbogen- und/oder Handgelenksbereich sowie eines möglichen **Algodystrophie-Syndromes**.

Die Komplikation einer **intraoperativen Humerusfraktur** im Zuge des Einbringens des Schaftanteiles der Endoprothese ist ebenfalls zu erwähnen. Handelt es sich um dislozierte Frakturen, sind diese durch operative Maßnahmen zu stabilisieren. Das weitere Procedere ist abhängig von der Festigkeit des frakturierten Knochenteiles. Letztlich ist der Patient, bei dem eine Hemiarthroplastik vorgenommen werden soll, darauf hinzuweisen, dass bei fortschreitenden degenerativen Veränderungen der Gelenkkpfanne mit den heutigen modularen Systemen eine unproblematische Ergänzung durch eine Glenoidkomponente erfolgen kann, ohne dass die Humeruskopfprothese revidiert werden müsste.

Ein wichtiger Hinweis bzgl. der temporären Kopfablösung im Falle der Revision einer modularen Hemiprothese muss jedoch unbedingt bedacht werden. Wird der Prothesenkopf vom Schaftanteil getrennt und anschließend nochmals aufgesetzt, reduziert sich die Kraft zum Ablösen des Kopfes deutlich, so dass theoretisch im Weiteren eine Dekonnektion zwischen Schaft und Kopf begünstigt werden kann. Die Firmen weisen auf diesen Sachverhalt hin und übernehmen keine Haftung. Der Operateur selbst muss entscheiden, ob ein Wechsel des Schaftes in einer solchen Situation notwendig ist oder ob der Steckkopf nochmals aufgeschlagen werden kann. Dies sollte im Aufklärungsgespräch mit dem Patienten unbedingt berücksichtigt und schriftlich vermerkt werden.

Zusammenfassend sind die folgenden Punkte besonders wichtig:
- rechtzeitige Aufklärung,
- inhaltlich vollständige Aufklärung,
- inhaltlich verständliche Aufklärung,
- Aufklärung über Behandlungsalternativen,
- Berücksichtigung der möglichen Komplikationen.

Im Folgenden findet sich ein exemplarisches Beispiel, wie ein Aufklärungsformular konzipiert sein könnte:

Liebe Patientin, lieber Patient,

die Untersuchung ergab eine schwere Erkrankung Ihres Schultergelenkes. Es soll deshalb durch ein künstliches Gelenk ersetzt werden. Vor der Operation wird die Ärztin/der Arzt mit Ihnen über die Notwendigkeit sowie Möglichkeiten der Behandlung sprechen und Ihnen auch Alternativen erläutern. Sie müssen nahe liegende, typische Risiken und Folgen des geplanten Eingriffes kennen, damit Sie sich entscheiden können. Dieses Aufklärungsblatt soll Ihnen helfen, sich auf das Gespräch vorzubereiten.

Wie ist das Schultergelenk aufgebaut?
Das Schultergelenk ist ein Kugelgelenk und wird vom Oberarmkopf und der Schultergelenkspfanne am Schulterblatt gebildet. Es ist das beweglichste Gelenk des menschlichen Körpers und wird passiv durch die Gelenkkapsel und Gelenkbänder stabilisert. Zusätzlich ist jedoch unbedingt eine aktive Gelenksicherung durch die umspannende Muskulatur nötig. Dies erlaubt zwar einen ausgesprochen großen Bewegungsspielraum, führt jedoch bei Verletzungen der Muskulatur oder der Sehnen schnell zu ungünstigen Auswirkungen auf das Gelenk bis hin zum Verschleiß. Die Ernährung des sehr empfindlichen Gelenkknorpels erfolgt über die Gelenkschleimhaut und die Gelenkflüssigkeit.

Warum ist ein künstliches Schultergelenk notwendig?
Die Beweglichkeit Ihres Schultergelenkes ist stark eingeschränkt, Bewegungen bereiten Ihnen große Schmerzen, und ganz besonders wird Sie der Nachtschmerz plagen. Die Ursache dafür kann in einer Abnutzung des Gelenkes (Arthrose) aufgrund des Alters bzw. einer Veranlagung liegen. Auch Verletzungen wie komplizierte Oberarmkopfbrüche, entzündliche Veränderungen (z. B. Rheuma), Ernährungsstörungen des Oberarmkopfes oder lange Zeit bestehende Sehnenrisse können das Gelenk so zerstören, dass ein künstlicher Ersatz notwendig ist. Medikamente und andere Behandlungsmaßnahmen bieten weder die Aussicht auf Heilung noch auf Besserung. Auch eine gelenkerhaltende Operation ist nicht möglich. Alternativen für ein künstliches Gelenk stellen eine Versteifung oder eine vollständige Entfernung der gegeneinander reibenden Gelenkanteile dar. Beide Möglichkeiten sind für Sie jedoch nicht geeignet.

Die Ärztin/der Arzt empfiehlt Ihnen deshalb, das kranke Gelenk durch ein künstliches Gelenk ersetzen zu lassen.

Wie wird die Operation durchgeführt?
Zunächst wird das Schultergelenk von vorne operativ freigelegt und für den Gelenkersatz vorbereitet. Es gibt dann verschiedene Vorgehensweisen:
- **Totalendoprothese (TEP):** Sowohl der Oberarmkopf als auch die Schulterpfanne am Schulterblatt werden ersetzt. Dieses ist jedoch nur selten notwendig.
- **Hemiprothese:** Wenn nur der Oberarmkopf zerstört ist, wird nur dieser unter Erhaltung der natürlichen Gelenkpfanne ersetzt.

Hierbei wird der Oberarmkopf häufig mit einem Stiel im Schaft des Oberarmknochens verankert. Sowohl der Stiel als auch die Pfanne können mit „Knochenzement", einem Kunststoff, der schnell hart wird, im Oberarmknochen und im Schulterblatt verankert werden.

Das Gelenk ist schon nach kurzer Zeit wieder belastbar. Wird die Schultergelenksendoprothese ohne „Knochenzement" eingesetzt, verwächst der Knochen innerhalb einiger Monate mit der Endoprothese. Sie können das Gelenk jedoch auch hierbei bereits schon früher, nach einigen Wochen, wieder bewegen und belasten.

Nach einer gründlichen Abwägung der Vor- und Nachteile der einzelnen Methoden, unter Berücksichtigung Ihres Alters und des besonderen Zustandes Ihres Schultergelenkes, rät Ihnen die Ärztin/der Arzt zu der in Ihrem Fall am besten geeigneten Vorgehensweise. Im Aufklärungsgespräch wird sie/er Ihnen diese Empfehlung näher erläutern.

Welches Betäubungsverfahren wird eingesetzt?
Der vorgesehene Eingriff wird in Vollnarkose oder Regionalbetäubung durchgeführt. Über die Einzelheiten und Risiken des Betäubungsverfahrens klärt Sie der/die Anästhesist/in gesondert auf.

Allgemeine Gefahren operativer Eingriffe?
Das Risiko ärztlicher Eingriffe wird durch die körperliche Verfassung und evtl. bestehende Vorschäden beeinflusst. Um Gefahrenquellen rechtzeitig zu erkennen, bitten wir Sie, folgende Fragen zu beantworten:

1. Sind **Störungen des Stoffwechsels** (z. B. Zuckerkrankheit) oder **wichtiger Organe** (Kreislauf, Herz, Nieren, Leber, Lungen, Schilddrüse, Nervensystem) bekannt? ☐ nein ☐ ja
   Wenn ja, welche? _____

2. Leiden Sie an einer **Infektionskrankheit** (z. B. Hepatitis)? ☐ nein ☐ ja
   Wenn ja, an welcher? _____

3. Wurden **Allergien oder Überempfindlichkeitsreaktionen**, z. B. gegen Pflaster, Latex, Medikamente, Nahrungsmittel beobachtet? ☐ nein ☐ ja

4. Kam es bei früheren Operationen oder Verletzungen (z. B. Zahnbehandlung) zu **verstärkter Blutung/Blutverlusten**? ☐ nein ☐ ja

5. Kam es früher bei Wunden zu **Eiterung, verzögerter Heilung, Abszessen, Fisteln, starker Narbenbildung**? ☐ nein ☐ ja

6. Kam es zur Bildung/Verschleppung von **Blutgerinnseln** (Thrombose, Embolie)? ☐ nein ☐ ja

7. Nehmen Sie **regelmäßig Medikamente** (z. B. Herz-, Verhütungs-, blutgerinnungshemmende Mittel, Hormone)? ☐ nein ☐ ja
   Wenn ja, welche? _____

8. Rauchen Sie **Zigaretten**? ☐ nein ☐ ja
   Wenn ja, wie viele pro Tag? _____

9. Trinken Sie **Alkohol**? ☐ nein ☐ ja
   Wenn ja, was und wie viel
   pro Tag? _____

Mit welchen Komplikationen ist zu rechnen?
Trotz größter Sorgfalt können bei der geplanten Operation vereinzelt Zwischenfälle auftreten, die meist sofort erkannt und behandelt werden. Zu nennen sind:
- Verletzungen von benachbarten Geweben, insbesondere von Blutgefäßen. Dadurch kann es zu *stärkeren Blutungen* kommen, die eine Blutübertragung erforderlich machen. Äußerst selten kann es durch die Übertragung von Blut oder Blutbestandteilen zu einer *Infektion*, z. B. mit Hepatitis-Viren (Leberentzündung), oder extrem selten zu HIV (AIDS) kommen.
  Sehr selten treten *Nervenverletzungen* auf, die trotz weiterer operativer Eingriffe (Nervennaht) dauerhafte Störungen wie z. B. eine Teillähmung des Armes verursachen können.
- *Bruch eines Knochens* bei Kalkmangel des Knochens oder Austausch einer Prothese. Der Bruch muss evtl. operativ eingerichtet und evtl. mit Metallplatten und -schrauben stabilisiert werden.
  Kommt es zum *Bruch des Oberarmknochens,* können selten *Verletzungen der wichtigen, den Arm versorgenden Nerven* auftreten.
- Selten *Druckschäden* an Nerven und Weichteilen infolge der Lagerung bei der Operation. Sie bilden sich meist innerhalb weniger Wochen zurück, können jedoch auch über Monate anhalten. In Einzelfällen können sogar Beschwerden (z. B. Taubheitsgefühle) oder Narben zurückbleiben. Das gilt auch für *Hautschäden* durch Desinfektionsmittel und/oder elektrischen Strom.

Auch nach der Operation können Störungen auftreten. Zu nennen sind:
- Gelegentlich *Nachblutungen* und *Blutergüsse*, die entfernt werden müssen.
- Selten *Infektionen* im Operationsgebiet. Oberflächliche Wundinfektionen heilen meist folgenlos unter entsprechender lokaler Behandlung ab. Eine tiefe Wundinfektion gefährdet in hohem Maße das neu implantierte Kunstgelenk, u. U. wird dann ein zweiter Eingriff erforderlich.
  In diesen Fällen muss die Schultergelenksprothese evtl. sogar entfernt werden. Manchmal kann sofort oder nach der Ausheilung ein neues Kunstgelenk eingepflanzt werden. In sehr seltenen Fällen kann eine chronische Knochenentzündung zurückbleiben; dann ist es nicht möglich, eine neue Endoprothese einzubauen. Sie werden in einem solchen Fall Ihre Hand zwar noch gut gebrauchen können, das Anheben des Armes wird Ihnen jedoch nur noch sehr begrenzt möglich sein.
- Bildung und/oder Verschleppung von *Blutgerinnseln* bis hin zum *Verschluss eines Blutgefäßes* (Thrombose, Embolie). Aus diesem Grunde erhalten Sie, solange Sie gefährdet sind, vorbeugend Medikamente, die Ihre Blutgerinnung herabsetzen.
- *Überschießende und störende Narben* (Keloid), die bei einer entsprechenden Veranlagung oder nach einer Wundinfektion entstehen können.
- Reißen der Nähte, mit denen die Sehnen wieder am Oberarmkopf angenäht wurden. In den meisten Fällen ist dann eine erneute Operation notwendig.
- *Ausrenken des Schultergelenkes*, vor allem in den ersten Monaten nach der Operation. Unter Umständen ist dann eine erneute Operation erforderlich.
- *Verkalkungen in benachbarten Muskeln*, die z.T. zu erheblichen Bewegungseinschränkungen führen können.
- In Ausnahmefällen eine schmerzhafte Weichteilschwellung, die über längere Zeit zum Abbau von Muskel- und Knochengewebe und zu Bewegungseinschränkungen bis hin zur Versteifung führen kann (Sudecksche Erkrankung).
- Im Laufe der Zeit gelegentlich *Lockerung* oder extrem selten *Bruch der Endoprothese*. Das Kunstgelenk muss dann gegen ein neues Gelenk ausgetauscht werden. Diese Operation ist dann aber schwieriger als der Primäreingriff.

Alle genannten Komplikationen können Nachoperationen erforderlich machen.

Worauf ist nach der Operation zu achten?
- Informieren Sie bitte unverzüglich die Ärztin/den Arzt, falls **Schmerzen, Bewegungs- oder Gefühlsstörungen oder Verfärbungen der Haut** auftreten, auch wenn es Ihnen selbst belanglos erscheint. Es kann sich dabei um Durchblutungs- oder Nervenstörungen handeln, die rasch behandelt werden müssen.
- Meist ist nach der Operation, zumindest bis zum Abschluss der Wundheilung, die etwa 14 Tage dauert, die Benutzung einer **Armschlinge** erforderlich. Es dauert meist einige Wochen, bis Sie Ihre Schulter wieder gut einsetzen können.
- Belasten Sie die betroffene Schulter bitte nur so stark, wie Ihre Ärztin/Ihr Arzt es Ihnen erlaubt hat.
- Um den Erfolg zu sichern, sind wir auf Ihre Mithilfe angewiesen. Bitte beachten Sie die Richtlinien zur Nachbehandlung, die vor der Entlassung aus dem Krankenhaus mit Ihnen besprochen werden. In der Regel sind Kontrolluntersuchungen und krankengymnastische Übungsbehandlungen erforderlich.

- Vergessen Sie nicht, sich einen Endoprothesenpass aushändigen zu lassen. In diesem Dokument sind alle wichtigen Angaben über die bei Ihnen eingebaute Prothese enthalten. Weiterhin kann Ihr(e) behandelnde(r) Arzt/Ärztin alle notwendigen Nachuntersuchungstermine hier notieren.

Wie sind die Erfolgsaussichten?
Im Allgemeinen sind die Patienten mit dem Erfolg der Operation sehr zufrieden. Durch den Eingriff werden die Schmerzen beseitigt oder zumindest gelindert. Sie werden wieder besser schlafen können und in vielen Fällen wird die Beweglichkeit des Schultergelenks auch verbessert. Künstliche Schultergelenke lockern sich nur sehr selten und können bei guter Qualität Ihres Knochens mit ein wenig Glück viele Jahre bis Jahrzehnte halten.

Fragen zum Aufklärungsgespräch:
Im Aufklärungsgespräch sollten Sie nach Allem fragen, was Ihnen wichtig erscheint, so z.B.:
- Wie notwendig und dringlich ist die Behandlung?
- Bestehen persönliche Risiken, die im Aufklärungsblatt nicht erwähnt sind?
- Gibt es andere Möglichkeiten der Behandlung?
- Wie groß ist der erforderliche Schnitt?
- Welche Maßnahmen (z.B. Infusionen, Einspritzungen, Medikamente, Blutersatz) sind zur Vorbereitung oder während der Operation erforderlich?
- Ist mit einer Übertragung von Blut oder Blutbestandteilen zu rechnen?
- Welche Risiken bestehen bei einer Blutübertragung (Hepatitis, AIDS)?
- Gibt es die Möglichkeit zur Eigenblutspende?
- Ist eine Blutverdünnung (Hämodilution) vor der Operation vorgesehen?
- Wie lange dauert der Klinikaufenthalt?

Ist eine Nachbehandlung notwendig?
Um den Erfolg zu sichern, sind wir auf Ihre Mithilfe und die gewissenhafte Beachtung der Richtlinien zur Nachbehandlung angewiesen. Besprechen Sie bitte vor der Entlassung:
- Wann sollen Fäden/Klammern wieder entfernt werden?
- Sind Verbände erforderlich?
  Welche und wie lange? _____
- Wann ist Duschen oder Baden möglich?
- Sind Medikamente einzunehmen?
  Welche und wie lange? _____
- Wie lange ist körperliche Schonung/Ruhigstellung erforderlich?
- Ist eine krankengymnastische Nachbehandlung empfehlenswert?
- Sonstige Maßnahmen? _____
- Ab wann kann die Arbeit wieder aufgenommen werden?
- Sind Nachuntersuchungen erforderlich?
Termine? _____

Einwilligungserklärung
☐ Über die geplante Operation sowie evtl. erforderlich werdende Erweiterungen des Eingriffes wurde ich in einem Aufklärungsgespräch mit

Frau/Herrn Dr. _____
ausführlich informiert.

Dabei konnte ich alle mir wichtig erscheinenden Fragen über die Art und Bedeutung des Eingriffes, über die Risiken und möglichen Komplikationen und über die Neben- und Folgeeingriffe (z.B. Bluttransfusion) stellen.

☐ Ich habe den Inhalt dieses Aufklärungsbogens verstanden und versichere, die Fragen sorgfältig beantwortet zu haben.

☐ Ich fühle mich **ausreichend aufgeklärt** und **willige** hiermit in die geplante Operation **ein**. Mit einer während der Operation erforderlich werdenden Erweiterung des Eingriffes bin ich ebenfalls einverstanden. Mein Einverständnis bezieht sich auch auf eine medizinisch notwendige Übertragung von Blut oder Blutbestandteilen.

☐ Ich bitte noch um Bedenkzeit und um Verschiebung des Operationstermins, falls mein gesundheitlicher Zustand dies erlaubt.

☐ Ich bitte um weitere Informationen zu folgenden Fragen:

_____

☐ Ich **lehne** eine Operation **ab**. Meine Gründe dafür sind:

Anmerkung der Ärztin/des Arztes zum Aufklärungsgespräch
(z.B. individuelle Risiken, Art der Prothese, gesundheitliche Nachteile im Falle einer Ablehnung der Operation)

_____

Ort, Datum: _____

Unterschrift der Patientin/des Patienten/des Betreuers

Unterschrift der Ärztin/des Arztes

6 Prothesentypen

Beim Versuch, die Funktion einer schmerzhaften und bewegungseingeschränkten Schulter durch einen künstlichen Gelenkersatz zu verbessern, stellen funktionelle und anatomische Besonderheiten des Schultergürtels spezielle Probleme dar. Aus biomechanischer Sicht sind neben einer sicheren Prothesenverankerung die Stabilität und die Kinematik des künstlichen Implantates für den Erfolg der endoprothetischen Versorgung von besonderer Bedeutung. Bemühungen, diesem Problemkreis durch entsprechende Prothesenkonzeptionen gerecht zu werden, führten zu einer Vielzahl von Modellvarianten. Hier ist die Biokompatibilität bei der Wahl des zu verwendenden Werkstoffes zu berücksichtigen, diesbzgl. wird auf Körperbeständigkeit und -verträglichkeit geachtet. Materialien, die diese Eigenschaften aufweisen, sind:

- Metallische Werkstoffe (Kobalt-Chrom-Molybdän-Legierungen, Titan, Niob),
- Polymerkunststoffe (Polyethylen, Polyacetat, Polytetrafluorethylen, Silikonkautschuk),
- keramische Werkstoffe,
- kohlenstoffverstärkte Duroplaste.

Die Anforderungen, die ein Kunstgelenk generell zu erfüllen hat, wurden von Ungethüm (1978) definiert (Tabelle 6.1).

Eine Einteilung der Schulterendoprothesen erfolgt zweckmäßig nach dem Kriterium der Stabilität. Je nach Destruktion des Schultergelenks und der zur endoprothetischen Versorgung Anlass gebenden Indikation stehen kraftschlüssige Prothesenmodelle mit völlig freier und partiell eingeschränkter Beweglichkeit sowie formschlüssige Gelenkmodelle zur Diskussion (Abb. 6.1).

Tabelle 6.1. Generelle Anforderungen an ein Kunstgelenk (Ungethüm, 1978)

- ausreichende statische und dynamische Festigkeit
- verschleißbeständige und reibungsarme Gleitflächen
- möglichst ähnlich niedriges Elastizitätsmodul wie der umgebende Knochen sowie gute Energieabsorption
- Sterilisierbarkeit ohne Veränderung der Materialeigenschaften
- Korrosionsbeständigkeit im Körpermilieu
- einfache und funktionsgerechte Konstruktion
- leichte Implantierbarkeit und Reoperierbarkeit
- gute Verankerungsmöglichkeit (frühe Mobilisation)
- Minimierung des Operationstraumas
- angemessene Beweglichkeit (Anzahl der Freiheitsgrade, Bewegungsausmaß)
- physiologische Drehpunkte des Kunstgelenkes möglichst identisch mit denen des menschlichen Gelenkes
- gute Biokompatibilität von Verschleißpartikeln und eventuellen Korrosionsprodukten
- vertretbare Herstellungskosten

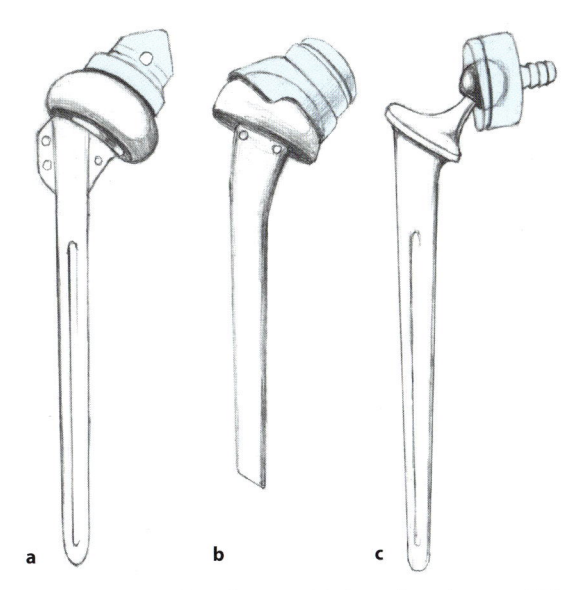

Abb. 6.1. Kraftschlüssigkeit von Schulterendoprothesen. **a** Nicht geführtes Implantat (non-constrained); **b** teil-geführtes Implantat (semi-constrained); **c** voll geführtes Implantat (fully constrained)

Das menschliche Schultergelenk weist eine flexible Formschlüssigkeit durch Labrum, Knorpeldicke und Kapsel auf, ist aber im Wesentlichen kraftschlüssig unter der Einwirkung der umspannenden Muskulatur.

Da die Muskulatur zum Implantationszeitpunkt oft erhebliche Imbalancen aufweist, besteht meist ein Bedürfnis nach einer gewissen Formschlüssigkeit der Endoprothese. Eine komplette Formschlüssigkeit wie im Falle eines Kugelgelenkes mit Äquator-übergreifender Pfanne oder bei einem Scharniergelenk bezeichnet man als komplette Kopplung eines Gelenkes. Ein sphärischer Kopf, der auf einem planen Gelenkpartner gleitet, stellt das Gegenteil dar (völlig ungekoppelte Endoprothese). Der analoge Begriff für Koppelung in der angloamerikanischen Literatur („constraint") ist hierbei nicht ganz deckungsgleich zu verstehen. Zudem gibt es im Englischen eine gewisse Unschärfe beim Gebrauch der Begriffe „constraint" und „conformity" (Anglin et al. 2000a, Anglin et al. 2000b).

Von Cofield (1984, 1990) wurden die Schulterprothesen unterschieden in „constrained"-Modelle mit z.B. voll formschlüssigen Kugelgelenken (z.B. Kölbel-, Kessel-, Stanmore-Prothese etc.), die heute fast alle nur noch historischen Charakter besitzen, sowie „unconstrained"-Prothesen ohne jede mechanische Verbindung zwischen Kopf und Pfanne wie z.B. der Neer-II-Prothese. Dazwischen liegen die sog. „semi-constrained"-Implantate, bei denen Pfannenüberhöhungen mit kranialer Schulter wie z.B. bei der St.-Georg-Endoprothese, der D.A.N.A.-Prothese oder der English-McNab-Prothese vorliegen.

„Constraint" definiert den durch die Form gegebenen Luxationswiderstand, eine „fully-constrained"-Endoprothese entspricht im deutschen Sprachgebrauch am besten dem Begriff der (voll) gekoppelten Prothese (z.B. Scharnier- oder Kugelgelenkprothese). Ein maximales Maß wird mit verblockten Kunstgelenken erzielt, bei denen der Kopf von einer Pfanne mit Schnappmechanismus umfasst wird, die über den Kopfäquator hinausreicht.

Dieser Weg wurde in der Schulterendoprothetik mehrfach beschritten, um das Problem der mangelnden Gelenkführung bei fehlender oder insuffizienter Rotatorenmanschette zu beherrschen. Mit voll gekoppelten, dislokationsgesicherten Alloplastiken sollte Stabilität bei ausreichender Funktion erzielt werden (Zippel 1975).

Es wurden u.a. von Kölbel und Friedebold (1975) voll gekoppelte Schulterendoprothesen mit inversen Artikulationsverhältnissen konstruiert. Hierbei stand einem glenoidseitigen Kugelkopf eine humeralseitige Kugelpfanne gegenüber. Die Belastungen der Skapulaaufhängung waren hier jedoch zu hoch, so dass unakzeptable Lockerungsraten auftraten (Brostrom et al. 1992). Dieses Prinzip wurde in neuerer Zeit mit der Delta-Prothese von Grammont und Baulot (Grammont u. Baulot 1993, Baulot et al. 1999) wieder aufgegriffen. Da sich hierbei das Rotationszentrum und somit der Hebelarm des Deltamuskels ändert, resultiert ein effektiverer Einsatz des Deltamuskels im Falle einer irreparablen Rotatorenmanschettenruptur.

Als „unconstrained" oder ungekoppelt wird die Schulterendoprothese bezeichnet, bei der die Pfanne durch Ihre Formgebung einer Luxation des Kopfes keinen Widerstand entgegensetzt. Hierbei handelt es sich z.B. um das Design „sphärischer Kopf auf ebener Fläche". Durch Ausmuldung einer feinen Fläche entsteht ein gewisses Maß an Luxationswiderstand, das mathematisch durch den Winkel zwischen einer Senkrechten aus dem tiefsten Pfannenpunkt und einer Senkrechten auf die Tangente zum Pfannenrand definiert wird (Anglin 2000a, Anglin et al. 2000b). Der Grad an Koppelung nimmt also mit der Glenoidranderhöhung und -krümmung zu und ist zunächst von dem Verhältnis der Kopf- und Pfannenradien unabhängig; es ist nicht einfach nur eine Funktion der Pfannentiefe oder Glenoidrandhöhe.

Da sich bei Prothesen mit inversen Artikulationsverhältnissen der Hebelarm des Deltamuskels verschiebt, wird heutzutage versucht, dies therapeutisch mit der inversen Delta-Prothese nach Grammont und Baulot in der Behandlung von Rotatorenmanschettendefekt-Arthropathien umzusetzen. Die bislang noch wenig bekannten Frühergebnisse sind funktionell ausgesprochen ermutigend (Baulot et al. 1995). Erst mittel- bis langfristige Ergebnisse lassen allerdings Aussagen darüber zu, ob an der Verankerung der Glenosphäre, also dem glenoidalen konvexen Gelenkpartner, nach ca. 4–5 Jahren Probleme auftreten (Mole 2000).

6.1 Kraftschlüssige Prothesen („non-constrained")

Die Gruppe der „non-constrained"-Prothesen umfasst die nicht zusammenhängenden Systeme mit inkongruenten Gelenkflächen, die wiederum nach der Implantationsart unterteilt werden in „press fit", zementiert und „ingrowth" (Cofield 1994). Es handelt sich hierbei jeweils um kraftschlüssige Gelenke mit einem beweglichen Rotationszentrum (Blömer u. Ungethüm 1992). Merkmale des natürlichen Schultergelenkes sind typisch für die auch als „funktionelle Prothese" bezeichneten Implantate. Aufgrund der inkongruenten Gelenkflächen weisen diese Implantate eine nahezu uneingeschränkte Beweglichkeit auf. Sie alle erfordern jedoch eine gute Funktion der Schultergürtelmuskulatur. Eine wesentliche Aufgabe der Rotatorenmanschette ist hier die Fixierung des Drehpunktes bei der Anhebung des Armes. Ist die Sehnentextur defekt, drängt der Humeruskopf bei dieser Initialbewegung unter dem Zug des M. deltoideus nach oben. Dies führt bei nicht formschlüssigen Prothesen zu einer Subluxation. In speziellen Fällen kann durch Nebenwirkflächen eine Luxationsneigung gemindert werden.

Die von Neer bereits im Jahre 1951 (Tabelle 6.2) konzipierte Prothese zum Ersatz des Humeruskopfes wurde 1971 erstmals durch Stellbrink mit einer Polyethylenpfanne kombiniert. Der ab-

Tabelle 6.2. Historie der Schulteralloarthroplastik

■ **Erste Modelle (nur als Hemiarthroplastik verfügbar):**			
1950	Richard, Judet u. Rene	Oberarmkopfprothese aus Acrylharz	
1951	Krüger	Oberarmkopfprothese aus Vitallium	
1953	Neer	erstes Neer-Modell (Prototyp aus Vitallium)	
1955	Neer	Neer-I-Prothese aus Vitallium	
■ **Nachfolgende Systeme (als Hemiarthroplastik (HHR) oder Totalarthroplastik (TSA) verwendbar):**			
1969	Lettin u. Scales	Stanmore-Schulter	
1970	Mathys	isoelastische Prothese	
1971	Reeves u. Jobbins	Leeds-Schulter	
1972	Kölbel	Kölbel-Prothese	
	Zippel	Zippel-Prothese	
1973	Neer	Neer-II-Prothese	
	Post	Michael-Reese-Prothese	
	Kessel	Kessel-Prothese	**zementfrei**
1975	Engelbrecht u. Stellbrink	St.-Georg-Prothese	
	Beddow u. Elloy	Liverpool-Prothese	
	Swanson	bipolare Prothese n. Swanson	
	Gristina	trisphärische Prothese n. Gristina	
1976	McElwain u. English	English-McNab	**zementfrei**
	Grammont	Inverse-Prothese (Delta)	
1977	Amstutz	DANA-Prothese	
1977	Roper	Day-Roper-Prothese	**zementfrei u. zementiert**
1978	Gristina	monosphärische Prothese nach Gristina	
1983	Cofield	Cofield-Prothese	**zementfrei**
1990	Copeland	Copeland-Prothese	**zementfrei**
1985	Wayne u. Burkhead	Select-Shoulder-System	**zementfrei**
1988	Warren u. Dines	Biomodular-Prothese	**zementfrei**
1993	Wallace, Neumann, Frostick	Nottingham-Prothese	**zementfrei**
1992	Rockwood u. Matson	Global-Prothese	
1994	Walch u. Boileau	Aequalis-Prothese	**zementfrei**
2000	Habermeyer e. al.	Univers 3D-Frakturprothese	**zementfrei**

geflachte metallische Kopf der damaligen Konstruktion (Neer I) führte in Verbindung mit der ovalen Kunststoff-Pfanne zu einer bewegungsabhängigen Inkongruenz. Den gleichen Weg beschritten Kenmore et al. (1972). Im Jahre 1973 erfolgte die Modifikation der Neer-Oberarmkopfprothese, so dass in Verbindung mit einer glenoidalen Gelenkfläche der totale Schultergelenksersatz möglich wurde. Im Wesentlichen wurde hier im Vergleich zum Originaldesign der abgeflachte Kopf durch einen sphärischen Kugelabschnitt ersetzt. Lediglich die Ausrundungen am unteren Kopfrand weichen von der Kugelform ab.

Das Neer-II-System als unverblockte, kraftschlüssige Totalalloplastik besteht aus einer Kopfprothese mit integriertem Schaftanteil, der mit verschiedenen Schaftflächen, -dicken und Kopfgrößen sowie einer Polyethylenpfannen-Komponente erhältlich ist. Die Krümmungsradien der Kopfkalotte und der Glenoidkomponente sind identisch konstruiert (44 mm), was einerseits einen besseren Gelenkschluss ermöglicht, andererseits aber zu einer erhöhten Pfannenlockerung führt.

Das Neer-II-System war das Ausgangsmodell für eine Reihe weiterer Entwicklungen, welche die zunehmenden Erfolge des Schultergelenksersatzes begründeten. Die Cavendish-Totalendoprothese, die eine Neer-I-Kopfprothese beinhaltet, bildet in Kombination mit einem ebenen Glenoidersatz ein kraftschlüssiges Gelenk bei vollständiger Inkongruenz: Somit resultiert bei maximaler Beweglichkeit eine minimale Gelenkstabilität. Ein weiteres Modell mit inkongruenten Wirkflächen ist das System „Zimmer Total Shoulder II"; insbesondere im Randbereich weist der Kopf hier stark elliptische Züge auf. Von Clayton et al. (1982) wurde die Hemiprothese von Neer mit einem Polyethylen-Subakromialspacer verwendet, vor allem in den Fällen, in denen die Rotatorenmanschette intraoperativ nicht mehr rekonstruierbar war.

Die Scan-Shoulder stellt einen Vertreter der sog. Kappenprothesen dar und ist ebenfalls in die Kategorie der „non-constrained"-Hemiprothesen einzureihen: Auch hier wird lediglich die Gelenkfläche des Humerus ersetzt (Jonsson 1988). Erwähnenswert sind noch die Bechtol- und die O'Leary-Walker-Prothesen.

Das System der nicht verblockten, kraftschlüssigen Prothesen stellt mittlerweile den größten Anteil der erhältlichen Alloarthroplastiken; derzeit kann über eine Auswahl von mehr als 30 Systemen verfügt werden.

Generell ist vor Durchführung einer endoprothetischen Versorgung zu entscheiden, ob evtl. einer **Hemialloarthroplastik** der Vorzug zu geben ist oder ob eine **Totalendoprothese** implantiert werden muss. Diesbezüglich kann noch keine grundsätzliche Empfehlung ausgesprochen werden. Jonsson et al. (1996) sowie Norris u. Iannotti (1996) konnten im Rahmen einer Kurzzeitstudie bessere Ergebnisse bei der Verwendung einer Totalendoprothese dokumentieren. Torchia et al. (1997) beobachteten hingegen in einer Langzeitstudie mit einer durchschnittlichen Nachbeobachtungszeit von 12,2 Jahren in 44% der zementierten Glenoidkomponenten von Totalloarthroplastiken einen Aufhellungssaum. Revisionen wurden meistens aufgrund einer Pfannenlockerung erforderlich. Trotz der überzeugenden Kurzzeitergebnisse sollte daher unter Berücksichtigung der nicht vorhersehbaren Zukunftsprognose eines Glenoidersatzes die Indikation zur Totalendoprothese zurückhaltend gestellt werden.

Als Sondergruppe der kraftschlüssigen Kunstgelenke sind die **Spezialprothesen nach Tumorresektion** anzusehen, die lediglich die Gelenkfläche des Humerus ersetzen. Seit 1970 steht die sog. „isoelastische Schulterprothese" nach Mathys aus Polyacetylharz zur Verfügung. Diese wurde auch vielfach zur Frakturversorgung eingesetzt.

Ein ähnliches Design weist die „anatomische Oberarmkopfprothese" auf. 1972 implantierte Salzer erstmals eine biokeramische Tumorprothese mit extrakortikaler Verankerung. Auf diesen Erfahrungen aufbauend wurde ein Spezial-Endoprothesensystem aus Titan entwickelt, das eine individuelle Anpassung des Implantates an die jeweiligen Verhältnisse erlaubt (Ungethüm et al. 1983). Auch auf diesem Sektor finden sich inzwischen unterschiedliche modulare Systeme, die den Vorteil haben sowohl die zu rekonstruierende Knochenlänge als auch die Retrotorsion des Humerus intraoperativ individuell variieren zu können.

6.2 Halbgeführte Prothesen („semi-constrained")

Zur Kategorie der halbgeführten („semi-constrained") Prothesen zählen die Systeme, die kraftschlüssig sind und kongruente Gelenkflächen aufweisen. Es handelt sich somit um Implantate, die aufgrund ihrer Konstruktion eine gewisse Gelenkstabilität gewährleisten, jedoch eine Einschränkung der Beweglichkeit mit sich bringen. Die vollständige Kongruenz der Wirkflächen verringert insbesondere bei geschädigter Muskelsehnenmanschette die Luxationsneigung. Im Vergleich zu den kraftschlüssigen Gelenken mit beweglichem Rotationszentrum ist ein Ausweichen des Kopfes nach proximal, abhängig vom Grad der Pfannenüberdeckung, nur noch bedingt möglich. Die hierdurch verursachte erhöhte Beanspruchung der Prothesenverankerung zwingt zu einem Kompromiss zwischen Stabilität und Bewegungsumfang, dessen Wertigkeit auch die verschiedenen Schulteralloplastiken dieser Gruppe unterscheidet.

In die Gruppe dieser halbgeführten Implantate ist die Neer-II-Prothese mit kongruenter Schultergelenkspfanne einzuordnen, die mit einer 200 und 600%igen Überdachung als „metal-backed" Ausführungen verfügbar waren (Neer 1982). Aufgrund der hohen Lockerungsraten werden diese Modelle vom Hersteller jedoch nicht mehr angeboten. Mit dem Ziel, Teilstabilität und Beweglichkeit in Einklang zu bringen, entwickelten Engelbrecht u. Stellbrink (1976) das Modell „St. Georg". Diese Schaftprothese ist aus einer Kobalt-Chrom-Legierung, ihre Pfanne aus Polyethylen hergestellt. Neben einem etwa 1/4 des Kopfes umfassenden Glenoidanteil konzipierten die Autoren zur Verbesserung der Gelenkstabilität eine 2. Pfannengeneration mit kranialer Überdachung. Dieses Spezialimplantat wird im Falle einer vollständigen Zerstörung der kranialen Rotatorenmanschette verwendet. Sie gab ein gutes Widerlager bei der Abduktion und verhinderte die Luxation nach oben. Als Hauptindikationen für die Implantation einer solchen Prothese wurden insbesondere Gelenkveränderungen bei rheumatoider Arthritis, aber auch bei posttraumatischen Zustandsbildern sowie bei einfacher Schultergelenksarthrose gesehen.

Eine weitere Pfannenkonstruktion mit kranialer Vorwölbung geht auf Untersuchungen von Macnab u. English zurück. Ebenfalls vollständige Kongruenz weist ein Modell von Bechtol auf. Die große Überdeckung der oval geformten Polyethylenpfanne hat eine ähnlich große Gelenkstabilität zur Folge.

Dem Ansatz von Neer folgend, entwickelte Amstutz (1981) das D.A.N.A-Schultersystem („designed after normal anatomy"). Neben einer Standardpfanne bietet ein 2. Polyethylenimplantat mit größerer Wirkfläche ein erhöhtes Maß an Gelenkstabilität. Die haubenartige Abstützung am Akromion beschränkt die theoretisch mögliche Abduktion auf lediglich 90°.

Die von Gristina (1984) entwickelte „Monospherical Humeral and Glenoid Prothesis" sollte eine Verbesserung des Bewegungsumfanges ohne Beeinträchtigung der Gelenkstabilität gewährleisten. Die kongruente Glenoidkomponente mit stabilisierender Überdachung wirkt einer oberen Luxation entgegen.

In einem von Lettin et al. (1982) vorgetragenen Konzept ist zur Verringerung der Luxationsneigung eine konzentrisch zur glenoidalen Wirkfläche angeordnete Einsenkung vorgesehen.

Swanson (1989) hingegen konzipierte in Anlehnung an die Duokopf-Hüftprothese ein System, bei dem die humerale Prothesenkugel mit einem Glenoid-Cup kombiniert wird, welche wiederum mit der knöchernen Pfanne artikuliert. Dieses Design wurde unter anderem von Worland et al. (1997) aufgegriffen und in Form der bipolaren Schulterprothese umgesetzt, die, anders als bei Swanson, bei der humeralen Knochenresektion jedoch auch auf die besondere Anatomie Rücksicht nimmt.

Systeme, in denen der gelenkbildende Teil des Humeruskopfes durch eine Metallkappe ersetzt wird, werden von Zippel (1978) sowie von Swanson et al. (1990) angegeben. Die Roper-Day-Prothese zeigte sich in einer Verlaufsstudie als geeignet zur Gelenkstabilisierung bei der Behandlung von Patienten mit erheblicher Defektbildung der Rotatorenmanschette. In diesen Fällen waren die mit der Neer-Arthroplastik erzielten Ergebnisse im Vergleich deutlich unterlegen (Neer 1985).

6.3 Formschlüssige Prothesen („fully constrained")

Die mechanisch gekoppelten formschlüssigen Kugelgelenke erlauben eine Bewegung um einen fixen Drehpunkt, wobei allerdings ein Umfang von mehr als 90–100° nicht möglich ist. Diese die stabilisierende Funktion der Schultermuskulatur übernehmenden Endoprothesen kommen im Wesentlichen bei irreparablem Verlust der Rotatorenmanschette in Betracht. Rotations- und Abduktionsmöglichkeiten, wie sie physiologisch durch die Muskulatur der Rotatorenmanschette gewährleistet sind, können weitgehend vom M. deltoideus übernommen werden (Sledge 1980). Die Problematik dieser Prothesenkategorie ist in der Fixation und auch in der Lockerung insbesondere der Glenoidkomponente begründet. Zusätzlich zu den Gelenkkräften können in Anschlagstellung hohe Biegekräfte auf die Implantatverankerung einwirken. Die Stanmore-Prothese, entwickelt von Lettin u. Scales (1982), besteht aus einem metallenen Oberarm- und Schultergelenkspfannenteil. Letzterer ist mit einem Polyethylenring eingefasst, so dass der Gelenkkopf einrasten kann. Bei diesem Implantat ist eine Abduktion von 90° möglich.

Ein funktionell ähnliches Konstruktionsprinzip wird von D'Errico angegeben. Das ebenfalls über einen Schnappeffekt verbundene Gelenksystem von Laurence weist an Pfanne und Schaft Aussparungen zur Erhöhung des Bewegungsumfanges auf (Ungetüm u. Blömer 1986).

Die von Post et al. (1980) vorgestellte Totalendoprothese kann bei Einwirkung einer bestimmten Scherkraft selbstständig luxieren, so dass ihre Verankerung geschützt wird. Etwas kleiner ist das von Zippel (1975) konzipierte Schultergelenksimplantat „Modell BME". Ein abnehmbarer Sprengring verbindet die einzelnen Komponenten luxationssicher.

Aus Gründen des Platzangebotes und der Lage des anatomischen Drehmomentes propagierten Reeves u. Jobbins (1974) eine Umkehr von Kopf und Pfanne in Form der „Leeds-Schulterprothese". Von gleicher Konzeption sind die Prothesen von Kölbel et al. (1977) und Kessel (1982). Hierbei wird die geräumige Gelenkpfanne im Humerusschaft und die kleinere Kopfkomponente an der Skapula fixiert. Die mechanische Koppelung erfolgt über einen Schnappeffekt.

Endoprothesen mit 2 artikulierenden Elementen bieten theoretisch die Möglichkeit einer doppelten Bewegungsführung. Der Kugelkopf des Humerusschaftes ist begrenzt verschiebbar, so dass bei hohen Belastungen eine Gelenkschädigung verhindert wird. Die „trisphärische Prothese" von Gristina u. Forte (1982) führt durch 2 Gelenkeinheiten ebenfalls zu einer Erhöhung des Bewegungsspielraumes.

Ein ähnliches Konstruktionsprinzip, jedoch mit vertauschter Lage von Kopf und Gelenkpfanne, verwendet Büchel (1977) in der „floating-socket"-Totalendoprothese, ein Modell, das gekennzeichnet wird durch ein frei bewegliches zentrales Lagerelement.

6.4 Neuere Entwicklungen

In den letzten Jahren wurden vor allem die Entwicklungen zu Gunsten der nicht verblockten Prothesenmodelle vorangetrieben: All diesen Systemen diente die Neer-II-Prothese als Vorlage. Wissenschaftlich begründbare Präferenzen lassen sich den einzelnen Prothesentypen allerdings nur bedingt zuordnen (Wallace 1995).

Cofield (1987) propagierte eine zementfreie totale Schulterarthroplastik („Cofield Total Shoulder System", Smith & Nephew Richards Inc.), die initial besonders mit dem Problem der Glenoidlockerung behaftet war. Warren u. Dines entwickelten die „Biomodular Schulterprothese" (Biomet Inc.), die 1988 für die zementfreie Implantation zugelassen wurde. Die 3M-Modularschulterprothese, ein mit Zement zu verankerndes Implantat nach dem Baukastenprinzip, das im Design ebenfalls auf die Neer-II-Prothese zurückgreift, ist seit 1991 verfügbar. Die Länge des Humerushalses kann bei dieser Alloplastik an den bereits eingesetzten Humerusschaft angepasst werden. 1999 wurde dieses Produkt von der Firma S & N übernommen.

Copeland (1990) entwickelte ein neues Oberflächendesign (Zimmer Ltd, Swindon, UK), das in der jetzigen Form seit 1988 besteht. Hier ergibt sich im Vergleich zur Standardoberfläche der Neer-II-Prothese theoretisch ein größerer Bewegungsradius. Von Rockwood u. Matsen (1992) wurde die „Global Shoulder" entwickelt (DePuy International Ltd, Leeds, UK), dem sie ein spezielles Instrumentarium zur besseren Positionierung der Humeruskomponente beifügten.

Roberts et al. (1991) befassten sich mit der Gestaltung des proximalen Humerus. Das Rotationszentrum des Oberarmkopfes mit einem mittleren Durchmesser von 50 mm wurde, von der Längsachse ausgehend, etwa 5 mm nach posterior versetzt – eine Entwicklung, die mit den anatomischen Erkenntnissen von Boileau et al. (1994) korreliert. Auch die Aequalis-Prothese ist auf diese neuen Aspekte zurückzuführen (Tornier®), wobei ein erweitertes Instrumentarium mit Haltevorrichtung (Jig) das Einbringen der Alloplastik bei Frakturen erleichtert. Erstmalig klinisch angewendet wurde die Aequalis-Prothese 1991.

Die Nottingham-Schulterprothese (Biomet Ltd, Bridgend, UK) wird seit 1993 zementfrei implantiert und basiert auf dem Design der Bio-

Tabelle 6.3. Auswahl verfügbarer Prothesensysteme zur Totalalloarthroplastik der Schulter

Nicht verblockt/ anatomisch	Teilverblockt/ überdacht	Verblockt/ ball-in-socket
Bechtol	DANA	Bickel
Bipolar	English-Macnab	Fenlin
Cofield	Mazas	„floating-socket"
D.A.N.A	Neer	Gerard
Kenmore	St. Georg	Kessel
Monospherical		Kölbel
Neer		Liverpool
Saha		Michael Reeser
St. Georg		Reeves
Aequalis		Stanmore
Global		Trispherical
Biomodular		Wheble-Skorecki
3M-Modular		Zippel
Global FX		Zimmer
Univers-3D-Fracture		

modularprothese. Ihr Kugelkopf wurde allerdings den neuen anatomischen Erkenntnissen angepasst (Tabelle 6.3).

6.5 Gleitpaarungen

In weit über 90% der Fälle wird bei der Implantation einer Hemi- oder Totalalloplastik ein Chrom-Kobalt-Kopf verwendet. Die glenoidale Komponente ist ausschließlich mit einer UHMWPE-Oberfläche versehen.

Die **Verwendung modularer Keramikköpfe** außerhalb der Tumortherapie ist bislang nur zögerlich vorangetrieben worden. Die Operateure, die derartige Implantate bevorzugen, führen hierfür folgende Gründe an:
- Noch junges Patientenalter,
- Lockerungstendenz der korespondierenden Gelenkpfannen,
- Allergien.

Im Gegensatz zu dem im Hüft- und Kniebereich durchgeführten endoprothetischen Ersatz wird die Indikation zur Schulterarthroplastik vergleichsweise häufig auch bei jüngeren Patienten gestellt. Das Spektrum der Indikation bewegt sich hier vermehrt im Bereich von Dislokationsarthropathien, proximalen Humeruskopfmehrfragment-Frakturen und Humeruskopfnekrosen. Die Verwendung eines Implantates mit tribologisch günstigeren Eigenschaften im Vergleich zu den sonst üblicherweise zum Einsatz kommenden Alloarthroplastiken mit konventioneller Kobalt-Chrom-Oberfläche scheint hier durchaus gerechtfertigt. Begrenzt wird der Einsatz dieses Prothesenmodells sicherlich noch durch die vergleichsweise hohen materialbedingten Kosten. Für einen modularen Keramikkopf einer Schulterprothese muss der Anwender etwa 650 € bezahlen; ein Keramikkopf zur Hüftendoprothese kostet hingegen erheblich weniger. Auch die Kosten konventioneller Metallköpfe differieren zwischen Schulter (500 €) und Hüfte (50 €) erheblich, was sicherlich überwiegend auf die geringere produzierte Stückzahl zurückzuführen ist.

Gewiss ist jedoch, dass bei bekannter Metallallergie die Wahl einer Keramikkopfprothese indiziert ist. Dem zumeist aus Titan bestehenden Prothesenschaft kann keine allergieauslösende Eigenschaft unterstellt werden.

6.6 Prothesenmodelle im Einzelnen

6.6.1 Modulare Schultersysteme

■ **Modular-Schulter-System (MSS) (S & N)**

Das Modular-Schulter-System (MSS) wurde Ende der 80er Jahre entwickelt, als Vorlage diente die Neer-II-Schulterprothese (Abb. 6.2). Die 3M-Modular-Schulterprothese besteht aus einer speziell für die zementfreie Implantation konzipierten Humerusschaftkomponente mit lateraler Finne, die sich allerdings auch zementiert verankern lässt. Ihr Schaft ist aus einer Titanlegierung gefertigt und in 6 Durchmessern verfügbar. Die Standardlänge beträgt 125 mm; für Revisionen sind jedoch auch 175 mm lange Schäfte verfügbar.

Die modularen Köpfe sind wahlweise aus Kobalt-Chrom oder Keramik gefertigt und stehen in insgesamt 5 Größen zur Verfügung. Die Schaftprothese konnte ursprünglich mit einer von Neer konzipierten Glenoidkomponnete aus UHMWPE („ultra high molecular weight polethylene") kombiniert werden, die in 2 Größen erhältlich ist (Abb. 6.3). Seit 1997 stehen anatomisch geformte Glenoidkomponenten zur Verfügung.

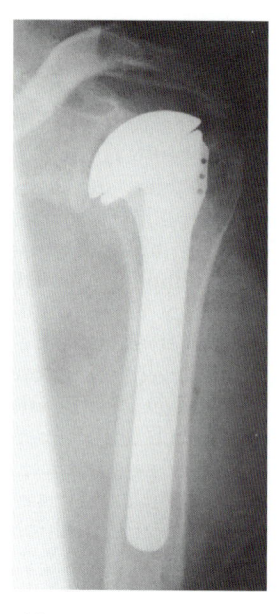

Abb. 6.2. Modular-Schulter-System (MSS) im a.p.-Röntgenbild

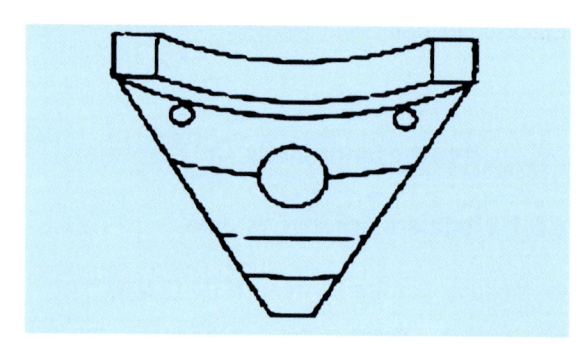

Abb. 6.3. Schematische Darstellung einer Neer-Glenoidkomponente

die Hemiarthroplastik konzipiert. Muss ein Teilersatz in eine totalendoprothetische Versorgung umgewandelt werden, kann dies durch die Modularität der Implantate wesentlich einfacher erfolgen.

■ **Indikationen.** Das Modularsystem eignet sich sowohl für primäre Omarthrosen als auch für sekundäre Gelenkdestruktionen infolge rheumatoider Arthritiden, Rotatorenmanschettendefektarthropathien oder avaskulären Humeruskopfnekrosen. Auch bei akuten 4-Fragmentfrakturen, 3-Fragmentfrakturen bei osteoporotischer Knochensubstanz sowie bei posttraumatischen Sekundärarthrosen ist die Indikation zur Implantation eines modularen Systems prinzipiell gegeben. Hier wird jedoch von den meisten Operateuren eine Monoblockprothese bevorzugt.

Die mittlerweile langjährige klinische Anwendung der ersten modularen Systeme zeigt bei der Versorgung akuter Frakturen sowie posttraumatischer, arthritischer und degenerativer Zustandsbilder bisher gute Ergebnisse. Durch ihre Modularität sind alle Komponenten – Schäfte, Köpfe und Pfannen – unabhängig von der gewählten Größe frei miteinander kombinierbar, was dem Operateur eine optimale Weichteilrekonstruktion ermöglicht. Die verschiedenen Kopfgrößen können die Schulterumspannenden Weichteile in eine der Situation abgepasste Vorspannung versetzen und so zu einer bestmöglichen postoperativen Funktionsfähigkeit beitragen.

Das Modularsystem ist sowohl für den Totalersatz des Glenohumeralgelenkes als auch für

■ **Bio-Modular-Schultersystem (Biomet-Merck)**

Das Bio-Modular-Schultersystem, das erste modulare System auf dem Markt, ist Mitte der 90er Jahre in Zusammenarbeit mit R. F. Warren, MD und D. M. Dines, MD, sowohl für die totalendoprothetische als auch für die hemiarthroplastische Versorgung der Schulter entwickelt worden.

■ **Humerusschaft**

Für die Primärversorgung stehen insgesamt 8 konische Humerusschäfte mit einer Schaftlänge von 115 mm sowie 4 Revisionsschäfte, die eine einheitliche Länge von 190 mm aufweisen, zur Verfügung. Für besondere Indikationen steht ein zu zementierender 70 mm-Schaft mit einem Durchmesser von 6 mm zur Verfügung. Dieses Sortiment erleichtert die Möglichkeit der Anpassung des Implantates an die individuelle Patientenanatomie. Der Schaft besitzt einen patentierten umgekehrten Steckkonus, der es intraoperativ vereinfacht, den Humerusschaft vor der Glenoidkomponente zu implantieren (Abb. 6.4). Durch dieses umgekehrte Konusprinzip lassen sich auch nachfolgend notwendig werdende Glenoideingriffe durch verbesserte intraoperative Expositionsmöglichkeit einfacher durchführen. Proximal-lateral weist der Schaft eine Finne auf, die zum einen einer erhöhten Torsionsstabilität dient, zum anderen eine Refixierungsmöglichkeit von Tuberkulafragmenten durch zusätzliche Bohrungen erlaubt. Da die Prothesenschäfte aus

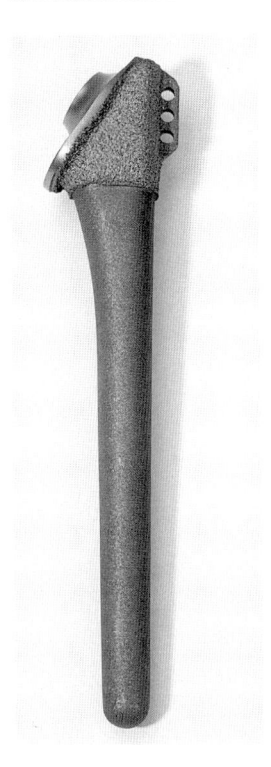

Abb. 6.4. Prothesenschäfte des Biomodular-Systemes

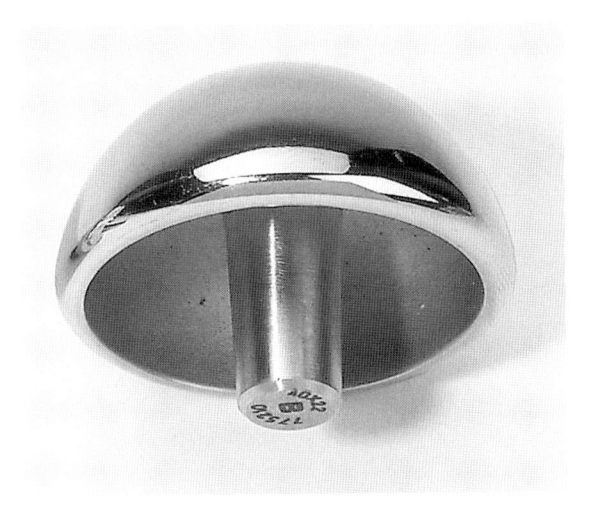

Abb. 6.5. Metallische Humerusköpfe des Biomodular-Systemes

Ti-6AI-4V bestehen, verfügen sie über eine gute Biokompatibilität. Im proximalen Bereich ist zudem eine „Titan-porous" Beschichtung durch das Plasmastrahlverfahren aufgebracht. Lediglich der 6 mm-Schaft ist nicht porös beschichtet, da es auf Grund der Länge für die Stabilität einer Zementierung bedarf.

■ Humeruskopfkomponenten

Zehn unterschiedliche Kopfdurchmesser mit 6 möglichen Halslängen erlauben eine variable Anpassung an die anatomischen Gegebenheiten und gewähren eine individuelle Einstellung der Gelenkspannung. Dabei sind sämtliche Köpfe mit allen verfügbaren Glenoidimplantaten kombinierbar. Die Kopfkomponenten sind aus einer Kobalt-Chrom-Molybdän-Legierung gefertigt. Durch die modulare Konstruktion ist auch bei später notwendig werdenden Revisionseingriffen die Entfernung des Kopfes vom Humerusschaft unproblematisch durchführbar (Abb. 6.5). Die exzentrischen Köpfe – fünf verschiedene, Typ Nottingham mit fünf Halslängen – bieten dem Operateur die Möglichkeit, den Prothesenkopf dem anatomisch vorgegebenen posterioren Offset des Humeruskopfes anzupassen.

■ Bipolare Köpfe (Typ Worland)

Diese Köpfe wurden eigens für das gesamte Indikationsspektrum der Hemiarthroplastik entwickelt. Anwendung finden sie v.a. bei 4-Fragmentfrakturen des proximalen Humerus, Impressionsfrakturen des Oberarmkopfes, dislozierten Frakturen, avaskulären Nekrosen mit intakten Glenoidgleitflächen und bei Patienten mit Arthritis, die keine adäquate Knochenstruktur im Bereich der Skapula zur Glenoidfixierung aufweisen. Insbesondere sind sie aber für Patienten mit Rotatorenmanschettendefekten entwickelt worden, da durch das zusätzliche Rotationszentrum des bipolaren Kopfes eine bessere Ausrichtung der Kopfschale bei maximalem Kontakt in der Schulterkavität erreicht wird. Durch die Zweigelenkigkeit der Kopf-Schale-Innenkopf-Kombination wird langfristig, neben einer Reduzierung des akromialen Abriebes, eine große Bewegungsfreiheit angestrebt. Eine zusätzliche Glenoidpräparation kann unterbleiben, da Probekomponenten eine genaue Einpassung ermöglichen (Abb. 6.6).

■ Glenoidkomponente

Für den Glenoid-Gleitflächenersatz bietet das Bio-Modular-Schultersystem 2 Varianten, wobei für die zementierte Technik eine Komponente aus ArComPE Anwendung findet, bei der zementfreien Variante ein modulares Implantat mit Schraubenfixierung. Die zu zementierenden PE-Glenoide haben eine mediale Finne zur Erhöhung der Stabilität: sie sind in 3 Größen (klein, mittel, groß) und 2 unterschiedlichen Höhen (4, 7 mm) verfügbar. Die zementfrei

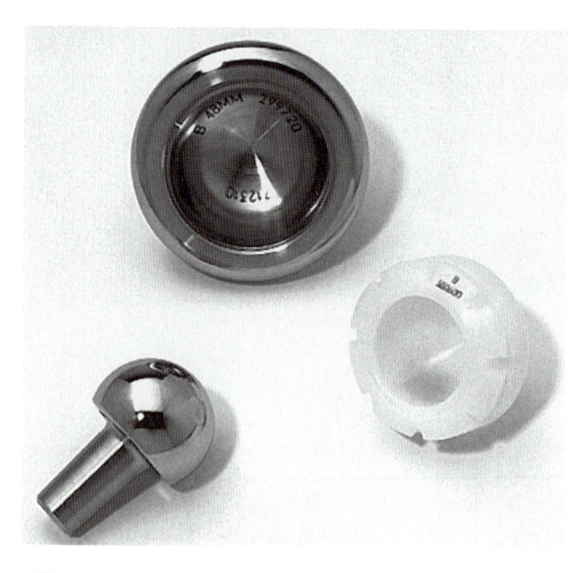

Abb. 6.6. Bipolare Konstruktion des Biomet-Modular-Schultersystems

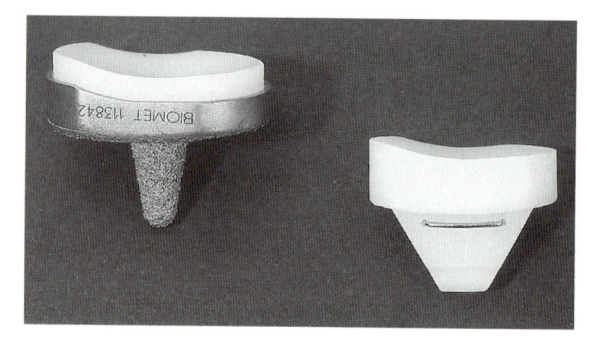

Abb. 6.7. Unterschiedliche Glenoidkomponenten des Bio-Modular-Schultersystems

fixierte Komponente aus Titan hat zentral medial einen Zapfen und ist wie der proximale Teil der Humerusschaftkomponente auf der Unterseite „Porous"-beschichtet. Das modulare PE-Inlay wird durch Snap-in Technik eingesetzt. Zwei Schrauben sorgen für eine primäre Fixierung im Glenoidhals (Abb. 6.7).

■ Global-Prothese (DePuy)

Dem von Rockwood u. Matsen entwickelten modularen Endoprothesensystem der Firma DePuy liegen die biomechanischen Untersuchungen der Universität von San Antonio, Texas, über normale sowie prothetisch versorgte Schultergelenke zu Grunde. Eine der Hauptindikationen zur Implantation einer Global-Prothese wurde ursprünglich in der Frakturversorgung gesehen; hier sollte die Domäne der Monoblockprothesen durchbrochen werden. Der relativ voluminöse Halsbereich der Alloplastik ist jedoch nicht immer geeignet, die Tuberkula wieder gut zu modellieren. Zwischenzeitlich ist auch die Indikation „degenerative Schulter" für das Global-System etabliert.

■ Glenoid

Die Global-Glenoidkomponente ist so gestaltet, dass unter Verwendung von Enduron-Polyethylen eine minimale Prothesendicke ausreicht. Mit dem Prinzip der exakten hemisphärischen Fräsung des Glenoidsockels wurde versucht, eine bessere Grundlage für das Polyethylen zu schaffen als bei einer „metal-backed"-Konstruktion. Zur sicheren und stabilen Fixation ist nur eine geringe Menge Knochenzement nötig. Die allseitige direkte Knochenauflage in hemisphärischer Form unterstützt die dauerhafte Komponentenstabilität. Durch spezielle Techniken und Instrumente einschließlich Retraktoren, Winkelbohrern und Fräsern wird der Zugang zur Schulterpfanne erleichtert und ihre exakte Orientierung und Präparation möglich. Die Kombination von individueller sphärischer Ausfräsung der Knochenoberfläche und dem Einbau eines 5-füßigen oder kielfixierten Glenoidersatzes (Abb. 6.8) liefert eine exzellente Stabilität bei gleichzeitig minimaler glenoidaler Knochenresektion. Biomechanische Untersuchungen ergaben, dass ein minimal größerer Radius der Glenoidkomponente im Vergleich zum Humeruskopf eine bessere Translation im Schulterhauptgelenk ermöglicht. Gleichzeitig besteht dadurch ein gewisses Schockabsorptionspotenzial, das zu einer geringeren Belastung der Polyethylenränder führt.

Der Global-Glenoiddurchmesser ist um 6 mm größer als der des korrespondierenden Humeruskopfes (Missmatch). Zusätzlich sind 4 extra lange Kopfhöhen verfügbar, die speziell bei Patienten mit größeren Defektsituationen, z. B. im Falle von Arthritiden oder Arthropathien (Rotatorendefektarthropathie) indiziert sind.

■ Humerusschaft

Im Rahmen der an der Universität von San Antonio vorgenommenen Untersuchung konnte festgestellt werden, dass die anatomische Weite des Humerusschaftes sehr variabel ist. Demzufolge wurde das Globalschultersystem mit ins-

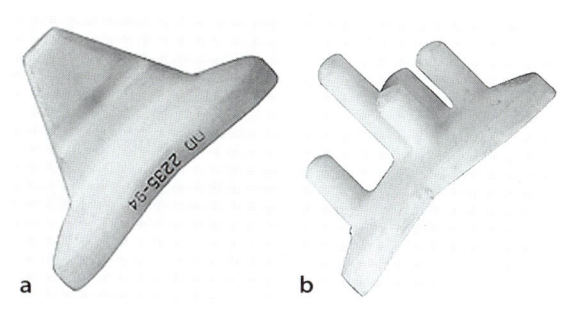

Abb. 6.8. Global-Glenoid-Implantate mit unterschiedlichen Verankerungszapfen

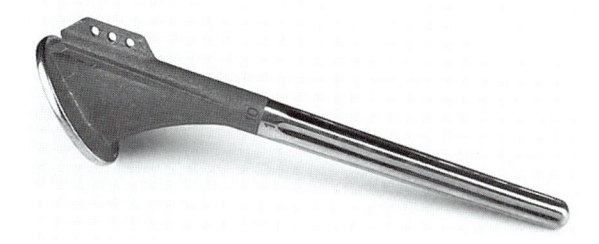

Abb. 6.9. Global-Schaft-Implantate

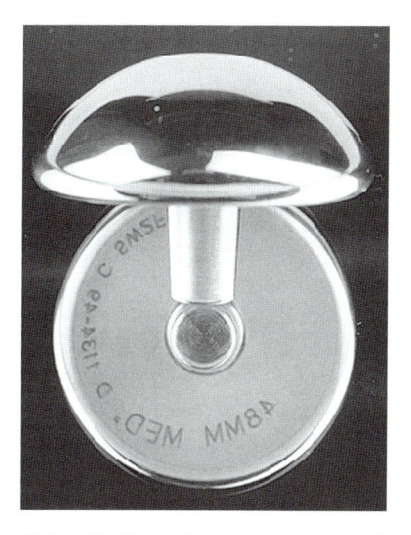

Abb. 6.10. Konus-Steckverbindung des Global-Kopfes

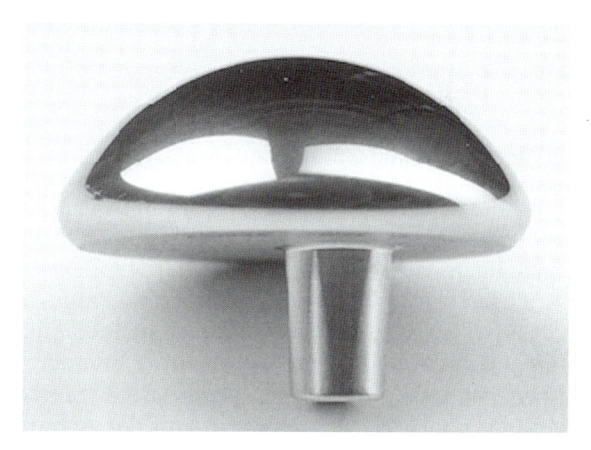

Abb. 6.11. Global-Kopf mit exzentrischem Konus

gesamt 8 aus Titan bestehenden Schäften bestückt, deren Durchmesser zwischen 6 und 20 mm liegt. Der 6 mm schmale Schaft ist für sehr kleine Patienten oder im Falle einer juvenilen rheumatoiden Arthritis vorgesehen. Implantate mit 16, 18 und 20 mm Durchmesser sind für außergewöhnlich große Patienten entwickelt worden. Ferner gibt es im System 4 Zwischengrößen, um proximal-distale Inkongruenzen adäquat versorgen zu können (Abb. 6.9).

Ein guter Primärsitz im Humeruskanal ermöglicht eine regelrechte Varus-Valgusausrichtung, der Kragen verhindert ein Absinken in den Markraum. Die anterior, posterior und lateral gelegenen Prothesenfinnen des Humerusschaftes dienen einerseits der Refixierung von Weichteilen und Tuberkula (im Frakturfall), andererseits kann mit ihrer Hilfe die Rotationsstabilität gesichert werden. Zur Revisionsarthroplastik wurden 4 Langschaft-Humeruskomponenten unterschiedlicher Größe entwickelt.

■ Humeruskopf

Das Global-Schultersystem ist mit 19 Humerusköpfen ausgestattet, was viele anatomische Vorgaben rekonstruierbar werden lässt. Der Kopfdurchmesser und die Länge des Halses erlauben eine gute Anpassung der Vorspannung der Weichteilstrukturen. Im Gegensatz zu den Humerusschäften bestehen die metallischen Oberarmköpfe aus einer Kobalt-Chrom-Legierung.

Die Kopplung der Schaftkomponente mit dem Humeruskopf erfolgt über einen Konus, der entgegen vieler sonst üblicher Konzeptionen am Humeruskopf fixiert ist (Abb. 6.10). Hierdurch behält der Operateur nach Einsatz der Stielkomponente noch vergleichsweise viel „Bewegungsfreiheit" im Gelenkraum (reverser Steckkonus). Zusätzlich zum normalen wurde auch ein exzentrischer Kopf auf den Markt gebracht, um das Offset besser rekonstruieren zu können (Abb. 6.11).

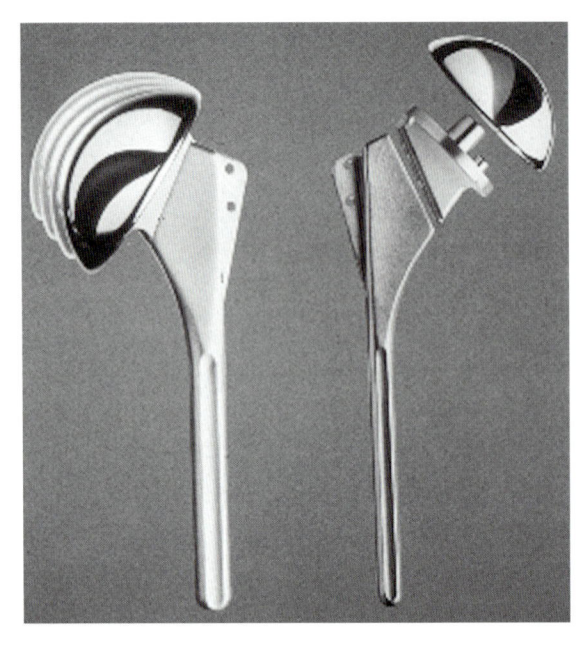

Abb. 6.12. Aequalis-Prothese

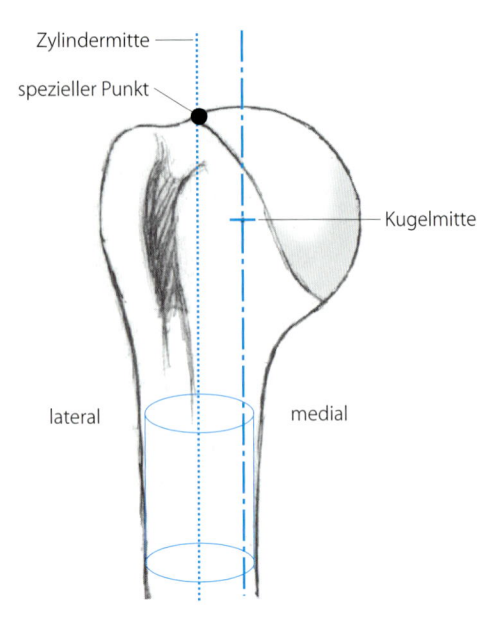

Abb. 6.13. Mediales Offset mit Bedeutung für die Eintrittsstelle zur Schaftverlängerung

Aequalis-Schulterprothese (Tornier)

Das Konzept dieser modularen Prothese basiert auf den Ergebnissen der anatomischen Untersuchungen von Boileau u. Walch. Die Rekonstruktion des Schultergelenkes im Rahmen chronischer, degenerativer oder entzündlicher Erkrankungen mit nicht verblockten Alloplastiken hat gezeigt, dass der prothetische Ersatz eine möglichst genaue Reproduktion der Anatomie erfordert. Eine Überarbeitung der bereits aufgeführten modularen Systeme führte zu der Aequalis-Schulterprothese (Abb. 6.12). Die anatomischen und biomechanischen Studien wurden mit Präzisionsmessgeräten und einem CAD-Programm durchgeführt und erbrachten zusammenfassend die folgenden Ergebnisse:

Proximaler Humerus

Bei der Überprüfung der sphärischen Form des Humeruskopfes wurde festgestellt, dass die Durchmesser in 90% aller Fälle um weniger als 1 mm voneinander abweichen. Die anatomische Situation der Humeruskalotte wird durch ihren transversalen und vertikalen Durchmesser sowie durch die Höhe der Kalotte zum Kopfmittelpunkt definiert. Aufgrund der Anatomie der Humerusdiaphyse kann die Schaftprothese entsprechend der proximalen Metaphysenachse eingesetzt werden. Theoretisch lässt sich ein proximaler metaphysärer Oberarmschaftzylinder bestimmen, in den der Prothesenschaft eingeführt wird. Der Humeruskopf liegt nicht der Basis des Zylinders auf, sondern ist gegenüber der Zylinderachse doppelt exzentrisch. Zum einen ist der Humeruskopf-Mittelpunkt nach medial verschoben (mediales Offset). Dies ist in der Praxis durch die Schnittstelle der proximalen metaphysären Achse mit der kranialen Gelenkfläche der Kopfkalotte gekennzeichnet und wird „spezieller Punkt" genannt (Abb. 6.13). Zum anderen ist der Humeruskopf nach dorsal verschoben (dorsales Offset) und bestimmt so die variablere Versetzung des Kopfmittelpunktes nach hinten. Diese Verlagerung muss als besonderes Konstruktionsmerkmal dieses Implantates berücksichtigt werden, da der Operateur sonst die Retrotorsion der Schaftprothese während der Implantation künstlich erhöhen muss (Abb. 6.14).

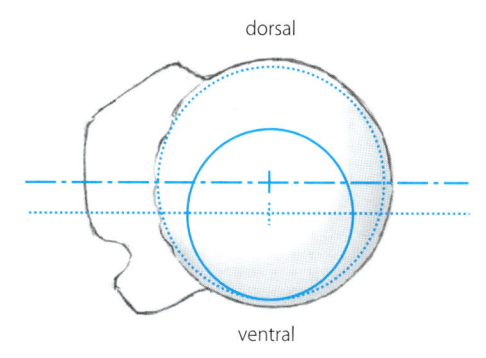

Abb. 6.14. Dorsales Offset mit Verlagerung des Kopfmittelpunktes in Relation zum Schaft

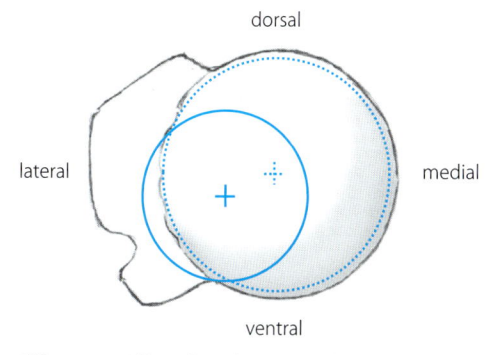

Abb. 6.15. Offset des Oberarmkopfes in Relation zum Humerusschaft

Der Humeruskopf kann also im Verhältnis zur Schaftachse sowohl nach medial als auch nach dorsal versetzt sein (Offset), so dass eine regelrechte kombinierte medio dorsale Verlagerung des Kopfes entsteht (Abb. 6.15).

Die Retrotorsion des Humerus fällt viel geringer aus, als in der Literatur angegeben wird; ihr Durchschnittswert liegt unter 20°. Zudem besteht von Patient zu Patient eine große Variationsbreite, so dass eine fixe Retrotorsion zu Gunsten einer individuellen Anpassung weichen sollte. Der Inklinationswinkel des Humeruskopfes variiert ebenfalls interindividuell. Die Abweichungen gehen hier vom „speziellen Punkt" aus, einem definierten und konstanten Angelpunkt, um den die Inklination der Kopfkalotte schwankt. Die jeder Schulter eigene Retrotorsion des Humeruskopfes wird automatisch wiedergefunden, wenn diese Inklination respektiert wird.

■ Glenoid

Durch anthropometrische Messungen konnten 3 verschiedene Größen der Gelenkpfanne definiert werden. Es zeigte sich, dass der Radius des Glenoids etwas größer ist als der des entsprechenden Humeruskopfes. Daher entspricht jedem Radius des Humeruskopfes ein optimaler Pfannenradius, der eine leichte physiologische Translation im Bereich der Schulter gestattet. Die sog. „Birnenform" des Glenoids wurde beibehalten, um störende Ecken am Unterrand der Rotatorenmanschette zu vermeiden. Die Dicke der Gelenkpfannenkomponente ist so gering wie möglich gehalten, um die Position des Gelenkspaltes nicht zu verändern und somit die Belastung nicht zu erhöhen. Das Implantat weist schließlich aufgrund seines Fixationskeiles und seiner flachen Rückseite eine verstärkte Primärstabilität auf.

Das Konzept der **Aequalis-Schulterprothese** ist das einer nicht verblockten, kraftschlüssigen Gelenkalloplastik; ihr Design basiert auf den Ergebnissen einer Grundlagenforschung in Zusammenarbeit mit der Firma Tornier. Hier wurden insbesondere 2 grundlegende Voraussetzungen für unumgänglich erachtet:
■ Genaueste anatomische Passform der Prothese mit Modularität des Humerusimplantates sowie der Glenoidkomponenten,
■ einfache Instrumentierung und vom Anwender reproduzierbare Implantationstechnik.

Das aus 3 Teilen (Schaft, Winkeladapter, Kopfkalotte) bestehende humerale Titanimplantat ermöglicht aufgrund seiner modularen Komponenten eine gute Anpassung an die individuell vorgegebene Anatomie, so dass diese nicht mehr der Prothese angepasst werden muss (Abb. 6.16).

Die Länge der Prothesenschäfte wurde vom Hersteller bewusst verkürzt, um sie noch oberhalb der diaphysären Schaftkrümmung dem proximalen metaphysären Markraum anpassen zu können. Bei 3 verschiedenen Durchmessern von 6,5, 9 und 12 mm werden bei der zementierten Version Längen von 108–157 mm angeboten. Die zementfreie Version ist in den Durchmessern 7, 9, 11, 13 und 15 mm sowie in den Längen von 115–125 mm verfügbar. Die Rotationsstabilität wird durch eine optimierte metaphysäre Formgestaltung, die proximale Finne mit Verankerungsöffnungen im oberen Teil, an denen die Tuberkula (bei der Frakturprothese) refixiert werden können sowie die ventralen

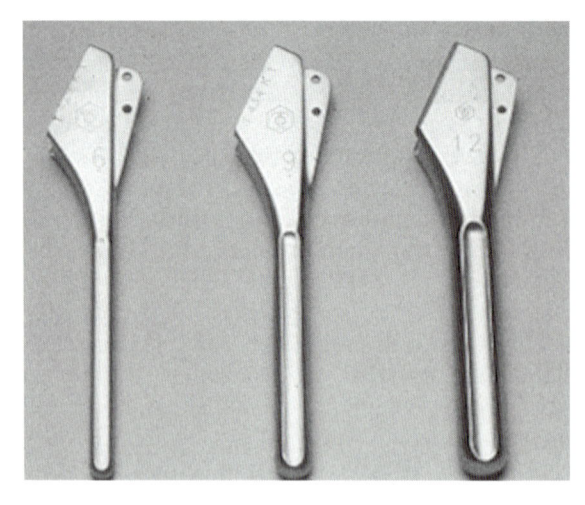

Abb. 6.16. Humerale Schaftanteile der Aequalis-Prothese

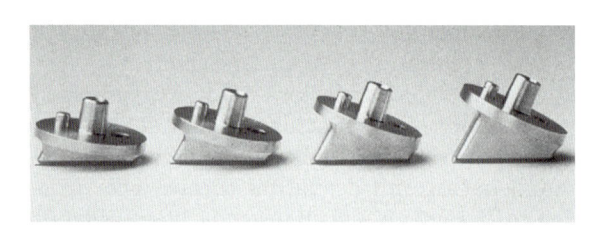

Abb. 6.17. Verschiedene Winkeladapter der Aequalis-Prothese

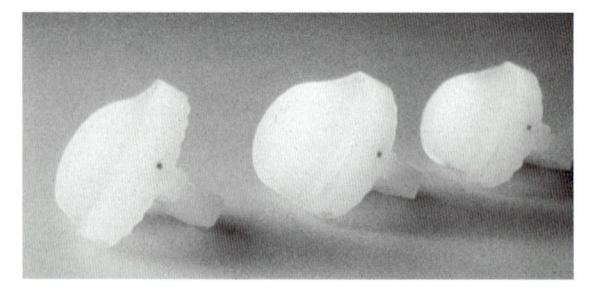

Abb. 6.18. Verschiedene Glenoidimplantate der Aequalis-Prothese

Tabelle 6.4. Verfügbare Größen der Gelenkpfanne bei der Aequalis-Prothese

Glenoidgröße	Kalottengröße
■ klein (Radius 27,5 mm)	39/14
	41/15
■ mittel (Radius 30 mm)	43/16
	46/17
■ groß (Radius 32,5 mm)	48/18
	50/16 und 50/19

und dorsalen Vertiefungen der Prothesenoberfläche gewährleistet.

Anhand der 4 Winkeladapter mit 125, 130, 135 und 140° (Abb. 6.17) kann das Implantat an den individuell vorgegebenen Inklinationswinkel des Humeruskopfes angepasst werden. Dieser Winkel variiert um den „speziellen Punkt", dessen eine Achse die metaphysäre Humerusachse darstellt; die andere bildet die Linie zwischen „speziellem Punkt" und medialer Grenze des anatomischen Halses.

Der Hersteller bietet eine Palette von 7 Kopfimplantaten an, um den verschiedenen anatomischen Situationen gerecht zu werden, wobei der Zusammenhang zwischen Kalottendurchmesser und Kalottenhöhe berücksichtigt wurde: Jedem Durchmesser entspricht auch eine Kalottenhöhe. Für den größten Durchmesser von 50 mm stehen 2 unterschiedliche Höhen zur Verfügung, um den anatomischen Variationen von 16 und 19 mm besser zu entsprechen. Die kombinierte Verlagerung wird durch ein System mit exzentrischer Scheibe an der Unterseite jeder Kalotte gewährleistet.

Das intraoperative Zusammensetzen der Prothesenteile wurde unter Berücksichtigung der Tatsache, dass die Schulter ein nur wenig gewichttragendes und sehr bewegliches Gelenk ist, konzipiert:
- Die Kalotte wird auf dem Winkeladapter durch einen Konus fixiert und durch eine Verbindungsschraube gesichert;
- der Winkeladapter wird durch eine aus der Metallindustrie bekannte Verbindung zweier Teile („Schwalbenschwanz") auf dem Prothesenschaft gesteckt und durch eine Schraube gesichert.

■ **Gelenkpfanne**

Für die Gelenkpfanne aus Polyethylen existieren 3 Größen (Abb. 6.18). Jedes Implantat ist durch seine Höhe, Breite und seinen Radius gekennzeichnet. Anhand unabhängiger anatomischer Messungen von Humerusköpfen und Skapulapfannen werden bestimmte Kombinationen empfohlen (Tabelle 6.4).

Hierdurch sollte ein maxialer Formschluss von Gelenkpfanne und -kalotte erreicht und dem Operateur darüber hinaus die Möglichkeit gegeben werden, jede anatomische Situation optimal zu beherrschen. Jede Gelenkkalotte kann so an jede angebotene Gelenkpfannengröße angepasst werden.

Seit 1999 ist eine spezielle Aequalis-Fraktur-Prothese verfügbar. Auch ihr Offset ist variabel,

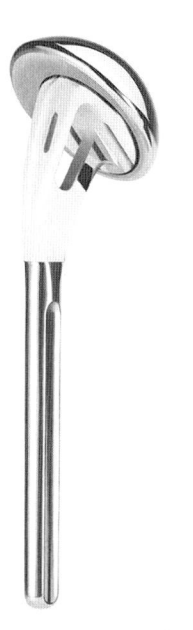

Abb. 6.19. Aequalis-Fraktur-Prothese

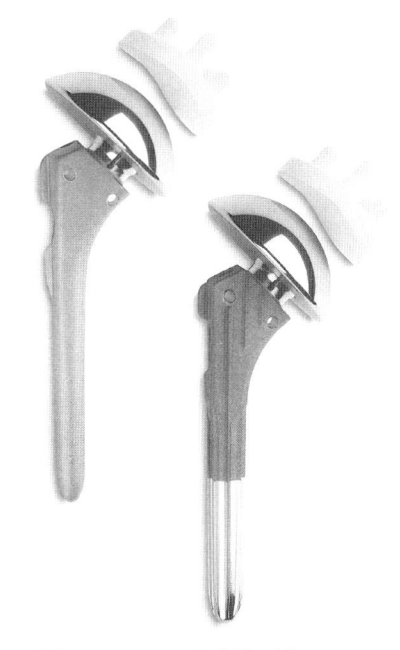

Abb. 6.20. Anatomical Shoulder

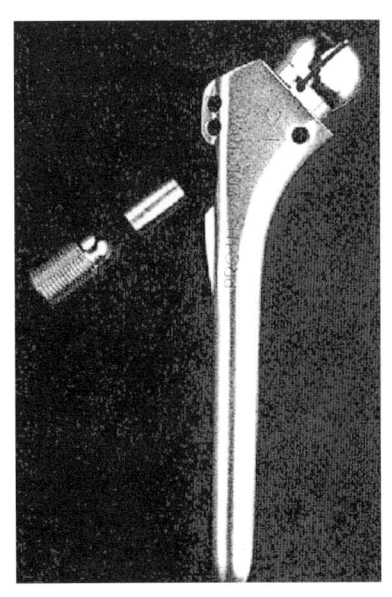

Abb. 6.21. Expansionskonus der Anatomical Shoulder

der Inklinationswinkel bleibt mit 130° jedoch konstant (Abb. 6.19).

■ Anatomical Shoulder™ Endoprothese (Sulzer)

Diese Schulter-Alloplastik des Schweizer Herstellers Sulzer Medica wurde von Prof. Christian Gerber ebenfalls mit der Vorstellung konzipiert, eine möglichst exakte Wiederherstellung der Anatomie des Glenohumeralgelenkes zu erreichen. Das System verfügt über Prothesenschäfte, Gelenkköpfe und Glenoidkomponenten in verschiedenen Größen, die modular miteinander kombiniert werden können.

■ Prothesenschaft

Der Prothesenschaft besteht in der zementierten Variante aus einer Kobalt-Chrom-Molybdän-Legierung, in der zementfreien Option aus der Titanlegierung Protasul 100 (Ti-6Al-7Nb). Er ist in den Größen 7, 9, 12 und 14 erhältlich, wobei diese durch den mittleren Schaftdurchmesser vorgegeben werden. Um ein gezieltes Verblocken im metaphysären Humerusschaft zu gewährleisten, wurde der proximale Anteil der Prothese trompetenförmig konstruiert. Die Schaftlänge der Größe 7 beträgt 100 mm, die übrigen Schäfte sind 110 mm lang; durch die geringe Länge wird der intramedullären Verengung des Humerusschaftes Rechnung getragen. Die proximale Finne dient der Rotationsstabilität, zwei Löcher im Schaft sind zur Refixierung der Tuberkula vorgesehen (Abb. 6.20). Im Schaftinnern befindet sich ein Expansionskonus mit Schraube, mit dessen Hilfe ein geschlitzter Kugelkopf gespreizt wird, was zur Fixierung des Prothesenkopfes führt (Abb. 6.21). Zementierbare Revisionsschäfte sind in allen Größen erhältlich.

■ Prothesenkopf

Der Kalottenteil besteht aus einer Kobalt-Chrom-Molybdän-Gusslegierung und ist in 10

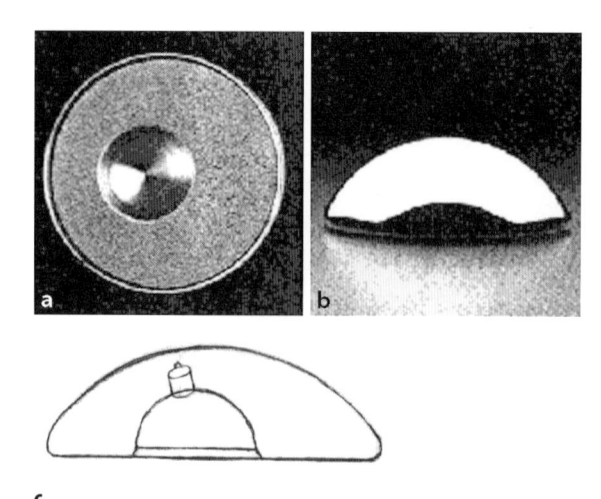

Abb. 6.22 a–c. Prothesenkopf der Anatomical Shoulder mit exzentrischer Konusbohrung

Größen verfügbar (Durchmesser: 40–52 mm in 2 mm-Abstufungen), wobei die Größen 48, 50 und 52 in 2 verschiedenen Höhen zur Auswahl stehen. Die kugelförmige Aufnahme für den Prothesenschaft ist exzentrisch angebracht; 2 Bohrungen geben bei Fraktureinstellungen eine genau definierte Position vor (Abb. 6.22 a–c).

■ Glenoid

Die Glenoidkomponente wird aus hochmolekularem Polyethylen hergestellt, sie ist in 3 Größen (klein, mittel, groß) verfügbar. Die Implantatdicke ist relativ gering gehalten, um die anatomischen Verhältnisse nicht zu beeinflussen. Durch die konvexe, grobgestrahlte Rückfläche des Glenoids wird eine knochensparende und kraftschlüssige Implantation ermöglicht. Die Primärstabilität wird durch 4 Verankerungszapfen erzielt, die mit Gewinde versehen sind, was die Stabilität deutlich erhöht. Kleine Metallkugeln in den 3 peripher gelegenen Verankerungszapfen erlauben bei der radiologischen Untersuchung eine genaue räumliche Ortung.

■ Biomechanische Konzeption der Anatomical Shoulder™

Um den proximalen Humerus anatomisch zu rekonstruieren, ist es notwendig, die Parametergröße und Orientierung des Humeruskopfes zu berücksichtigen. Seine Position in Relation zur Humerusachse wird durch die Inklination (zerviko-diaphysärer Winkel), die Retrotorsion und den Versatz (Offset) beschrieben. Der zerviko-diaphysäre Winkel variiert beim Humerus

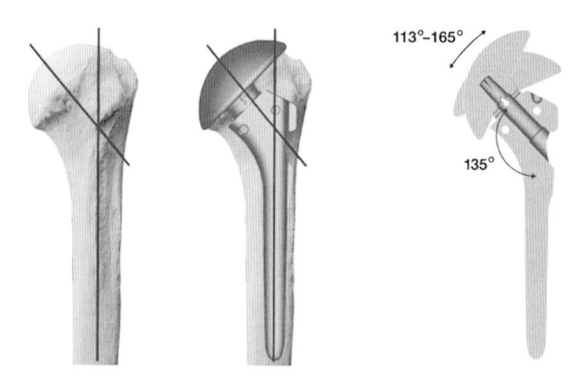

Abb. 6.23. Individuelle Anpassung der Anatomical Shoulder an die Inklination

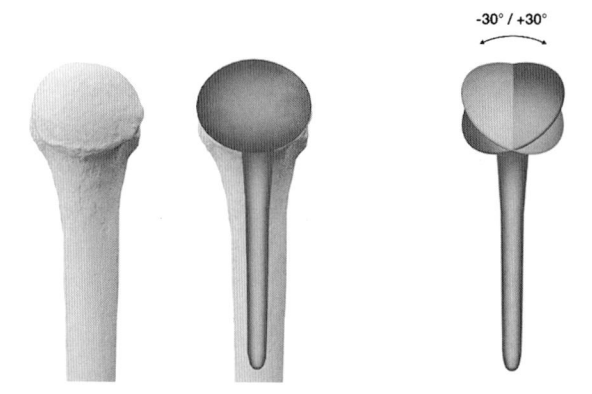

Abb. 6.24. Individuelle Anpassung der Anatomical Shoulder an die Retroversion

zwischen 120° und 140°, die Retrotorsion liegt zwischen +60° und −20°. Bei dem Implantat der Anatomical Shoulder™ ist ein Inklinationswinkel zwischen 113° und 165° (Abb. 6.23) sowie eine Retrotorsion von −30° bis +30° einstellbar (Abb. 6.24). Das Kopfzentrum befindet sich posterior und medial vom Zentrum der Humerusschaftachse. Das Ausmaß des medialen und posterioren Offset variiert individuell und in Funktion mit der Größe des Humerus. Die Exzentrizität, die diesen Versatz berücksichtigt, beträgt bei der Anatomical Shoulder™ 2 mm (Kopfdurchmesser: 40 mm) bis 7 mm (Kopfdurchmesser: 52 mm) (Abb. 6.25).

Die Kombination dieser 3 Variablen erfordert ein System, bei dem der Prothesenkopf im Verhältnis zum Prothesenschaft räumlich variiert werden kann. Mit der exzentrischen Aufnahme der Kopfkomponente wird diese Variabilität durch eine stufenlose Einstellbarkeit beider Winkel unter gleichzeitiger Berücksichtigung des Offsets ermöglicht. Der Prothesenkopf wird

Abb. 6.25. Individuelle Anpassung der Anatomical Shoulder an das Offset

in der Stellung fixiert, die die ursprüngliche Anatomie widerspiegelt. Prothesenschaft und -kopf werden dabei mit Hilfe eines Ausrichtungsinstrumentes in die gewünschte Position eingestellt und blockiert. Letzteres erfolgt, indem im Innern des Prothesenschaftes ein Konus mittels einer Schraube den Kugelkopf spreizt. Hierdurch wird der Kalottenteil irreversibel mit einem definierten Drehmoment auf dem Kugelkopf des Prothesenschaftes fixiert (Abb. 6.26).

Im Falle einer Fraktur wird ein Konus mit zusätzlichen Zapfen zwecks Fixierung in einer definierten Position in den Prothesenschaft eingebracht.

Die Radien der Glenoidkomponente einerseits und des Prothesenkopfes andererseits – der sog. „missmatch" – erlauben eine geringe Roll-Gleit-Bewegung des künstlichen Oberarmkopfes zur Absorption von Scherkräften. Trotz minimaler Knochenresektion wird ein enger Kontakt zwischen der knöchernen Pfanne und der Glenoidkomponente hergestellt. Die Dicke der Komponente ist reduziert, um Überbeanspruchungen, welche durch mögliche Verluste des normalen Gelenkspieles entstehen können, zu verhindern.

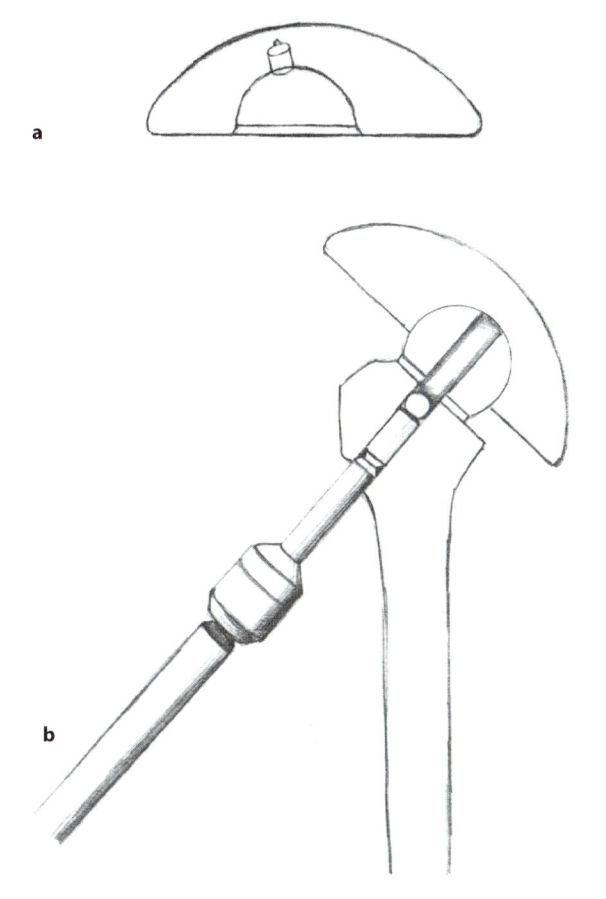

Abb. 6.26 a, b. Schematische Darstellung des Mechanismus des Expansionskonus bei der Anatomical Shoulder

oder unter Verwendung von Knochenzement verankern, sie weisen ein einheitliches Schraubengewinde auf. Bei dem Implantat lässt sich sowohl eine exzentrische als auch eine konzentrische Position des Humeruskopfes einstellen. Die aus Polyethylen bestehenden Glenoidkomponenten weisen einen Offset-Kiel auf, um eine maximale Fixierung im Knochen zu gewährleisten.

■ Howmedica Anatomic Shoulder (HAS)

Von Resch (Salzburg) wurde in Kooperation mit der Firma Howmedica die sog. HAS entwickelt. Diese Endoprothese berücksichtigt neben einer modularen Konzeption auch individuelle anatomische Gegebenheiten. Die Position des Humeruskopfes lässt sich dabei der jeweiligen Situation anpassen, ein Schutz der Rotatorenmanschette ist gewährleistet.

Die in unterschiedlichen Längen zur Verfügung stehenden Schäfte lassen sich zementfrei

■ Atlas-Prothese (Biomet-Merck)

Dieses tri-modulare Prothesensystem von Biomet besteht aus drei Elementen (Humeruskopf, proximaler Humeruskörper, distaler Schaft), es dient sowohl der Hemi- als auch der Totalarthroplastik. Die Indikation erstreckt sich auf primäre Eingriffe und auf Revisionsarthroplastiken. Humeruskopf, proximaler Humerus sowie distaler Schaft werden aus einer Kobalt-Chrom-Legierung hergestellt; die Glenoidkomponente wird aus UHMWPE gefertigt oder steht als mo-

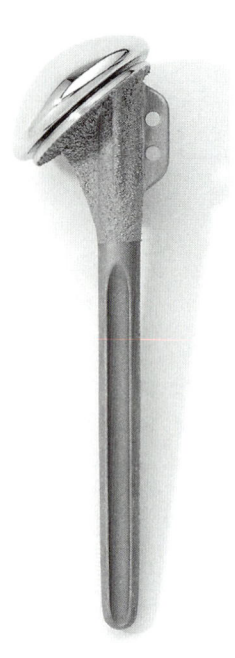

Abb. 6.27. Kirschner-II-C-Schulterendoprothese

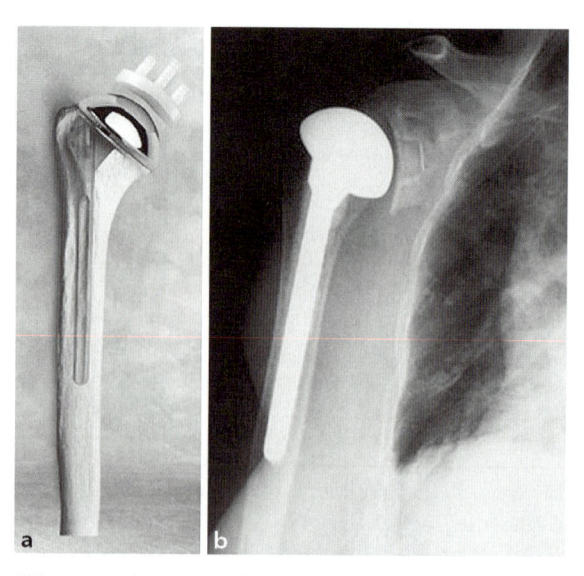

Abb. 6.28 a, b. Bigliani/Flatow Schulterendoprothese als Implantat (**a**) sowie im a.p.-Röntgenbild (**b**)

dulares Element aus einer Kobalt-Chrom-Legierung und UHMWPE zur Verfügung. Alle Komponenten sind in mindestens 5 verschiedenen Größen erhältlich.

■ **Kirschner-II-C-Schulterprothese (Zimmer)**

Bei diesem Implantat handelt es sich um ein Modell mit fixiertem Humeruskopf. Anwendung findet dieses System ebenfalls bei primären Arthroplastiken sowie bei Revisionen. Die Humeruskomponente aus einer Kobalt-Chrom-Legierung kann als Hemiarthroplastik eingesetzt werden. Zur Totalarthroplastik steht eine Glenoidkomponente aus UHMWPE zur Verfügung, die auch mit einer metallischen Verstärkung erhältlich ist. Der Schaft ist in 2 Längen und 3 Durchmessern verfügbar, der Humeruskopf wird in 2 unterschiedlichen Größen hergestellt; beim Glenoid werden 5 unterschiedliche Größen produziert. Hervorzuheben ist die zylindrische Beschaffenheit des Humerusschaftes, der zudem im proximalen Bereich eine poröse Oberfläche aufweist und dort mit 4 Finnen bestückt ist. Der distale Anteil des Schaftes ist mit Riefen durchzogen (Abb. 6.27).

■ **Bigliani/Flatow Prothese (Zimmer)**

Von Bigliani u. Flatow aus New York wurde mit der Fa. Zimmer ein Schulterprothesensystem auf den Markt gebracht (Abb. 6.28), welches die Prinzipien von Prothesen der 1., 2. und 3. Gerneration verbindet. Beide Autoren sind Schüler von Charles Neer und verfügen über dementsprechende Erfahrung im Bereich der Schulterchirurgie im Allgemeinen und mit der Schulterendoprothetik im Speziellen. In diesem System sind Monoblockprothesen von $8 \times 18 \times 46 \times 130$ mm bis zur Größe von $12 \times 21 \times 52 \times 130$ mm integriert; es sind ebenso modulare Implantate mit Standardköpfen ohne Offset von 7×130 mm bis 16×130 mm wie modulare Prothesen mit Offsetköpfen verfügbar. Für Revisionen finden sich Überlängen bis 200 mm, für spezielle anatomische Situationen Kurzprothesen mit 60 mm-Schäften. Das Polyethylenglenoid ist sowohl mit Kiel als auch mit Zapfen erhältlich. Die Implantationstechnik ähnelt sehr der des MSS von S & N.

■ **Select-Schulter (Sulzer)**

Das Select-System wurde von Wayne Z. Burkhead (Dallas, Texas) und Georg Blatter (St. Gallen, Schweiz) entwickelt und wird seit 1988 verwendet. Der Schaft ist sowohl zementierbar wie auch zementfrei einzusetzen; das Glenoid steht nur an einer zementierbaren Version zur Verfügung. Das Offset ist variabel, der Inklinationswinkel nicht (Abb. 6.29).

■ **Schaft.** Die zementfreie Version besteht aus TiAlV + CSTI, die zementierte aus CoCrMo. Die

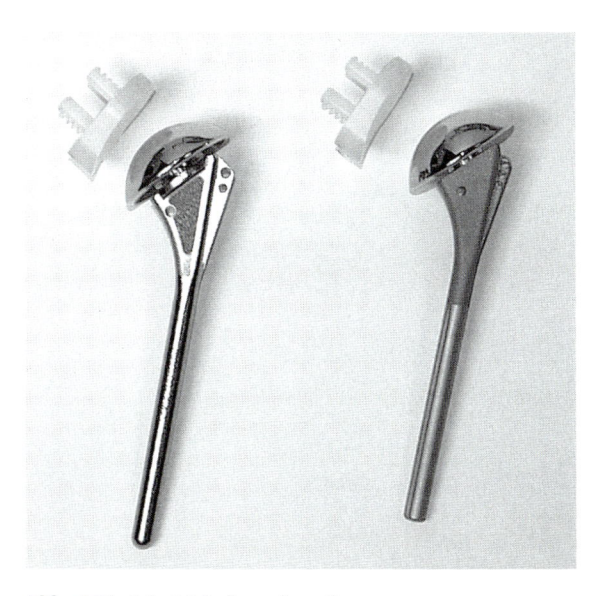

Abb. 6.29. Select-Schulterendoprothesen

einzelnen Durchmesser betragen: 6/7/8/8,5/10/11,5/13/14,5 mm; die Schaftlängen reichen von 80–125 mm. Auch Revisionsschäfte mit einer Länge von 200–240 mm sind verfügbar.

■ **Kopf.** Die Köpfe bestehen aus CoCrMo; in der zentrischen Form sind sie mit folgenden Größen lieferbar: (Kopfdurchmesser/Höhe) 40/16, 40/20, 44/16, 44/19, 44/22, 48/17, 48/20, 48/24, 52/18, 52/22, 52/26 mm. Die exzentrischen Implantate haben folgende Größen (Kopfdurchmesser/Höhe/Exzentrizität): 44/19/5, 48/24/5, 52/26/5, 44/19/5, 48/20/5, 52/22/5 mm.

■ **Glenoid.** Das Glenoid besteht aus UHMWPE und ist in 4 Größen verfügbar (S, M, L, XL). Die Komponente mit Peg-Fixation wird mit Knochenzement eingesetzt.

■ **Nottingham-Schulter (Biomet-Merck)**

Dieses modulare System wird seit 1993 implantiert, es wurde von W. A. Wallace, L. Neumann und Prof. S. P. Frostick entwickelt. Schaft und Glenoid sind sowohl zementiert als auch zementfrei zu implantieren (Abb. 6.30). Der Schaft besteht aus CoCr mit Ti6A14V und ist in den Durchmessern 6, 8, 10 und 12 mm in einer Länge von 115 mm verfügbar. Der Kopf besteht aus CoCr und hat die Durchmesser 40 und 48 mm, der große Kopf ist in 5 Höhen erhältlich (17–28 mm). Das zementierte Glenoid wird in 3 Größen hergestellt und hat eine Dicke von

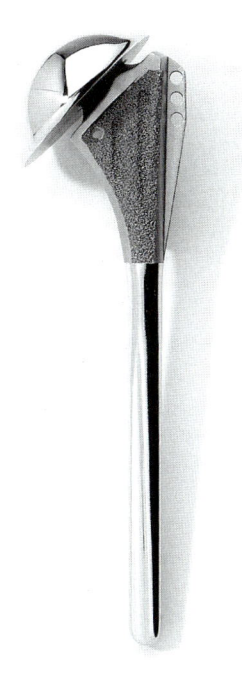

Abb. 6.30. Nottingham-Schulterendoprothese

4–7 mm. Das zementfreie metal-backed Glenoid kann mit Inlays der Stärken 3, 4 und 5 mm besetzt werden; die Implantate sind „non-conforming".

■ **Bi-Angular-System (Biomet-Merck)**

Dieses modulare System wurde von R. Worland aus Richmond, Virginia, in den USA entwickelt und wird seit 1991 verwendet (Abb. 6.31).

Der Schaft ist sowohl zementiert als auch zementfrei erhältlich; das Glenoid wird ebenfalls zementiert und mit „metal backed" zementfrei angeboten. Die zementfreien Schäfte aus Ti6A14V sind „porous coated" und weisen bei einer Länge von 115 mm die folgenden Durchmesser auf: 6,5, 8,0, 9,5, 11,0, 12,5 und 14 mm. Die zementierten CoCr-Schäfte sind nur mit 6,5, 9,5 und 12,5 mm erhältlich. Die Standardköpfe aus CoCr haben den Durchmessern 40, 44, 48 und 52 mm. Die bipolaren Implantate besitzen einen Innenkopf von 22,2 mm sowie Außenköpfe mit 40, 44, 48 und 52 mm. Weder Offset noch Inklinationswinkel sind variabel.

■ **Multiplex Schultersystem (ESKA Implants)**

Das Multiplex System wurde von P. Rozing aus den Niederlanden gemeinsam mit der Fa. ESKA Implants entwickelt. Es ist sowohl für die Frak-

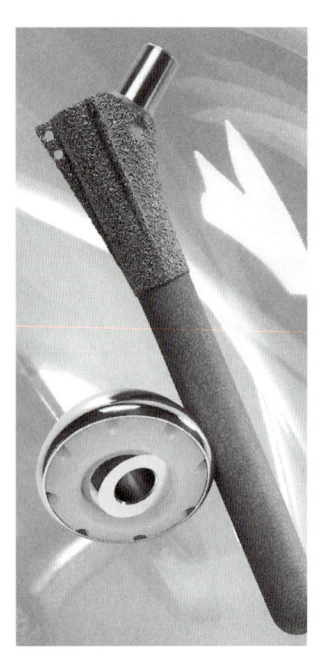

Abb. 6.31. Schulterendoprothese vom Bi-Angular-System

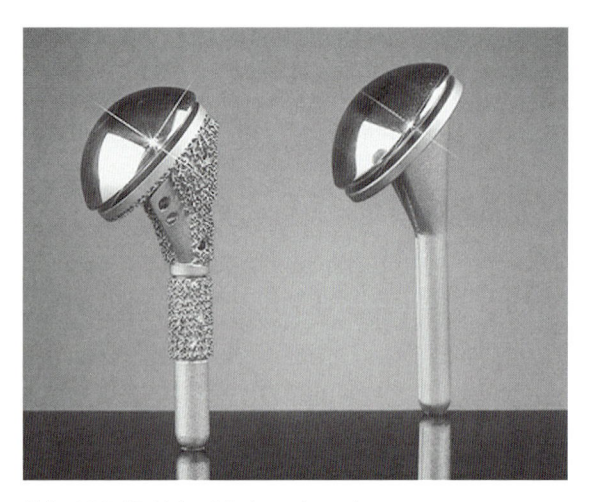

Abb. 6.32. Multiplex-Schulterendoprothesensystem

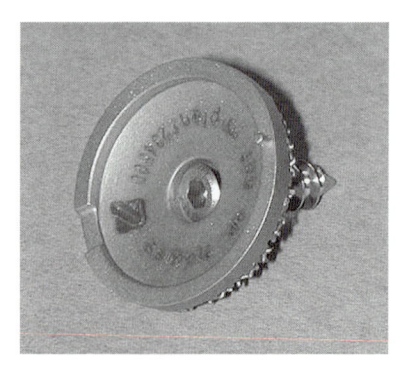

Abb. 6.33. Metallisches Multiplex-Glenoid

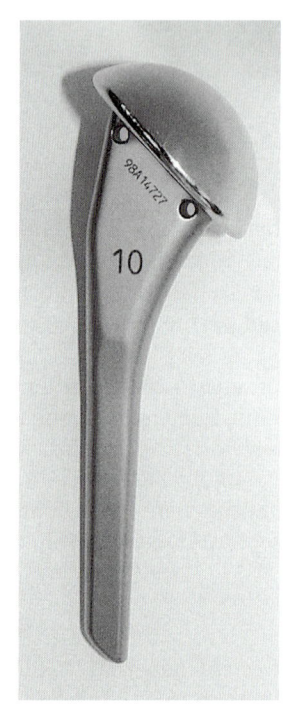

Abb. 6.34. EPOCA-Schulterendoprothese (zementierbare Version)

tursituation als auch für den degenerativen Bereich anwendbar.

Der Hersteller bietet sowohl zementierte als auch zementfreie Versionen (CoCrMo-Legierung) an (Abb. 6.32). Der modulare Aufbau beinhaltet einen Humerusteil, eine Tellerkomponente, einen Humeruskopf und eine Stielverlängerung. Das System bietet 8 verschiedene Kopfgrößen. Das Humerusimplantat mit 2 Antirotationsfinnen hat zusätzliche Bohrungen zur Refixaton der Rotatorenmanschette. Das Offset ist aufgrund exzentrischer Teller variabel.

Beim Glenoid existieren eine zementierbare (UHMWPE) und eine zementfreie (CoCrMo-PE) Version (Abb. 6.33).

■ EPOCA-Schulterprothese (Argomedical)

Die EPOCA-Schulterprothese wurde von R. Hertel aus Bern in Zusammenarbeit mit der Fa. Argomedical konzipiert. Der Schaft ist als zementierbare Variante (Implantatstahl nach ISO 5832-1) (Abb. 6.34) und zementfrei (Ti6Al4V nach ISO 5832-3 mit proximaler Titan-Plasma Beschichtung mit HA) (Abb. 6.35)

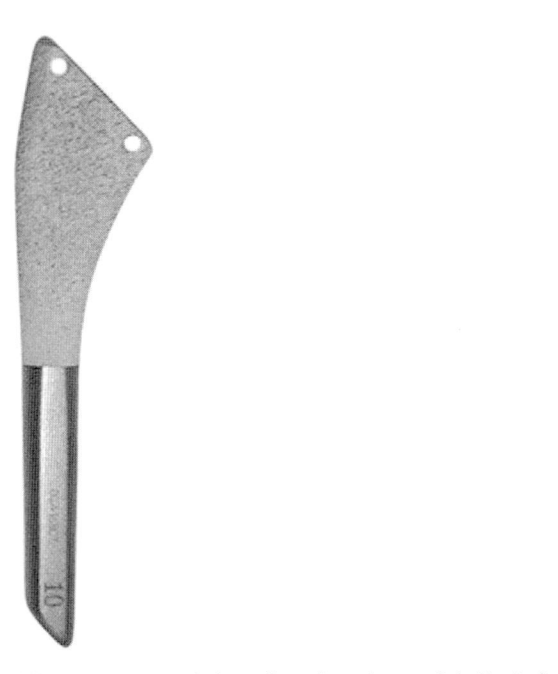

Abb. 6.35. EPOCA-Schulterendoprothese (zementfreie Version)

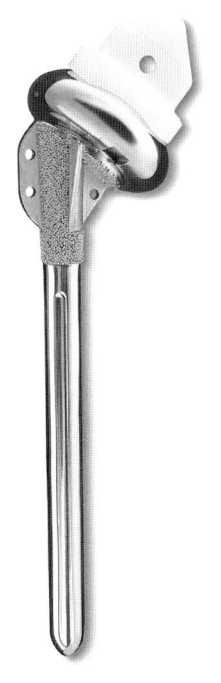

Abb. 6.36. Cofield-Schulterendoprothese

zu erhalten. Angeboten werden Standardschäfte (Durchmesser/Länge: 6/115, 8/120, 10/125, 12/130, 14/135 mm), Langschäfte (Durchmesser/Länge: 6/155, 8/160, 10/165, 12/170, 14/175 mm) und sog. XL-Schäfte (Durchmesser/Länge: 6/195, 8/200, 10/205, 12/210, 14/215 mm). Die Kalotte besteht aus rostfreiem Stahl (ISO 5832-1) und ist in den Durchmessern 40, 42, 44, 46, 48, 50, 52 und 54 mm erhältlich. Das Offset ist variabel, der Inklinationswinkel ist mit 135° konstant.

Es gibt ein zementiertes Glenoid aus UHMWPE (40/42/44/46/48/50/52/54 mm) und ein Hybrid-Implantat aus UHMWPE mit Sockelschrauben aus Ti6Al4V (40/42/44/46/48/50/52/54 mm). Weiterhin wird eine Rekonstruktionsschale für Rotatorenmanschettendefekte geliefert. Hier gibt es 4 unterschiedliche Größen aus Ti6Al4V für 7 PE-Einlagen aus UHMWPE. Dieses Design ist seit 1998 im klinischen Einsatz.

■ Cofield-Prothese (S & N)

B. Cofield von der Mayo-Klinik (Rochester, USA) hat mit seiner reichen Erfahrung eine modulare Schulterendoprothese konzipiert, die in den USA großen Anklang gefunden hat. Aus verschiedenen Gründen hat das Implantat auf dem europäischen Markt noch nicht an Boden gewonnen, obwohl es sich um eine sehr gut durchdachte Prothese handelt.

Schaft und Kopf sind aus CoCr hergestellt. Der Schaft ist in 6 Durchmessern (6, 8, 10, 12, 14 und 16 mm) und 4 Längen (115, 145, 195 und 245 mm) verfügbar. Es existieren 8 Standardköpfe (14×36, 16×38, 18×40, 20×42, 22×44, 24×46, 26×48 und 28×50 mm) sowie 2 Unipolarköpfe (32×54 und 36×58 mm). Ein besonderes Merkmal ist das vollständige Absenken des Kopfteiles durch ein spezielles Konusdesign. Ein positiver Schaftkonus erleichtert das Ein- und Ausschlagen. Zur Weichteilfixierung sind lateral zwei und medial eine Bohrung angebracht. Eine poröse Kugelbeschichtung am proximalen Schaftanteil soll die ossäre Integration erleichtern. Der distale Schaftteil ist poliert und besitzt ein spezielles Profil zur Zementverankerung. Alle Schaft- und Kopfgrößen sind miteinander kombinierbar (Abb. 6.36).

Die Glenoidimplantate sind in 3 Größen als „all poly" (klein, mittel, groß) mit Stabilisierungskiel verfügbar (Abb. 6.37). Es existieren jeweils drei Versionen (Standard 4 mm, +2 mm verstärkt und posterior verstärkt). Alle Glenoidkomponenten sind mit allen Humerusimplantaten kombinierbar. Die im Vergleich zur Kopfoberfläche verringerte Glenoidkrümmung (um 4 mm verkleinerter Durchmesser) ermöglicht eine glenohumerale Translation. Alle Polyethylen-

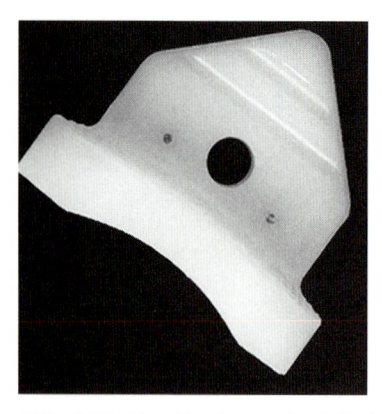

Abb. 6.37. Glenoidimplantat der Cofield-Schulterendoprothese aus Polyethylen

Komponenten sind EtO-sterilisiert. Die Operationstechnik ähnelt sehr der des MSS von S&N.

6.6.2 Spezialprothesen

Primär maligne Knochentumoren, gelenknahe Metastasen mit eingetretenen Spontanfrakturen sowie ausgedehnte posttraumatische Knochendefekte sind Hauptindikationen für die Resektion gelenknaher Knochenabschnitte und deren Ersatz durch Spezialendoprothesen mit defektübergreifenden Schaftteilen. Daneben werden auch Systeme speziell zur Kompensation nicht rekonstruierbarer Rotatorenmanschettendefekte angeboten (z. B. Grammont-Prothese). Für junge Patienten gibt es Oberflächenprothesen mit Ansätzen für knochensparende, proximal verankernde Implantate (sog. Kappenprothesen).

■ Proximaler Humerusersatz mit dem Baukastensystem nach Salzer (Aesculap)

Für die individuell Anatomie des Humerusschaftes stehen 3 verschiedene Kegelhülsen mit den Durchmessern 17, 19 und 21 mm zur Verfügung. Für extrem starke Knochenabmessungen wurde eine weitere Kegelhülse mit 24 mm Durchmesser konzipiert, die wahlweise für die Humerus- oder für die Femurprothese Anwendung finden kann. Die Dimensionierung der den Schaftteil und die Hülse verbindenden Kegelpassung ist für den proximalen Humerus- und Femurersatz identisch. Mit insgesamt 5 verschieden langen Prothesenschäften können in Kombination mit einer dem Knochendurchmesser entsprechenden Kegelhülse Resektionslängen von 100, 130, 160, 190 und 220 mm realisiert werden. Mit dieser Aufteilung enthält der Bausatz dieses proximalen Humerusersatzes im Vergleich zu anderen Kombinationsmöglichkeiten eine minimale Anzahl einzelner Prothesenkomponenten bei Wahrung der Übersichtlichkeit (Abb. 6.38). Die Verbindung der individuell auszuwählenden Implantatteile erfolgt außerhalb des Körpers durch eine Kegelpassung. Eine zusätzliche Verspannung dieser Verbindung wird durch eine zentrale 8-mm-Innensechskantschraube erreicht.

Da bei der Resektion primär maligner Knochentumoren meist auch große Anteile der umgebenden Muskulatur entfernt werden müssen, wurden möglichst geringe Querschnittsabmessungen angestrebt, was Schwierigkeiten bei der anschließenden Weichteildeckung vermeiden hilft. Radial angeordnete Bohrungen direkt unterhalb des Prothesenkopfes dienen der Fixierung der zuvor eröffneten Gelenkkapsel. Zur exakten Reinsertion der verbleibenden Muskulatur wurde der Prothesenschaft mit mehreren Bohrungen versehen. Eine am distalen Ende der Humeruskomponente befindliche Sicherungslasche, die in eine Aussparung der Kegelhülse eingreift, verhindert eine Rotationsbewegung zwischen den beiden Implantatteilen.

■ Keramikprothesen

Neben den Endoprothesen vom Baukastenprinzip nach Salzer finden in der Tumortherapie auch die Keramikendoprothesen Anwendung. Aluminiumoxid, der Werkstoff, aus dem diese Keramik hergestellt wird, bietet den Vorteil der hohen Festigkeit sowie der guten Bioverträglichkeit. Die Verankerung erfolgt ohne Zement. Der mit dem Prothesenschaft in Kontakt tretende Humerusknochen wird in eine konische Form gebracht. Neben der hierdurch erzielten Primärstabilität kann zusätzliche Festigkeit durch allmählich heranwachsenden Knochen erreicht werden. Der finanzielle Aufwand einer 3-Komponenten-Prothese entspricht etwa dem der übrigen Systeme, kostenträchtig ist allerdings der Einsatz der Fräse, mit der der Knochen zu einem Konus modelliert werden kann (Abb. 6.39).

Für den Ersatz des proximalen Humerus steht ein System mit mehreren Komponenten unterschiedlicher Größe zur Verfügung. Die Prothese

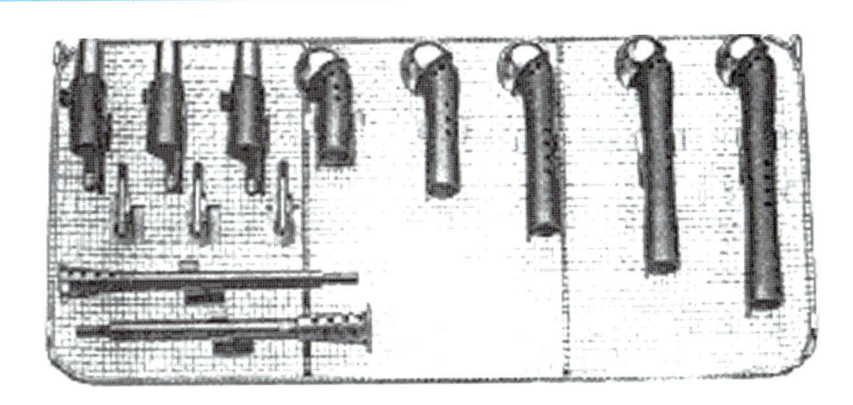

Abb. 6.38. Salzer-Tumor-Schulter-
endoprothesen-System

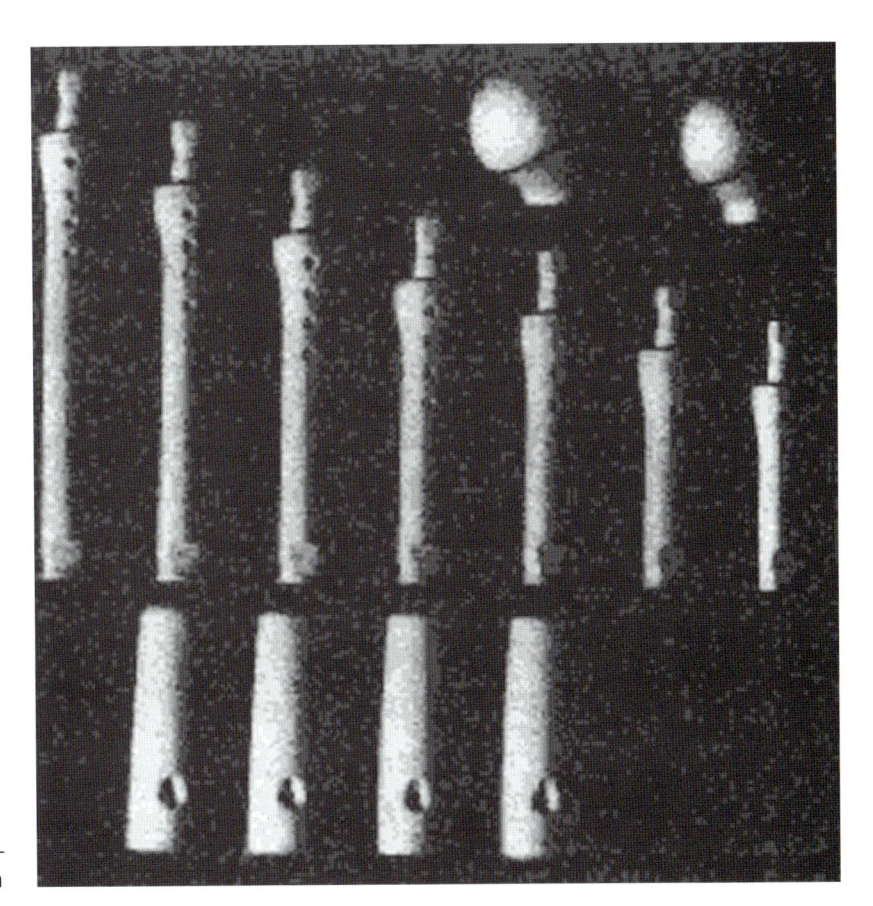

Abb. 6.39. Modulares Keramik-Tu-
mor-Schulterendoprothesen-System

besteht aus einer Manschette, einem Spacer und dem Humeruskopf. Nachdem die etwas zusammenlaufende Manschette extrakortikal zementfrei auf dem konischen Humerusknochen fixiert wurde, werden die übrigen Komponenten mittels Methylmethacrylat miteinander extrakorporal adaptiert. Nachfolgend sind die Weichteile zu reinserieren, wobei die Muskel- und Bandstrukturen mit Einzelnähten an die Prothese im Bereich der dafür vorgesehenen Löcher fixiert werden. Da bei der Tumorresektion auch der Weichteilmantel aggressiv reseziert wird, muss die verbleibende Muskulatur um so sorgfältiger stabilisiert werden.

■ Modulares-Vario-Schulter-System

Dieses Endoprothesensystem ist unter Verwendung eines speziellen Kopfimplantates auch in der Tumorchirurgie der Schulter indiziert. Durch die Materialkomponenten Keramik und Titan besteht eine hohe Biokompatibilität. Der

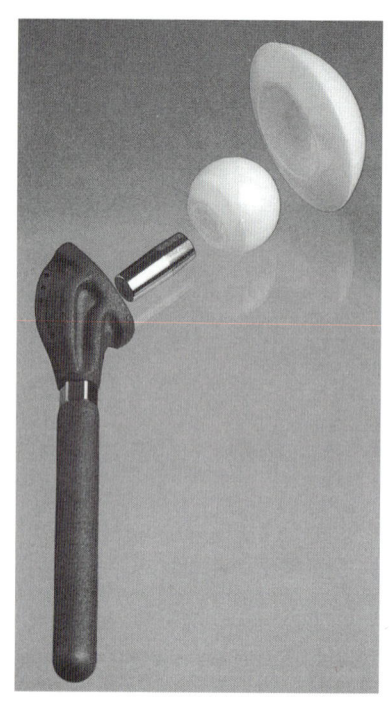

Abb. 6.40. Vario-Schulterendoprothesen-System

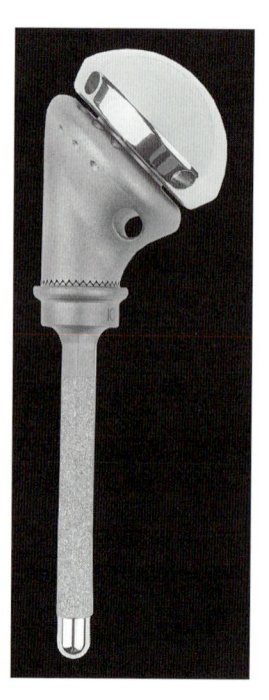

Abb. 6.41. Mutars-Schulterendoprothese

Kopfteil kommt bei totalem Verlust der Rotatorenmanschette zusammen mit einem in beliebiger Länge lieferbaren Schulterschaft mit Resektionsteil zur Resektatüberbrückung zum Einsatz. Die verschiedenen Konuslängen und Schaftstärken ermöglichen eine individuelle Anpassung des Kunstgelenkes und eine Rekonstruktion des Schulterdrehpunktes.

Deneben stehen ein Standardkopf und ein Hemi-Cup bei erhaltener oder rekonstruierbarer Rotatorenmanschette zur Verfügung. Ein Cup ist vorgesehen bei Teilverlusten der Rotatorenmanschette (Abb. 6.40).

■ MUTARS-Prothese (Implant-Cast)

Zu den modularen Tumor- und Revisionsimplantaten zählen auch die 1991 konzipierten Mutras-Prothesen, die 1995 erstmals an der Schulter zur klinischen Anwendung kamen. Dieses System bietet für die obere Extremität Rekonstruktionsmöglichkeiten des proximalen, distalen sowie des totalen Humerus. Die modularen Humeruskappen sind in 3 Größen erhältlich und sorgen für einen optimierten Kontakt zum Glenoid. Durch das sehr schlank ausgeführte Kopfstück und die leicht medialisierende Geometrie kann eine verbesserte Weichteildeckung erzielt werden (Abb. 6.41).

Die schlank gestalteten Verlängerungshülsen bieten einen intraoperativen Längenausgleich in Schritten von 20 mm (Abb. 6.42). Durch die modulare Konstruktion wird die universelle Versorgung der oberen Extremität mit nur einem System ermöglicht. Bei Bedarf kann die Prothese intraoperativ bis zum totalen Humerus erweitert und so optimal an die individuelle intraoperative Situation angepasst werden (Abb. 6.43).

Für den proximalen Humerusersatz sieht das modulare System 3 Schäfte (9, 10, 11 mm), eine Humerusschaftlasche mit Kortikalisschraube, einen Humeruskopf sowie 3 verschiedene Humeruskappen (klein, mittel, groß) vor, die wahlweise miteinander kombinierbar sind. Die anatomischen, aus Titan bestehenden Schäfte weisen eine mikroporöse Oberflächenbeschaffenheit auf. Ein Retentionsring dient der Befestigung eines Anbindungsschlauches, an den Bänder und Weichteile refixiert werden können. Zur zementfreien Verankerung werden Titanschäfte angeboten, für die zementierte Anwendung stehen CoCrMo-Implantate zur Verfügung.

■ Proximaler Humerusersatz (Biomet-Merck)

L. Perry hat mit der Fa. Biomet-Merck einen zementierten modularen proximalen Humerus-

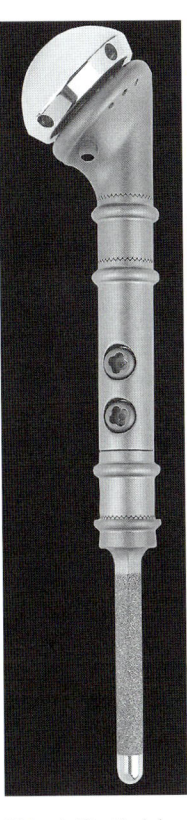

Abb. 6.42. Modulare Mutars-Schulterendoprothese mit langem Schaftanteil

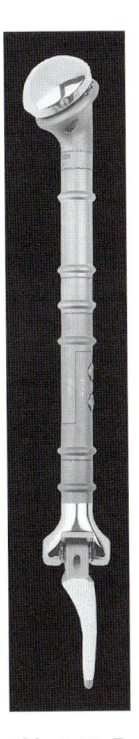

Abb. 6.43. Totaler Humerusersatz mit einem Mutars-Implantat

ersatz entwickelt (Abb. 6.44). Der humerale Stiel hat unterschiedliche Durchmesser (6,5, 8, 9,5, 11, 12,5 mm) und Stiellängen von 60, 80, 100 sowie 130 mm. Distal ist der Stiel mit einem Centralizer aus PMMA versehen. Die Köpfe entstammen dem Bi-Angular-System (Biomet-Merck).

■ Inverse Modularsysteme (DePuy)

Entwickelt und überarbeitet von der Orthopädischen Fakultät Dijon bietet die inverse Prothese Delta-3 einen neuen therapeutischen Ansatz für Patienten mit einer Rotatorenmanschettendefekt-tarthropathie. Aufgrund ermutigender Anfangsresultate findet dieses Prothesendesign seit 1986 zunehmend Verwendung. Im Falle der Ruptur der Rotatorenmanschette verbleibt der M. deltoideus als einziger abduzierender Muskel. Das Prinzip des Implantates fördert den Wirkungsgrad dieses Muskels und verbessert das Zusammenspiel zwischen Humerus und Glenoid. Hierzu wurde das Zentrum des Glenohumeralgelenkes mit dem Ziel, die Hebelwirkung des M. del-

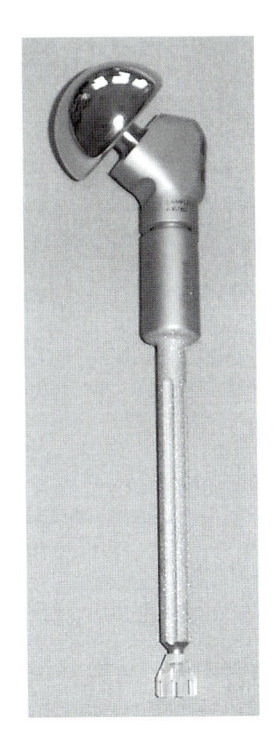

Abb. 6.44. Ersatz des proximalen Humerus mit einer zementierbaren Biomet-Merck-Endoprothese

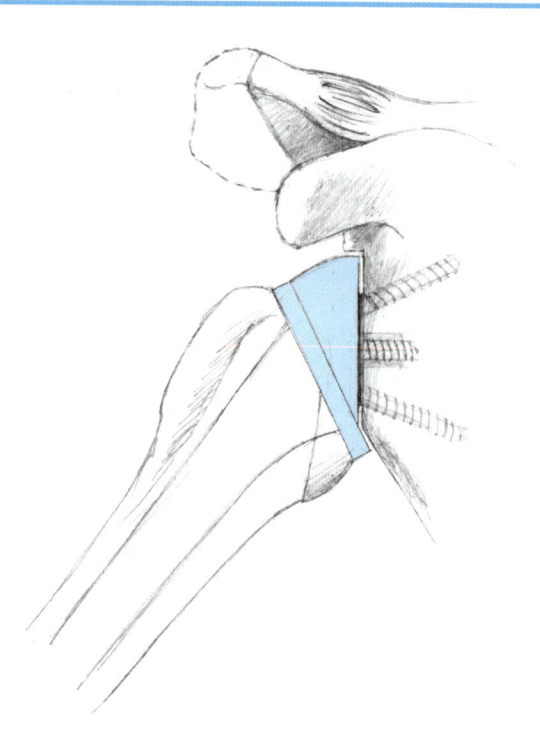

Abb. 6.45. Prinzip der inversen Schulterendoprothese

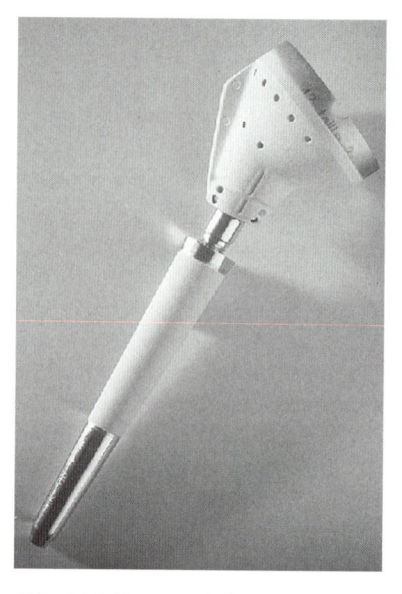

Abb. 6.46. Humerusschaftteil der inversen Schulterendoprothese

toideus zu vergrößern, medialisiert und kaudalisiert, was eine Zunahme der Kraftentfaltung um mehr als 25% mit sich bringt. Somit ist die aktive Abduktion des Armes möglich, die Funktionität des Armes bleibt erhalten. Ferner dient der M. deltoideus mit allen verfügbaren Anteilen (M. deltoideus pars anterior, medialis, posterior) der Stabilisierung des Implantates. Die resultierende Kraft wirkt zentripetal zur glenoidalen Kugel mit dem Auflagepunkt im Inneren des Glenoids.

Die Kombination der Gelenkpfanne mit der sog. Glenosphäre stellt die Stabilität und Mobilität des Gelenkes wieder her. Durch die beiden Glenoidgrößen (36 und 42 mm) in Verbindung mit den modularen Humeruskomponenten ist es möglich, gute biomechanische Bedingungen für das aktive Bewegungsspiel zu erreichen (Abb. 6.45).

Die modulare Prothese ermöglicht eine Anpassung des Humerusimplantates (Abb. 6.46) an die jeweils gegebenen anatomischen Verhältnisse. Es setzt sich zusammen aus:
- Einem Diaphysenschaft, erhältlich in 5 HA-beschichteten Größen (0–4) und in 4 nichtbeschichteten Größen (1–4) (für den Revisionsschaft existieren für die Größen 1, 2 und 3 jeweils zwei unterschiedliche Längen),
- einem Epiphysenanteil, erhältlich in 3 Größen (36,1–42,2),
- eine Polyethylenpfanne in 2 Versionen (standard und retentiv) sowie in 2 Größen (0 und 6 mm) und
- eine 9 mm messende Epiphysenverlängerung (optional).

Oberflächenprothesen

Der Vorteil der oben dargestellten unterschiedlichen Stielendoprothesen liegt, vor allem bei den modernen Modularsystemen, in der guten Rekonstruktion der anatomisschen Situation und damit der Hebelarme sowie in der guten Schmerz- und Funktionsverbesserung. Nachteile können in den limitierten Rückzugsmöglichkeiten bei auftretenden Komplikationen oder einer Prothesenlockerung mit Knochensubstanzverlust im Schaftbereich liegen, was vor allem bei jungen Patienten mit z. B. rheumatoider Arthritis von Bedeutung werden kann.

Daher wurde bereits 1975 von Zippel in Hamburg versucht die Vorteile beider operativen Verfahren miteinander zu kombinieren. Er verwendete ein metallisches Interponat in Form eines einfachen Blechhutes von 1 mm Wanddicke. Steffee (1984) publizierte seine Ergebnisse nach Implantation von Hüft- und Schultergelenken und fand diese viel versprechend. Seine Idee war die Implantat-Minimierung im Rahmen der Schulterendoprothetik. Seither sind

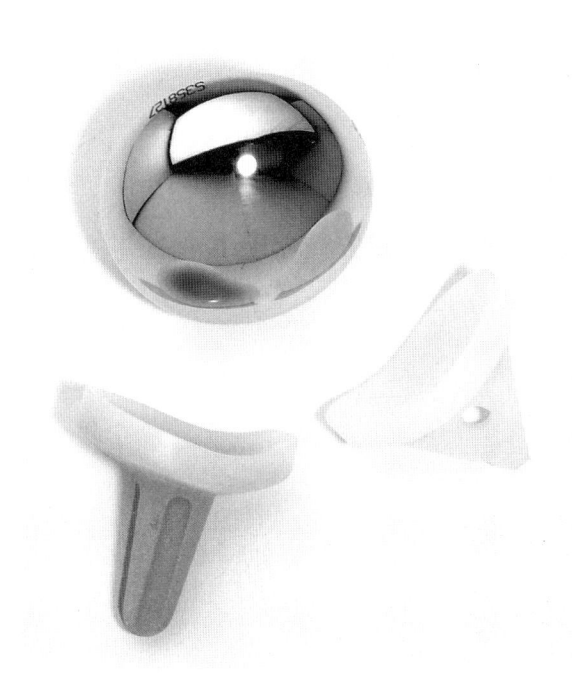

Abb. 6.47. Copeland-Cup für den endoprothetischen Schultergelenksersatz

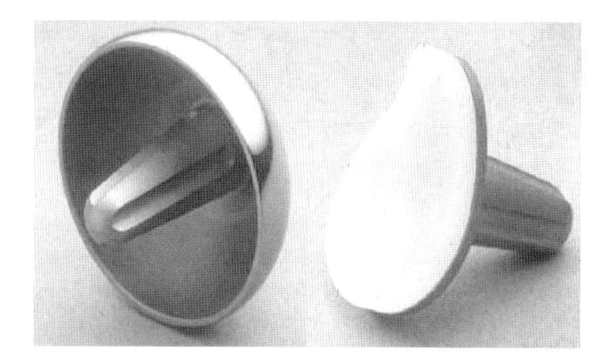

Abb. 6.48. Copeland-Cup der 2. Generation

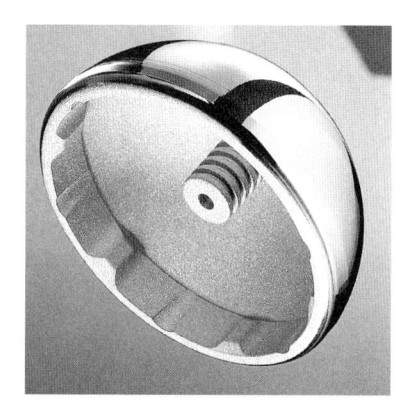

Abb. 6.49. Durom-Schulter-Cup zum endoprothetischen Ersatz

verschiedene alloplastischen Oberflächenersätze des Humeruskopfes in Form der Schulterkapsel entwickelt worden. Zu nennen sind hier die Prothesen von Buechel aus den USA, von Copeland aus England (Copeland 1993, Copeland u. Levy 1999), von Randelly aus Italien, der Scan-Cup von Rydholm aus Schweden (Johnsson et al. 1986, Egund et al. 1987, Johnsson et al. 1990, Rydholm u. Sjögen 1993) und Steffy aus den USA (Steffy u. Moore 1984).

Der sog. Scan-Cup von Rydholm aus Schweden stellt wohl die am besten dokumentierte Kappenalloarthroplastik des Schultergelenkes dar und wird seit 1981 in Lund implantiert. 1993 berichteten Rydholm u. Sjögen über ihre 10-Jahres-Ergebnisse. Sie waren bezeichnend für diese einfache und sichere Methode.

■ Scan-Cup
Der Scan-Cup ist die bestuntersuchte Oberflächenprothese am Schultergelenk. Es gibt dieses Implantat nur mit 5 Durchmessern (30, 34, 38, 42, 46 mm).

■ Copeland-Cup
Diese Schulteralloplastik wurde 1986 von Copeland vorgestellt (Abb. 6.47). Das Glenoid ist zementiert und zementfrei erhältlich, der Kopfteil nur zementfrei. Die Humeruskappe besteht aus CoCr und ist innenseitig mit HA beschichtet. Angeboten werden 4 Größen, die nicht immer den individuellen Ansprüchen des Patienten genügen, da der Operateur gelegentlich Zugeständnisse hinsichtlich der Passform machen muss. Das zementierte Glenoid liegt in einer Größe, das zementfreie in 3 Größen vor. Offset und Inklinationswinkel sind aufgrund des Konzeptes natürlich variabel zu gestalten. Aufgrund kleinerer Probleme mit der ersten Version wurde eine verbesserte 2. Generation entwickelt (Abb. 6.48).

■ Durom-Schulter-Cup
Es handelt sich um eine Weiterentwicklung der o.g. Oberflächenprothesen; sie wurde von Prof. W. Rüther aus Hamburg entwickelt und 1997 erstmalig implantiert (Abb. 6.49). Der kortikale Pressfit im äquatorialen Bereich des Cups gewährleistet einen optimalen Prothesensitz. Es stehen zementierte Implantate zur Verfügung; die zementfreie Version befindet sich noch in der klinischen Erprobung. Offset und Inklina-

tion sind variabel. Bei Bedarf ist die Prothese kombinierbar mit Glenoiden der Select® Schulter oder des Anatomical Shoulder™ Systems.

Der zementierte Cup besteht aus Protasul™-S30 (FeCrNiMnMoNbN, ISO 5832-9) und ist in 6 Größen (43, 45, 47, 49, 51 und 53 mm) erhältlich.

■ CAD-Prothese

Bei den CAD-Prothesen (CAD = Computerunterstütztes Design) wird mit Hilfe computertomografischer Bilder durch entsprechende Software eine individuell maßgefertigte Metallendoprothese entworfen und hergestellt. Die Problematik dieses Implantates liegt in der Fertigung begründet. Der hierzu notwendige Einsatz hochspezialisierter Computertechnik fordert ebenso hochqualifizierte Techniker, die eigens zur Herstellung solcher Prothesen geschult werden müssen. Darüber hinaus ist die Fertigung einer maßgeschneiderten Individualprothese nur möglich, wenn die 3 Arbeitsgänge der Ausmessung des Patientenknochens sowie die Designfindung und Produktion in direkter Zusammenarbeit mit dem Operateur vorgenommen werden. Diese Umstände erklären, warum es nicht selten zu organisatorischen Engpässen kommt. Außerdem ist nicht zu übersehen, dass diese Technik mit einem enorm hohen Kostenaufwand verbunden ist. All diese Probleme haben dazu geführt, dass CAD-Endoprothesen an der Schulter nur in wenigen Einzelfällen bei Tumorpatienten zur Anwendung kamen. Durch die neuen modularen Tumoralloplastiken verliert die CAD-Technik am Schultergelenk immer mehr an klinischer Bedeutung.

6.6.3 Revisionsarthroplastik

Missglückte Arthroplastiken der Schulter sowie degenerative Glenoidveränderungen nach hemiarthroplastischem Ersatz erfordern in den meisten Fällen einen Revisionseingriff, der i. d. R. die Implantation einer modularen Prothese notwendig macht. Des Weiteren sind oftmals verblockte Prothesensysteme durch nicht verblockte Prothesen zu ersetzen.

Postoperative Vernarbungen, Funktionseinschränkungen der Muskulatur sowie knöcherne Defizite erfordern neben der Revision auch ein gezieltes Rehabilitationsprogramm. Durch einen Austauscheingriff lässt sich meist eine gute Schmerzreduktion erzielen, wohingegen die funktionellen Ergebnisse immer abhängig sind vom präoperativen Zustandsbild der Weichteile.

Anders als in der Hüft- und Knieendoprothetik gibt es in der Schulterendoprothetik noch keine speziellen Revisionssysteme. Im Falle ausgeprägter Zerstörungen des Knochenlagers wird deshalb auf Tumorsysteme zurückgegriffen werden müssen.

6.7 Frakturrelevante Prothesentypen

Auch in der Schulterchirurgie kann es kein Standardimplantat geben, welches sich zur Versorgung sämtlicher Frakturtypen bei allen Patienten eignet. Die Implantatwahl wird bestimmt von der Frakturform, von Begleitschäden, dem Alter des Patienten, der Vorhaltung des Prothesensystems und nicht zuletzt auch von den Kosten. Grundsätzlich muss gefordert werden, dass in einer Klinik, die sich mit der operativen Versorgung proximaler Humeruskopffrakturen befasst, ein kompletter Satz eines Monoblock-Prothesensystems (z. B. Neer-II-Prothese) vorrätig gehalten werden muss, um ggf. bei einer fehlgeschlagenen Frakturversorgung bzw. einer entsprechenden, präoperativ eventuell nicht als solche erkannten Fraktursituation intraoperativ auf eine Kopfprothese umsteigen zu können. Je jünger der Patient, desto eher wird man sich zur Implantation eines modularen Prothesensystems entschließen. Fast alle namhaften Hersteller stellen mittlerweile derartige Implantate als Leihinstrumentarien zur Verfügung, welche innerhalb von 48 Stunden ins Haus geliefert werden (Adressen der Firmen: Anhang). Gerade bei jüngeren Patienten sollte die Operation so geplant werden, dass eines dieser modularen Systeme bei Bedarf zur Verfügung steht. Bei älteren Patienten halten wir im Falle der Versorgung einer frischen Fraktur die Implantation eines Monoblocksystems für gerechtfertigt, da die Vorzüge der diversen Kalotten- und Schaftkomponenten hierbei nur wenig genützt werden können und bei diesem speziellen Patientenkollektiv die sekundäre Implantation einer Glenoidkomponente aufgrund des fortgeschrittenen Alters nicht zu erwarten ist. Die Bedeutung extrem variabler Prothesensysteme, welche sowohl bzgl. des Inklinationswinkels als auch des Rotationszentrums (Offset) variierbar sind, hat sich durch eine grundlegende Arbeit von Williams et al. (1998) über die Kinematik des prothetisch ersetzten Glenohumeralgelenkes deutlich relativiert. Nach dessen Untersuchungen hat eine Fehlpositionierung von bis zu 4 mm keinen signifikanten Einfluss auf die Beweglichkeit im Schultergelenk. Für die traumatologische Indikation erübrigen sich somit Prothesensysteme, welche im Rotationszentrum und im Inklinationswinkel variabel verstellbar sind.

6.7.1 Monoblockprothesen

Die heute in der Unfallchirurgie gebräuchlichen Schulterendoprothesensysteme gehen im Wesentlichen auf Ch. Neer zurück. Dieser stellte 1951 für die primäre Versorgung von Frakturen eine Humeruskopfprothese vor, 1973 verbesserte er das Implantat richtungsweisend zum Neer-II-System. Die Weiterentwickelung stellt dann das Neer-III-System dar, welches seit 1999 zur Verfügung steht.

Die Neer-II-Prothese (S & N) besteht aus einem starr an den Schaft fixierten Kopfteil, wobei insgesamt 10 in Kopfdurchmesser und -höhe sowie Schaftlänge und -durchmesser unterschiedliche Implantatvarianten angeboten werden. Die Neer-II-Prothese ist ausschließlich als zementierte Version erhältlich. Die Refixation der Tuberkula erfolgt über eine mehrfach durchbohrte laterale Finne.

Diese Alloplastik galt über lange Zeit bei der Frakturversorgung als Standardimplantat. Heute stehen weitere, ähnlich konzipierte Monoblock-Prothesen anderer Hersteller (z.B. DePuy, Biomet, S & N, Aesculap, etc.) zu Verfügung, welche sich nur geringfügig vom ursprünglichen Neer-System unterscheiden. Sie stellen unseres Erachtens das Kunstgelenk der Wahl bei der Grund- und Regelversorgung des alten Menschen im Falle einer proximalen prothesenpflichtigen Humerusfraktur dar (Abb. 6.50). Als Weiter- bzw. Fortentwicklung gilt das bereits erwähnte Neer-III-Prothesensystem. Hier handelt es sich ebenfalls wie beim Neer-II-System um eine Monoblock-Arthroplastik, wobei jetzt 4 statt bisher 2 verschiedene Kopfgrößen (15, 19, 22,5, 26 mm), jedoch nur eine einheitliche Prothesenlänge (125 mm) statt der bisher 4 Größen angeboten werden (Abb. 6.51). Inwieweit die nicht mehr gefertigten Längen (150, 161 und

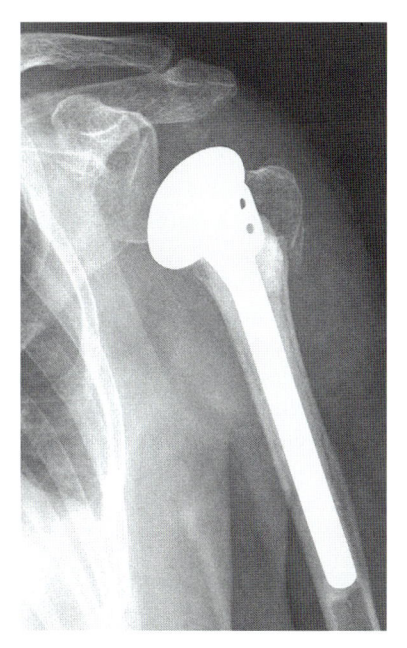

Abb. 6.50. Neer-Monoblock-Schulterendoprothese nach primärer Oberarmkopffraktur im a.p.-Röntgenbild

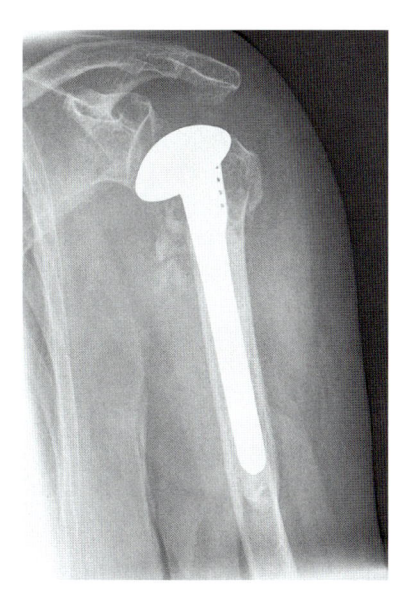

Abb. 6.51. Neer-III-Schulterendoprothese nach primärer Oberarmkopffraktur im a.p.-Röntgenbild

252 mm) z. B. in der Traumatologie gerade bei langstreckigen Frakturen doch notwendig sind, wird erst die praktische Erprobung dieses neuen Systems zeigen. Das Prothesendesign sieht statt der lateralen Fixationsfinne für die Tuberkula nunmehr insgesamt 3 Finnen mit insgesamt 4 Fixationslöchern vor. Dies verspricht eine einfachere und stabilere Befestigung der Knochen-

fragmente am Implantat. Auch wurde ein mediales Offset des Kopfes gewählt, um die Fixation der Tuberkula zu erleichtern. Die seitliche Begrenzung des Humeruskopfes sollte in Übereinstimmung mit dem lateralen Anteil des Prothesenschaftes stehen: So hat eine Erhöhung des medialen Kopf-Offsets eine Vergrößerung des Kopfdurchmessers zur Folge.

Für jedes einzelne Humeruskopfprothesensystem existieren Glenoidkomponenten, deren Krümmungsradien jeweils mit dem Krümmungsradius der Kopfkalotte identisch sind. Sie sollten wie die Schaftkomponenten ebenfalls zementiert werden, um eine frühe Auslockerung zu vermeiden.

6.7.2 Modulare Prothesensysteme

Wie bereits dargestellt, stellt die jüngste Generation der modularen Kopfprothesen eine wesentliche Weiterentwicklung in der Schulterendoprothetik dar, deren Vorteile z.T. auch bei der Frakturversorgung Anwendung finden. Ihnen gemeinsam ist die Möglichkeit der abnehmbaren, in Höhe und Durchmesser variablen Kopfkalotte, welche über eine spezielle Konusverbindung mit dem Schaft-Hals-Teil verbunden wird. Eine intraoperative Korrektur des Gelenkschlusses bzgl. der muskulären Vorspannung durch Austestung verschiedener Probeköpfe ist somit möglich. Es besteht jedoch nach Einsetzen der Stielkomponente keine Korrekturmöglichkeit der Prothesenhöhe oder der Retroversion. Die Kunstgelenke werden zwar z.T. als zementfreie Implanatate mit entsprechender Oberflächenbeschichtung angeboten, gerade bei der Fraktursituation sollte jedoch von der zementfreien Implantation nur zurückhaltend Gebrauch gemacht werden, da in diesen Fällen eine rasche Auslockerung der Prothese aufgrund mangelnder Primärstabilität mit der Gefahr der Sinterung oder Malrotation zu befürchten ist. Die zementfreien Implantate können allerdings prinzipiell ebenfalls zementiert eingebracht werden.

Bei der modularen Neer-II-Prothese (S & N) werden die Köpfe in 2 unterschiedlichen Materialausführungen angeboten: Kobalt-Chrom und Keramik. Letzteres gilt als teuerstes, aber auch als bestes Implantat bzgl. des Abriebverhaltens bei direktem Kontakt mit dem Gelenkknorpel der Cavitas glenoidalis. Auch sollte bei bekannter Allergie gegen Nickel vom Keramikkopf Gebrauch gemacht werden.

Die modularen Implantate bieten Vorteile bei einer sekundären Implantation einer Gelenkpfanne, was beim Monoblocksystem aufgrund des störenden Prothesenkopfes technisch nur schwierig durchzuführen ist. Für die einzelnen modularen Systeme bieten die Hersteller ebenfalls teils anatomisch geformte Glenoidkomponenten an. Diese sind als reine Polyethylenpfannen oder als Metall-PE-Kombination, welche zementiert verankert werden, erhältlich. Die anatomisch geformten Pfannenimplantate vermindern die Irritation der Rotatorenmanschette und sollten hier bevorzugt werden. Zementfreie Glenoidkomponenten sind in der klinischen Erprobung, ausreichende Erfahrungen existieren derzeit noch nicht.

Speziell für die Behandlung traumatologischer Fälle bietet die Aequalis-Prothese (Fa. Tournier) ein Fraktur-Jig. Es handelt sich dabei um eine Haltevorrichtung, in welcher der Arm bei der Operation eingespannt wird. So lassen sich Höhe und Retroversion exakt einstellen und fixieren. Die Prothese wird gehalten, die Adaption der Tuberkula ist so leichter möglich. Die Jig-Vorrichtung besteht aus einem Winkelmesser, mit dem die Retroversion bestimmt wird, sowie einer Messlatte, die die Länge des Implantates definiert. Messpunkte sind die metaphysär-diaphysäre Achse des Humerus, der höchste Punkt des Tuberculum majus und der mediale Humerusepikondylus.

6.7.3 Höhenvariable Prothesensysteme

Alle bisherigen Prothesensysteme lassen nach definitiver Implantation keine Korrektur der Humeruskopfhöhe des Schaftanteiles zu. Gerade in der Traumatologie und hier wiederum bei der Versorgung frischer Frakturen kann dieser Umstand eine adäquate Versorgung erschweren. Der Problematik einer sekundären Veränderung der Prothesenhöhe widmeten sich sowohl Resch als auch Habermeyer (Abb. 6.52) und entwickelten parallel höhenkorrigierbare Alloplastikkomponenten, die ihren Einsatz in der Akuttraumatologie finden werden und vor dem klinischen Einsatz stehen. Auch die Fa. DePuy bietet mit der Fortentwickelung ihrer Global-Prothese durch exzentrische Rotation der Kalottenkomponente ein um ca. 4 mm höhenvariables Prothesensystem an.

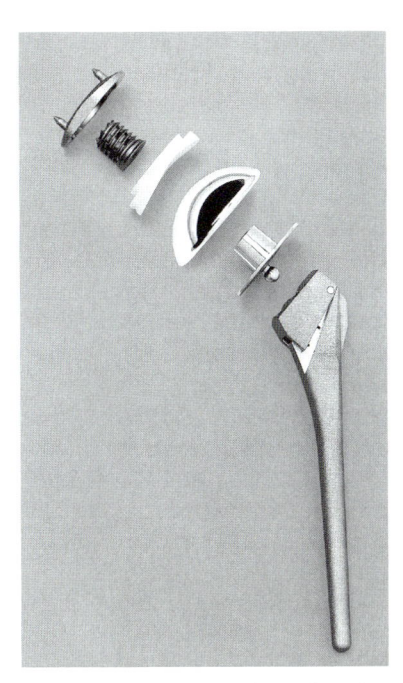

Abb. 6.52. Modulare Frakturendoprothese der Schulter nach Habermeyer

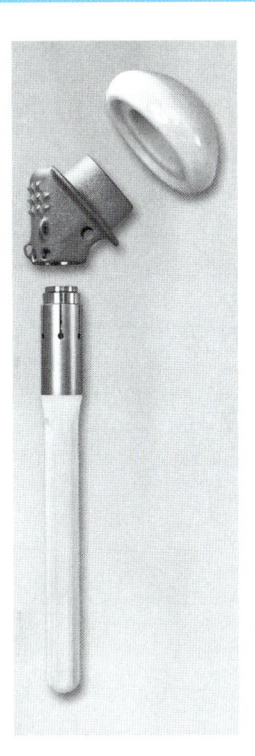

Abb. 6.53. Artikula-Frakturendoprothese der Schulter

Weitere neue Designs speziell für die Frakursituation folgten. Die Fa. Keramed hat mit der Artikula-Prothese (Abb. 6.53) ganz besonderen Wert auf die Möglichkeiten der intraoperation Höhenverstellung und Rotationsvariation gelegt. Im Traumabereich haben sich hier rasch Anwender gefunden. Das System bietet die Möglichkeit der primären Zementierung des Schaftes ohne Probeprothese, der stufenlosen Höheneinstellung und auch der stufenlosen Retroversionseinstellung. Die Lateralisierung ist in gewissem Bereich variabel, für die Fixierung der Tuberkula sind extra Löcher angebracht. Der Humeruskopf besteht aus Bionit® (hochreine, feinkristalline Al_2O_3-Keramik nach ISO 6472-2) und hat 3 Durchmesser (46, 48, 50 mm). Der Mittelteil ist aus PROTHITAN® Ti6 (TiAl6V4-Legierung nach ISO 5832-3) gefertigt. Der Schaft besteht ebenfalls aus PROTHITAN® Ti6 und weist eine Beschichtung aus PROTHALOX (hochreine Al_2O_3-Keramik nach sO 6472-2) auf. Er ist in 3 Durchmessern (8, 9,5, 11 mm) und je 2 Längen (125, 175 mm) lieferbar.

Mehrfach modulare Systeme (Aequalis), inverse Prothesen (Grammont, Delta etc.), bipolare Prothesen (Biomet) und die Kappenprothese haben in der Versorgung sowohl frischer als auch veralteter proximaler Humerusfrakturen nur in Ausnahmefällen einen Stellenwert.

6.7.4 Systeme mit speziellen Verankerungsmöglichkeiten für die Tuberkula

Die Tatsache, dass die sichere Refixation der Tuberkula bei der Frakturprothese immer noch ein ungelöstes Problem darstellt, hat Systeme auf den Markt gebracht, welche versuchen, dieses Problem speziell anzugehen.

■ OrTra™ Schulterprothese

Die Prothese, entwickelt von A. Rüter (Augsburg), ist für die zementfreie Schaftfixation vorgesehen (Abb. 6.54). Der Kopf-Offset ist varia-

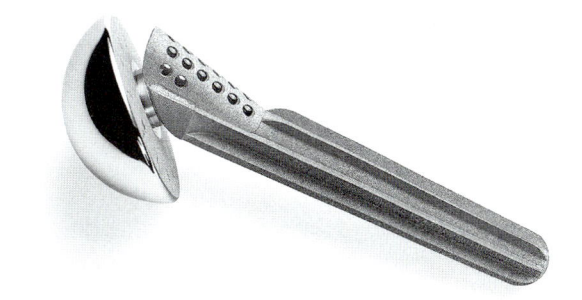

Abb. 6.54. OrTra-Schulterendoprothese

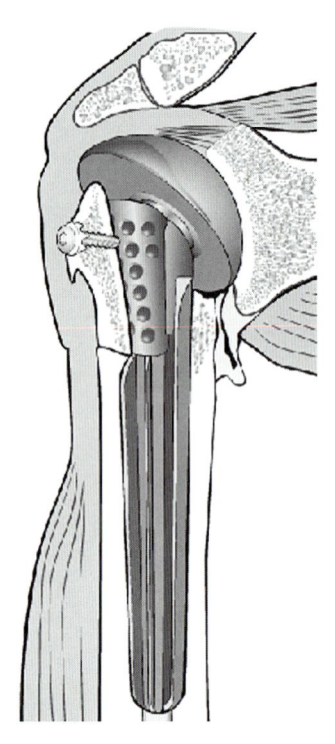

Abb. 6.55. Prinzip der intraoperativen Fixation der Tuberkula bei der OrTra-Schulterendoprothese

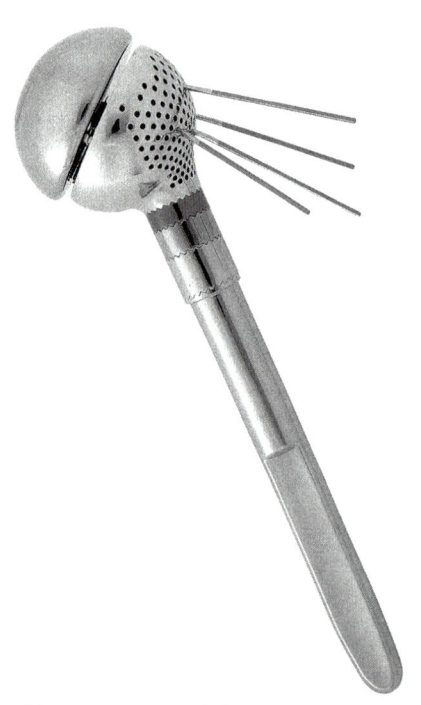

Abb. 6.56. Trauma-Schulter-System

bel, der Inklinationswinkel nicht. Ein lateraler Korb ist zur Befestigung der Frakturfragmente mittels Kortikalisschrauben vorgesehen (Abb. 6.55).

Schaft. Der zementfreie Schaft aus Protasul^{TM} 100 (Ti-6Al-4V) weist ein konisches Schaftdesign mit einer ausgeprägten Rippenstruktur auf, das eine hohe und rotationssichere Primärstabilität gewährleistet. Der Korb besitzt vorgeschnittene Gewinde zur Aufnahme von Kleinfragment-Kortikalisschrauben, die eine sichere Refixation der Tuberkula ermöglichen.

Kopf. Die exzentrischen Köpfe haben folgende Größen (Kopfdurchmesser/Höhe/Exzentrizität): 44/19/5, 48/24/5, 52/26/5, 44/19/5, 48/20/5, 52/22/5 mm. Bei Bedarf können auch alle Humerusköpfe des Select®-Schultersystems (Sulzer) verwendet werden.

Glenoid. Bei Bedarf ist die Prothese kombinierbar mit Glenoiden der Select® oder Anatomica^{TM} (Sulzer).

Trauma-Schulter-System

Auch das **Trauma-Schulter-System** von Schauwecker und Müller der Fa. Aap-Implantate bietet eine spezielle Lösung zur Fixierung der Tuberkula (Abb. 6.56). Nach dem Einzementieren des Schaftes kann die Kopfhöhe noch variabel eingestellt werden. Am von der Firma patentierten „Igel" lässt sich das Rotationszentrum einstellen. Der modulare Aufbau mit verzahnten Distanzscheiben ermöglicht die intraoperative Positionierung der Retrotorsion und die Einstellung der Höhe der Prothese nach dem Einzementieren des Schaftes. Durch die Technik des schrittweisen Aufbaus können die Modulteile intraoperativ beliebig ausgetauscht werden. Die Anzahl der Steckköpfe wurde auf 6 verschiedene Größen beschränkt.

7 Verankerungsarten

Seit Beginn des endoprothetischen Gelenkersatzes ist die Wahl des optimalen Verankerungsprinzips eine der zentralen Fragen. Nach wie vor wird die Zementiertechnik von vielen Operateuren auch am Schultergelenk aufgrund der bislang hervorragenden Ergebnisse favorisiert. Die Mehrzahl der modernen Systeme bietet jedoch auch zementfrei zu implantierende Komponenten an.

7.1 Zementfixation

Für die sog. Zementfixation der Endoprothese im Knochen steht Polymethylmethacrylat (PMMA) zur Verfügung. Die beste Voraussetzung für die Verwendung dieses selbst polymerisierenden Kunststoffes sind eine intakte Spongiosa sowie eine stabile Kortikalis als Implantatlager. Anders als bei der Zementfixation von künstlichen Gelenken an der unteren Extremität sind die ossären Voraussetzungen in der Schulterendoprothetik weniger anspruchsvoll, da die Belastung des Schultergürtels deutlich geringer ist: Axiale Stauchungskräfte wirken hier kaum auf das Implantatlager ein (Friedman 1994). Entscheidend für die Stabilität ist aus heutiger Sicht die Integrität der Knochen-Zement-Grenze. Bei **Humerusschaftprothesen** stellt diese auch im Langzeitverlauf kein nennenswertes Problem dar.

Anders verhält es sich im Bereich des **Glenoidersatzes**: Hier zeigen sich in vielen Fällen schon frühzeitig röntgenologische Aufhellungssäume um zementierte Komponenten. Glücklicherweise müssen nicht alle Patienten mit Aufhellungssäumen und radiologisch nachweisbaren manifesten Lockerungen operativ revidiert werden (Torchia et al. 1997). Die Möglichkeiten der dauerhaft festen knöchernen Verankerung sind aufgrund der nur spärlich vorliegenden spongiösen Strukturen hier sehr begrenzt. Maximal beträgt die Tiefe des vorhandenen Knochens bei unauffälliger, nicht pathologisch veränderter Skapula 20 mm. Liegen deutliche Erosionen vor, so reduziert sich die zur Implantation zur Verfügung stehende Tiefe auf lediglich 15 oder sogar nur 10 mm. Dies ist sicherlich eine der Erklärungen dafür, dass die langfristige Stabilität der Glenoidkomponente das wohl größte Problem bei der totalen Schulterarthroplastik darstellt. Die 1974 eingeführte Neer-Polyethylen-Glenoidkomponente, deren kielförmiger Verankerungsstift unter Einsatz von Knochenzement fixiert wird, ist weiterhin das am häufigsten implantierte Prothesenelement der Schulter (Allen et al. 1994). Eine Modifikation erhielt dieses Glenoid durch einen zusätzlichen Metallträger und eine wahlweise vorzunehmende Schraubenfixierung. Die Polyethylenkomponente steht mittlerweile in Größe, Form und Krümmung variabel zur Verfügung. Orr et al. (1988) stellten fest, dass die Kraftübertragung bei den ganz aus Polyethylen bestehenden Glenoidkomponenten hauptsächlich zentral erfolgt, wohingegen die Prothesenelemente mit Metallarmierung eine gleichmäßige Kraftverteilung am angrenzenden Knochen bewirken und eine Deformierung des Polyethylenelements verhindern. Allerdings ist ein Vorteil dieser gleichmäßigen Kraftübertragung bislang nicht ersichtlich. Nachteilig ist bei Verwendung eines Metallträgers, dass der Kunststoffanteil dünner wird und daraus eine höhere Abnutzung resultiert. Dieser Mechanismus hat ja bereits in der Knieendoprothetik im Zuge des Patellarückflächenersatzes zu verheerenden Ergebnissen geführt und sich nicht zuletzt aus diesem Grunde auch in der Schulterendoprothetik nicht durchsetzen können.

Im Rahmen radiologischer Nachuntersuchungen nach totaler Schulterarthroplastik wurden häufig röntgentransparente Säume im Knochen-Zement-Grenzbereich festgestellt. Hierbei muss allerdings zwischen Aufhellungssäumen und klinisch relevanter Komponentenlockerung differenziert werden. Die Inzidenz der röntgentransparenten Säume liegt je nach Studie zwischen 30 und 89%, die der klinisch relevanten Lockerungen hingegen bewegt sich lediglich zwischen 0 und 12% (Allen et al. 1994).

7.2 Zementfreie Fixation

Aufgrund der häufig beobachteten aseptischen Auslockerungen der glenoidalen Komponente nach zementierter Verankerung wurde nach alternativen Verankerungsmöglichkeiten gesucht. Von der zementfreien Technik wird gefordert, dass eine biologisch bessere Anpassung des Implantates an die organische Umgebung erfolgt und die über die Alloplastik eingeleiteten Kräfte weitergegeben werden. Gleichzeitig soll die Verankerungsart einen nur geringen Operationsdefekt verursachen und die Einpassung der Prothese möglichst formschlüssig erfolgen. Durch eine relativ große Oberfläche des Implantates wird der Versuch unternommen, eine punktförmige Kraftübertragung zu vermeiden. Eine 3-dimensionale Einpassung bewirkt, dass Relativbewegungen auf ein Mindestmaß reduziert werden.

7.2.1 Pressfit-Technik

Bei dieser Technik ist eine formschlüssige Integration der Alloarthroplastik in den Knochen erwünscht, ohne dass Knochenzement den Verbund erhält. Von großer Bedeutung ist hier die Passgenauigkeit, mit der primär eine gute Verbindung zwischen Knochen und Implantat herzustellen ist. Durch große Kontaktareale und dementsprechend breitflächige Kraftübertragung wird eine punktuelle Belastungskonzentration an der Implantat-Knochen-Grenze vermieden. Die zur Verfügung stehenden biokompatiblen Werkstoffe führen sekundär durch Heranwachsen von Knochen an die Metalloberfläche zu einer zusätzlichen sekundären Stabilisierung. Frühe Ergebnisse waren jedoch nicht immer überzeugend (Tabelle 7.1).

Die zu implantierende Prothesenkomponente wird durch Kompression in das knöcherne Lager eingebracht, nachfolgend wird eine weitere

Tabelle 7.1. Pressfit-Verankerung der Humeruskomponente bei Totalarthroplastik des Schultergelenkes (Übersicht über Behandlungsergebnisse)

Autor, Jahr	Design	Fallzahl (n)	Lockerung der Humeruskomponente	
			radiologisch	klinisch
Neer et al. 1982	Neer	50	1	0
Cofield 1984	Neer	66	9	0
Wilde et al. 1984	Neer	29	0	0
Barrett et al. 1987	Neer	14	0	0
Kelly et al. 1987	Neer	41	0	0
Settergren et al. 1987	Neer	66	33	0
Aliabadi et al. 1988	Neer	98	12	0
Barrett et al. 1989	Neer	95	5	0
Hawkins et al. 1989	Neer	64	0	0
Roper et al. 1990	Roper-Day	16	1	0
Cofield u. Daly 1992	Neer	31	9	2
Compito 1994	Neer	64	8	0
Torchia et al. 1995	Neer	81	40	0
Goldmann 1995	Neer (16×) Cofield (10×)	26	70	0
Jerosch et al. 1997	verschiedene	10	3	0
Sperling 1998	Cofield	93	5	0

Stabilisierung durch die druckinduzierte Knochensklerosierung bewirkt. Vereinzelt kommen auch Prothesensysteme zum Einsatz, die neben einer großen Kontaktfläche zusätzlich noch eine Hydroxyapatit beschichtete, osteokonduktive Oberfläche aufweisen. Diese Art der Verankerung verfolgt zum einen das Prinzip der Passgenauigkeit mit möglichst optimaler Primärstabilität, zum anderen soll durch heranwachsenden spongiösen Knochen die schrittweise Integration des Kunstgelenkes gefördert werden.

7.3 Hybridverankerung

Infolge eindeutiger Belege für hohe Lockerungsraten zementierter Glenoidverankerungen und aufgrund der Tatsache, dass eine zementfreie Implantation der Schaftkomponente nicht unbedingt von Vorteil ist, werden heutzutage im Rahmen der Hybridtechnik beide Methoden zugleich angewendet: Die Kombination aus zementfreiem Glenoidersatz und zementierter Humerusschaftprothese gilt durchaus als eine weit akzeptierte Technik. Langzeitergebnisse hierzu fehlen allerdings. Mittelfristige Mitteilungen zeigen bei manchen Prothesenmodellen keinen Vorteil einer zementfreien Pfannenverankerung.

7.4 Spezielle Pfannenverankerung

Aktuell herrscht Einigkeit darüber, dass eine zementierte Glenoidkomponente ein nicht unerhebliches Lockerungsrisiko in sich birgt. Dies gilt insbesondere dann, wenn es sich um eine „semi-" oder „fully-constrained" Alloarthroplastik handelt. Eine zementfreie Pressfit-Verankerung ist bei der glenoidalen Komponente nicht möglich; die Pfannenkomponenten müssen vielmehr mit Schrauben oder Stiften im Glenoid befestigt werden, um eine gute Primärstabilität zu gewährleisten. Die Sekundärstabilität wird dann über ein sekundäres ossäres Einwachsen des Implantates angestrebt.

Die zementfreie Verankerung der Glenoidkomponenten erfolgt bei einigen metallverstärkten Komponenten durch Schraubenfixierung und ist hauptsächlich auf Kessel (1982) zurückzuführen. Diese Variante der Pfannenverankerung erfordert allerdings eine suffiziente knöcherne Unterlage, die das Einbringen von Osteosynthesematerial erlaubt. In den meisten Fällen können lediglich 2 Schrauben verwendet werden. Mit einer 20° betragenden Anteversion in der Skapulaebene wird eine Schraube in Projektion auf die Vertiefung des Glenoids eingebracht. Die Kesselprothese gehört formal zu den „constrained" Systemen.

Wallenstein et al. (1986) führten die hohe Anzahl der bei Nachuntersuchungen festgestellten Komponentenlockerungen auf das verblockte Wirkprinzip dieser Endoprothesen zurück. Die Bayley-Prothese, eine unverblockte Alloplas-

Tabelle 7.2. Zementfreie Verankerung der Glenoidkomponente bei Totalarthroplastik des Schultergelenkes (Übersicht über Behandlungsergebnisse)

Autor, Jahr	Design	Fixation	Anzahl (n)	Glenoidkomponentenlockerung	
				radiologisch	klinisch
Bayley u. Kessel 1982	Kessel	Pressfit	33	0	0
McElwain u. English 1987	English-Macnab	Ingrowth	13	1	1
Copeland 1990	Kessel	Pressfit	20	0	0
Roper et al. 1990	Roper-Day	Pressfit	13	1	1
Weiss et al. 1990	English-Macnab	Ingrowth	9	1	0
Brostrom et al. 1992	Kessel	Pressfit	23	13	2
Cofield u. Daly 1992	Cofield	Ingrowth	31	3	1
Cofield 1994	Cofield	Ingrowth	180	6	1
Sperling u. Cofield 1998	Cofield	Ingrowth	8	0	0
Sperling et al. 1998	Cofield	Ingrowth	93	8	0

tik mit gleicher Fixierung des Glenoids, zeigte dementsprechend deutlich seltener ein aseptisches Glenoidversagen (Bayley 1990).

Erste Erfahrungen mit porösen Oberflächen zur Steigerung der Osteokonduktion wurden von McElwain u. English (1987) gesammelt (Tabelle 7.2). Die zementfrei einzusetzende English-McNab-Prothese erhält durch zusätzliches Einbringen von Schrauben unterschiedlicher Länge eine gute Primärstabilität des Glenoids. Im Gegensatz zu der zuvor genannten Kessel- und der Bayley-Prothese erfolgt die Schraubenfixierung nicht zentral, sondern ist zur Peripherie hin gerichtet. Faludi u. Weiland (1983) sahen im Rahmen radiologischer Nachuntersuchungen allerdings häufig transparente Säume im Bereich der Schrauben.

Um die Möglichkeit der Knocheneinsprossung zu verbessern, wurden unterschiedliche adjuvante Materialien untersucht. Auch Cofield (1987) berichtete über die Verwendung eines Prothesenmodells, bei dem eine Neer-Humerus- und eine Glenoidkomponente an der Unterfläche mit Kobalt-Chrom-Kugeln besetzt wurden, wobei die Verankerungsstifte jeweils frei von Kobalt-Chrom-Besatz waren. Die Porosität dieser Oberfläche sollte das Einwachsen von Knochengewebe forcieren. Neben dem Verankerungsstift befanden sich an der Unterfläche des Glenoids noch 2 weitere Schrauben zur zusätzlichen Verstärkung. Diese hatten wieder eine zentrale Ausrichtung und waren nicht, wie die Schrauben der English-McNab-Prothese, auf die Peripherie positioniert.

Eine weitere zementfrei zu implantierende Prothese wurde von Copeland entwickelt (1990). Der Verankerungssteg des metallverstärkten Glenoidelementes wird in Pressfit-Technik impaktiert. Ein ähnlich konstruiertes unverblocktes System stellt die Day-Roper-Prothese dar, die sowohl zementfrei als auch unter Verwendung von Zement eingesetzt werden kann. Roper et al. (1990) konnten keine vermehrte Lockerung der pressfit-verankerten Glenoidkomponenten feststellen.

7.5 Spezielle Schaftverankerung

Für die zementfreie Stabilisierung von Tumorprothesen stehen grundsätzlich 2 Möglichkeiten zur Verfügung:

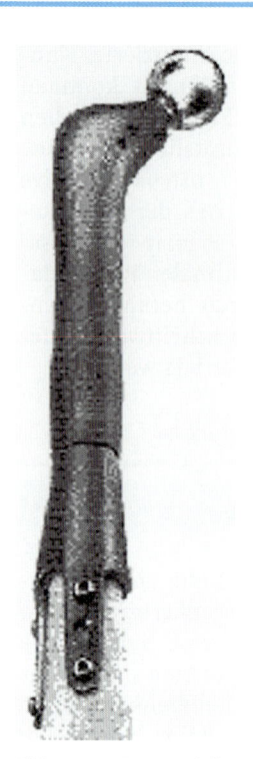

Abb. 7.1. Extramedulläre Verankerung einer Tumorprothese des Schultergelenkes

- die extramedulläre Verankerung durch eine Kegelhülse sowie
- die intramedulläre Stielfixation.

7.5.1 Extramedulläre Verankerung

Die Tumorendoprothesen im Baukastenprinzip nach Salzer (1979) gelten als extramedulläre Variante der Prothesen-Knochen-Verbindung. Aufgrund klinischer und experimenteller Ergebnisse konnte für die zementfreie extrakortikale Stabilisierung ein Design erarbeitet werden, welches gute Voraussetzungen für eine Dauerstabilität des Implantates bietet. Ein fester Primärsitz wird durch die Verwendung von Kegelhülsen ermöglicht, die auf dem zuvor konisch zugearbeiteten Knochen festgeschraubt werden (Abb. 7.1).

Zur Kompensation möglicher Biegekräfte nach dorsal und medial sind die Kegelhülsen mit zusätzlichen Zuggurtungslaschen versehen. In Abhängigkeit von dem jeweiligen Kegelhülsendurchmesser weisen die Laschen unterschiedliche Längen und Verschraubungsmöglichkeiten auf. Nach Aufstecken der Kegelhülse auf den zuvor mit speziellen Fräsen hergestell-

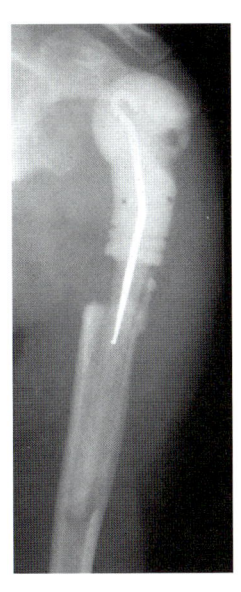

Abb. 7.2. Isoelastische Schulterendoprothese im a.p.-Röntgenbild

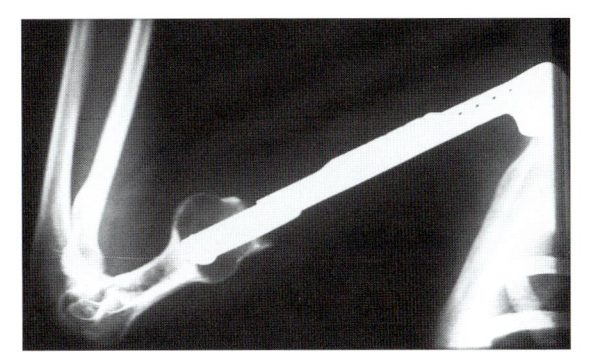

Abb. 7.3. Stress-Shielding einer Tumorendoprothese im distalen humeralen Verankerungsabschnitt im Röntgenbild

ten knöchernen Konus wird infolge des großflächigen Kontaktes ein stabiler Primärsitz erreicht. Um bei der anschließenden Fixation der Zuggurtungslaschen mittels Kortikalisschrauben den festen Sitz nochmals zu verbessern wurden die jeweils distal liegenden Schraubenlöcher selbstspannend ausgelegt, so dass die Kegelhülse im Zuge der Osteosynthese auf den Konus des Knochens gezogen wird. Neben der Zuggurtungsfixation zur Neutralisierung der Biegekräfte gewährleisten die Laschen eine gute Rotationsstabilität.

7.5.2 Intramedulläre Stielfixation bei Tumorprothesen

Die erste in großem Stil hergestellte und implantierte Schulteralloplastik für langstreckige Substanzdefekte mit intramedullärer Verankerung war die isoelastische Prothese, die aus einem Kunststoffmaterial gefertigt wurde. Dieses Implantat besaß ein E-Modul, welches der Elastizität der menschlichen Knochen weitgehend entsprechen sollte (Abb. 7.2). Die Prothese wurde mit ihrem Stiel im Humerusschaft eingebracht, zur zusätzlichen Stabilisierung bei Rotationsbewegungen wurden eine oder mehrere Kortikalisschrauben querverlaufend zum Implantat eingesetzt. Diese Werkstoffbeschaffenheit sollte binnen kurzer Zeit zur Inkorporation der Prothese führen. Erste experimentelle und klinische Erfahrungen zeigten, dass die in die unregelmäßig geformte Prothesenoberfläche einwachsenden Knochenbälkchen für einen festen Sitz des Implantates sorgten (Burri et al. 1977). Langzeitergebnisse konnten diese anfänglichen Beobachtungen jedoch nicht mehr bestätigen (Burri 1987).

Weitere moderne intramedulläre Verankerungssysteme folgten; in vielen Fällen zeigte sich jedoch ein deutliches Stress-Shielding des umgebenden Knochens (Abb. 7.3). Eine endgültig befriedigende Lösung scheint hier noch nicht in Sicht.

8 Operationstechniken

Operationsziele beim Einbau eines alloplastischen Schultergelenkes sind der Ersatz der artikulierenden Gelenkflächen von Humeruskopf und Fossa glenoidalis sowie gleichzeitig die Balancierung der schulterumgebenden Weichteile, um dem betroffenen Patienten einen wieder weitgehend schmerzfreien, möglichst großen Bewegungsumfangs mit guter Stabilität zu ermöglichen.

Trotz einer grundlegend vergleichbaren Operationstechnik muss bei den unterschiedlichen, zur Endoprothetik Anlass gebenden Indikationen mit jeweils spezifischen intraoperativen Problematiken gerechnet werden. Die Operation erfolgt üblicherweise in Intubationsnarkose oder aber mit der Larynxmaske in Allgemeinanästhesie. Diese kann mit einem Interskalenuskatheder zur postoperativen Analgesie kombiniert werden. Venöse Zugänge werden an der kontralateralen Seite der oberen Extremität oder den unteren Gliedmaßen angebracht, der Tubus sollte ebenfalls kontralateral ausgeleitet werden.

Zur optimalen **Lagerung** des Patienten wird dieser in eine halb sitzende Position (Abb. 8.1) mit Anhebung des Oberkörpers zwischen 30° und 40° gebracht. Das Haupt ruht in einer speziellen Schale, welche an der jeweiligen Außenseite des Operationstisches angebracht ist (Abb. 8.2). Der Kopf des Patienten wird hier so fixiert, dass die Beatmung von der Gegenseite erfolgen kann. Die Schulter sollte über den Operationstisch ragen und frei beweglich (retrovertierbar und gut adduzierbar) sein, um das Einsetzen des Kunstgelenkes zu erleichtern. Der Arm wird frei beweglich auf einem von unten kommenden Armausleger oder einer offenen Unterarmschiene positioniert.

Durch die Auflagerung des Unterarmes wird der M. deltoideus in seiner Spannung entlastet und erleichtert damit den operativen Zugang. Ein kleines zusammengefaltetes Tuch an der medialen Grenze der Skapula begünstigt den Zugang zum glenohumeralen Gelenk; weiterhin stabilisiert es das Schulterblatt während der Implantation der Glenoidkomponente. Hüft- und Kniegelenke sind gebeugt, wobei die Kniekehlen unterlagert werden.

Die **Desinfektion** der gesamten oberen Extremität erfolgt in üblicher Weise vom Handgelenk über die ipsilaterale Brustkorbhälfte bis hin zu Hals und Unterkiefer. Danach wird der Patient mit wasserundurchlässigen Einmaltüchern abgedeckt, außerdem wird das Operationsfeld je nach Präferenz des Operateurs mit einer Inzisionsfolie abgeklebt.

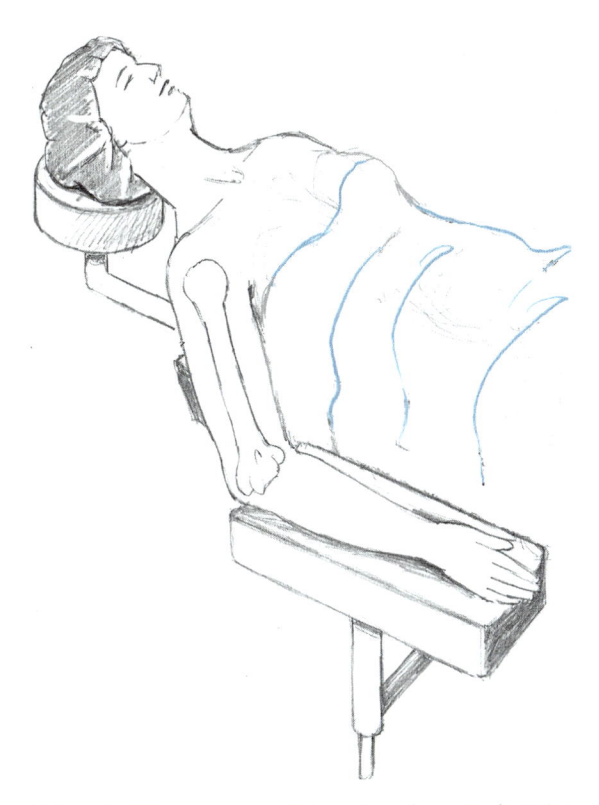

Abb. 8.1. Lagerung zur Schulterendoprothesen-Implantation auf dem Operationstisch

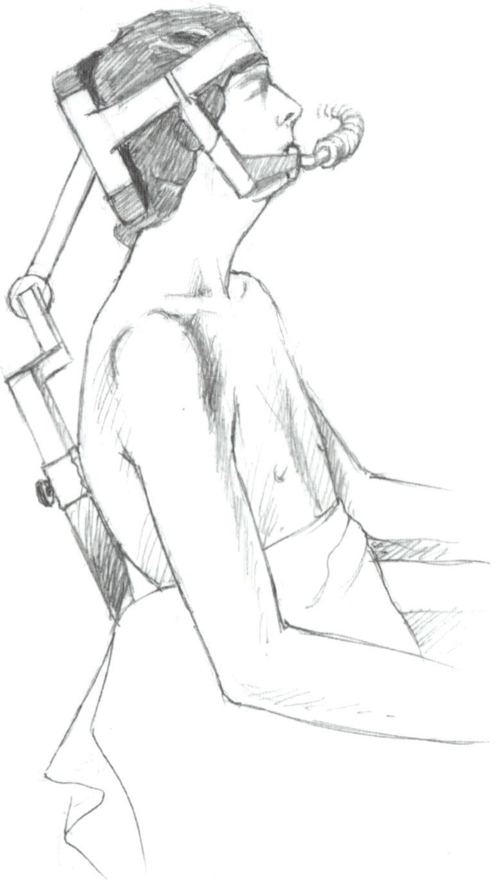

Abb. 8.2. Lagerung des Kopfes in Kopfschale; annähernde „Beach-Chair-Position" des Oberkörpers auf dem Operationstisch

Der **Operateur steht i. d. R. distal** und hat so den besten Überblick über den OP-Situs. Der 1. Assistent steht kranial-lateral und hat vorzugsweise einen OP-Kittel mit kräftigem Gürtel angelegt, so dass er im Verlauf der Operation dort einen Roux-Haken einhängen kann. Der 2. Assistent steht auf der kontralateralen Seite. Die Instrumentierschwester assistiert von lateral kommend auf der zu operierenden Seite.

8.1 Implantationstechnik beim Modular-Schulter-System (MSS)

Im Folgenden wird der Operationsverlauf sowie seine möglichen Varianten detailliert am Beispiel eines etablierten modularen Schulterendoprothesensystems dargestellt. Die spezifischen Anforderungen anderer Implantate werden im Anschluss daran in weitergehenden Abschnitten erläutert. In diesem Zusammenhang sei nochmals darauf hingewiesen, dass im Rahmen der Schulterendoprothetik vor allem die Weichteilchirurgie im Vordergrund steht. Ausgehend von den Grundlagen eines standardisierten atraumatischen Vorgehens, das für die unterschiedlichen Endoprothesensysteme nahezu gleich ist, gibt es oftmals nur geringe prothesenspezifische Besonderheiten, auf welche in der Folge noch eingegangen wird.

8.1.1 Operativer Zugang

Der Standardzugang für die Schulterendoprothetik ist der **deltoideopektorale Zugangsweg**. Der **Hautschnitt** (Abb. 8.3) wird in der vorderen unteren Axillarlinie im Verlauf der Langerschen Hautlinien vorgenommen; er liegt ein wenig lateral des Proc. coracoideus unterhalb der Klavikula sowie geringfügig lateral des Sulcus deltoideo-pectoralis. Der Hautschnitt kann kosmetisch besonders günstig platziert werden, wenn er in die Hautfalte gelegt wird, die bei Außen- und Innenrotation des Armes in der vorderen unteren Axillarlinie entsteht. Bei diesem Zugang liegt die spätere Narbe bei adduziertem Arm kosmetisch vorteilhaft in der axillaren Hautfalte und kann meist durch den Träger eines Kleidungsstückes verdeckt werden. Der Hautschnitt erstreckt sich bei der Implantation einer Prothese im Zuge einer Omarthrose über eine Länge von etwa 8 cm; bei Traumaprothesen ist i. A. ein längerer Hautschnitt notwendig. Die weitere Präparation beginnt zunächst mit einer sorgfältigen Blutstillung des gut vaskularisierten Unterhautgewebes. Anschließend wird das subkutane Gewebe großzügig mit Schere und Präpariertupfer auf der oberflächlichen Faszie besonders nach medial und kranial mobilisiert, so dass das **deltopektorale Intervall** nahezu in seiner gesamten Länge zur Darstellung kommt (Abb. 8.4). Besonders sorgfältig und ausgiebig erfolgt die Präparation nach kranial bis fast an den klavikulären Ansatz der Mm. deltoideus und pectoralis major. Die **V. cephalica** wird aufgesucht und stumpf nach lateral mobilisiert; von medial zuführende Venen werden ligiert oder elektrokoaguliert. Hierdurch kann die Drainage des M. deltoideus aufrechterhalten werden. Die Mm. pectoralis und deltoideus wer-

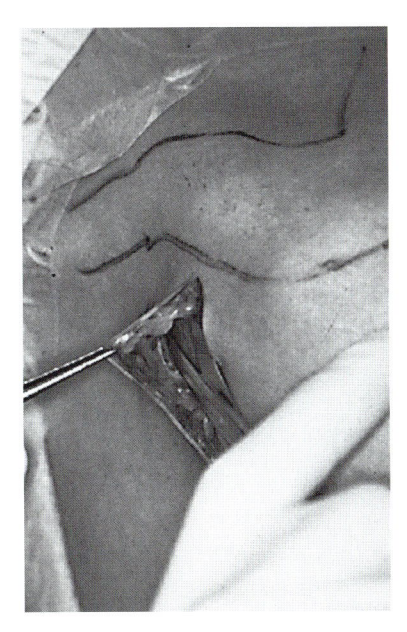

Abb. 8.3. Ventraler Hautschnitt zur Implantation einer Schulterendoprothese

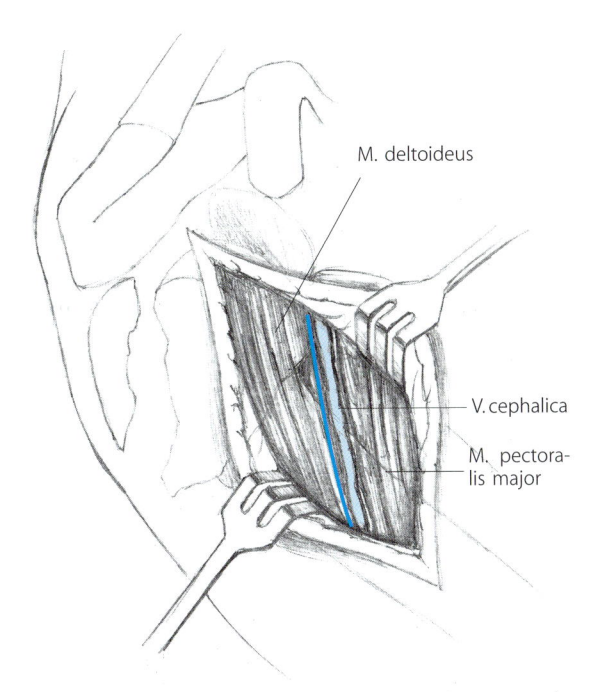

Abb. 8.4. Intraoperative Situation nach Durchtrennung der Subkutis mit deltopektoralem Intervall und V. cephalica

den mit 2 breiten Langenbeck-Haken zur Seite gehalten, wobei besonders auf den medialen Hebelzug unter dem M. pectoralis zu achten ist, um möglichen Nervenschädigungen vorzubeugen. Kleine, transversal zwischen den Muskeln verlaufende Venen werden koaguliert; in dieser Phase der Operation sollte jedoch eine allzu großzügige Anwendung des Thermokauters vermieden werden, ebenfalls um Nervenläsionen zu vermeiden. Im weiteren Verlauf werden der M. pectoralis major und der M. deltoideus überwiegend stumpf digital unterminiert und anschließend mit Roux-Haken zur Seite gehalten. Bei postoperativen oder -traumatischen Zustandsbildern kann hierzu auch ein Raspatorium oder eine scharfe Präparation mit der Schere notwendig werden. Verwachsungen oder Adhäsionen im Bereich der Bursa subacromialis und Bursa subdeltoidea sollten unbedingt gelöst werden, damit das subakromiale und subdeltoidale Gleitlager anschließend frei ist.

Gegebenenfalls wird eine partielle Ablösung des Ansatzes des M. deltoideus an der Diaphyse des Humerus notwendig; dieses Vorgehen stellt jedoch die Ausnahme dar. Eine Diszision im Bereich der Pars anterior des M. deltoideus an der Klavikula oder am Akromion sollte jedoch unbedingt vermieden werden. Nachfolgend werden der **Processus coracoideus** und die dort entspringenden Sehnen des kurzen Bizepskopfes und des M. coracobrachialis durch Zug am medialen Roux-Haken, der den M. pectoralis zurückhält, ins Blickfeld gebracht. Unmittelbar lateral dieser beiden Sehnen erfolgt eine parallel zu ihnen verlaufende Inzision der **klavikulopektoralen Faszie**. Hiernach werden die Sehnen stumpf unterminiert und gleichfalls mit einem Roux-Haken nach medial gehalten (Abb. 8.5). Bei muskelkräftigen Patienten muss hierzu oftmals ein Kocher-Haken eingesetzt werden. Bei dieser Präparation muss der Verlauf des **N. musculocutaneus** berücksichtigt werden, der etwa 5 cm unterhalb der Spitze des Proc. coracoideus in die Sehne mündet, in Ausnahmefällen allerdings auch wesentlich kranialer verlaufen kann (minimal 2 cm unterhalb des Proc. coracoideus). Ebenso ist bei dieser Vorgehensweise auf das **Lig. coracoacromiale** zu achten; eine Inzision dieses Bandes ist nicht notwendig und sollte möglichst vermieden werden.

Zur besseren Exposition empfiehlt sich die **proximale Einkerbung der Pectoralissehne**. Im Falle erheblicher Innenrotationskontrakturen kann es bisweilen auch notwendig werden, den humeralen Ansatz auf kompletter Länge abzulösen. Eine Refixierung von partiell abgelösten Anteilen ist nicht sinnvoll. Bei kompletter Ablösung sollte eine Readaptation erfolgen.

Nachfolgend wird die **Bursa subdeltoidea** mit der Schere inzidiert und das oberflächliche

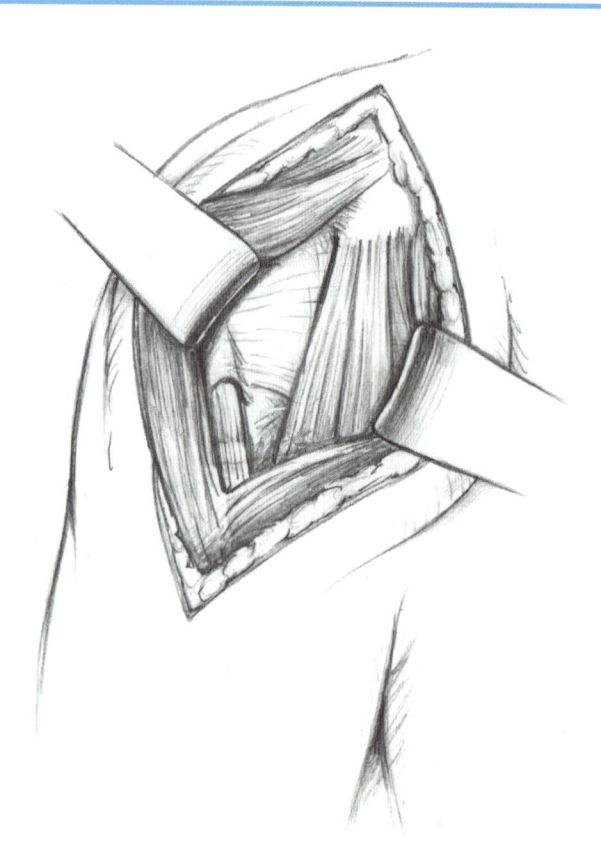

Abb. 8.5. Zugang zum Schulterhauptgelenk im deltoideopektoralen Intervall

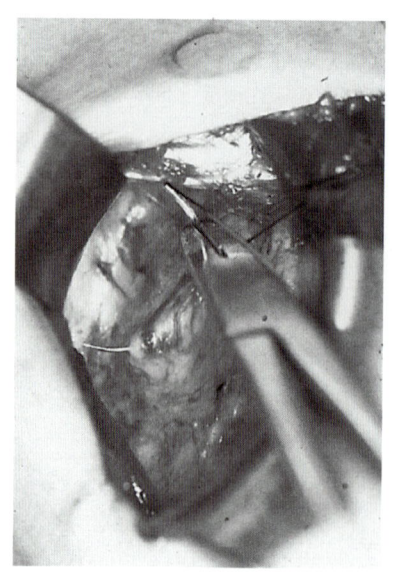

Abb. 8.6. Anschlingen der Subskapularissehne

Bursablatt mit den Roux-Haken zur Seite gehalten, um die Sehne des **M. subscapularis** darzustellen.

8.1.2 Präparation des M. subscapularis

In dieser Phase der Situsdarstellung ist besonders auf den Verlauf des **N. axillaris** zu achten, der am Unterrand der Sehne des Subskapularismuskels liegt. Soweit möglich werden die **A. circumflexa humeri** sowie die begleitenden Venen erhalten; sollte dies nicht gelingen, können diese Gefäße auch koaguliert oder ligiert werden.

Bei ausgedehnten Verwachsungen oder Kontrakturen kann es gelegentlich notwendig sein, die kurze Bizepssehne von lateral her am korakoidalen Ansatz einzukerben oder in ausgeprägten Fällen sogar eine Osteotomie des Proc. coracoideus mit den anhängenden Sehnen des kurzen Bizepskopfes und des M. coracobrachialis durchzuführen. Dies ist speziell in posttraumatischen Fällen mit erheblichen Verwachsungen des tiefen Blattes der Fascia clavipectoralis sowie des Nervus axillaris notwendig.

Die Subskapularissehne ist die einzige Sehne, die zur Implantation der Schulterendoprothese durchtrennt werden muss. Im Falle eines ausgedehnten Rotatorendefektes kann jene jedoch belassen werden. Die Resektion und Implantation erfolgten dann über den bestehenden superior-anterioren Rotatorendefekt unter Zurseitehaltung des Subskapularis. Im Regelfall muss jedoch die Subskapularissehne komplett abgesetzt werden.

Die Vorgehensweise bei der **Ablösung der Subskapularissehne** hängt vom Ausmaß der jeweils möglichen Außenrotation ab:

Beträgt diese **mehr als 35–40°**, so wird die Sehne und die darunterliegende Kapsel nach Anschlingen mit 2 kräftigen Haltefäden (Abb. 8.6) der Stärke 2 über eine L-förmige Inzision angelöst (Abb. 8.7). Die Inzision verläuft etwa 1,5 cm medial des Sulcus intertubercularis und durchtrennt von kaudal nach kranial nur 3/4 der gesamten Sehnenbreite. Die oberen 3/4 des M. subscapularis werden freipräpariert und bilden einen Schwenklappen, so dass am Ende des Eingriffs eine anatomisch korrekte Reinsertion der Sehne ohne Spannung und unabhängig von der Lage des Armes vorgenommen werden kann (Abb. 8.8). Die weitere Präparation der Subskapularissehne erfolgt nach Einsetzen eines Kopfretraktors (Fukuda-, Kölbel-Haken). Nach Inzision des **Rotatorenmanschettenintervalls** zwischen Supraspinatus- und Subskapularissehne werden alle fibrösen Adhäsionen bis zur Basis des Proc. coracoideus gelöst; gleichfalls erfolgt eine **Lösung des Lig. coracohumerale**.

Bei einer Außenrotationsmöglichkeit von lediglich **15–20°** ist eine Verlängerung der Subskapularissehne indiziert. Diese Problematik findet sich insbesondere in Fällen einer primären Omarthrose sowie einer sekundären Gelenkdestruktion im Zuge einer Humeruskopffraktur. Hier wird bei vorliegender Einschränkung der Außendrehung eine Z-Plastik der Subskapularissehne vorgenommen (Neer et al. 1982, Fenlin 1994) (Abb. 8.9). Pro Zentimeter Verlängerung kann mit einer Zunahme der Außenrotation von etwa 20° gerechnet werden. Zur zusätzlichen Verstärkung sollte die Kapsel am lateralen Sehnenrand belassen werden. Der Verschluss der Sehne bei direkter Seit-zu-Seit-Naht sollte mit kräftigem, nicht resorbierbarem Nahtmaterial erfolgen. Bei Patienten mit rheumatoider Arthritis liegt oftmals eine sehr dünne und wenig dehnbare Sehne vor. Eine Verlängerung mittels Z-Plastik ist hier i.d.R. nicht mehr möglich. In diesen Fällen wird die Sehne ganz lateral an ihrem Ansatz am Tuberculum minus gelöst, um am Ende des Eingriffes wieder etwas medialisiert reinseriert zu werden.

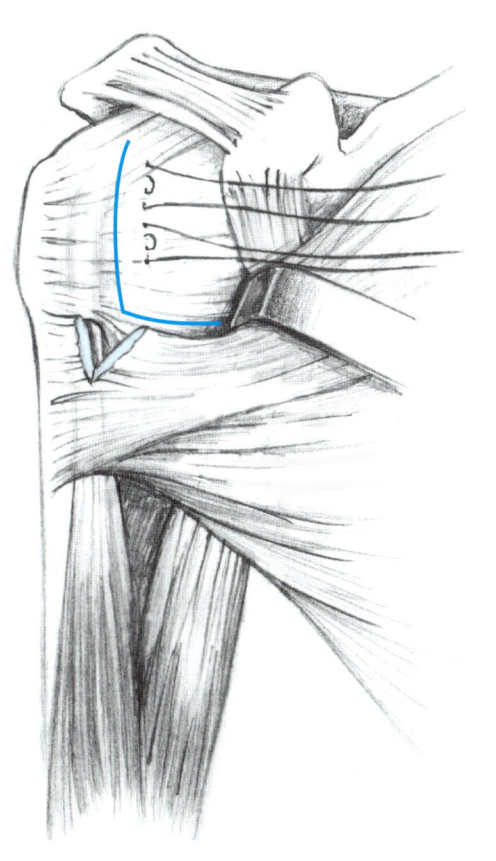

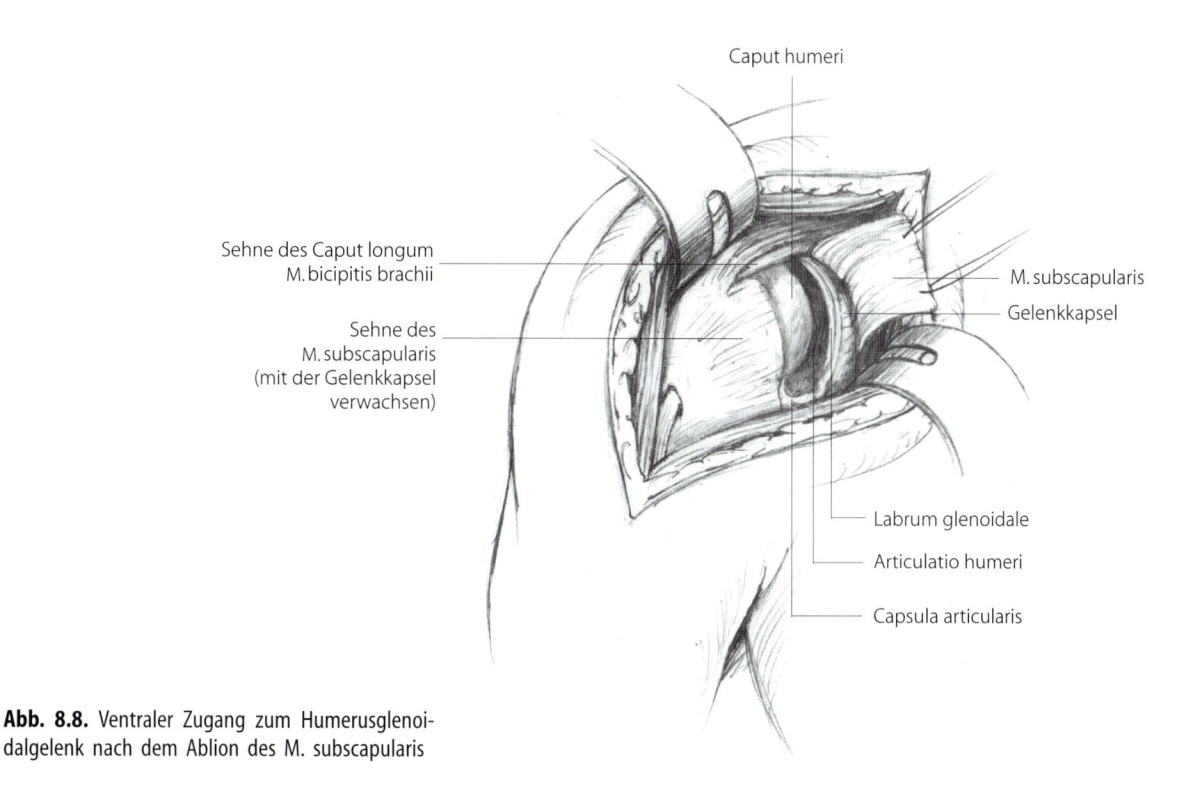

Abb. 8.7. Ventrale Diszision der Sehne des M. subscapularis nach Anschlingen mit 2 Haltefäden

Abb. 8.8. Ventraler Zugang zum Humerusglenoidalgelenk nach dem Ablion des M. subscapularis

In Fällen mit Außenrotationsfähigkeit von **weniger als 10°** oder gar einer Innenrotationskontraktur sollte das Gelenk durch eine Osteotomie des Tuberculum minus eröffnet werden. Nach Abschluss des Eingriffes erfolgt die Refixation unter Medialisierung des Tuberculum minus am Humerushals.

Zur optimalen Mobilisierung des Subskapularis wird ein sog. **360°-Subskapularis-Release** (Abb. 8.9 a–d) angeschlossen. Hierzu wird der betroffene Muskel von der Gelenkkapsel und vom vorderen Glenoid abgeschoben, sodann an seinem kranialen Rand die bandförmige Einstrahlung vom Proc. coracoideus her durchtrennt und sämtliche Verwachsungen ebenfalls nach medial gelöst. Dann werden an der Vorderseite des Subskapularis Verwachsungen und Adhäsionen, die zur Rückseite des kurzen Bizepskopfes bzw. des M. coracobrachialis ziehen, soweit noch nicht geschehen mobilisiert und schließlich, nach sicherer Identifikation und Weghalten des N. axillaris, auch der Unterrand des Subskapularis von narbigen Verwachsungen oder Adhäsionen gelöst.

Der Subskapularis-Muskel muss letztendlich soweit mobilisiert sein, dass beim Verschluss durch transossäre Fixation am Resektionsrand eine Außenrotation bei adduziertem Arm von 25–40° ermöglicht wird. Dieses 360°-Subskapularis-Release ist ein essenzieller Schritt in der Mobilisierung der ventralen Weichteilstrukturen und muss in einer allseits von Adhäsionen befreiten Subskapularissehne münden, so dass dieser wichtige Muskel mit seiner Sehne wieder als dynamische Einheit funktionieren kann. Da hier eine deutliche anatomische Nähe zum N. axillaris gegeben ist, sollte die vorherige eindeutige Identifikation der Nerven und sodann die vorsichtige und sichere Präparation gewährleistet sein.

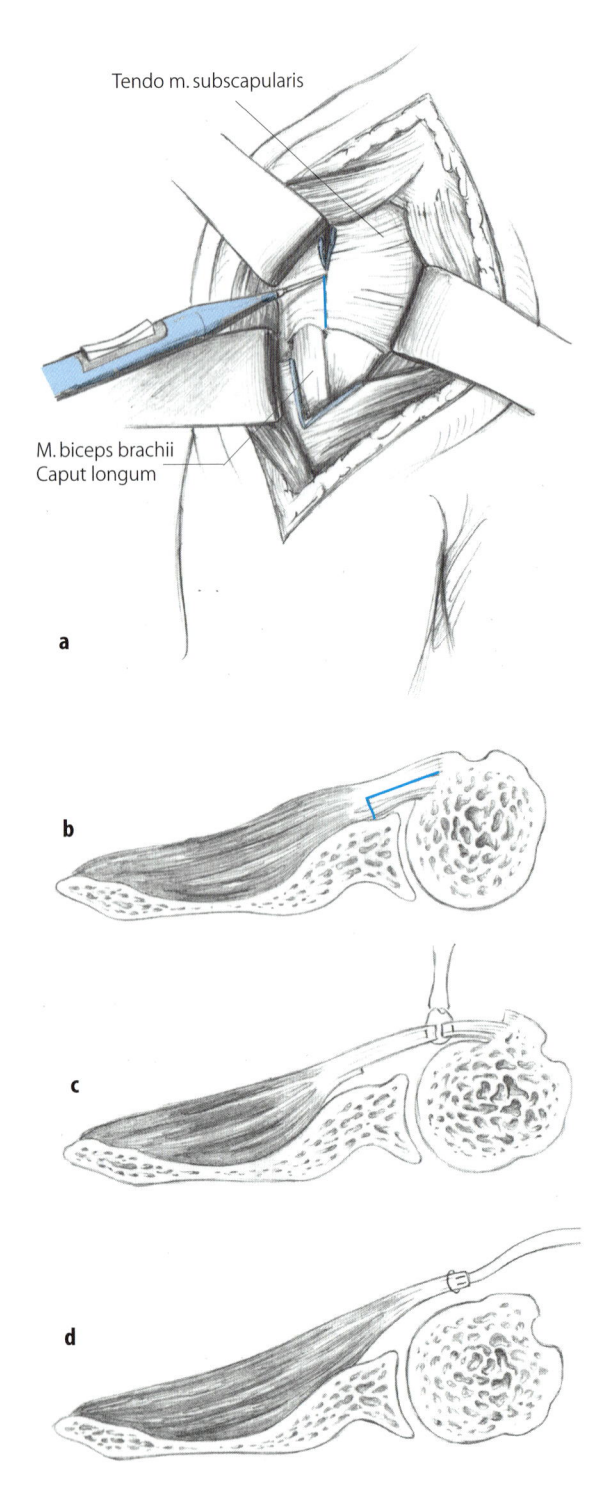

Abb. 8.9 a–d. Schematische Darstellung der operativen Verlängerung der Sehne des M. subscapularis (Release): **a** intraoperativer Situs mit dargestellter und hochgehebelter Sehne; **b** z-förmige Schnittführung mit Belassen des posterioren Sehnenanteiles am Humeruskopf; **c** Refixation der Sehnenanteile in Außenrotation des Oberarmes; **d** verlängerte Sehne mit geknoteten Fäden

8.1.3 Freilegung der vorderen unteren Schultergelenkskapsel

Zur Freilegung der vorderen unteren Gelenkkapsel wird der Humeruskopf in Außenrotation, leichter Hyperextension und Adduktion vorsichtig nach vorne oben subluxiert. Bei diesem Schritt ist insbesondere bei älteren Patienten und solchen mit rheumatoider Arthritis auf eine vorsichtige Vorgehensweise zu achten. Jeglicher Widerstand erfordert eine weitergehende Lösung der Kapsel oder weist auf störende osteophytäre Ausziehungen hin.

Gelegentlich verbleibt bei der Präparation die Kapsel komplett oder zu größeren Teilen an der Subskapularissehne. Um eine freie, ungehinderte dynamische Wirkung dieser Sehne zu erhalten muss die Kapsel von der Hinterfläche des Subskapularis vollständig abpräpariert werden. Auch bei diesem Operationsschnitt ist wiederum durch entsprechende Retraktoren der N. axillaris zu schützen.

In den Fällen, in denen die Kapsel nach der primären Subskapularismobilisation intakt bleibt, wird diese am Collum anatomicum von kranial her abgelöst und nach kaudal mindestens bis zur 6-Uhr-Position durchtrennt. Die Luxation des Kopfes und die zur knöchernen Präparation notwendige anterior-superiore Positionierung des Humeruskopfes ist bei zu knappem anterior-inferioren Kapselrelease nicht möglich. Darüber hinaus ist nach Implantation der Prothese die Abduktions-Außenrotationsbewegung dadurch ebenfalls beeinträchtigt.

Technisch wird das Release der vorderen unteren Kapsel bei adduziertem und maximal außenrotiertem Arm durchgeführt, da hierbei die Kapsel unter Vorspannung kommt und der N. axillaris entspannt ist. Ein Kapselrelease, das aufgrund ausgeprägter Kontrakturen nach dorsal über die 6-Uhr-Marke fortgesetzt werden muss, kann durch das Einsetzen eines Kopfretraktors erleichtert werden.

Inferiore Osteophyten sollten – soweit diese schon zugänglich sind – jetzt entfernt werden. Ein Hohmann-Haken zwischen Gelenkkapsel und inferiorem Rand der Subskapularissehne schützt den N. axillaris. Eine routinemäßige Freilegung des Nervus ist nicht erforderlich.

8.1.4 Präparation des Humerusschaftes

Nach Durchführung des Kapselrelease mit Resektion der anterioren und inferioren Kapselanteile wird der Oberarmkopf durch einen Knocheneinzinker nach lateral gezogen. Sodann wird in den Gelenkspalt ein Darrach-Retraktor oder ein gerader Meißel eingeführt, der als Luxationshilfe dient. Der Luxationsvorgang selbst wird durch die Lateraltraktion und Retroversionsbewegung (Extensionsbewegung) des Armes unter gleichzeitiger Anhebung mittels Darrach-Retraktor oder Meißel unterstützt. Danach kann der Arm außenrotiert und entlang der OP-Tischkante nach posterior extendiert werden, so dass es zur oberflächlichen Exposition des Humeruskopfes kommt.

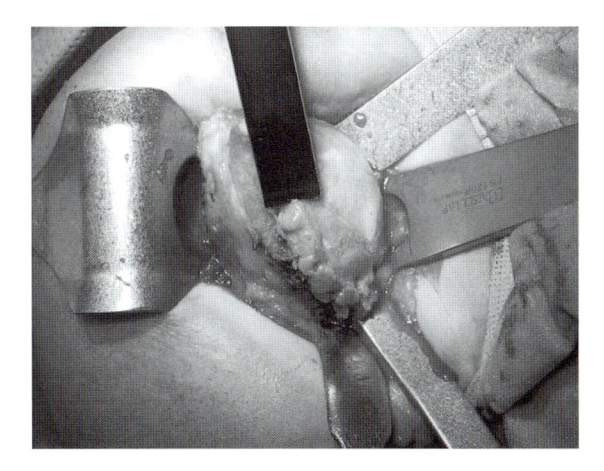

Abb. 8.10. Abtragung von Osteophyten mit dem Lambotte-Meißel

Durch Einsatz von Hohmann-Haken kann die Gelenkfläche des Humeruskopfes in Außenrotation, Hyperextension und Adduktion des Oberarmes eingestellt werden; dieses Vorgehen schützt gleichzeitig den periartikulären Weichteilmantel. Hierzu wird ein stumpfer Hohmann-Haken dorsal des Humeruskopfes platziert; dieser schont sowohl die Supraspinatus- als auch die lange Bizepssehne. Ein 2. Homann-Haken wird zwischen Fossa glenoidalis und Humeruskopf eingesetzt. Bei Osteonekrosen, Arthrosen oder posttraumatischen Zustandsbildern ist die Abtragung knöcherner Osteophyten unbedingt zu empfehlen, um eine bessere anatomische Orientierung zu erhalten und die Torsion des Humerus genau beurteilen zu können (Abb. 8.10).

Die optimale Darstellung der Gelenkfläche ist unabdingbar, da erst hierdurch die genaue Positionierung der Schaftfräsen möglich wird. Vor Beginn der nun anstehenden Oberarmkopfresektion ist die Achse des Humerus exakt zu bestimmen. Die **Eintrittsstelle für die Schaftfräsen** befindet sich an der Verbindungslinie zwischen Humeruskopfgelenkfläche und Tuberculum majus in der Mitte zwischen der ventralen und dorsalen Humeruskopfbegrenzung und etwa 5 mm dorsal des Sulcus bicipitalis (Abb. 8.11). Mit einem Pfriem wird ein Loch für die Eintrittsstelle vorgebohrt; alternativ kann die Kortikalis am vorbestimmten Ort mit einem Luer eröffnet und der Markkanal mit einem kleinen scharfen Löffel vorsondiert werden, so dass eine Via falsa vermieden wird.

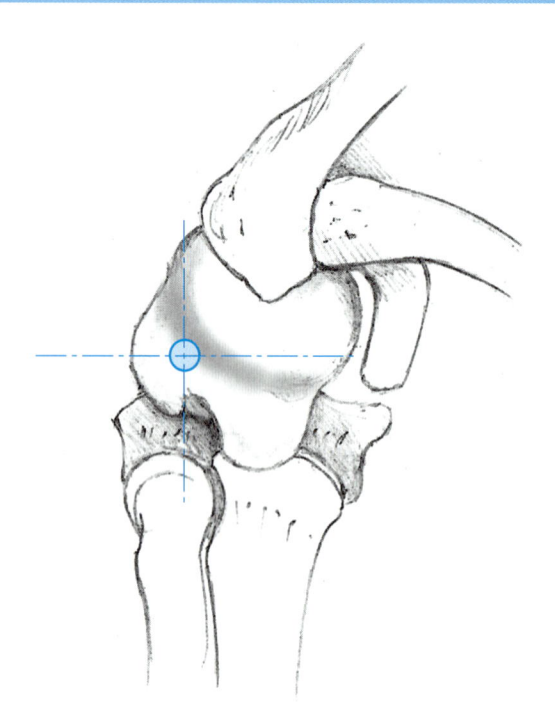

Abb. 8.11. Anatomische Eintrittsstelle für die Schaftfräsen am Humeruskopf

Anschließend wird mit der kleinsten **Humerusfräse** (6 mm Durchmesser) die Erweiterung des knöchernen Zuganges sowie des Markkanales vorgenommen; die präoperativ ermittelte Weite des Knochenmarkskanals wird durch Verwendung stetig größer werdender Fräsen erzielt.

Das Aufraspeln des Knochmarkskanals ist zu beenden, wenn der typische kortikale Widerstand auftritt. Hierbei ist insbesondere bei osteoporotischem Knochen Vorsicht geboten; in diesen Fällen besteht immer die Gefahr einer iatrogenen Spiralfraktur. Daher sollte die Präparation des Schaftes schon vorzeitig beendet werden. Der Durchmesser der zuletzt eingesetzten Fräse entspricht demjenigen des zu implantierenden Prothesenschaftes. Das Gewindeende der Fräse sollte exakt mit dem oberen Rand des Tuberculum majus abschließen. Die zuletzt eingesetzte Fräse verbleibt im Markraum; ihr Griff wird nun zurückgezogen, das Handstück wird entfernt und die Resektionsschablone zum Abtragen des Humeruskopfes auf den Schaft der Fräse geschoben (Abb. 8.12).

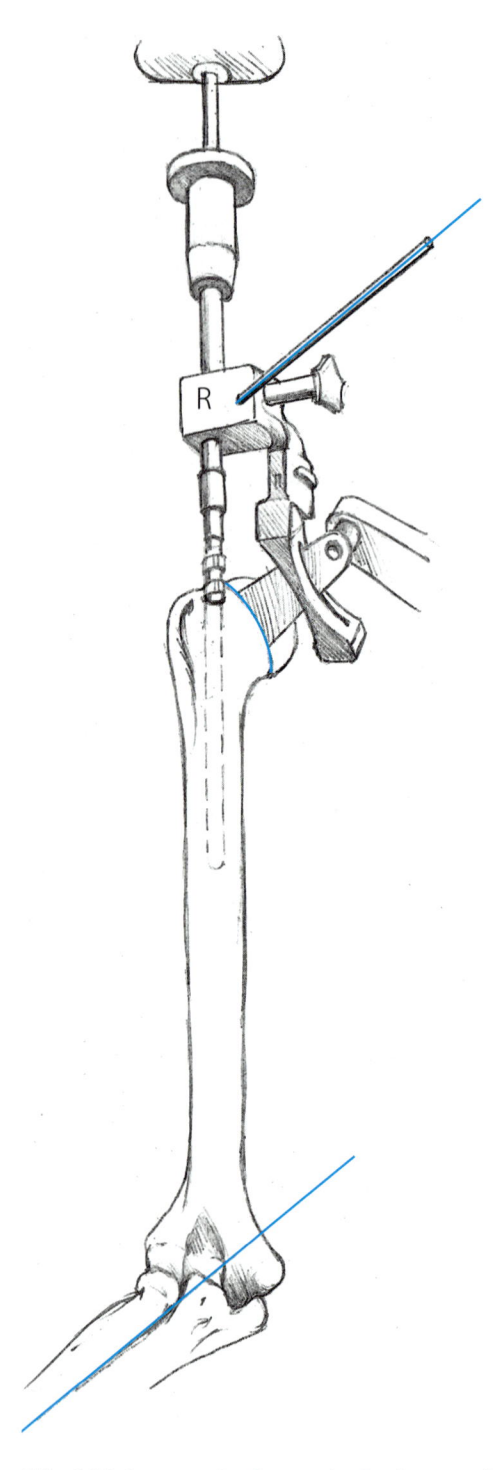

Abb. 8.12. Intraoperative Retrotorsionsbestimmung des Humerusschaftes; Aufsetzen der Humeruskopf-Resektionsschablone

8.1.5 Festlegung des Retroversionswinkels

Zur intraoperativen Festlegung des korrekten **Retroversionswinkels** von 30–40° mit dem auch das humerale Implantat einzusetzen ist, wird der im Ellenbogen gebeugte Unterarm um 30–40° nach außen gedreht. Das Ausmaß der Retroversion sollte natürlich individuell dem Einzelfall angepasst werden. Der Unterarm dient hier sozusagen als Goniometer (Abb. 8.13). Durch Einschub eines Führungsstiftes in die Sägeschablone parallel zur Achse des Unterarmes in das hierfür vorgesehene Loch wird die Resektionsebene vorgegeben. Bei Verwendung der Schlitzführung wird diese nun zunächst mit geraden Knochennägeln am Humerusschaft temporär fixiert. Nach Entfernung der noch intramedullär liegenden Fräse wird die Sägeschablone an den Humerus herangeschoben und dort mit einem weiteren schräg verlaufenden Knochennagel gesichert. Bei Verwendung der älteren Onlay-Führung verbleibt die Fräse zunächst intramedullär.

Anschließend erfolgt die **Humeruskopfosteotomie** unter Zuhilfenahme der Schlitzführung. Hierbei verläuft die kraniale Grenze des Knochenschnittes am Übergang von Gelenkoberfläche und Ansatzbereich der Rotatorenmanschette am Tuberculum majus, wohingegen die kaudale Grenze üblicherweise über dem unteren Osteophyten des abgeflachten und deformierten Oberarmkopfes ausläuft. Bei Verwendung der Onlay-Schablone wird die Osteotomie zunächst inkomplett bis zum Markraum durchgeführt. Der Sägeschnitt wird dann erst nach Entfernen der intramedulären Fräse unter dorsalem Hohmann-Schutz vervollständigt.

Vor Durchführung der Resektion muss die lange Bizepssehne sowie die Insertion der Rotatorenmanschette durch entsprechende Retraktoren vor einer Verletzung durch Säge oder Meißel geschützt werden.

Nachfolgend ist es erforderlich, den M. subscapularis im Bereich der anterioren Glenoidbegrenzung und im Bereich des Skapulahalses zu mobilisieren. Eventuell bestehende und möglicherweise später störende **Osteophyten an der anteriorinferioren Gelenkpfanne** sowie **inferiore Osteophyten am proximalen Humerus** sind abzutragen. Auch die **posteriore Gelenkkapsel** ist an der dorsalen Glenoidkante zu lösen. Dies ist insbesondere bei all den Patienten zu berücksichtigen, bei denen eine Medialisierung des glenohumeralen Gelenkes aufgetreten ist. Bei Polyarthritikern wird dies normalerweise mit Hilfe eines stumpfen Dissektors erreicht; in den übrigen Fällen ist eine scharfe Lösung notwendig. Bei Patienten mit dorsalem Abrieb des Glenoids liegt meistens eine hintere Subluxation des Humeruskopfes vor, so dass die posteriore Kapsel eher elongiert ist: In diesen Fällen ist von einer weiteren Lösung der hinteren Gelenkkapselanteile abzusehen.

8.1.6 Anpassung der Probeprothese

Die **Probeprothese**, deren Größe geringer dimensioniert ist als die der zuletzt verwendeten Fräse, wird unter erneuter Kontrolle des Retroversionswinkels auf der speziellen Positionierungsvorrichtung angebracht und dann in den Knochenmarkskanal eingetrieben. Möglicherweise ist hierzu ein **leichter** Schlag erforderlich, um den unteren Kragenanteil der Probeprothese an die Resektionsfläche anzupassen (Abb. 8.14). Auf gar keinen Fall dürfen in dieser Phase kräftige Hammerschläge auf das Probeimplantat erfolgen. Sollte die Probeprothese noch zu weit überstehen, muss die Größe evtl. nochmals überprüft werden. Der Kragen des Implantates sollte medial des Ansatzes der Rotatorenmanschette am Tuberculum majus aufsitzen und möglichst auf der gesamten Unterfläche des Knochens abgestützt sein. Bei asymmetrischem lateralen Sitz kann eine Nachresektion erforderlich werden (Abb. 8.15). Inferior überragende Osteophyten werden reseziert (Abb. 8.16).

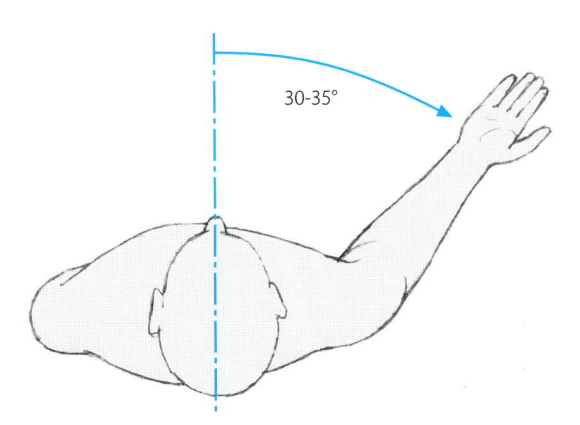

Abb. 8.13. Klinische intraoperative Festlegung des Retrotorsionswinkels des Oberarmkopfes vor Einbringen der Probeprothese

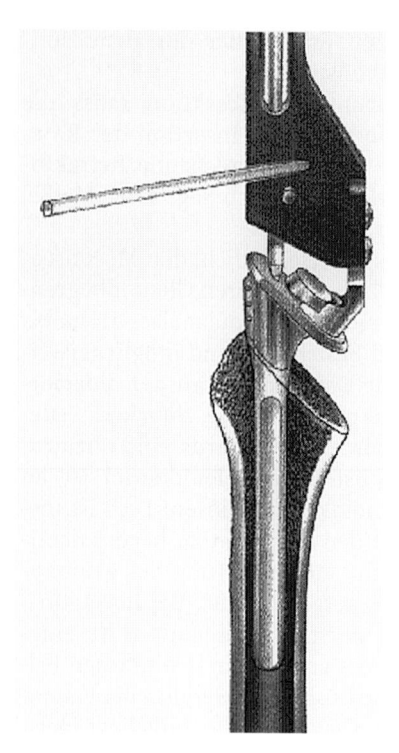

Abb. 8.14. Einbringen der Probeprothese in den präparierten Humerusschaft

Anschließend wird die Positionierungsvorrichtung entfernt und erstmalig der Probekopf aufgesetzt (Abb. 8.17). Bei der **Auswahl des Probekopfes** ist darauf zu achten, dass dieser eine geringere Höhe haben muss als das resezierte Kalottensegment, da die Basisplatte der Schaftprothese bereits eine gewisse Dimension aufweist und hierdurch die Distanz von der Auflagefläche des Implantates bis zur Hinterseite des modularen Kopfes bereits 4 mm beträgt.

Bei der nun folgenden **Reposition** des Kunstgelenkes wird ein Augenmerk auf die Translation, die Zugkraft und den Spannungszustand der periartikulären Muskulatur, insbesondere den des M. subscapularis, gelegt. Falls keine Glenoidkomponente verwendet wird, sollte der gewählte Humeruskopf – nach temporärer Fixation der Subskapularissehne mit einer Backhaus-Klemme – eine Translation von mindestens 1/3 des Humeruskopfdurchmessers zur Gelenkpfanne sowie etwa 30° Außenrotation in Adduktionsstellung des Armes erlauben. Die posteriore Kapsel ist weit genug, wenn in 90° Abduktion eine Innenrotation von 40° möglich ist. Gegebenenfalls wird ein weiteres Weichteilrelease erforderlich, um diese für eine spätere ausreichende Funktion wichtigen Bewegungsausschläge zu erzielen.

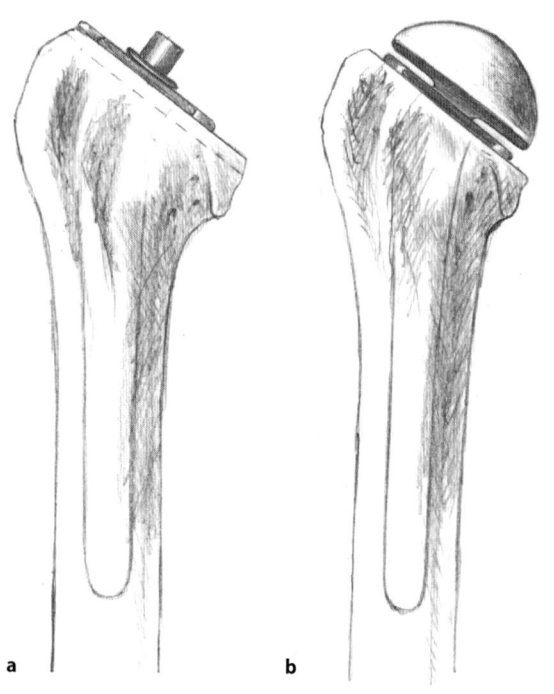

Abb. 8.15 a, b. Anatomische Situation bei zu hoher Resektion des proximalen Humerus (**a**) sowie nach erfolgter Nachresektion mit aufgesetztem Probekopf (**b**)

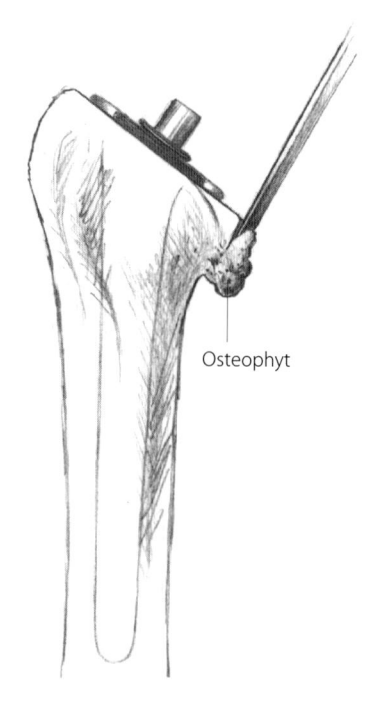

Abb. 8.16. Abtragung überstehender Osteophyten im mediokaudalen Humeruskopfbereich mit einem Lambotte-Meißel

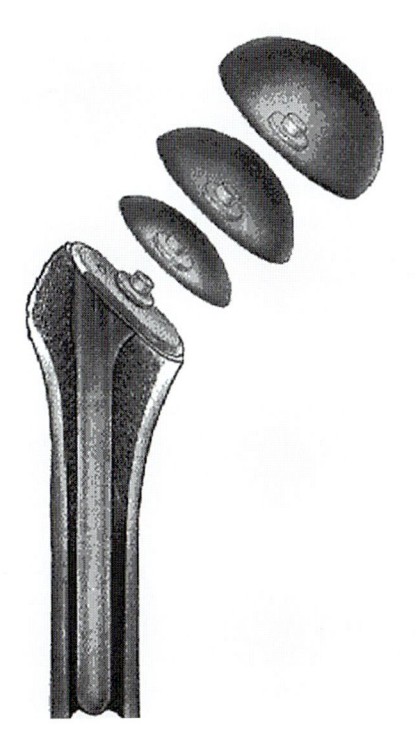

Abb. 8.17. Auswahl unterschiedlich großer und hoher Probeköpfe

In jedem Fall muss der Prothesenkopf das Tuberculum majus um einige Millimeter überragen.

Zu diesem Zeitpunkt kann auch überprüft werden, ob die Retroversion des Humeruskopfes in Relation zur Gelenkpfanne korrekt ist, indem der Unterarm bei gebeugtem Ellenbogen in Neutralrotation eingestellt wird. Der Humeruskopf sollte sich nun in guter Artikulation zur Fossa glenoidalis befinden. Bei Implantation einer Vollprothese kann jedoch erst nach erfolgtem Einsetzen der glenoidalen Komponente endgültig entschieden werden, welcher der zur Verfügung stehenden Probeköpfe letztendlich in Frage kommt.

Eine **posteriore Subluxationsneigung** oder Dislokation des Humeruskopfes findet sich insbesondere bei sekundären Arthrosen infolge einer Humerusfraktur sowie bei primären Arthrosen des glenohumeralen Gelenkes. Intraoperativ besteht auch eine Überdehnung der Kapsel, die anterioren Weichteile sind hingegen meist verkürzt. In diesen Fällen ist ein sorgfältiges Lösen der kontrakten vorderen Strukturen erforderlich, um die Subluxationsneigung zu beheben. Ebenso ist eine reduzierte Retroversionsstellung des Humeruskopfes unter Umständen sinnvoll, um die Stabilität zu optimieren; nur selten wird eine Doppelung der posterioren Gelenkkapsel erforderlich. Die postoperative Immobilisation des Armes sollte in 0°-Rotation erfolgen, um in der postoperativen Phase den Zug auf die hintere Gelenkkapsel zu verringern.

Auf eine **Erweiterung des subakromialen Defilées** sollte verzichtet werden; bei bestehender Rotatorenmanschettenruptur ist sie sogar kontraindiziert, da hierdurch eine kraniale Instabilität der Prothese provoziert würde. Wird eine **Rekonstruktion der Rotatorenmanschette** im Ansatzbereich notwendig, müssen vor Implantation der humeralen Komponente in Höhe des Tuberculum majus kräftige, nicht resorbierbare transossäre Nähte (z. B. Ethibond der Stärke 2) vorgelegt werden, was die spätere Reinsertion und Rekonstruktion wesentlich vereinfacht. In diesen Fällen sollte bereits vor Einsetzen der Probeprothese die Mobilisation der Rotatorenmanschette erfolgen, um für das modulare Kopfteil die richtige Spannung korrekt abschätzen zu können.

8.1.7 Präparation der Schultergelenkspfanne und Verankerung der glenoidalen Komponente

Beim alloarthroplastischen Ersatz der Glenoidfläche ist darauf zu achten, dass das Gelenkvolumen und die Knochensubstanz des Pfannenbereiches so wenig wie möglich verändert werden.

Werden nämlich Implantate eingesetzt, die voluminöser sind als die bei der Präparation resezierte Glenoidsubstanz, so resultiert daraus ein reduzierter Bewegungsumfang im Glenohumeralgelenk (sog. „overstuffing"). Andererseits kann bei zu ausgedehnten Knochenresektionen die stabile Fixation der glenoidalen Prothesenkomponenten problematisch werden.

Zur exakten Präparation der Gelenkpfanne ist eine optimale Darstellung des Situs absolut unverzichtbar; hilfreich können hier ein zusammengefaltetes Tuch an der medialen Kante der Skapula sowie eine möglichst gute Muskelrelaxation sein. Der M. subscapularis wird partiell aus der Fossa subscapularis gelöst und mit 2 auf dem Schulterblatt positionierten Hohmann-Haken nach medial weggehalten; die Verwendung spitzer Hebel erleichtert dem 2. Assistenten die Haltearbeit erheblich. Ein Hohmann-Haken wird hierbei etwa in die 2-Uhr-Position eingebracht, ein zweiter umgreift den Skapulahals

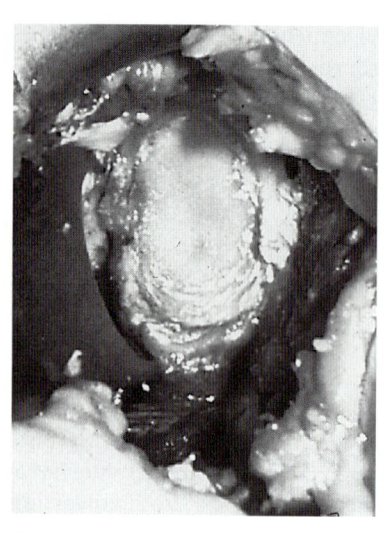

Abb. 8.18. Darstellung der Gelenkpfanne des Schulterhauptgelenkes

Weiter wird nun ein passender **Humeruskanalprotektor** in den Knochenmarkskanal eingesetzt um die Osteotomiefläche des Humerus zu schützen. Mit Hilfe eines **Humeruskopfretraktors**, der hinter das Glenoid eingesetzt wird und den proximalen Humerusschaft nach dorsal drängt, wird i. d. R. ein guter Zugang zur Gelenkpfanne ermöglicht. Kopfretraktoren mit zentralem Loch erlauben zudem ein Kapselrelease durch diese Öffnung hindurch und sind deshalb anderen Kopfretraktoren vorzuziehen. Eine Abduktions-Flexionshaltung des Humerus mit leichter Rotation gestattet in vielen Fällen einen besseren Überblick über die Gelenkpfanne (Abb. 8.18).

Das gesamte noch vorhandene **Labrum** sowie die verbleibenden kapsulo-synovialen Anteile sind so weit zu entfernen, dass das gesamte Glenoid einschließlich der Basis des Processus coracoideus gut einsehbar werden. Der Ursprung des Caput longum m. bicipitis am Tuberculum supraglenoidale sollte bei noch intakter langer Bizepssehne jedoch unbedingt belassen bleiben.

Das Ausmaß der **inferioren Osteophyten** am Pfannenrand muss genauestens berücksichtigt inferior, so dass, ähnlich wie bei einer Bankart-Operation, die gesamte anteriore und inferiore Glenoidzirkumferenz frei liegt. Alternativ hierzu kann medial in der Fossa subscapularis auch ein Langenbeck-Haken eingesetzt werden.

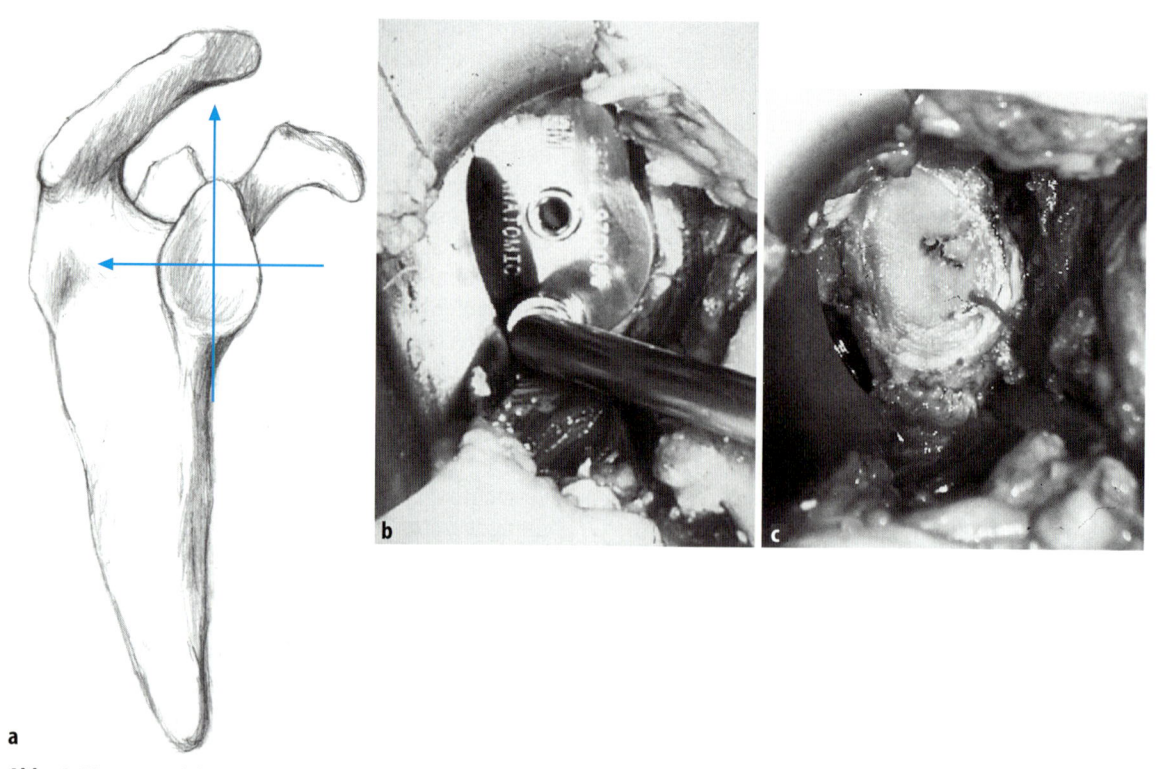

Abb. 8.19 a–c. a: Orientierung der Gelenkpfanne (schematische Darstellung). **b:** Intraoperatives Platzieren der Glenoidbohrhilfe. **c:** Anatomischer Situs nach Anbringen des zentralen Bohrloches im Bereich des Glenoids

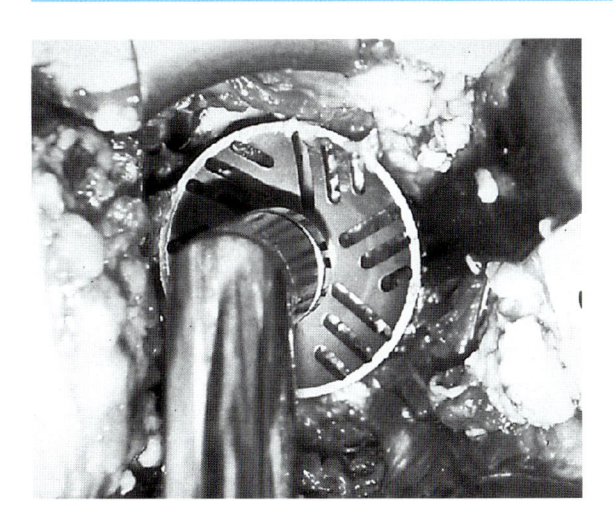

Abb. 8.20. Intraoperativer Situs mit sphärischer Glenoidfräse

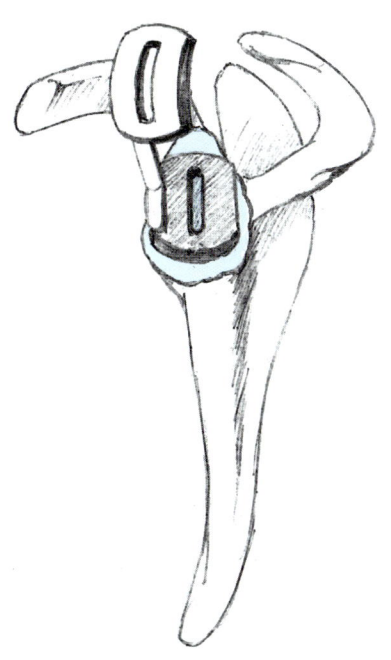

Abb. 8.21. Bohrlehre für die Fräsung des knöchernen Verankerungsschlitzes im Bereich des Glenoids

werden, damit das Implantat nicht zu weit kaudal positioniert wird; soweit zugänglich, werden diese knöchernen Ausziehungen zuvor abgetragen.

Unter Verwendung der **Glenoidbohrhilfe** wird zunächst ein Führungsloch in die Mitte der sauber dargestellten Gelenkfläche gelegt; hierbei wird die Richtung durch die Palpation des anterioren Skapulahalses vorgegeben (Abb. 8.19). Es ist darauf zu achten, dass der Bohrer absolut gerade in die Bohrhülse eingeführt wird, so dass es zu keinerlei Verklemmungen kommt.

Nachfolgend wird die Führungsspitze der **Glenoidfräse** in dieses gebohrte Führungsloch eingebracht; dann wird mit dem behutsamen Fräsen der Glenoidfläche begonnen. Ziel ist es, eine glatte Oberfläche herzustellen, die der Rückseite des Pfannenimplantates exakt entspricht (Abb. 8.20). Mit Hilfe der schlitzförmigen Glenoidresektionsschablone werden 2 weitere Bohrkanäle angelegt. Der 1. Orientierungspunkt findet sich dabei am oberen Pol der Gelenkpfanne am Fuße des Rabenschnabelfortsatzes, gerade unter dem oberen Rand der Gelenkoberfläche. Ein weiteres Loch wird unterhalb, in der Nähe des unteren Pols angebracht und ist der Außenwand des Schulterblattes zugewandt (Abb. 8.21).

Diese 3 Verankerungslöcher werden dann mittels eines Bohrers oder einer Fräse miteinander verbunden, um die Länge und Breite des Prothesenkiels vorzugeben (Abb. 8.22). Der Raum für den **Kiel des Glenoidanteiles** wird anschließend mit Hilfe einer gewinkelten Kürette vorbereitet. Hierzu sollte die Spongiosa an der Basis des Proc. coracoideus und entlang der lateralen Skapulagrenze entfernt werden (Abb. 8.23). Das Auskratzen der Spongiosa ist notwendig, um eine bessere Fixierung durch den Polymethylmethacrylat-Knochenzement zu gewährleisten. In vielen Fällen ist der spongiöse Hohlraum hier sehr klein; dieser Arbeitsvorgang ist daher mit größter Sorgfalt durchzuführen. Alternativ dazu kann die Spongiosa auch mit einem speziellen Stößel impaktiert werden, um so eine gute Grundlage für die spätere Zementfixation zu schaffen (Abb. 8.24).

Zwingend muss darauf geachtet werden, dass das anatomisch geformte Glenoidimplantat allseits eine stabile Auflage und ebenfalls zu allen Seiten hin festen Kontakt zum Knochen besitzt, damit jegliche Verschiebung auf Grund einer Instabilität vermieden wird. Kleinere Korrekturen sind möglich, bis schließlich ein perfekter Sitz gewährleistet ist. Erscheint der Raum zur Verankerung des Prothesenkiels nicht ausreichend, kann der Kiel mit einer kräftigen Schere entsprechend zugeschnitten werden (Abb. 8.25). Die Vorbereitung mit dem Probeglenoid wird so lange fortgesetzt, bis ein optimaler Passsitz erzielt wird. Anschließend werden mit einem 2-mm-Bohrer kleine Zement-Verankerungslöcher in die Peripherie des Glenoids eingebracht.

134 ■ 8 Operationstechniken

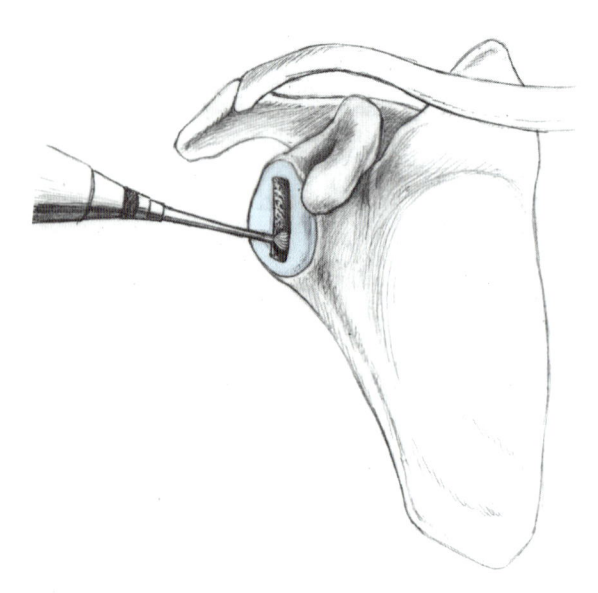

Abb. 8.22. Fräsen des Verankerungsschlitzes im knöchernen Glenoid zur Aufnahme des Pfannenimplantates

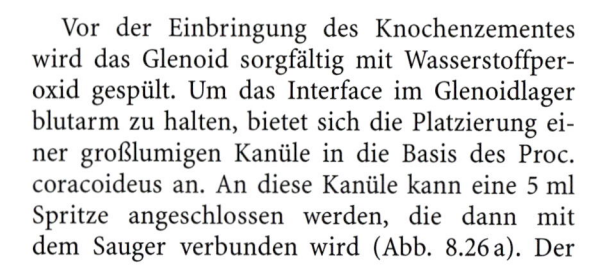

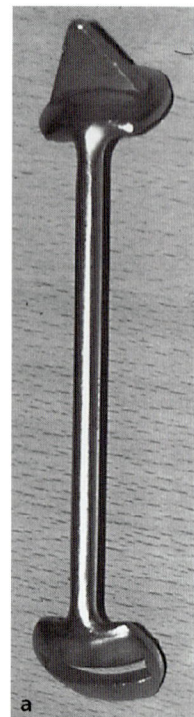

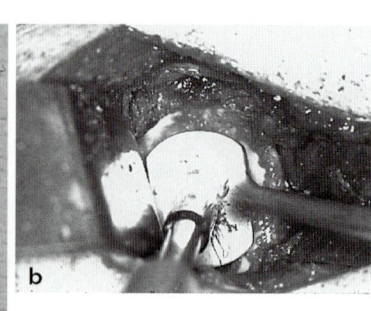

Abb. 8.24 a, b. Spongiosaimpaktor (**a**) und Spongiosaimpaktion (intraoperativer Situs) (**b**)

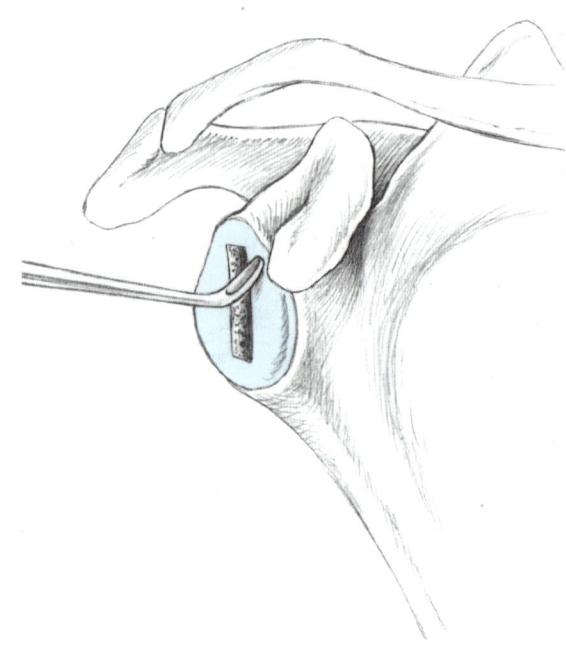

Abb. 8.23. Nachkürettage des Glenoidschlitzes mit erinem kleinen scharfen Löffel

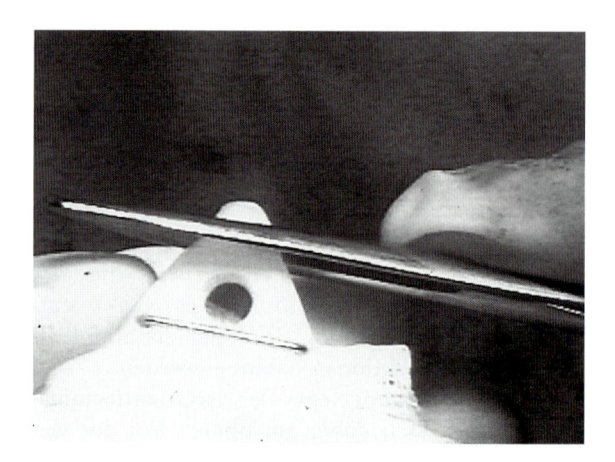

Abb. 8.25. Kürzen des Glenoidkieles aus Polyethylen mit einer Schere

Vor der Einbringung des Knochenzementes wird das Glenoid sorgfältig mit Wasserstoffperoxid gespült. Um das Interface im Glenoidlager blutarm zu halten, bietet sich die Platzierung einer großlumigen Kanüle in die Basis des Proc. coracoideus an. An diese Kanüle kann eine 5 ml Spritze angeschlossen werden, die dann mit dem Sauger verbunden wird (Abb. 8.26a). Der Zement wird zweizeitig eingebracht. Die erste kleine Menge wird unter Druck zur Hämostase eingepasst, danach erst wird die gesamte Höhle gefüllt, das gewünschte Gelenkpfannenimplantat eingesetzt und fest mit einem Glenoidstößel fixiert gehalten (Abb. 8.26). Lateral überstehende Zementanteile sind sorgfältig mit einem Messer oder einer Pinzette zu entfernen. Während der

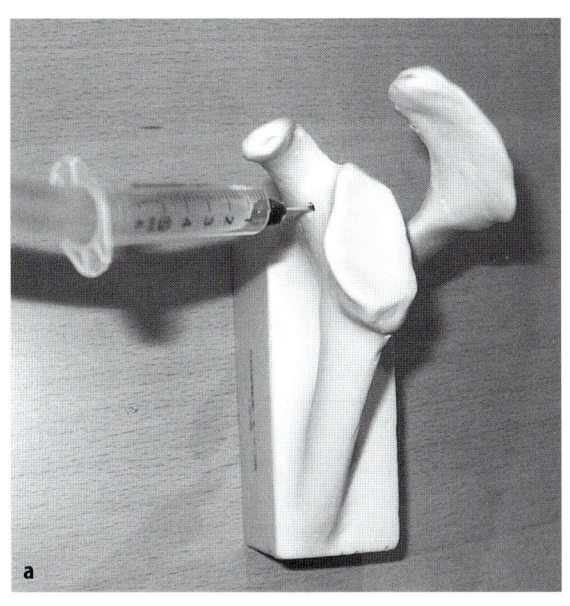

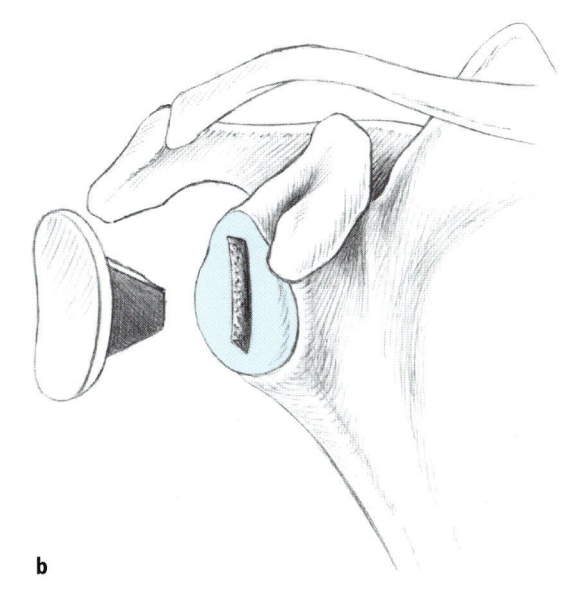

Abb. 8.26 a, b. Endgültige Fixation der Glenoidkomponente: Dies Interface im glenoidalen Lager wird blutarm gehalten (die Kanüle wird später an einen Sauger angeschlossen (**a**); Einbringen des Glenoidimplantates in das vorbereitete knöcherne Lager (**b**)

Zementaushärtung wird die Operationswunde ausgiebig gespült; anschließend sollte der Implantatsitz auf Stabilität überprüft werden.

Vorgehensweise bei stark degenerativ veränderter Glenoidfläche

In manchen Fällen befindet sich die Glenoidfläche jedoch in einem so **osteoporotisch** oder **degenerativ veränderten Zustand**, dass sich allein dadurch in Folge inadäquater Verankerungsmöglichkeiten eine Pfannenimplantation verbietet. In dieser Situation kann ein Pfannenaufbau mit autologem Beckenspan oder knöchernen Anteilen aus dem resezierten Humeruskopf versucht werden, insbesondere dann, wenn die Pfanne auf einer Seite einen Knochenverlust aufweist (Abb. 8.27). Eine alleinige Defektauffül-

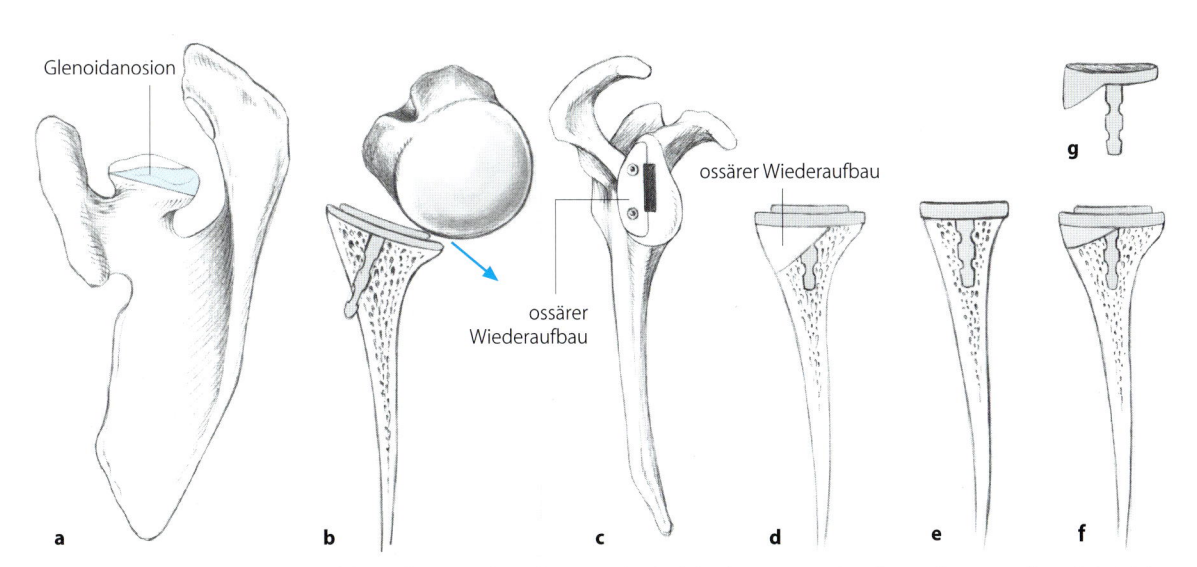

Abb. 8.27 a–g. Intraoperative Probleme beim endoprothetischen Glenoidersatz. **a**: Dorsaler knöcherner Defekt des Glenoids bei Omarthrose. **b**: Fehlimplantation der Pfanne bei dorsal knöchernem Defekt. **c**: Ossärer dorsaler Aufbau am Glenoid (Aufsicht). **d**: Ossärer dorsaler Aufbau am Glenoid (seitliche Ansicht). **e**: Nachgefrästes (korrigiertes) Glenoid. **f**: Spezialglenoid in situ. **g**: Spezialglenoid mit verstärktem dorsalen Anteil

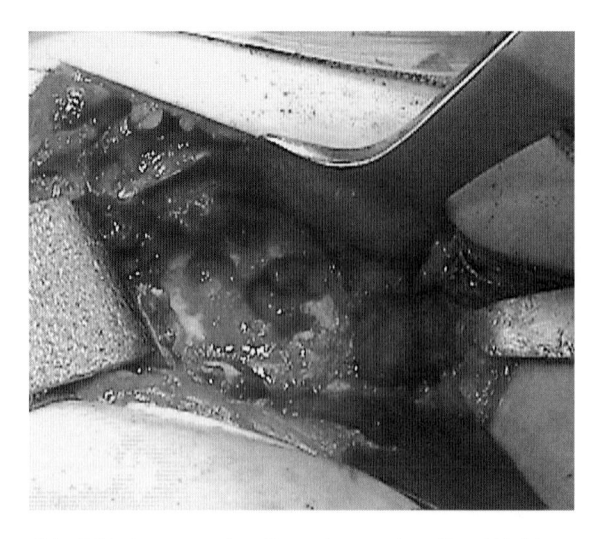

Abb. 8.28. Intraoperativer Situs mit zentralem Glenoiddefekt

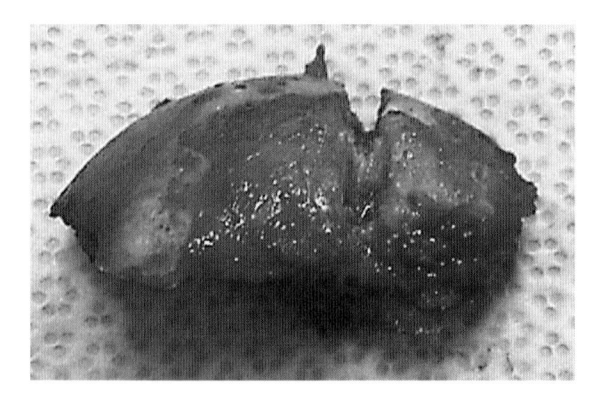

Abb. 8.29. Präparation eines knöchernen Autografts aus dem resezierten Humeruskopfanteil

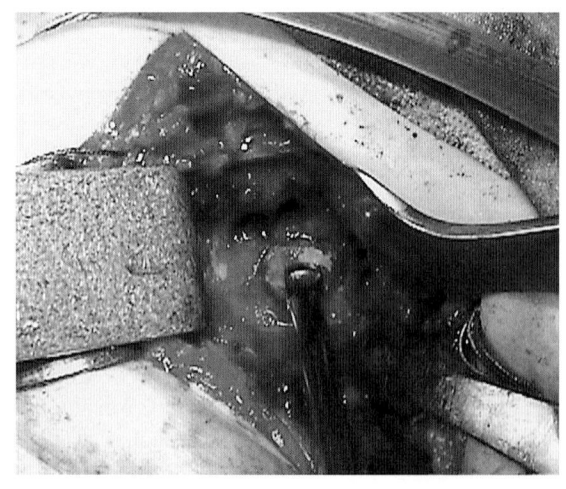

Abb. 8.30. Auffüllung des knöchernen Glenoiddefektes mit einem Autograft

lung mit Knochenzement sollte möglichst vermieden werden.

Auch bei Vorliegen eines zentralen knöchernen Defektes (Abb. 8.28) sollte aus dem autologen Humeruskopfmaterial ein Autograft für die Defektauffüllung gewonnen werden (Abb. 8.29). Bei „contained" Defekten mit stabilem Rand wird der Graft mittels Stößeln impaktiert (Abb. 8.30). In dieses Bett kann dann die Implantation eines alloplastischen Glenoids in der üblichen Weise erfolgen.

Lässt sich die Glenoidkomponente ausnahmsweise nur in einem veränderten Retroversionswinkel zum Schulterblatt verankern, so muss konsequenter Weise in gleichem Maße auch der Retroversionswinkel der Kopfkomponente gegenläufig verändert werden.

■ Mediale Arosion des Glenoids bei rheumatoider Arthritis

Nicht selten liegt bei ausgeprägter rheumatoider Arthritis eine Arosion des Glenoids bis zur Basis des Processus coracoideus vor. Fast ausnahmslos ist jedoch der inferiore Pol der Schultergelenkspfanne noch gut erhalten. In diesen Fällen würde beim oben beschriebenen Standardvorgehen eine erhebliche kraniale Neigung des Glenoidimplantates resultieren. Dies würde dann eine schlechte Positionierung der Endoprothese mit deutlicher Funktionseinschränkung nach sich ziehen. In solchen Situationen wird daher empfohlen, den inferioren Pol des Glenoids vor Implantation der Pfannenkomponente mit einer Fräse zu entfernen. Ebenso muss hier meist auch eine Resektion am Kiel des Glenoidimplantates vorgenommen werden.

■ Hinterer Pfannendefekt

Bei der primären oder der sekundären Luxationsarthrose tritt gehäuft das *Problem des hinteren Pfannendefektes* auf. Sollte die präoperative axiale Röntgenaufnahme eine solche posteriore Glenoiderosion ergeben, ist zur exakten präoperativen Planung eine Computertomografie des Schultergelenkes zu empfehlen. In Abhängigkeit von der Tiefe, der Neigung sowie der Ausdehnung der posterioren Erosion (anteriore Erosionen sind i. d. R. selten) gibt es verschiedene Lösungsmöglichkeiten:

- ■ *Reduktion der ventralen Pfannenhöhe durch Abfräsen:* Dies stellt das technisch einfachste Vorgehen dar, sollte aber bei dem geringen zur Verfügung stehenden Knochenvolumen durchaus kritisch eingesetzt werden.

- *Korrektur leichter Fälle über eine mit verminderter Retrotorsion eingebrachte humerale Komponente:* In diesen Fällen ist eine exakte Orientierung über die individuelle Humerustorsion anhand eines CT oder MRT mit Ellenbogenreferenzschnitt sinnvoll. Das Glenoid wird dann entsprechend der leichten pathologischen Retroversion eingebracht. Die Summe von Glenoidretroversion und Humeruskopfretrotorsion sollte 40° nicht überschreiten.
- *Dorsaler Glenoidaufbau:* Bei einer Retroversion von >15° sollte nach Empfehlung von Friedman et al. (1992) ein Aufbau der dorsalen Pfanne erfolgen. Hierzu wird ein kortikospongiöser Span, der meist aus der resezierten Kopfkalotte gewonnen werden kann, mit 1 oder 2 versenkten Schrauben (Malleolar- oder Kleinfragmentschrauben) auf dem angefrischten dorsalen Glenoid fixiert. Dann erst wird das Bett für das künstliche Glenoid präpariert. Auf dieses dorsal aufgebaute und in der Version nun korrekt ausgerichtete Glenoid wird die Pfanne implantiert, die je nach Modell zementfrei oder zementiert eingebracht werden kann. Dieses Vorgehen bedeutet bei anteriorem Zugang aufgrund der beengten Zugangsverhältnisse im hinteren Gelenkraum den schwierigsten Teil der Operation und kann u. U. auch über einen zusätzlichen dorsalen Zugang erfolgen (Bell u. Nobel 2000). Liegt eine tiefere Glenoiderosion vor, kann der Kiel der Glenoidprothese entsprechend zugeschnitten werden.

Beim Pfannenersatz ist besonders darauf zu achten, dass alle denkbaren Maßnahmen ergriffen werden, um ein primär horizontal oder vertikal dezentriertes Gelenk zu rezentrieren und die einwirkenden biomechanischen Kräfte nach Möglichkeit zu balancieren. Dazu gehören neben der Ablösung aller kontrakten Anteile der Kapsel vom Glenoidrand auch die zirkuläre (sog. 360°)-Ablösung sowie korrigierende Maßnahmen an der Rotatorenmanschette.

8.1.8 Bedeutung der Rotatorenmanschette für die Glenoidimplantation

Franklin et al. (1988) berichteten als Erste, dass Nachimplantationen von Schulterendoprothesen bei einem Teil der Patienten eine zunehmende Kranialisation des Humeruskopfes mit konsekutiver exzentrischer Belastung und anschließendem kranialen „tilt" (Neigung des Gleonids) beobachtet wurde. Hierfür wurde im amerikanischen Sprachraum der Begriff des „rocking horse glenoid" (Schaukelstuhlglenoid) geprägt. Die Situation geht mit einer erheblich erhöhten sekundären, klinisch auch manifesten Lockerungsrate des Glenoids einher.

Die in späteren Beobachtungen bestätigte Schlussfolgerungen sind:
- Es kommt bei implantierten Schulterendoprothesen bei einem Teil der Patienten zum sekundären Versagen der Rotatorenmanschette.
- Sekundär entstandene oder präexistente Rotatorenmanschettendefekte erhöhen deutlich das Lockerungsrisiko für eine Glenoidkomponente. Es sollte deshalb bei nicht rekonstruierbaren Rotatorenmanschettendefekten auf die Implantation einer alloplastischen Schulterpfanne verzichtet werden, falls dem nicht wichtige konkurrierende Gründe entgegen stehen.

Rekonstruierbare Defekte der Rotatorenmanschette sollten bei der Primäroperation unbedingt verschlossen werden. Inwieweit diese plastische Maßnahme jedoch dauerhaft erhalten bleiben, ist nicht bekannt. Die Datenlage der Literatur hinsichtlich der Integrität sowohl primär intakter als auch rekonstruierter Rotatorenmanschetten ist dürftig. Nach den wenigen vorhandenen Mitteilungen – v. a. auch zur sekundären kranialen Migration des Humeruskopfes – ist im Langfristverlauf wahrscheinlich mit einer Rate von mindestens 30% an späterem Rotatorenmanschettenversagen zu rechnen. Diese Zahl ist nach Implantation einer Totalendoprothese oder nach einer Rotatorenmanschettenrekonstruktion wahrscheinlich noch größer.

Insofern sollte bei der Kombination von Glenoidimplantation und Rotatorenmanschettenrekonstruktion a priori mit einer höheren Lockerungswahrscheinlichkeit des Glenoids gerechnet werden.

8.1.9 Verankerung der Humerusschaftprothese

Zur Verankerung des Schaftimplantates muss die Humeruskopfresektionsfläche erneut in das Operationsfeld gebracht werden. Hierzu werden die Hohmann-Haken, wie bereits beschrieben, positioniert und der Oberarm in eine außenrotierte, extendierte und adduzierte Stellung gebracht. Der Humeruskanalprotektor wird entfernt, die

Probeprothese eingesetzt und die **Weichteilvorspannung** (s.o.) überprüft. Der passende Probekopf ist so zu wählen, dass zum einen eine Translation von mindestens 1/3 des Durchmessers des Glenoids möglich ist, zum anderen nach temporärer Refixation des M. subscapularis in Adduktion eine Außenrotation von 30° sowie in 90° Abduktion eine Innenrotation von 40° erlaubt wird (s.o.). Die Höhe des Oberarmimplantates sollte etwa 4 mm über dem Tuberculum majus liegen, um ein Anstoßen dieses Knochenvorsprunges bei der Abduktion (sog. Impingement) zu verhindern. Gleichzeitig ist darauf zu achten, dass bei Adduktion und Außenrotation des Armes kein Kontakt zwischen Glenoid und Humerusosteotomiekante bzw. dem Kragen des Prothesenschaftes besteht. Gegebenenfalls muss eine Nachresektion von Osteophyten am Humerus oder am inferioren Pol des Glenoids erfolgen.

Nun werden der Oberarm nochmals in eine Hyperextensionsstellung gebracht sowie der Knochenmarkskanal gesäubert und sorgfältig gespült. Die zu wählende Schaftgröße entspricht dem Durchmesser der zuletzt benötigten Fräse. Die Verankerung der modularen Oberarmprothese sieht eine zementfreie „**pressfit**" Technik vor. Hierzu wird der Originalschaft an der Implantationshilfe befestigt und unter Zuhilfenahme des Retroversionsstabes positioniert. Die Prothese wird nun mit **leichten** Hammerschlägen (aus dem Handgelenk, nicht aus dem Schultergelenk des Operateurs!!) bis zum Kragenaufsatz eingeschlagen.

Ist die zementfreie Verankerung aufgrund pathologischer Knochenveränderungen oder der allgemeinen Knochenqualität unsicher, kann durchaus auch **Knochenzement** zum Einsatz kommen. Bei der Zementtechnik wird ein Saugschlauch in den Knochenmarkskanal gelegt, um über diesen dort verbliebenes Blut zu entfernen. Der Markraum wird mit einer ausgezogenen Kompresse sorgfältig getrocknet. Vor Injektion des noch flüssigen Zements wird ein Markraumstopper aus überschüssiger Kopfspongiosa in den Knochenmarkskanal eingeführt: Dieser ist zwar nicht obligatorisch, verhindert jedoch ein weites Herunterlaufen des Zementes, was im Falle einer evtl. notwendigen Ellenbogenprothese oder einer Revision bei Infekt nur unnötige Probleme aufwerfen würde. Ist der Kanal mit Knochenzement angefüllt, wird die Drainage gezogen und die Schaftprothese mit Hilfe der Positionierungsvorrichtung unter Berücksichtigung der Höhe und des Retroversionswinkels

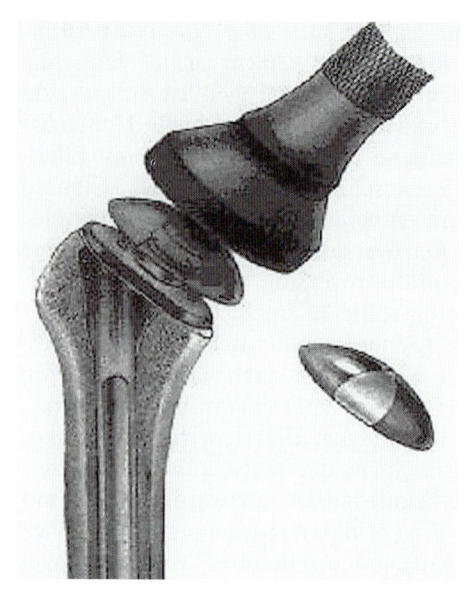

Abb. 8.31. Aufsetzen des endgültigen modularen Prothesenkopfes auf das bereits eingesetzte Humerusimplantat

direkt eingeführt. Erneut ist auf eine sorgfältige Entfernung des überschüssigen Zements zu achten. Ist dieser ausgehärtet, wird die Positionierungsvorrichtung wieder entfernt.

Beim Aufsetzen des definitiven **modularen Kopfes** muss darauf geachtet werden, dass der Konus am Originalprothesenschaft absolut sauber und trocken ist. Der Originalkopf, der sowohl aus Kobalt-Chrom als auch aus Keramik zur Verfügung steht, wird mit einer Schraubbewegung auf den Konus gesetzt und anschließend mit Hilfe nur **eines (!) kurzen Hammerschlages** auf das Impaktorinstrument in Verlängerung der Konusachse befestigt (Abb. 8.31); **mehrere Schläge** führen zu keinem besseren Sitz, sondern beinhalten eher die Gefahr eines schlechteren Verbundes der Steckkonus-Verbindung. Anschließend wird das Schultergelenk durch Innenrotation des Armes reponiert.

8.1.10 Wundverschluss

Nach mehrfacher Spülung der Operationswunde erfolgt die Refixierung der Sehne des M. subscapularis in Außenrotationsstellung von etwa 30° mit dem Ziel, postoperativ eine Innenrotationskontraktur zu vermeiden. Die Technik variiert je nach Art der vorausgegangenen Ablösung; vorgenommen wird sie mit mindestens 4 Vicrylfäden der Stärke 2:

- Die Sehnenenden werden End-zu-End zusammengenäht;
- das Tuberculum majus wird wieder am Humeruskopf oder medial des ursprünglichen Ansatzes mit transossären Fäden refixiert;
- die Sehne wird nach Verlängerung mit einer Z-Plastik readaptiert;
- die Sehne wird am Rand der Humeruskopfresektionsfläche transossär adaptiert.

Hierbei muss insbesondere auch das Intervall zwischen dem M. subscapularis und dem M. supraspinatus verschlossen werden. In den inferioren Rezessus wird eine Redon-Saugdrainage eingebracht, die Wunde dann abermals gespült. Nach Entfernen der Haken rutschen der M. deltoideus und der M. pectoralis major in ihre anatomische Position zurück. Das Intervall wird mit feinen Vicrylfäden der Stärke 2–0 geschlossen; danach wird der übliche schichtweise Wundverschluss vorgenommen.

8.1.11 Postoperative Betreuung

Postoperativ erfolgt eine Fixierung im Gilchrist-Verband; eine a.-p. Röntgendarstellung der Schulter dokumentiert die regelrechte Lage des Implantates. Zu überprüfen sind ferner die klinischen Funktionen des N. axillaris und des N. musculocutaneus.

Die Nachbehandlung erfolgt in mehreren Einzelschritten (s. vor allem Kapitel 13):

Am Operationstag
- Passive Flexion auf 90–120°, zumindest jedoch so weit, wie es der Patient schmerzbedingt toleriert.
- Der ruhigstellende Verband kann dazu kurzzeitig abgenommen werden.
- Alternativ kann auch bereits am Operationstag eine spezielle CPM-Schiene, welche auch die Anwendung beim liegenden Patienten ermöglicht, eingesetzt werden.

Erster postoperativer Tag
- Der liegende Patient wird instruiert, die aktiv-assistierte Flexion des Armes unter Benutzung des anderen Armes oder durch Einsatz von Zugsystemen, die am Ende des Bettes befestigt sind, durchzuführen. In der Endposition der Flexion sollte der Arm für etwa 5 Sekunden gehalten werden.
- Jede passive bzw. aktiv-assistive Beübung sollte 5 Wiederholungen beinhalten und insgesamt 4- bis 6-mal pro Tag durchgeführt werden.
- Der Patient wird ferner instruiert, im Liegen die assistive Außenrotationsbeübung durch Benutzung eines 1 m langen Stockes zu beginnen.
- Pendelübungen werden im Stehen 4- bis 6-mal täglich durchgeführt.
- Der Patient wird ermutigt, die Hand und den Arm für vorsichtige Alltagsverrichtungen zu benutzen, z.B. Waschen, Zähne putzen, Trinken.
- Der Patient sollte bei der Mobilisation auf Stationsebene einen ruhigstellenden Verband (Gilchrist-Schlinge o. Thorax-Abduktionskissen) tragen, beim Sitzen oder im Bett kann darauf verzichtet werden.
- Die Ruhigstellung sollte auf alle Fälle auch nachts konsequent durchgeführt werden.

Zweiter und dritter postoperativer Tag
- Der Patient setzt die passiven bzw. aktiv-assistierten Flexions- und Außenrotationsübungen fort.
- Im Stehen kann der Patient nun beginnen, die Überkopfseilzugsysteme zu benutzen, um die Flexion zu vergrößern.
- Der vorsichtige Einsatz des Armes für Alltagstätigkeiten wird erweitert.
- Die Patienten sollten angehalten werden ihre Übungen 4- bis 6-mal täglich selbstständig durchzuführen.
- Der Patient wird ermutigt, den Arm für die Alltagstätigkeiten einzusetzen.

Zum Entlassungszeitpunkt sollte der Patient eine passive und eine aktiv-assistierte Flexion von 120° sowie eine Außenrotation von 10–15° erreicht haben.

Nach 2–4 Wochen
- Sollte der Patient keine ausreichende passive Beweglichkeit besitzen, werden weitere Dehnungsübungen angeordnet. Der Patient wird ermutigt, bei Alltagstätigkeiten zunehmend den operierten Arm einzusetzen.
- Sollte der Patient eine Muskelschwäche im Bereich des vorderen Deltadrittels haben, wird ein spezielles Übungsprogramm im Liegen initiiert.

Nach 6–8 Wochen
- Die Dehnungsübungen der Schulter werden 4- bis 6-mal täglich durchgeführt.
- Es wird nun mit Kräftigungsübungen des Deltas und der Rotatorenmanschette mit Thera-Bändern begonnen.
- Der Widerstand wird entsprechend durch die Benutzung der verschiedenen Farben der Bänder schrittweise gesteigert.
- Die Skapulastabilisatoren müssen gleichzeitig mitgekräftigt werden. Dabei können der Trapezius durch sog. „shoulder shrugs" gegen Widerstand, der Serratus anterior und die Rhomboidei durch Handliegestützen oder Knieliegestützen gekräftigt werden.

Der exakte Zeitpunkt für den Beginn aktiver Übungsbehandlungen, isometrischer und von Widerstandsübungen wird individuell vom Operateur festgelegt und hängt vom jeweiligen morphologischen Zustandsbild der Rotatorenmanschette ab. Hierzu ist es notwendig, dass der Operateur nach Wundschluss den zu diesem Zeitpunkt möglichen Bewegungsumfang dokumentiert.

8.2 Alternative operative Zugänge

Die überwiegende Mehrzahl der verfügbaren Prothesenmodelle wird über einen vorderen Zugang durch den Sulcus deltoideopectoralis eingesetzt. Die spezielle Verankerung des Skapulaimplantates von Kölbel und auch von Leeds erforderte allerdings einen hinteren Zugangsweg. Im Falle einer Hemiarthroplastik unter Verwendung einer isoelastischen Prothese wurde ebenfalls die dorsale Schnittführung zwischen den Bäuchen der Mm. supra- und infraspinatus hindurch empfohlen (Abb. 8.32). Dieser Zugang wird zwar den anatomischen Gegebenheiten insofern eher gerecht, als dass der Oberarmkopf um 20–30° retrovertiert im Gelenk steht. Ein erheblicher Nachteil dieser Vorgehensweise ist jedoch die notwendige breite Ablösung des M. deltoideus vom Schulterblatt sowie die dadurch bestehende Gefährdung des N. axillaris, der unter dem Ansatz des M. teres die Rückfläche des Oberarmes kreuzt. Im Übrigen wird die isoelastische Prothese heutzutage im deutschen Sprachraum u.a. insofern als nachteilig erachtet, als bei der Resektion des Humerus zu viel vom proximalen Schaft geopfert werden muss und die Tubercula danach nicht mehr anatomisch zu refixieren sind (Habermeyer 1997).

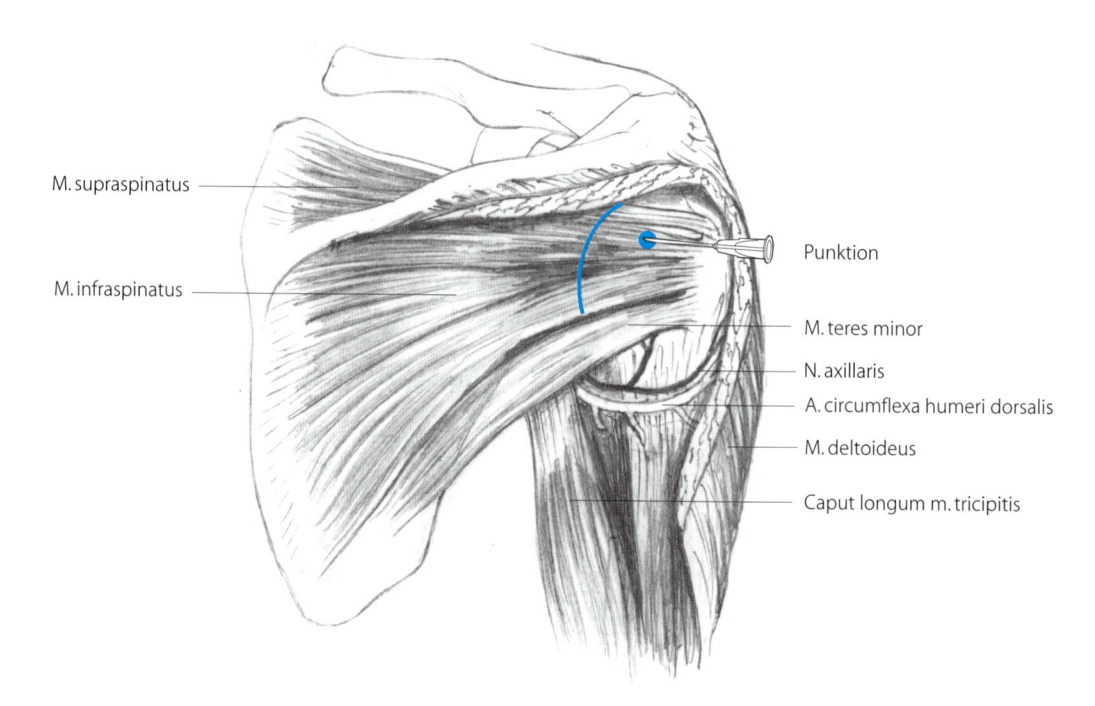

Abb. 8.32. Dorsaler Zugang zum Schultergelenk (Hautschnittführung)

Die inverse Prothese nach Grammont wird über einen transakromialen Zugang eingesetzt. Dieses Vorgehen scheint für das sehr spezielle Endoprothesendesign auch durchaus sinnvoll zu sein.

8.3 Spezielle Operationsschritte bei anderen Implantaten

8.3.1 Aequalis-Prothese

Die Aequalis-Prothese (Fa. Tornier) ist ebenfalls ein modular aufgebautes System aus Titan und besteht aus 3 Teilen (Humerusschaft, Winkeladapter und Kopfkalotte). Die Lagerung des Patienten und der operative Zugangsweg sind identisch mit den bisher vorgestellten Operationsverfahren. Abgesehen von den unterschiedlichen Kopfdurchmessern heben Boileau und Walch (Kapitel 1) insbesondere die variable Gestaltung des Humeruskopfes, die variable Orientierung (Inklination, Retroversion) sowie die Lokalisation der Gelenkfläche (variables posteriores und mediales Offset) hervor. Sowohl die 1. Generation der Schulterprothesen (Monoblockprothesen vom Neer-Typ) als auch die Prothesentypen der 2. Generation (modulare Systeme) sind nach Ansicht der Autoren nicht geeignet, die komplexe Geometrie des proximalen Humerus exakt zu reproduzieren. Die Schaftkomponente ist daher bewusst verkürzt worden (150 mm) um das Implantat an die Humerusmetaphyse anzupassen, bevor sich die Krümmung an der Diaphyse ändert. Bei gleicher Länge stehen 3 Prothesenschäfte mit unterschiedlichem Durchmesser zur Verfügung (6, 9, 12 mm). Hier ist jeweils der Durchmesser zu wählen, der die Metaphyse optimal ausfüllt und somit eine Rotationsstabilität gewährleistet. Die Modularität erhält das System durch die Humerusköpfe, die nach Ergebnissen vorausgehender anatomischer Studien entwickelt wurden. Insgesamt sind 7 verschiedene Größen erhältlich, die sich in Durchmesser und Dicke unterscheiden. Hierdurch kann die anatomische Vorgabe möglichst genau rekonstruiert und so die Balance der muskuloligamentären Strukturen wiederhergestellt werden.

Eine weitere Anpassung ist möglich durch die Auswahl des Inklinationswinkels (125°, 130°, 135°, 140°) sowie eines individuell anzupassenden Retroversionswinkels. Durch Translation der Gelenkoberfläche in allen Ebenen ist neben der Rekonstruktion anatomischer Aspekte auch eine Adaptation an pathologische Vorgaben möglich.

Mit Einführung von Schulterprothesen der 3. Generation musste auch die Resektionstechnik des Humeruskopfes völlig neu überdacht und in das Konzept der Variabilität integriert werden. Beim endoprothetischen Ersatz der 1. oder 2. Generation erfolgt die Humeruskopfresektion nach durch das Prothesensystem vorgegebenen Winkeln. Die Inklination ist abhängig vom jeweils gewählten System; zur Festlegung der individuellen Resektionsgrenze dient die Prothese als Vorlage. Der Humeruskopf wird knapp oberhalb des Tuberculum majus positioniert, der Prothesenschaft parallel zur Diaphyse ausgerichtet. Die Retroversion ist mit einem festen Winkel von 30–40° vorgegeben.

Boileau und Walch (1995, 1997) konnten hingegen bei ihren Untersuchungen keine einheitlichen Inklinations- und Retroversionswinkel nachweisen. Vielmehr zeigten diese Winkel unter Berücksichtigung des Alters, des Geschlechtes sowie der betroffenen Seite so große Unterschiede auf (Kapitel 1), dass die Festlegung eines Durchschnittswertes nicht als repräsentativ galt. Wird z.B. bei einem Patienten, der präoperativ einen Inklinationswinkel von 125° aufweist, eine Prothese mit fixem Inklinationswinkel von 140° eingebracht, so wird das Rotationszentrum nach proximal verschoben und die Kinematik des Schultergelenkes hierdurch deutlich verändert. Liegt bei einem Patienten eine Retroversion von nur 5–10° vor und erfolgt die Resektion des Humeruskopfes dennoch mit starr festgelegtem Retroversionswinkel von 30–40°, so führt dies ebenfalls zu einer veränderten Kinematik des Glenohumeralgelenkes. Außerdem ist die Verwendung des Unterarmes als Goniometer unzuverlässig, insbesondere bei Patienten mit rheumatoider Arthritis, da hier häufig eine Valgusdeformität des Ellenbogens besteht.

Walch und Boileau (1995, 1997) erachteten es als wesentlich genauer, das Collum anatomicum als Orientierungshilfe bei der Positionierung der Humerusprothese zu verwenden. Hierzu müssen allerdings die Grenzen des anatomischen Halses genau festgelegt werden. Diese seien nach Ansicht der Autoren sogar bei deformierten Humerusköpfen, z.B. im Falle einer rheumatoiden Arthritis, auffindbar, sofern störende Osteophyten entfernt würden. Diese Feststellung entspricht jedoch nicht unbedingt der allgemeinen Erfahrung und den übrigen Literaturangaben.

Nur der Anteil des Humeruskopfes, der normalerweise mit Knorpel überzogen ist, wird abgesetzt. Diese Resektion erfolgt mit einer oszillierenden Säge und orientiert sich eng an den Grenzen des anatomischen Halses. Am superolateralen Auslaufpunkt der Osteotomie können theoretisch 2 Fehler unterlaufen:
- Bei zu ausgiebiger Resektion kann ein Teil des Tuberculum majus mit entfernt werden,
- bei zu sparsamer Resektion können Anteile der Gelenkoberfläche stehen bleiben.

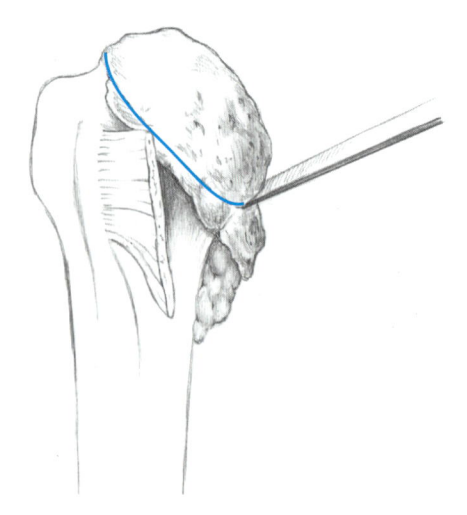

Abb. 8.33. Entfernung der Osteophyten kaudal der Humeruskopfgelenkfläche mit einem Lambotte-Meißel

Resektion des Humeruskopfes

Nach der oben beschriebenen Freilegung des proximalen Humerusendes (Kapitel 8.1) müssen die Kopfosteophyten besonders sorgfältig mithilfe eines Meißels oder einer Luer-Zange abgetragen werden, um den anatomischen Hals sicher darstellen zu können (Abb. 8.33). Der Humeruskopf wird mit einer oszillierenden Säge genau auf Höhe des anatomischen Halses reseziert. Kranial und ventral entspricht der anatomische Hals den Sehnenansätzen der Rotatorenmanschette (M. supraspinatus, M. subscapularis), Kaudal besteht ein glatter Übergang zwischen dem Knorpel des Kopfes und der Kortikalis des Humerus. Dorsal liegt hingegen der Sulkus, eine 6–8 mm lange Rinne, die knorpellos und ohne Sehnenansätze ist. Die Osteotomieebene muss hier unmittelbar am Knorpel-Knochen-Übergang erfolgen. Nach deren korrekter Durchführung kann der von den Autoren angegebene „spezielle Punkt" gekennzeichnet werden (Abb. 8.34). Dieser ist definiert durch den Schnittpunkt der proximalen metaphysären Humerusschaftachse mit dem höchsten Punkt des anatomischen Halses.

Die Eintrittstelle für die runde Humerusraspel wird mit einem Pfriem 3 mm unterhalb des höchsten Punktes der Resektion (entspricht dem sog. „speziellen Punkt") markiert. Die Markhöhle wird dann schrittweise (6, 9, 12 mm) mit Hilfe der zylindrischen Raspeln erweitert, wobei die Eindringtiefe durch den jeweils oberen Zahn definiert ist. Der Durchmesser der zuletzt eingesetzten Raspel entspricht dem des definitiven Prothesenschaftes und der zu verwen-

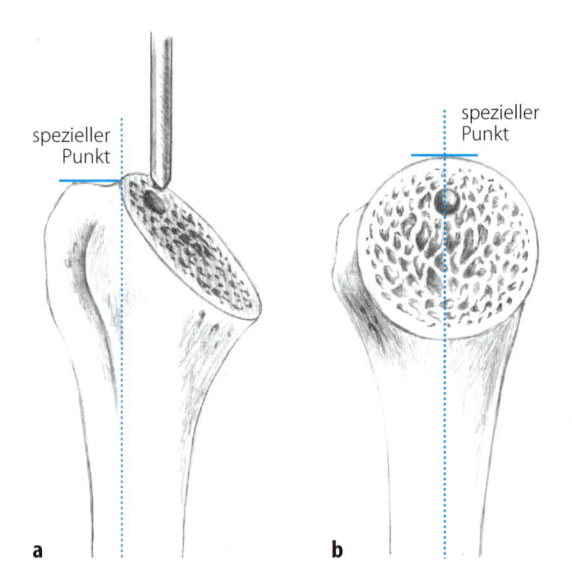

Abb. 8.34 a, b. Eröffnung der Markhöhle des Humerus (Seitansicht **a**, Aufsicht **b**)

denden Winkellehre. Zur Bestimmung des Winkeladapters stehen 3 Winkellehren zur Verfügung, die sich lediglich im Durchmesser ihres Schaftes unterscheiden. Diejenige Winkellehre, deren Durchmesser der zuletzt verwendeten Raspel entspricht, wird in den vorbereiteten Markkanal eingeführt. Im Falle eines rechten Humerus muss der Buchstabe D (droit=rechts), bei einem linken Humerus entsprechend G (gauche=links) zum Einsatz kommen. Die bewegliche Winkelmessplatte muss anschließend plan auf der Resektionsfläche des Humeruskopfes aufliegen (Abb. 8.35).

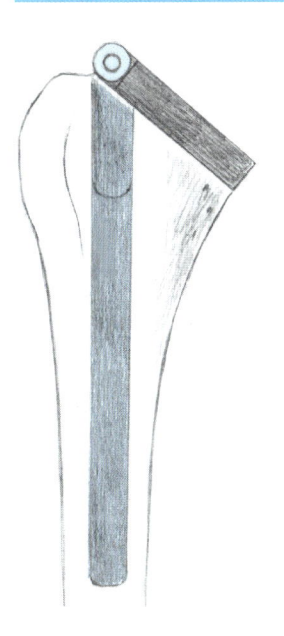

Abb. 8.35. Winkelmessplatte zur exakten Präparation der Humerusresektionsfläche

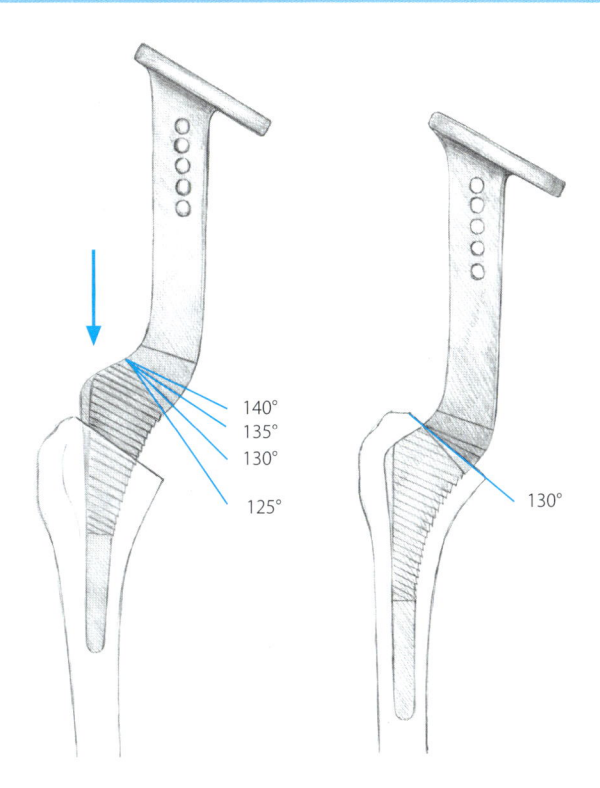

Abb. 8.36. Formraspel zur Präparation der Humerusmarkhöhle

In dieser Position wird die Winkelplatte mit dem 4,5-mm-Sechskant-Schraubendreher fixiert. Nun wird mit Hilfe eines Flachmeißels durch das hierfür vorgesehene Fenster der liegenden Winkellehre die Aufnahmerille für die Finne des definitiven Implantates vorbereitet. Gleichzeitig wird damit die Retrotorsion des Humeruskopfes festgelegt. Die korrekte Lage für die Aufnahmerille ergibt sich durch absolut bündiges Aufliegen der Winkelplatte sowie die genaue Platzierung des zylindrischen Schaftes entlang der Metaphysenachse, so dass dieser exakt unterhalb des „speziellen Punktes" zu liegen kommt. Die Resektionsfläche am anatomischen Kragen hat somit gleichzeitig auch die Inklination und Retrotorsion des Humerus festgelegt. Die Winkellehre wird mit der fixierten Messplatte auf den Winkelmesser gelegt, dann wird der jeweilige Winkel abgelesen. Zwischen 125–140° sind 4 Winkel möglich, wobei jeder Wert einem modularen Winkeladapter entspricht. Jetzt kann der definitive Sitz des Implantates mit der Schafttraspel vervollständigt werden. Wie bei der Eröffnung des Markraumes wird auch hier mit der kleinsten Raspel begonnen und dann schrittweise weiter aufgefräst. Vier Markierungen korrespondieren mit den Abstufungen der Winkeladapter. Die Raspel wird vom Operateur bis zur gewünschten Markierung des Inklinationswinkels eingeschlagen (Abb. 8.36).

Montage der Probeprothese und Auswahl der Humeruskopfkalotte

Nun werden die Komponenten der Prothese zusammengefügt und die Einheit Schaft/Winkeladapter mit Hilfe des Einsatzinstrumentes mit T-Griff unter Beachtung der korrekten Finnenposition in den Humerusschaft eingeführt, wobei der Winkeladapter nicht in die nicht tragende Spongiosa eingedrückt werden darf (Abb. 8.37 a, b). Zur Bestimmung der Kalottengröße stehen anschließend 3 Messmethoden zur Verfügung:
- Messen des resezierten knöchernen Oberarmkopfes mit einer Schiebelehre,
- Messen der Resektionsfläche des Humerus,
- Einlegen des resezierten Oberarmkopfes in die im Sterilisationssieb integrierte Messplatte.

Jetzt verbleibt noch, das notwendige Offset der Gelenkoberfläche gegenüber dem Humerusschaft zu etablieren. Mit der Kalottenphantomzange wird die ausgewählte Probekalotte so auf die Probeprothese aufgesetzt, dass eine maximale Kongruenz zwischen Kalottenimplantat und Resektionsfläche hergestellt wird (Abb. 8.38).

144 ■ 8 Operationstechniken

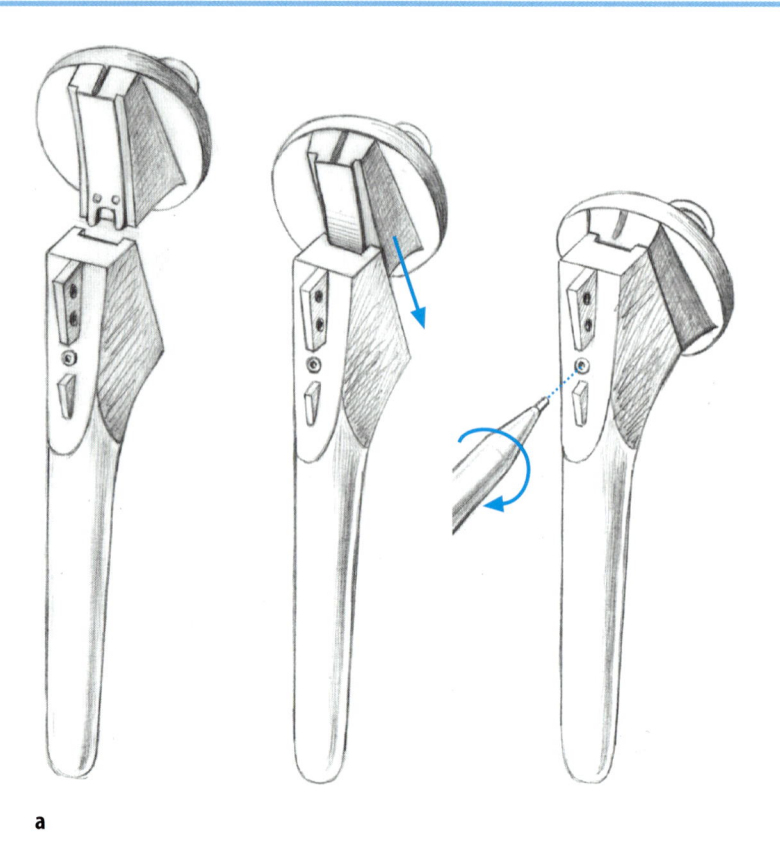

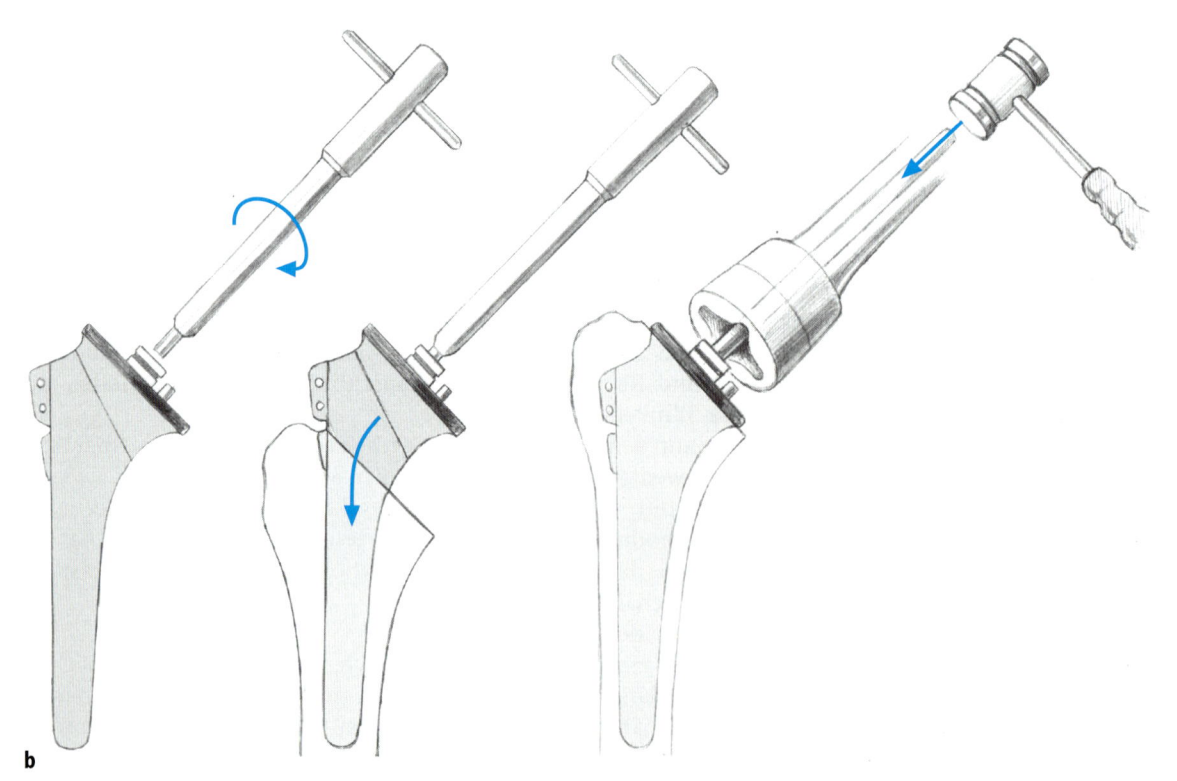

Abb. 8.37 a, b. Einsetzen des endgültigen Humerusimplantates. **a**: Aufsetzen und sichern des Winkeladapters. **b**: Einbringen des Schaftes

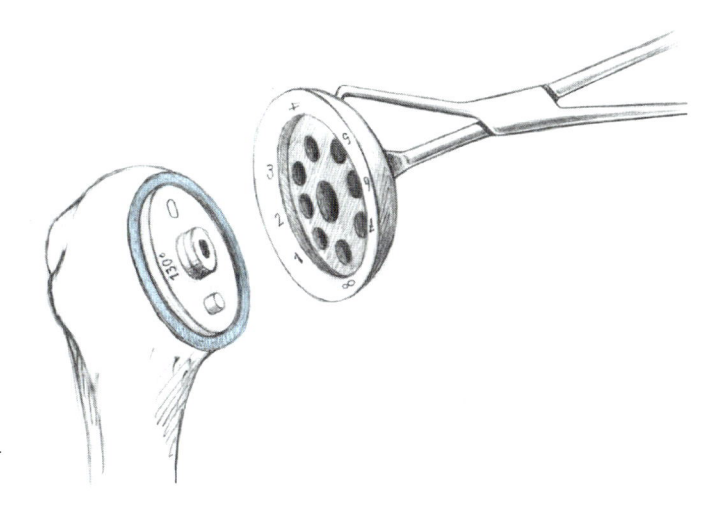

Abb. 8.38. Aufsetzen des exzentrischen Prothesenkopfes auf den Winkeladapter

Durch die exzentrische Anordnung der Kalottenverankerung lässt sich die modulare Kalotte so auf dem Schaft verankern, dass das individuell notwendige Offset des Kalottenmittelpunktes reproduziert werden kann.

Nach Entfernen der Probeprothese kann auf der Unterseite der Kalotte die anatomische Position des definitiven Implantates abgelesen werden. Die Markierung auf dem Winkeladapter gibt diesbezüglich eine Zahl zwischen 1 und 8 an (Abb. 8.39).

Präparation des Glenoids

Um bei den weiteren Operationsschritten das proximale Humerusende wirksam zu schützen ist es sinnvoll, während des Präparationsvorganges die Einheit Schaft/Winkeladapter wieder in den Humerus einzusetzen. Die Darstellung des Glenoids erfolgt standardisiert (Kapitel 8.1). Die Präparation der Schultergelenkspfanne stützt sich auf eine Analyse der präoperativ durchgeführten CT-Aufnahmen, welche die exakte Beurteilung der peripheren Osteophyten, der vorderen und vor allem der hinteren Abflachung der Gelenkpfanne sowie der Größe und der Richtung des subchondralen Knochenlagers ermöglichen. Die Bearbeitung der Gelenkpfanne wird mit Luer und Kugelfräsen vorgenommen. Die Aufbereitung der Markhöhle zur Aufnahme des Verstrebungskiels erfolgt mit entsprechenden Kiel-Messlehren. Die Probepfanne ist in 3 verschiedenen Größen erhältlich, was eine gute Anpassung an die jeweiligen anatomischen Gegebenheiten, insbesondere den vertikalen Kopfdurchmesser erlaubt. Nach Spülen und Aus-

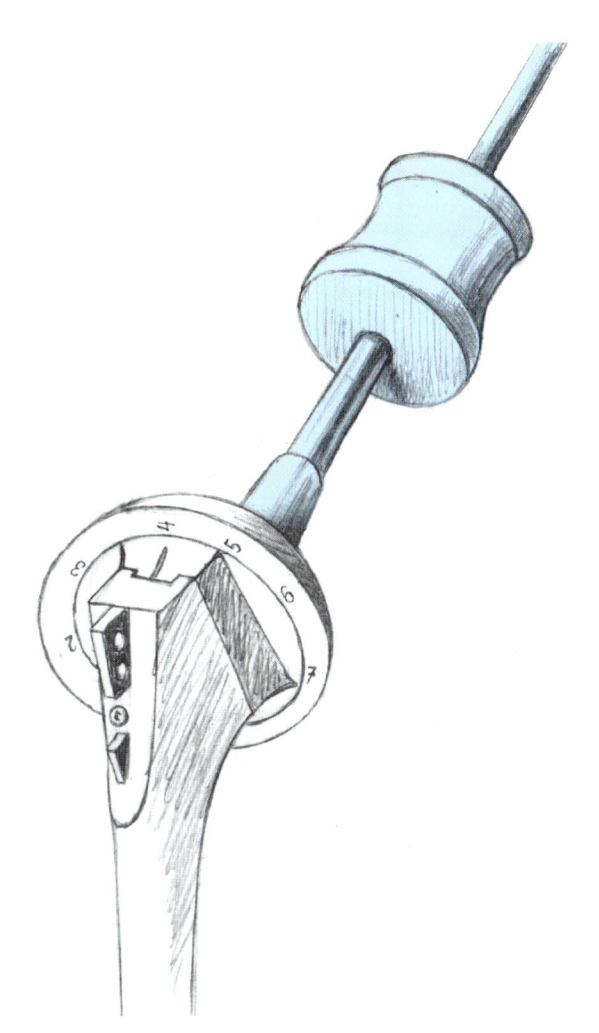

Abb. 8.39. Ablesen der endgültigen Kopfposition auf der Unterseite der Kopfkalotte

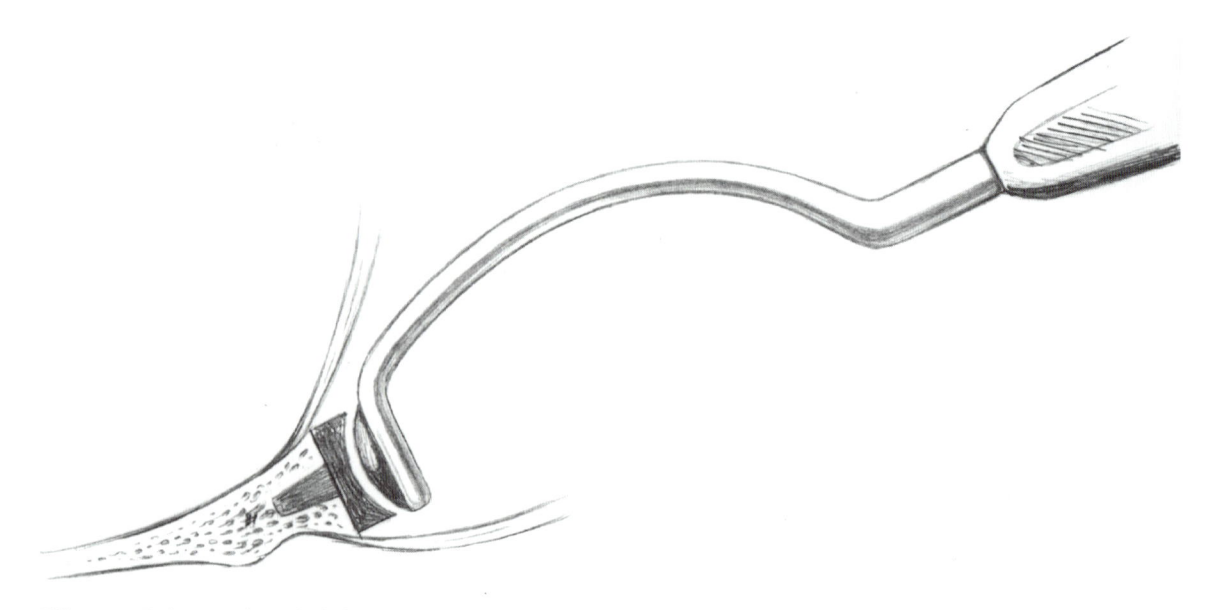

Abb. 8.40. Einbringen der Gelenkpfanne mit Hilfe des Glenoid-Impaktors

trocknen des Situs wird das Implantat unter Verwendung des Glenoid-Impaktors zementiert (Abb. 8.40).

■ Montage der endgültigen Humerusprothese

Nach Entfernung der Probeprothese werden die Komponenten der definitiven Prothese nach den vorher bestimmten Parametern ausgewählt. Ihre endgültige Montage erfolgt zuerst proximal, dann distal. Dies bedeutet, dass zunächst die Kalotte auf dem Winkeladapter fixiert und dann erst die Einheit Kalotte/Winkeladapter auf den Probeschaft aufgesetzt werden. Die Fixation der definitiven Kalotte auf dem Winkeladapter erfolgt so, dass die Zahl der Indexierung mit der Markierung am oberen Pol des Winkeladapters übereinstimmt. Die Montageeinheit wird auf der externen Halterung verblockt. Um eine ungewollte Dekonnektierung der beiden Komponenten zu verhindern, wird eine zusätzliche Sicherungsschraube mit einem 3,5-mm-Sechskant-Schraubendreher eingebracht (Abb. 8.41).

Die Einheit Kalotte/Winkeladapter wird nun von oben nach unten in die hierfür vorgesehene Aufnahmerille des Prothesenschaftes geschoben. Der untere Teil des Winkeladapters mit der Aufschrift „BAS" (franz.: unten) wird zuerst eingeführt (Abb. 8.42). Die Einheit Kalotte/Winkeladapter wird dann bis zum Anschlag in die speziell ausgearbeitete Schwalbenschwanzführung eingeschoben und durch einen leichten Schlag

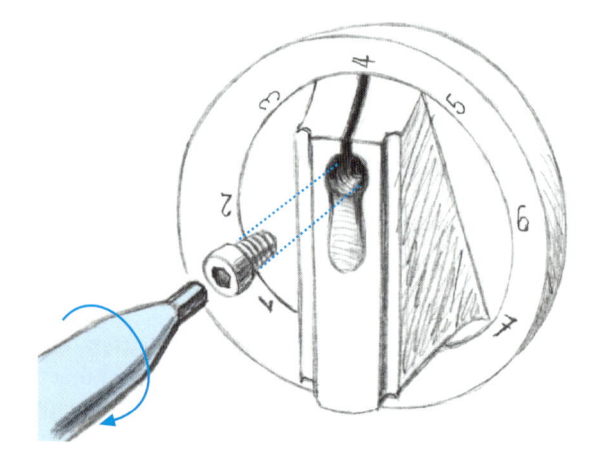

Abb. 8.41. Endgültige Verblockung von Kopfkalotte und Winkeladapter

blockiert. Der Humerusschaft muss vor dem Einsetzen und Aufschlagen der Montageeinheit in die entsprechende Aussparung der externen Schafthalterung (Bestandteil des Instrumentariums) eingelegt werden. Die endgültige Fixation und Sicherung der Prothesenkomponenten erfolgt letztlich mit Hilfe einer Sicherungsschraube, die mit dem 3,5-mm-Sechskant-Schraubendreher bis zum Anschlag in den Prothesenschaft eingeschraubt wird. Anschließend ist die Übereinstimmung der Phantom-Montage mit dem definitiven Implantat zu vergleichen. Die abschließenden Arbeitsvorgänge (Einzementieren der definitiven Humerusprothese, Reposition und Wundver-

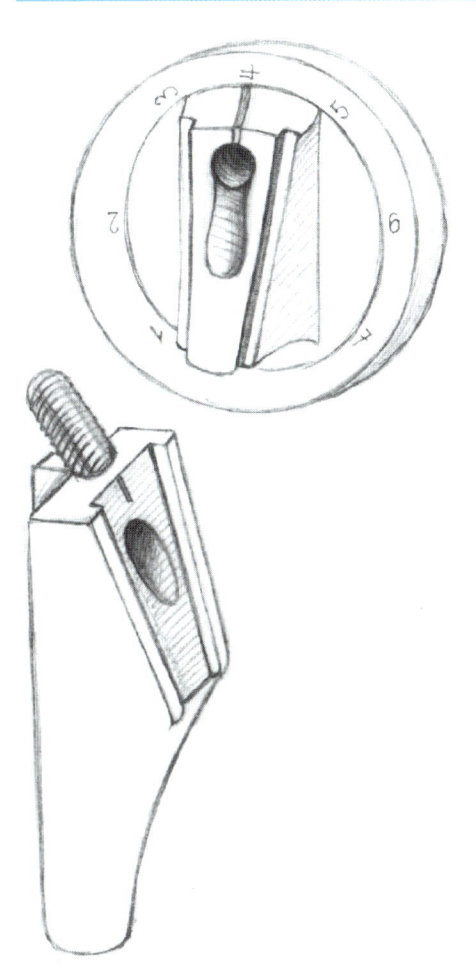

8.3 Spezielle Operationsschritte bei anderen Implantaten ■ 147

Abb. 8.42. Einführen von Prothesenkopf und Winkeladapter in die hierfür vorgesehene Aufnahmehöhle der Humerusschaftkomponente

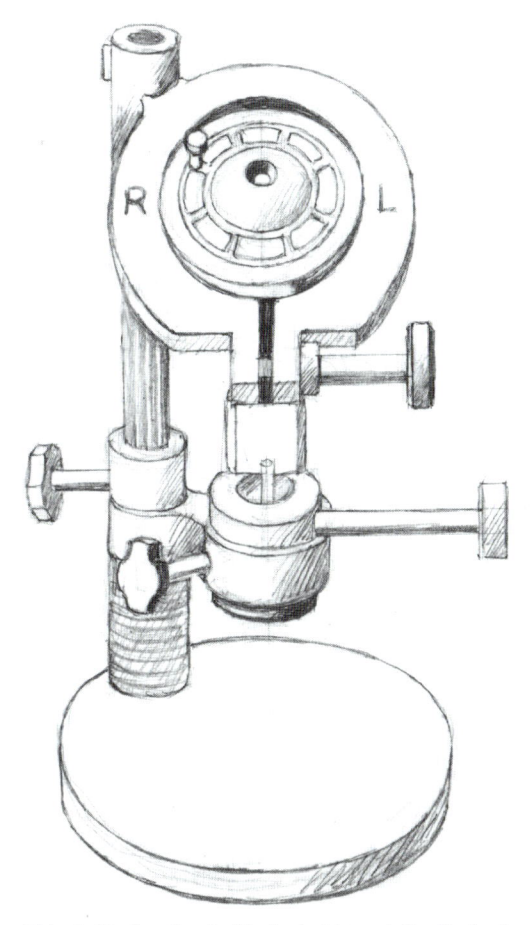

Abb. 8.43. Standgerät (Kopiereinrichtung) für die Anatomical-Shoulder

schluss) sind bereits beschrieben worden (Kapitel 8.1).

8.3.2 Anatomical Shoulder™-Endoprothese (Sulzer)

Die Operationstechnik zur Implantation dieses Prothesensystems unterscheidet sich bis zur Präparation des Humeruskopfes nicht von der Standardoperationstechnik (Kapitel 8.1). Die Resektion des Humeruskopfes erfolgt nach Entfernung etwaiger Osteophyten am anatomischen Hals. Nach der Osteotomie wird die Markhöhle schrittweise unter Einsatz der Ahlen (Größe 7, 9, 12, 14) erweitert, wobei die Eindringtiefe durch den obersten Zahn definiert ist. Die Größe der zuletzt verwendeten Ahle entspricht der späteren Implantatgröße. Hiernach wird der proximale Humerus mit einer Formraspel schrittweise bis auf die zuvor verwendete Größe der Reibahle präpariert. Die Finne wird rechtwinklig zur Resektionsebene ausgerichtet. Die Größe des Prothesenkopfes wird durch Ver-Abgleich mit dem resezierten Humeruskopf gewählt, wobei der Durchmesser neben der Höhe das wichtigste Kriterium für die Implantatgröße darstellt. Der ausgewählte Probekopf wird auf die Humerusschaftprobeprothese gesteckt. Diese nur lose zusammengesetzte Testprothese wird so in den Markraum eingesetzt, dass die Unterseite des metallischen Kopfes auf dem Humerus zur Auflage kommt. Der Testkopf wird anschließend gedreht, bis er die Schnittfläche exakt abdeckt und somit den resezierten Kopf anatomisch genau wiederherstellt. Mit Hilfe der Madenschrauben wird die Humeruskopf-Testprothese auf dem Probeschaft fixiert. Anschließend wird das Probeimplantat mit dem Ausschlaginstrument wieder entfernt.

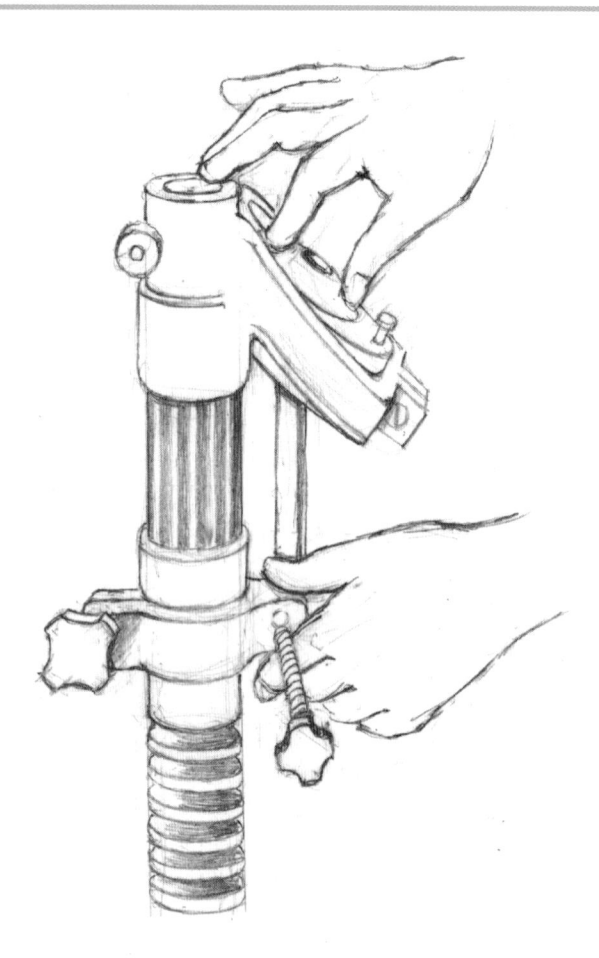

Abb. 8.44. Einsetzen der Humerustestprothese in das Standgerät

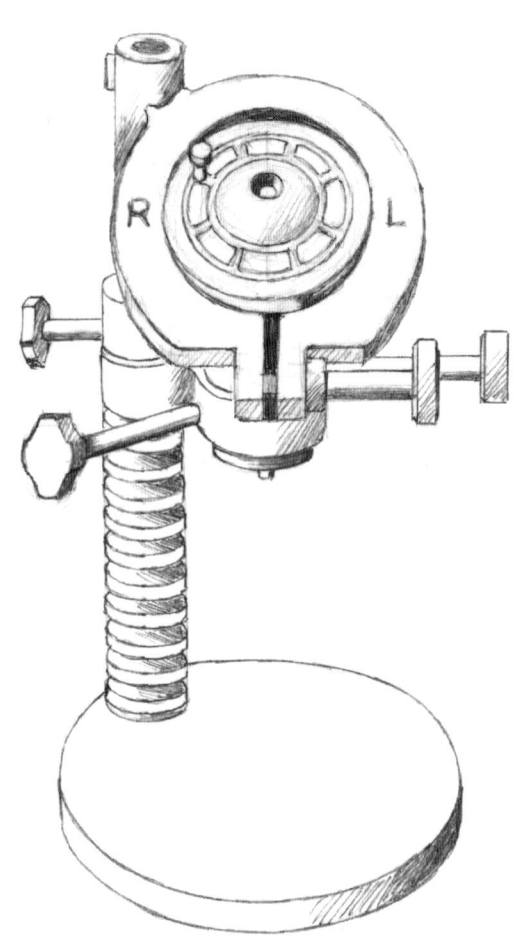

Abb. 8.45. Einjustierte Kopiereinrichtung nach Entfernung der Testprothese

Im Weiteren werden die frei einstellbaren Parameter – Inklination, Retroversion und Exzentrität – mittels eines Ausrichtungsinstrumentes, das die Funktion einer „Kopiermaschine" übernimmt, von der Probeprothese auf das Originalimplantat übertragen. Hierzu wird die zur gewählten Schaftgröße passende Hülse (B) in das Standgerät eingesetzt und mit der Schraube (C) fixiert. Die Humerusprobeprothese wird von oben durch die flottierende Scheibe (D) in die Hülse (B) eingesetzt und festgezogen (Schraube E). Beim Einsetzen der Humerustestprothese in die Hülse ist darauf zu achten, dass die Finne korrekt in deren Nut zu sitzen kommt (Abb. 8.43).

Der Schlitten (A) wird nun nach unten gedrückt und die flottierende Scheibe (D) so gekippt, dass die Unterseite des Kopfes exakt aufliegt. Anschließend werden zuerst der Schlitten (Hebel F) und dann die flottierende Scheibe (Hebel G) fixiert (Abb. 8.44). Somit sind die anatomischen Parameter Inklination und Retroversion von der Testprothese auf das Ausrichtinstrument übertragen. Der 3. Parameter, die Exzentrität, wird folgendermaßen übertragen: Der Strich (H) auf der Drehscheibe (I) wird jetzt exakt nach demjenigen auf dem Testkopf ausgerichtet und mit der Schraube K arretiert.

Nach dem Lösen des Hebels (F) und der Schrauben (E) kann die Testprothese wieder entfernt werden (Abb. 8.45).

Nun werden der definitive Prothesenschaft und -kopf ausgesucht und zusammengesetzt. Der Konus wird auf der Rückseite der Prothese eingebracht und unter Verwendung der Stecknuss mit der Schraube sanft gesichert, so dass noch keine Expansion stattfindet. Die Humerusprothese wird anschließend auf die gleiche Art wie die Testprothese in die Schafthalterung eingebracht. Danach wird der Schlitten abgesenkt, bis der Prothesenkopf exakt auf der Scheibe zur Auflage kommt.

Letztendlich wird der Prothesenkopf gedreht, bis die Markierung der Scheibe mit der des Kopfes übereinstimmt. Dann wird der Hebel F und die Expansionsschraube mit dem Drehmomentschlüssel festgezogen, bis dieser ausrastet. Die endgültige Prothese ist nun eingestellt und kann aus dem Ausrichtungsinstrument wieder entfernt werden.

Präparation des Glenoids

Die anatomische Darstellung des Glenoids erfolgt wie in Kapitel 8.1 beschrieben. Zu seiner genauen Positionierung sollte präoperativ der Winkel der Schulterpfanne gegenüber der Skapula-Achse mittels eines CT-Scans ermittelt und ggf. der notwendige Korrekturwinkel bestimmt werden. Falls eine Korrektur nötig sein sollte, kann diese am Glenoidzielgerät eingestellt werden. Mittels dieses Instrumentes wird ein Führungsdraht exakt und winkelgenau positioniert. Über diesen wird nun das Glenoid mit einem sphärischen Fräser aufbereitet; der typische Winkelfehler durch ein Abgleiten nach anterior kann hierdurch vermieden werden. Unter Zuhilfenahme der Glenoidbohrlehre wird das Zentrierloch angelegt. Die Bohrlehre wird mit einem Zentrierstift im zentralen Loch fixiert, dann werden die 3 übrigen Verankerungslöcher gebohrt und jeweils durch einen Zentrierstift gegen Verrutschen gesichert. Mit der Testglenoidkomponente wird anschließend das Gelenk probereponiert und seine Beweglichkeit überprüft. Nach sorgfältiger Reinigung der Oberfläche wird das Implantat abschließend mit Hilfe des Glenoid-Einschlägers einzementiert.

Die Zementierung des Schaftes erfolgt standardisiert, wie bereits in Kapitel 8.1 beschrieben.

8.3.3 Inverse Schulterprothese nach Grammont

Bei diesem Kunstgelenk handelt es sich um ein modulares System, das insbesondere bei rheumatoider Arthritis im Destruktionsstadium mit ausgeprägtem Rotatorenmanschettendefekt und sekundärem Humeruskopfhochstand sowie bei Rotatorenmanschettendefekt-Arthropathien eingesetzt wird. Die Konstruktion dieser inversen Schulterendoprothese mit konvexem Glenoid und konkavem Humerusteil bewirkt, dass die Abduktion und Flexion des Oberarmes ausschließlich durch den M. deltoideus erreicht wird (daher auch sog. Delta-Prothese). Voraussetzung hierfür ist ein fixes, medialisiertes und kaudal versetztes Rotationszentrum des Schultergelenkes. Das Prothesenmodell steht in verschiedenen Schaftgrößen zur Verfügung; der hemisphärische skapuläre Prothesenanteil liegt in 2 Größen (36 und 42 mm) vor. Entsprechend gibt es dazu sog. Humeruspfannen aus Polyethylen in tiefer und in flacher Form, die im Bedarfsfall auch erhöht (lateralisiert) werden können. Gegebenenfalls kann der Humerusschaft auch mit einem normalen (konvexen) Metallkopf versehen und die Schulterpfanne als normale Pfanne verwendet werden. Sowohl Pfanne als auch Schaft sind für die zementfreie Fixation vorgesehen; bei unzureichendem Halt kann die Schaftkomponente jedoch auch einzementiert werden. Die Lagerung des Patienten im Operationssaal erfolgt in halb sitzender Position. Grammont selbst favorisiert den transakromialen Zugangsweg, wobei eine bogenförmige Hautinzision von etwa 10 cm über dem Schulterdach angelegt wird (Abb. 8.46).

Darüber hinaus ist prinzipiell auch der vordere deltoideopektorale Zugangsweg oder eine seitliche Orientierung nach Debeyre, Kessel und Gschwend möglich. Vor der Akromionosteotomie werden der M. deltoideus wenige Millimeter im Ursprung abgelöst, eine 4-Lochplatte platziert und 4 Löcher vorgebohrt. Diese dienen dann der späteren einfacheren Refixation des Akromions (Abb. 8.47).

Bei der Bohrung der ventralen Löcher ist darauf zu achten, dass das AC-Gelenk selbst nicht verletzt wird. Das Akromion wird nun mit einer Säge so osteotomiert, dass sein distaler Anteil etwa 12 mm breit verbleibt. Eine gebogene Ligaturklemme wird von ventral nach dorsal zwischen den M. deltoideus und den Oberarmkopf eingebracht und markiert die ventrale und dorsale Längsinzision des Deltamuskels im Faserverlauf. Nach dessen Spalten wird der Muskellappen, bestehend aus dem knöchernen Akromion und dem mittleren Deltaanteil, unter Einsatz eines Selbstspreizers nach lateral retrahiert. Kaudal der Bursa subacromialis kommt jetzt die defekte Rotatorenmanschette zum Vorschein. Nun wird überprüft, ob eine ausreichende passive Innen- und Außenrotation durchführbar ist; ggf. ist ein Teil der Subskapularissehne ventral abzulösen oder die Sehnenplatte zu verlängern (Kapitel 8.1).

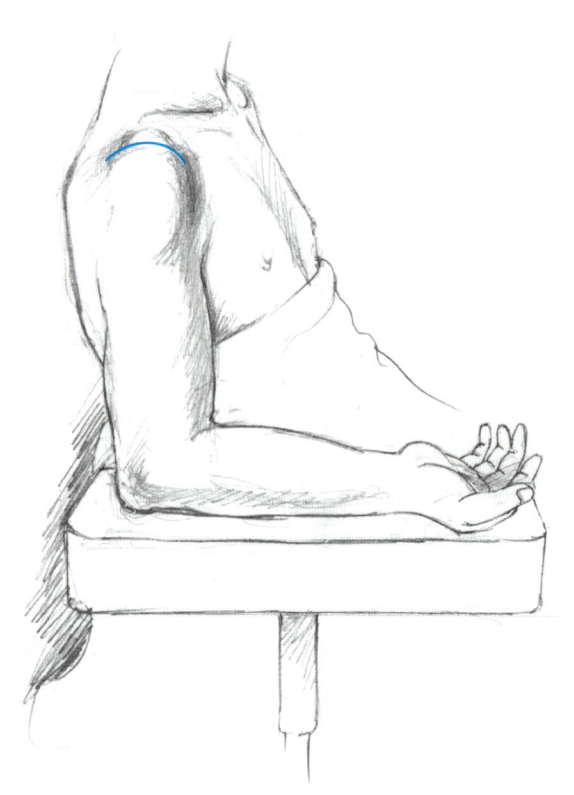

Abb. 8.46. Hautschnitt für den transakromialen Zugang zur Implantation der Grammont-Endoprothese

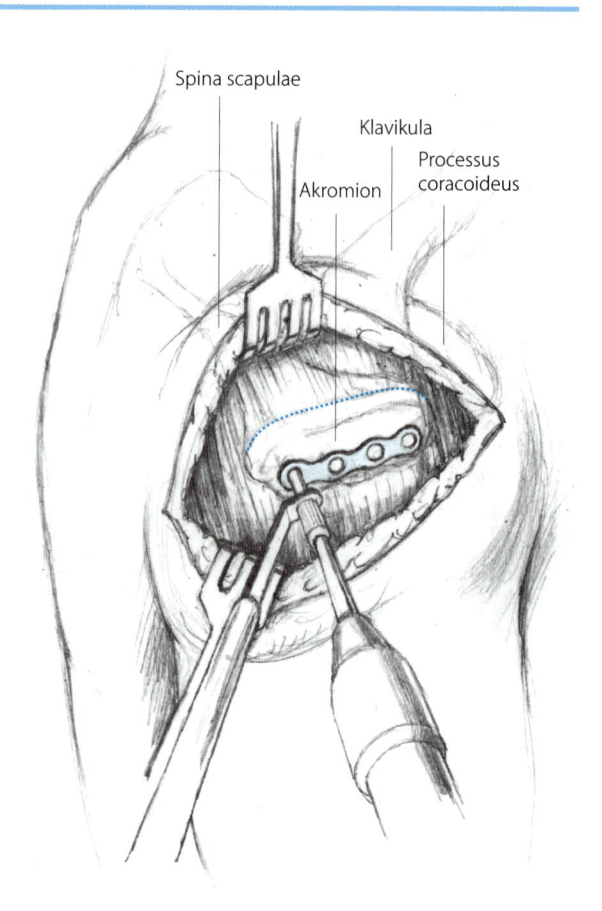

Abb. 8.47. Vorbohren der Schraubenlöcher vor Durchführung der Akromion-Osteotomie

■ Präparation des Schaftes

Der Markraumbohrer wird nach Möglichkeit dort angesetzt, wo die größte Längs- und Querachse des Humerus sich schneiden – i.d.R. liegt dieser Schnittpunkt lateral im Randbereich der Gelenkfläche (Abb. 8.48). Mit einem Pfriem und einem Bohrer wird bei adduziertem Arm an der entsprechenden Stelle ein Bohrloch angelegt und der Markraum anschließend mit einer geraden Kürette sondiert. Die intramedulläre Resektionslehre wird nun in den Markraum eingeführt und mit einem Richtungsstab versehen, der parallel zur Ebene der Ellenbogenepikondylen verläuft (Abb. 8.49).

Die Schnittlehre wird solange nach innen rotiert, bis die Achsen der Ellenbogenepikondylen und des Ausrichtungsstabes parallel stehen. Nun wird die oszillierende Säge von lateral und ventral angesetzt und die Ebene der Osteotomie angeschnitten, nach Entfernen der intramedullären Schnittlehre dann vollständig ausgeführt und der Humeruskopf schließlich entfernt. Mit Hilfe der Sägelehre lässt sich ein Retroversionswinkel des Humerus von 0–15° erzielen, der somit deutlich geringer ist als bei normalen anatomischen Schulterendoprothesen. Auch das resezierte Kopffragment ist kleiner als sonst üblich. Die metaphysär konisch geformte Markraumfräse wird nachfolgend bis zum Resektionsrand am Tuberculum majus eingebracht und der Markraum vorbereitet, wobei hierzu 2 Fräsen unterschiedlicher Größe zur Verfügung stehen. Ein Führungsstift für die später durchzuführende schräge Fräsung des Humerushalses wird nun in einer Retrotorsion von 0–15° eingeschlagen (Abb. 8.50).

Zur Kontrolle steht auch hier ein Richtungsstab zur Verfügung. Dieser wird mit einem Handgriff so tief eingeschlagen, bis er rotationsstabil sitzt. Nach Entfernen des Handgriffes wird die kanülierte Humerushalsfräse auf den Führungsdorn aufgesetzt. Im Falle einer starken Sklerose des Humerushalses sollte die Fräse möglichst pressluft- oder motorbetrieben verwendet werden. Die Probeprothese ist nun genügend tief einzusetzen, so dass sie bündig mit der Osteotomie abschließt. Nach Entfernen

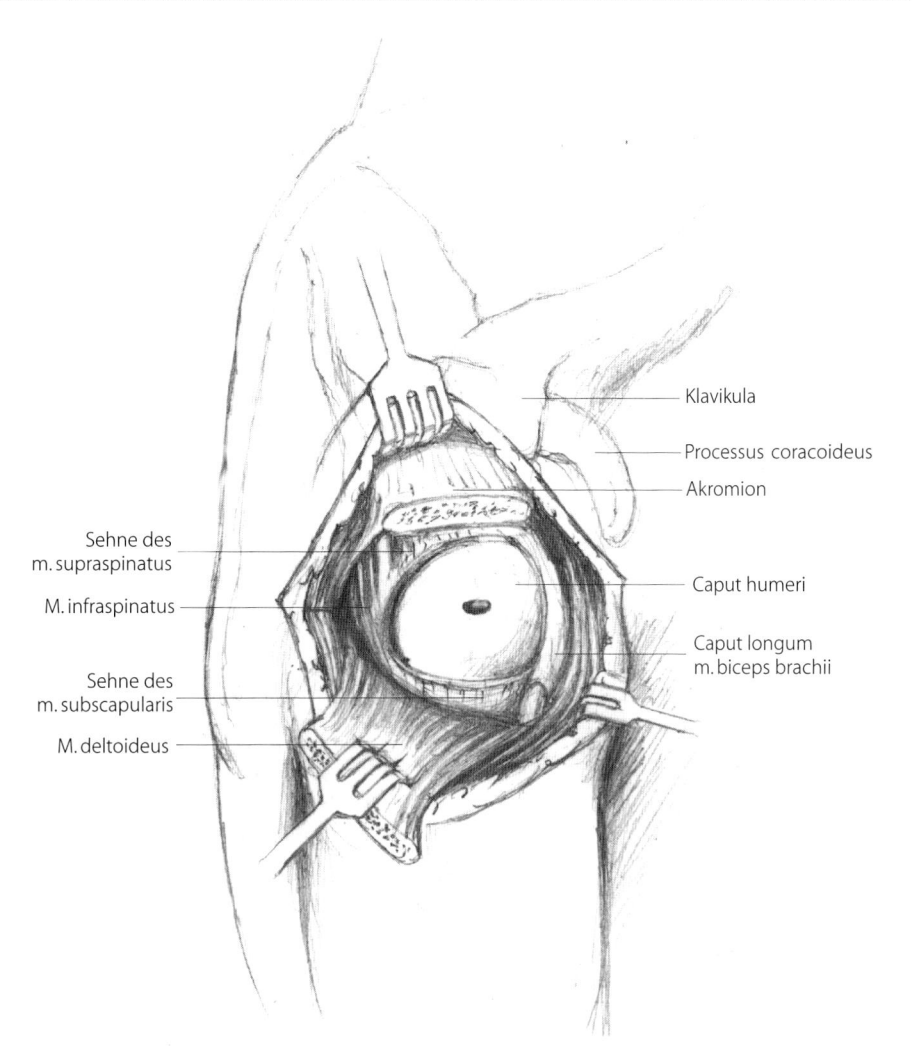

Abb. 8.48. Zugang für den Markraumbohrer zur Eröffnung der Markhöhle

des Setzgerätes können jetzt flache oder tiefe Probepfannen für den Humerus eingesetzt werden.

Auch der Einsatz konvexer (= normaler) Probeköpfe ist möglich. Bei Bedarf können auch Köpfe mit langem Hals verwendet werden.

Präparation der Gelenkpfanne

Nach Entfernung des Labrum glenoidale sowie Retraktion des Humerus nach distal erfolgt im Weiteren die Darstellung des Glenoids. Falls der lange Bizepskopf vorhanden ist, wird er nach ventral weggehalten. Ein gabelförmiger Retraktor wird am unteren Pfannenrand über dem lateralen Skapulapfeiler eingesetzt; weitere Hebel werden ventral, kranial und dorsal der Cavitas glenoidalis platziert. Etwa im Zentrum der Gelenkpfanne wird ein Kirschner-Draht eingebracht, der Pfannengrund wird mit einer flachen kanülierenden Fräse ausgeweitet. Diese wird zentral eingeführt, so dass die Ebene des Pfannengrundes begradigt wird. Erleichtert wird dieser Vorgang durch Verwendung eines Handgriffes. Nachfolgend wird eine sog. Ringfräse eingesetzt, mit der rund um die Glenoidfläche eine Vertiefung geschaffen wird, um eine bessere Verankerung der später zu implantierenden hemisphärischen Pfanne zu ermöglichen (Abb. 8.51).

Hiernach wird die eigentliche Prothesenhalterung, eine Hydroxyapatit beschichtete Scheibe mit Gewinde und zentralem Stift, implantiert. Mit dem Bohrer werden für die Schraubenfixati-

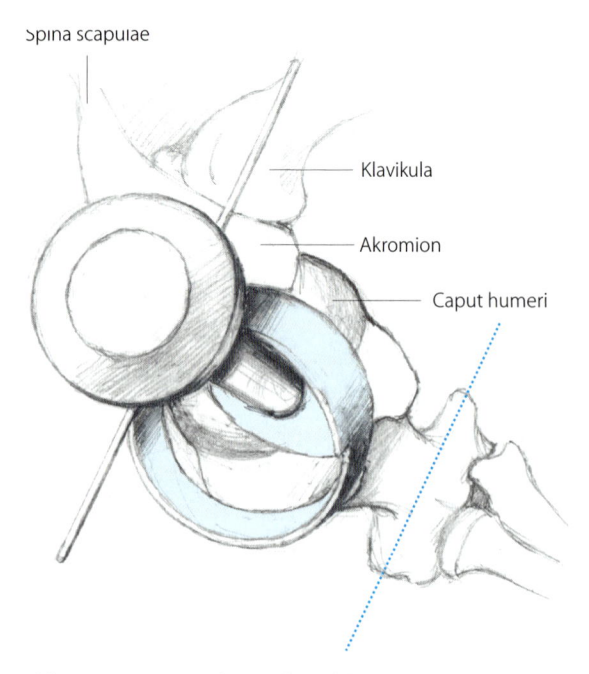

Abb. 8.49. Einsetzen der Resektionslehre

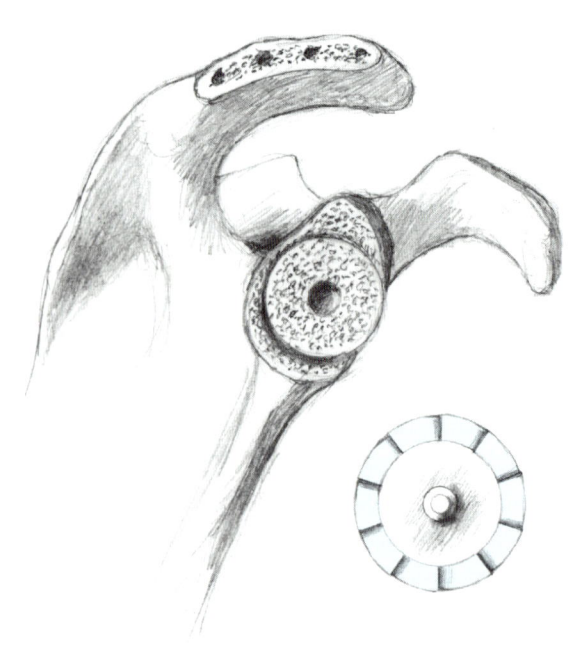

Abb. 8.51. Intraoperative Situation des Glenoids nach Bearbeitung mit der Ringfräse (Akromion osteotomiert)

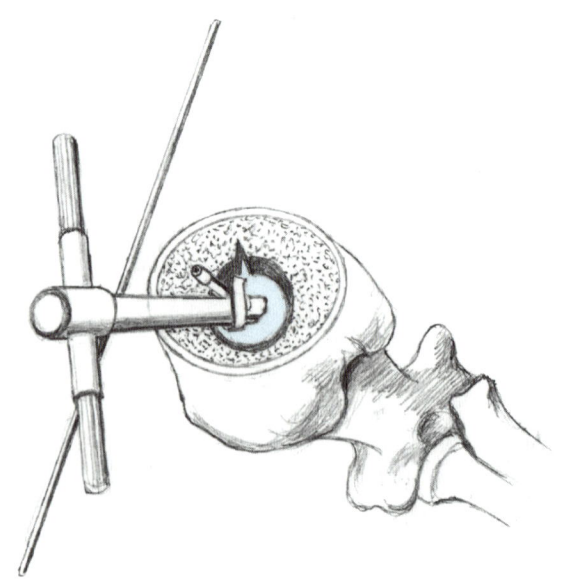

Abb. 8.50. Einsetzen des Führungsstiftes für die schräge Fräsung

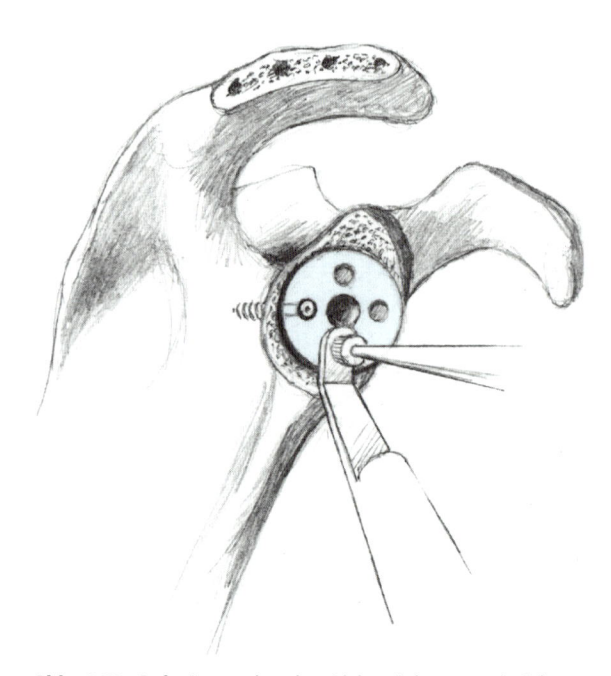

Abb. 8.52. Befestigung der glenoidalen Halterung mit Schrauben

on der Prothese insgesamt 4 Löcher gelegt, ein Vorgang, der äußerst präzise zu erfolgen hat (Abb. 8.52). Es empfiehlt sich, die erste Bohrung nach kaudal in den unteren Skapulapfeiler vorzunehmen. Hierbei ist darauf zu achten, dass der Bohrer konsequent im Knochen bleibt, da später eine lange Schraube (36 mm) verwendet werden soll. Die beste Knochensubstanz liegt et-

was ventral der Glenoidmitte. Da die Bohrrichtung exakt eingehalten werden soll, empfiehlt es sich, ein Bohrfutter zu verwenden, das in die Pfannenprothese eingeschraubt wird. Nach Fixieren der unteren Schraube wird jetzt das kraniale Bohrloch gesetzt und nach Möglichkeit

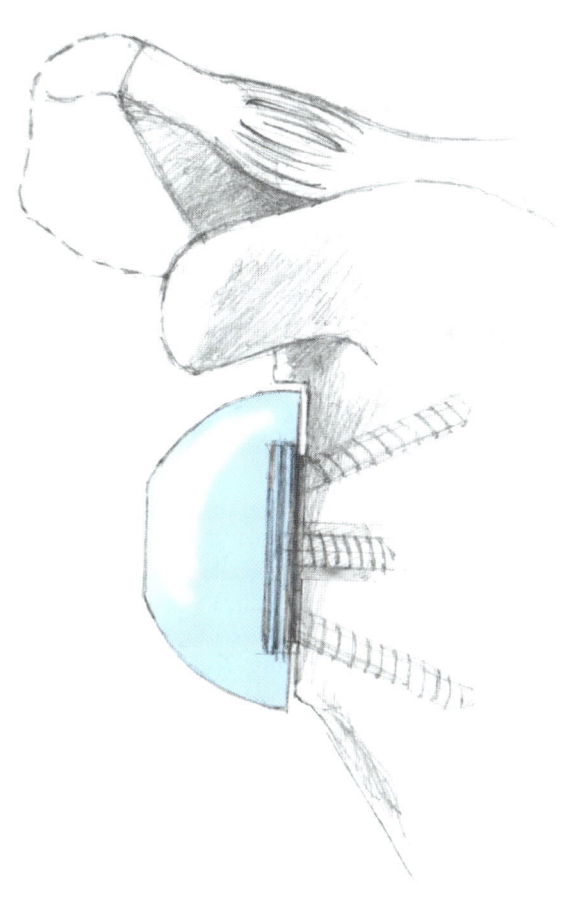

Abb. 8.53. Aufgesetzter Probekopf auf die bereits fixierte glenoidale Halterung

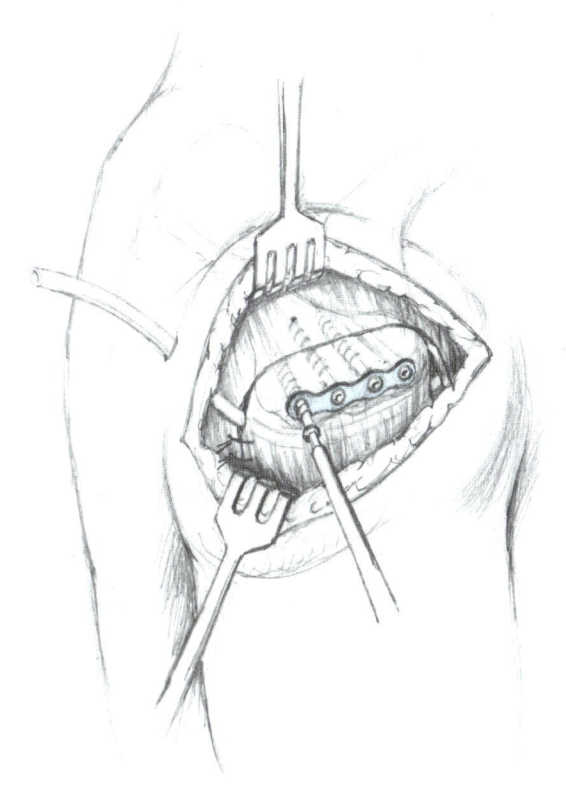

Abb. 8.54. Refixation des Akromions mittels Plattenosteosynthese

mit einer 24 mm langen Schraube bestückt. Es folgen die ventrale und die dorsale Schraube, die dann i. d. R. kürzer sind. Letztendlich werden die Schraubenköpfe nochmals kreuzweise festgedreht, so dass eine optimale Verspannung des Implantates resultiert. Probeköpfe verschiedener Größen können nun aufgesetzt werden (Abb. 8.53). Bei Bedarf kann auch eine normale (konkave) Probepfanne eingebracht werden.

Nach Einsetzen des Humerusprobeschaftes mit der entsprechenden Polyethylenpfanne werden die Gelenkkörper reponiert und eine Probebewegung durchgeführt. Die Adaptation der Gelenkflächen sollte dabei sehr straff sein. Eine Kongruenz der endoprothetischen Implantate ist erst ab einer Abduktion von mehr als 40–50° zu erwarten; bei adduziertem Oberarm sind lediglich die kaudalen Anteile des Gelenkes in Kontakt. Sitzt die Prothese straff, so ist eine Luxation kaum möglich. Sollte diese dennoch eintreten, besteht die kompensatorische Möglichkeit des Wechsels auf eine erhöhte, lateralisierte Pfanne. Auch die Verwendung einer tiefen Retentionspfanne ist denkbar, wobei mit Flachpfannen bessere Bewegungsumfänge zu erzielen sind.

Intraoperativ sollte ein Bewegungsspiel mit einer Innenrotation von 90° sowie einer Extension von 30° angestrebt werden. Stellt sich heraus, dass der Rotatorenmanschettendefekt geringer als erwartet oder gar zu decken ist, kann die inverse Prothese auch als anatomische Alloarthroplastik verwendet werden, indem konvexe Probeköpfe am Humerus und ein konkaves Glenoid an der Skapula verwendet werden.

Die Probeimplantate werden nun entfernt und das Operationsgebiet mehrfach sorgfältig gespült. Dann wird die passende hemisphärische Humerusmetallpfanne mit einem Schraubenzieher auf die bereits fixierte Pfannengrundplatte (Metaglenoid) aufgeschraubt. Der Hydroxyapatit beschichtete Pressfit-Schaft wird in den Humerus eingebracht und auf Stabilität überprüft. Sitzt er fest, kann der Pfannen-Polyetyleneinsatz eingebracht werden. Die alloplastischen Gelenkteile werden wieder reponiert, danach eine nochmalige Überprüfung der Beweglichkeit vorgenommen.

Sollte eine anatomische Prothese verwendet werden, wird diese mit einem konvexen Humeruskopf aus Metall und einer konkaven Polyethylenpfanne bestückt. Nach Einlage der Redon-Drainage wird das osteotomierte Akromion zunächst mit einer Fasszange reponiert und anschließend mit 4 Schrauben refixiert (Abb. 8.54).

Bei ungenügender Schraubenfestigkeit oder osteoporotischem Knochen muss gegebenenfalls eine zusätzliche Draht-Zerklage zur Verstärkung der Osteosynthese angebracht werden. Die gespaltenen Fasern des M. deltoideus werden wieder vernäht; abschließend erfolgt der schichtweise Wundverschluss.

8.4 Trauma-Schulter (frische Fraktur)

Die Aufklärung zur Operation sollte möglichst durch den Operateur persönlich erfolgen. Hilfreich hier ist ein spezieller Aufklärungsbogen zur Schulterendoprothetik. Hier werden alle wesentlichen intra- und postoperative Komplikationsmöglichkeiten und Risiken, Erfolgsaussichten und Nachteile ausführlich dargestellt. Wichtig ist es bereits beim Aufklärungsgespräch, auf die Notwendigkeit einer subtilen Nachbehandlung einschließlich der Durchführung einer Anschlussheilbehandlung (AHB) oder einer erweiterten ambulanten Physiotherapie (EAP) hinzuweisen und so den Patienten bereits in das angestrebte Nachbehandlungskonzept mit einzubinden.

Die Operation kann grundsätzlich in Vollnarkose oder einer Kombination aus Regionalverfahren wie dem Interskalenuskatheder und einer flachen Vollnarkose vorgenommen werden. Auch die Vollnarkose kann mit einem Interskalenuskatheder zur postoperativen Analgesie kombiniert werden. Eine perioperative Antibiose mit einer Zephalosporinpräparat der 2. Generation ist sinnvoll und wird bei Narkoseeinleitung als „single shot" Prophylaxe verabreicht.

8.4.1 Lagerung und Zugang

Die Lagerung erfolgt auf dem Normaltisch mit leicht angehobenem Oberkörper und Stabilisierung des Kopfes in einer Kopfschale (Abb. 8.55). Die Schulter soll über den Operationstisch ragen und frei beweglich (retrovertierbar und gut adduzierbar) sein, um die Implantation der Prothese zu erleichtern. Der Arm wird frei beweglich auf einem von unten kommenden Armausleger positioniert. Besonders hilfreich bei der Lagerung ist ein spezieller Schulteroperationstisch, bei dem wahlweise die linke oder rechte Schulter durch Herausnahme einer Platte zugängig gemacht werden kann.

Standard ist der deltopektorale Zugangsweg. Die Hautschnittlänge variiert je nach Frakturhöhe und Frakturausmaß zwischen 8 und 20 cm (Abb. 8.56). Die Vena cephalica wird nach medial wegpräpariert. Laterale Zuflüsse werden ligiert, um eine Zerreißung bzw. Überdehnung durch den Hakenzug zu vermeiden. Nach Identifikation der langen Bizepssehne, welche als Leitstruktur im meist hämatomdurchtränkten Gewebe dient, wird der Sulcus intertubercularis als Grenze zwischen Tuberculum majus und Tuberculum minus freigelegt. Sehr häufig verläuft eine Frakturlinie in diesem Sulkus, manchmal existiert sogar ein Sulkus-Zwischenfragment, welches im Weichteilverbund belassen werden sollte. Die Spaltung der Rotatorenmanschette erfolgt im Sulkus in Verlaufsrichtung des Ligamentum coracohumerale im Rotatorenmanschettenintervall mindestens bis zum Ligamentum coracoacromiale. Meistens ist aufgrund der

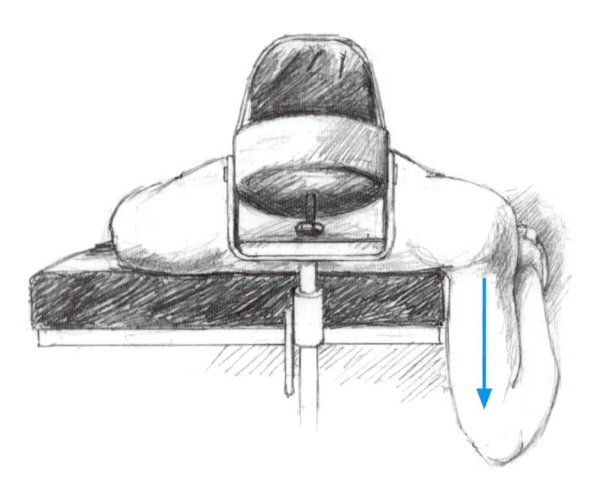

Abb. 8.55. Lagerung des Patienten (liegend) auf dem Operationstisch (Ansicht von oben)

8.4 Trauma-Schulter (frische Fraktur)

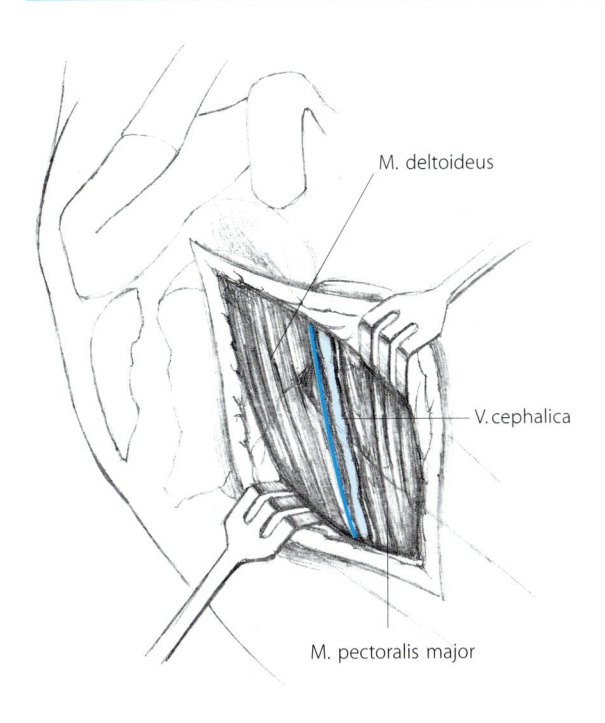

Abb. 8.56. Identifizierung des deltopektoralen Intervalles

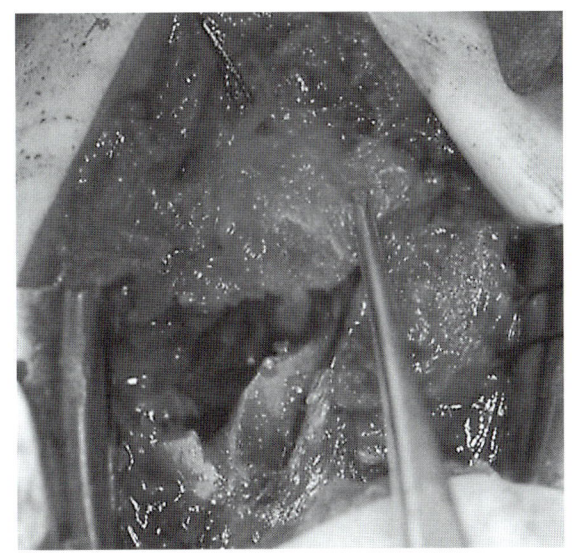

Abb. 8.57. Intraoperativer Situs: vorsichtige Mobilisation der Tuberkula

besseren Exposition eine Spaltung bis nahe an das Korakoid erforderlich. Das Ligamentum coracoacromiale ist als Begrenzung des ventralen Schulterdaches besonders wertvoll für die Stabilität des prothetisch versorgten Schultergelenkes und sollte weder durchtrennt noch reseziert werden.

8.4.2 Präparation der Frakturzone

Die Tuberkula werden vorsichtig mobilisiert und an nicht resorbierbaren Haltefäden armiert (Abb. 8.57). Die Rotatorenmanschette wird auf ältere oder frischere Verletzungen hin inspiziert. Das Tuberculum minus findet sich meist als ein Knochenfragment, während das Tuberculum majus öfters zweigeteilt oder auch mehrfach fragmentiert sein kann, so dass die Mm. supra- und infraspinatus gesondert mit Haltefäden am Übergang des tendinösen zum knöchernen Ansatz mit Haltefäden versehen werden (Abb. 8.58). Knöcherne Ausrisse des M. pectoralis major können bereits durch den Muskelzug weit nach medial retrahiert sein. Auf sie sollte man immer achten, eine Refixation ist anzustreben. Nach Weghalten der fadenarmierten Tuberkula werden die oftmals mehrfach frakturierten Kalottenfragmente entfernt (Abb. 8.59). Sie sind

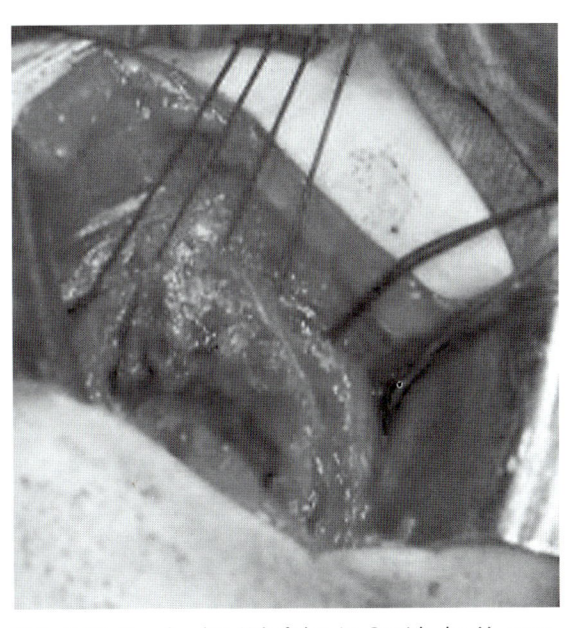

Abb. 8.58. Eingebrachte Haltefäden im Bereich des M. supraspinatus und des M. infraspinatus

meist nach dorsal, seltener auch nach ventral luxiert (Abb. 8.60). Nun ist der Blick auf die Cavitas glenoidalis frei. Es erfolgt eine sorgfältige Revision der dorsalen und ventralen Kapselbandstrukturen und der Gelenkpfanne. Pfannenrandfrakturen und Kapsel-/Labrumeinrisse werden mit Schrauben oder mit Knochenankernähten (z. B. FAST®) refixiert (Abb. 8.61). Ausgerissene Kapselanteile sollten ebenfalls mit Fäden angeschlungen und später am Humerus-

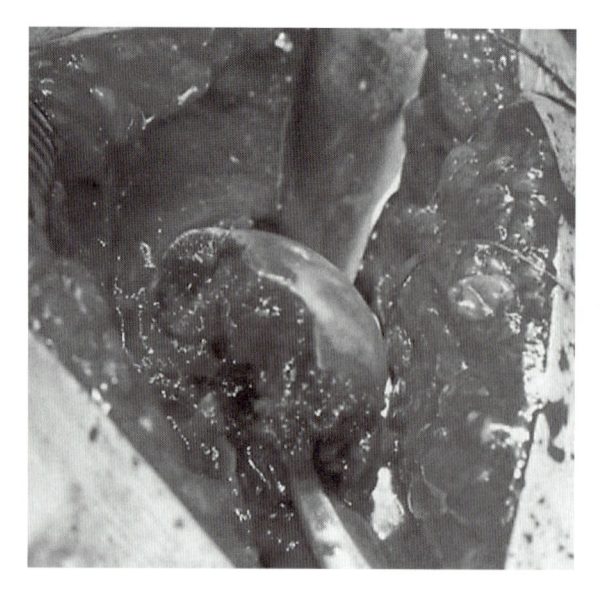

Abb. 8.59. Entfernen von getrümmerten Kalottenfragmenten

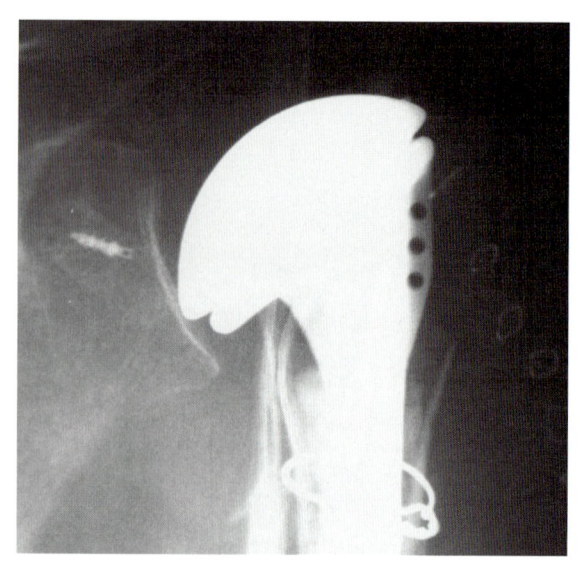

Abb. 8.61. Röntgenbild im a.p.-Strahlengang mit Zustand nach Prothesenimplantation, Zerklagenosteosynthese des proximalen Humerusschaftes sowie Refixation der Kapsel mit einem Fadenanker

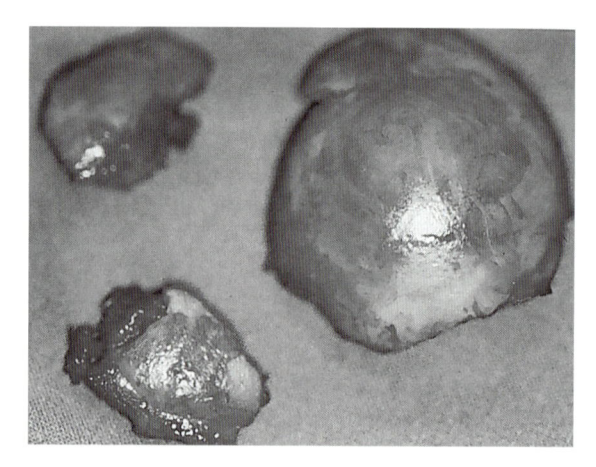

Abb. 8.60. 3 entfernte knöcherne Fragmente des Humeruskopfes

schaft wieder angenäht werden. Ein bereits vor dem Unfall vorhandener Defekt der Rotatorenmanschette oder eine durch den Unfall verursachte Ruptur wird nach den Prinzipien der Rotatorenmanschetten-Rekonstruktion behandelt. Die retrahierten Sehnenstümpfe werden angeschlungen, mobilisiert und der Defekt, soweit dies spannungsfrei möglich ist, nach Implantation der Prothese verschlossen. Verwendung findet hier nicht resorbierbares Nahtmaterial der Stärke 2 (z. B. Ethibond®). Die Vorbereitung des Prothesenlagers und das Reinigen der Markhöhle erfolgen mit dem scharfen Löffel, wobei hier die oft pergamentdünne Kortikalis des Humerusschaftes sehr vorsichtig behandelt werden muss, um keine Perforation zu verursachen, durch die später unbemerkt Palacos® aus dem Markraum treten kann.

8.4.3 Längen- und Retroversionsbestimmung

Längenbestimmung

Mittels verschiedener Probeprothesen werden die definitive Prothesenhöhe sowie die Retroversion festgelegt. Im Gegensatz zur Endoprothesenimplantation bei Omarthrose oder bei der Rheumaschulter finden sich in der Traumasituation nur wenige anatomische Orientierungspunkte zur Festlegung von Prothesenhöhe und Retroversion. Eine Möglichkeit zur Orientation ist die Gesamtlänge des verbliebenem Tuberculum majus, welches – eingepasst auf den Humerusschaft – die korrekte Höhe des ehemaligen proximalen Humerus zeigt. Die zweite sehr wichtige Orientierungshilfe ist der meistens intakte dorsomediale Pfeiler am Humerusschaft, welcher nach Angaben von Resch (1993) bei 4-Segmentfrakturen stehen bleibt (Abb. 8.62). Etwa 6–8 mm oberhalb davon befindet sich der ehemalige Kalottenunterrand des Humeruskopfes. Die intraoperative Durchleuchtung der Prothese hilft, bereits während der Operation die korrekte Höhe einzustellen.

8.4 Trauma-Schulter (frische Fraktur) ■ 157

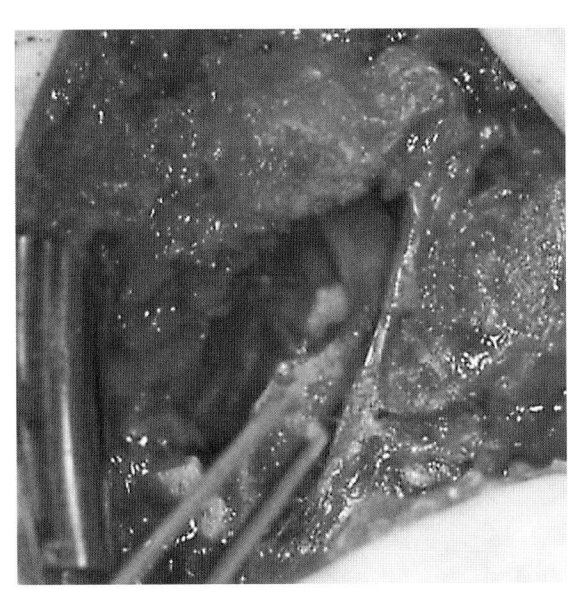

Abb. 8.62. Intakter dorsomedialer Pfeiler am Humerusschaft bei Kalottentrümmerfraktur

Während bei einer Monoblockprothese die Höhe bereits vor ihrer Implantation sehr genau festgelegt werden muss, kann bei höhenvariablen Systemen noch eine Nachkorrektur je nach Modell von bis zu 2 cm vorgenommen werden. Bei langstreckigen Trümmerzonen ist die exakte Festlegung der Prothesenhöhe nicht selten schwierig und bedarf bei liegendem Probeimplantat der klinischen Prüfung der Vorspannung und Beachtung der Beweglichkeit intraoperativ. Eine interessante Möglichkeit offeriert intraoperativ eine Neuentwicklung der Frakturprothese der Fa. DePuy. Bei der Global-FX-Prothese kann zur Probemanipulation vor dem endgültigen Einsetzen eine im Frakturbereich mittels eines Spannmechanismus befestigbare Klammer angebracht werden, an welcher die Prothese fixiert und sekundär höhenvariabel aufgehängt werden kann. So können Probedurchläufe mit unterschiedlicher Vorspannung und Retroversion erfolgen, bevor die endgültige Prothese einzementiert wird. Ein anderes Prothesensystem versucht, die Prothesenhöhe durch Abmessung der Gegenseite und Anlage spezieller röntgendichter Messleisten zu bestimmen.

Wir haben hier selber eine einfache Methode entwickelt und diese über nahezu 2 Jahre verwendet (Jerosch et al. 2001). Hierzu wurden unsere

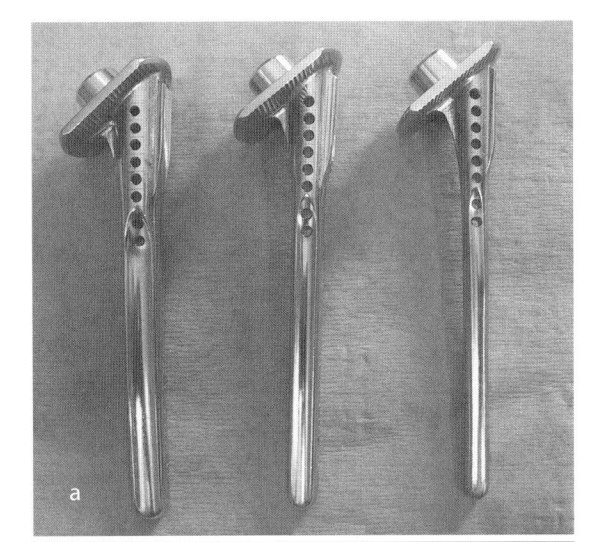

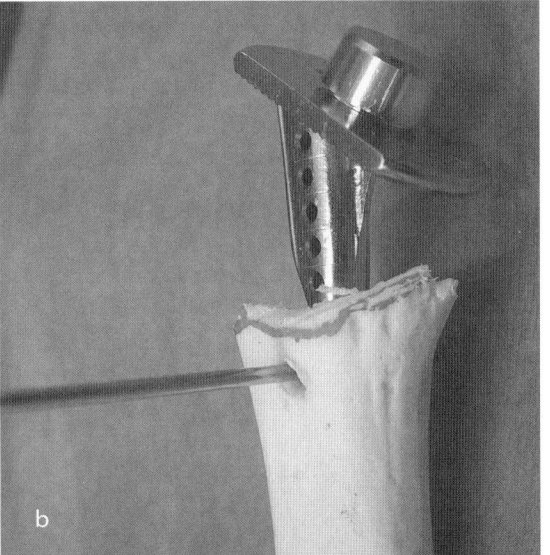

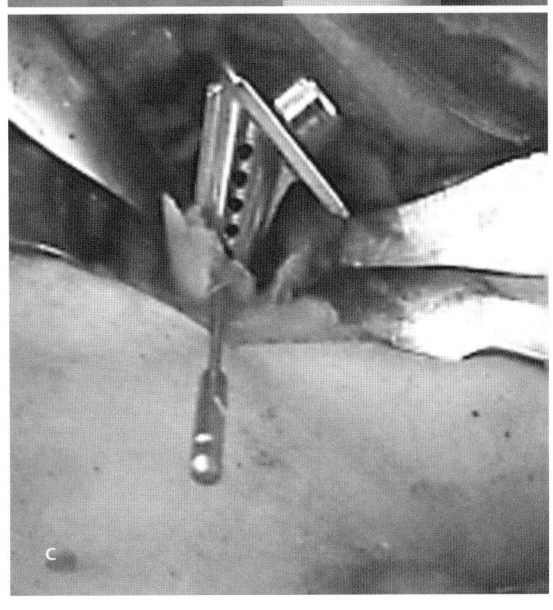

Abb. 8.63. a Probeprothese mit Löchern; **b** bicorticale Fixation der Probeprothese mit Bohrer; **c** Probeprotehse in situ

Probeprothesen mit Löchern versehen (Abb. 8.63 a); diese erlauben die sichere bikortikale Fixation des Probeimplantates mit einem K-Draht oder einen kleinen Bohrer (Abb. 8.63 b). Mit einer derartigen Fixation ist eine stabile Probereposition möglich; sie erlaubt die sichere Überprüfung der adäquaten Höhe sowie der Rotation (Abb. 8.63 c). Ist eine Korrektur notwendig, so kann mit dem selben Bohrloch eine andere Höhe ausgetestet werden; sollte die Rotation falsch sein, so wird ein weiteres Loch in den Schaft gebohrt. Die so angebrachten Löcher werden später für die Fäden verwendet, welche die Tuberkula wieder mit dem Schaft verbinden.

Die intraoperative Abschätzung durch eine Röntgendurchleuchtung der Probekomponenten scheint aus unserer Sicht die verlässlichste Methode, um hier eine möglichst korrekte und der Anatomie entsprechende Höhe zu erreichen (Abb. 8.63).

■ Retroversionsbestimmung

Die Festlegung der Prothesenretroversion zum Humerus und der Kondylenebene im Ellenbogen stellt eine weitere Schwierigkeit dar. Haben frühere Messungen einen Retroversionswinkel zwischen 30 und 35° angenommen, gehen neuere Untersuchungen von einer durchschnittlichen Retroversion von etwa 20 bis 25° zur Kondylenebene am Ellenbogen aus (Boileau 1997). Die geringere Einstellung der Retroversion führt zu einem günstigeren Einheilungsverhalten der Tubercula und damit zu einem besseren postoperativen „outcome" (Boileau 1997).

Die Retroversion wird durch den Sitz der Probeprothese zusätzlich individuell ermittelt, indem diese mit dem Finger fixiert und Rotationsbewegungen aus der sog. Neutralstellung (20–30° Innenrotation nach Resch; 1998) ausgeführt werden. Die so ermittelten individuellen Werte weichen von der früher definierten Retroversion von 30–35° teilweise deutlich ab, spiegeln jedoch die individuelle Retroversion des Humeruskopfes wider. Als weiteren Orientierungspunkt gibt Trillett (1993) als Parameter die „Finne der Prothese 9 mm lateral des Sulcus intertubercularis" (Abb. 8.64). Doyle (1998) fand bei seinen Untersuchungen an 41 Schultervermessungen lebender Probanden und an 9 Leichenschultern den mittleren Abstand der Finne zum Sulcus bicipitalis mit 12 mm deutlich größer als Trillett (9 mm), um eine mittlere Retroversion von 30–40° zu erreichen.

Bei der Orientierung am Sulcus bicipitalis ist jedoch zu bedenken, dass dieser nicht parallel zum Humerusschaft nach oben zieht, sondern einer leichten Torsion unterliegt; je weiter, desto höher der Retrotorsionsfehler mit all seinen Folgen. Bei längerstreckigen Frakturen empfiehlt sich also die Orientierung am Sulcus nicht.

Die geeignete, klinisch ermittelte Retroversionsstellung wird durch Setzen einer kleinen Kerbe direkt über der Finne am Humerusschaft markiert. Im Falle einer zu starken Retroversion kommt es zu einer Überdehnung des Tuberculum majus, welches bei maximaler Innenrotation noch weiter gespannt wird. Die Supra- und Infraspinatusmuskulatur wird konsekutiv durch massive Überdehnung insuffizient, oder die extreme Vorspannung führt zu einem Ausriss der Fixation (Abb. 8.65).

8.4.4 Positionierung der Prothese

Eine varische oder valgische Implantation der Prothese erhöht bzw. vermindert die Vorspannung der am Schultergürtel ansetzenden Muskulatur und führt so zu einer Überdehnung bzw. Erschlaffung der schulterzentrierenden Muskelgruppen. Auch das Rotationszentrum wird durch eine vermehrte Varus- oder Valguspositionierung verändert und kann zu einem

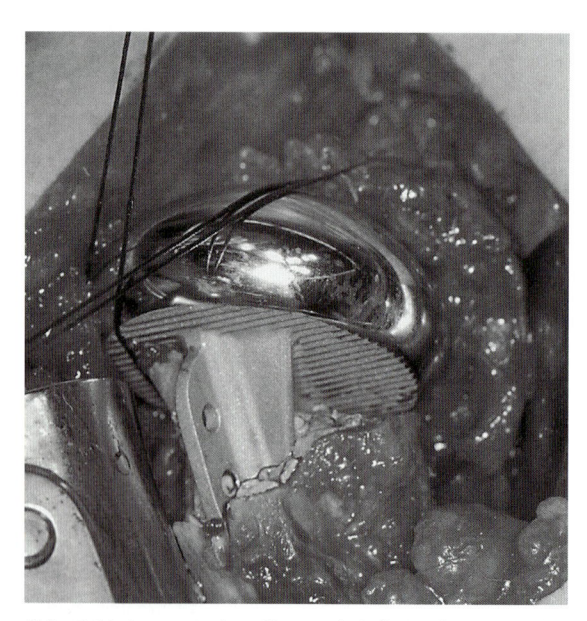

Abb. 8.64. Intraoperativer Situs, wobei die implantierte Endoprothese mit Finne etwa 9 mm dorsal des Sulcus intertubercularis liegt

8.4 Trauma-Schulter (frische Fraktur)

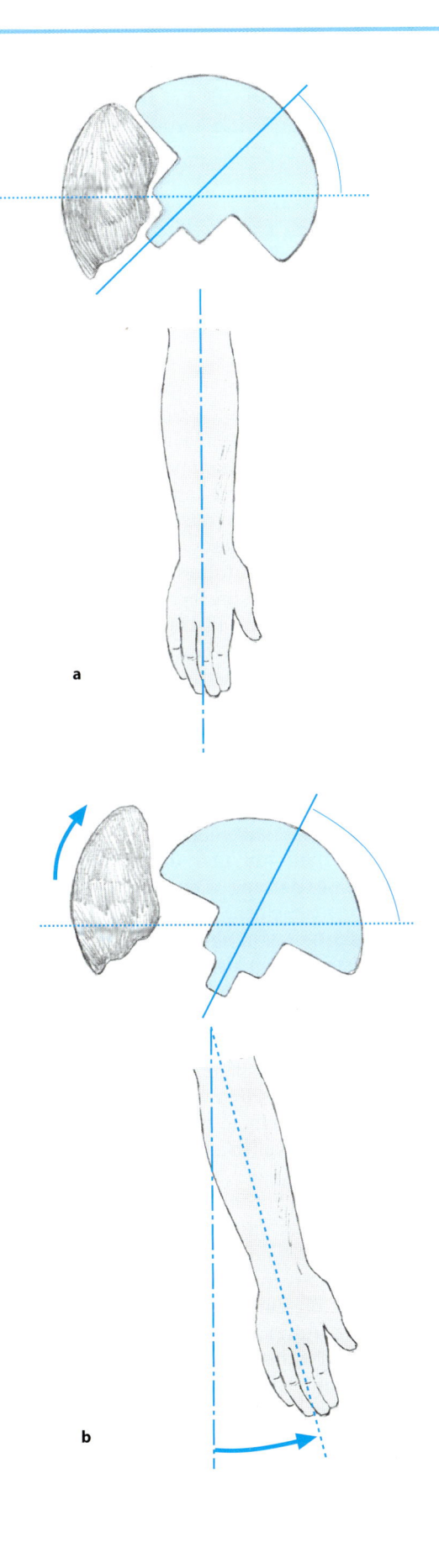

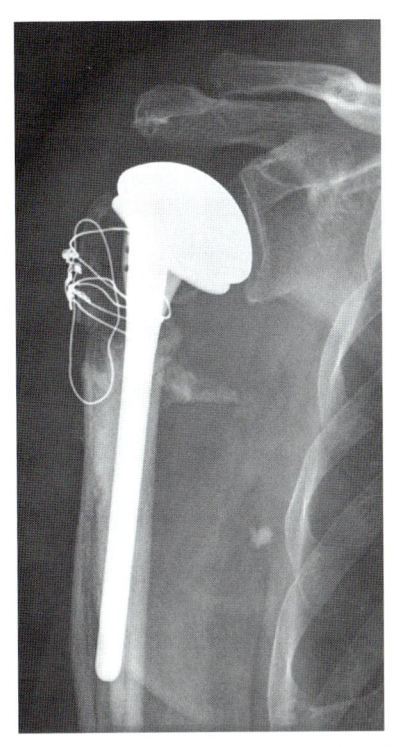

Abb. 8.66. Postoperatives Röntgenbild im a.p.-Strahlengang mit varisch implantierter Frakturprothese

ungünstigeren Hebelarm der Rotatorenmanschettenmuskulatur führen.

Die Vorspannung der Muskulatur ist bei Verwendung einer Traumaprothese nur schwierig zu ermitteln, da der Muskelzug der Rotatorenmanschette fakturbedingt komplett fehlt. Bezüglich der muskulären Vorspannung ist darüber hinaus der Grad der Relaxation durch den Anästhesisten zu berücksichtigen, da hier durch schwankende Narkosetiefe erhebliche Unterschiede in der Beurteilung durch den Operateur auftreten können. Die Prothesenhöhe wird durch Abstandsmessung des Prothesenkopfunterrandes zum dorsomedialen Pfeiler des Humerusschaftes bestimmt; somit ist ein Parameter der muskulären Vorspannung definiert. Weitere wichtige Parameter sind die provisorische Anpassung des Tuberculum majus bei liegender Probeprothese und die Markierung ihrer Eindringtiefe in den Humerusschaft. Die Markierung wird dann auf

◀

Abb. 8.65 a, b. Prothesenalignment. **a** Normale Stellung von Implantat und Tuberculum majus. **b** Im Falle einer vermehrten Retroversion des Schaftes kommt es zu einer dorsalen Dislokation des Tuberculum majus

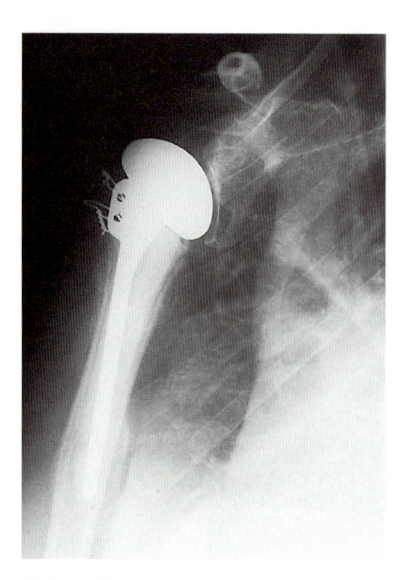

Abb. 8.67. Postoperatives Röntgenbild im a.p.-Strahlengang mit valgisch implantierter Frakturprothese

die zu implantierende Prothese übertragen. Bei modernen Prothesensystemen finden sich bereits Skalierungen am Prothesenschaft, die eine Übertragung der Prothesenhöhe vom Probeimplantat auf die definitive Prothese ermöglichen. Die Fixation in Neutralposition ohne übersteigerte Varus- oder Valgus-Positionierung (Festlegung des medialen Offset) ist unseres Erachtens deutlich schwieriger, da hier nur wenige Orientierungspunkte existieren (Abb. 8.66, 8.67).

Das Zentrum des Humeruskopfes ist gegen das Zentrum des Schaftes um durchschnittlich 2–3 mm nach dorsal und 6–7 mm nach medial versetzt. Iannotti und Mitarbeiter demonstrierten in einer gut dokumentierten Leichenstudie, dass eine Fehlpositionierung um bis zu 4 mm keinen signifikanten Einfluss auf die Beweglichkeit oder Translation des Armes im Schultergelenk hat (Iannotti u. Williams 1998). Dennoch sollte die Positionierung der Prothese vor dem definitiven Zementieren mehrmals überdacht werden, um den Abweichungsfehler zum natürlichen Drehzentrum so gering wie möglich zu halten. In diesem Zusammenhang relativiert sich der Vorteil sog. anatomischer Prothesensysteme in der Frakturversorgung.

8.4.5 Auswahl der Prothese

Die Monoblockprothese vom Typ „Neer II" ist unseres Erachtens aufgrund ihres schlanken Prothesendesigns und ihrer diversen Schaftlängen weiterhin eine gute und bewährte Traumaprothese. Sie dient bei uns bei frischen Frakturen als Standardimplantat vor allem zur Versorgung des älteren Patienten. Die Altersgrenze sollte nicht starr gezogen werden. Biologisches Alter, Lebenserwartung, Morbidität, Begleiterkrankungen und andere Faktoren müssen bei der Entscheidungsfindung, ob Monoblockalloplastik oder modulare Prothesensysteme zum Einsatz kommen, Berücksichtigung finden. Die modularen Varianten der Neer-Prothese mit ihrem nahezu gleichen Design stellen eine valide Alternative für jüngere Traumapatienten dar. Auch für Patienten, bei denen für die fernere Zukunft die Implantation einer Glenoidkomponente erwogen wird, kommen modulare Prothesensysteme infrage und sollten unbedingt bevorzugt werden. Bei letzteren Alloplastiken wird die Nachimplantation eines Glenoids sehr erleichtert, da hier der Prothesensteckkopf abgenommen und so die künstliche Schulterpfanne aufgrund des besseren Platzangebotes leichter implantiert werden kann. Ein wichtiger Hinweis bzgl. des Dekonnektierens muss jedoch bedacht werden: Wird der Prothesenkopf vom Schaftanteil getrennt und anschließend nochmals aufgeschlagen, reduziert sich die Kraft zum Ablösen des Kopfes deutlich, so dass theoretisch eine Dekonnektion zwischen Schaft und Kopf auftreten kann. Die Herstellerfirmen weisen auf diesen Sachverhalt hin und übernehmen diesbezüglich keine Haftung mehr. Der Arzt selbst muss dann entscheiden, ob ein gleichzeitiger Wechsel des Schaftes in einer solchen Situation notwendig ist oder ob der Steckkopf nochmals aufgeschlagen werden kann. Dies sollte mit dem Patienten im Aufklärungsgespräch besprochen werden und auch schriftlich dokumentiert sein.

Die muskuläre Vorspannung kann in einem modularen System durch variable Kopfhöhen und -größen bis zu einem gewissen Grad verändert werden. Im Zweifelsfall sollte also die modulare Variante trotz der höheren Kosten bevorzugt werden. Auch die modulare Humeruskopfprothese sollte beim Traumapatienten immer zementiert werden, da hier kein definierter knöcherner Aufsitz vorhanden ist und eine Sekundärdislokation durch Fehlrotation oder Tiefertreten (Sinterung) befürchtet werden muss. Probleme der Prothesenlockerung, wie sie aus der Hüftchirurgie bei Langzeitbeobachtungen bekannt sind, finden sich im Bereich der Schulter nicht in diesem Ausmaß (Goodman 1997). Dennoch sollte auf eine saubere und korrekte

Zementiertechnik unter Verwendung von Vakuummischverfahren und Einsatz der Jet-Lavage geachtet werden. Ein Markraumsperrer ist Voraussetzung für das komprimierte Einbringen des Knochenzementes und schützt vor einem beliebigen Vordringen des Zementes nach distal, was bei Revisionsoperationen problematisch werden könnte. Die Empfehlung einzelner Prothesenhersteller zur Implantation langschäftiger zementfreier Prothesen ist kritisch zu bewerten, da hier noch keine ausreichend langen Verlaufbeobachtungen existieren. Auch sind noch keine Daten über die Häufigkeit eines sekundären Nachsinterns bzw. einer rotatorischen Instabilität vorhanden.

Die Bestimmung der Kopfgröße erfolgt sowohl im Vergleich zum entfernten Kalottenfragment als auch im Vergleich zur Gegenseite. Blevins und Mitarbeiter konnten zeigen, dass die Kopfgröße der Endoprothese in Relation zur Größe des normalen Humeruskopfes eine enge Beziehung zur postoperativen Beweglichkeit des betroffenen Gelenkes hat und empfahlen in ihrer experimentellen Arbeit eher, das zu implantierende Kopfteil kleiner als die ausgemessene Kopfkalotte zu wählen. Sie fanden im Falle einer Alloplastik mit kleinerem Kopf keine vermehrte inferiore Instabilität und a.p.-Translation, jedoch eine Besserung der Rotationsfähigkeit.

Auch die Kalottenhöhe wird auf die gleiche Art und Weise bestimmt. Die Kopfgröße bei der Monoblockprothese muss bereits vor dem Zementieren exakt festliegen; eine spätere Korrektur ist nicht mehr möglich, was einen gravierenden Nachteil dieser Alloplastik darstellt.

Bei der Wahl von Kopfhöhe und Durchmesser gelten die gleichen Kriterien wie bei modularen Systemen. Vor der Implantation erfolgt intraoperativ ein Probelauf. Die Kopfgröße der modularen Prothese wird durch Prüfung der a.p.-Translation, welche maximal 15 mm nach dorsal erfolgen darf, festgelegt, des Weiteren durch die nach provisorischer Anlage der Tubercula erreichte Beweglichkeit. Diese sollte mindestens 40° Außenrotation, mindestens 70° Innenrotation bei 90° abduziertem Arm und 140° Elevation betragen (Matsen 1994). Auf keinen Fall sollte ein zu großer Kopf gewählt werden, da sonst durch die Veränderung der Geometrie die Beweglichkeit im Glenohumeralgelenk empfindlich eingeschränkt würde (Harryman et al. 1995).

8.4.6 Implantation der Prothese

Die Implantation der Prothese erfolgt bei Frakturen sowohl beim Monoblock- als auch beim modularen System im Regelfall über Zementierung (Abb. 8.68). Ein Markraumstopper muss nicht obligatorisch eingesetzt werden, ist jedoch dringend empfehlenswert, wenn z.B. zu einem späteren Zeitpunkt ein prothetischer Ersatz des gleichseitigen Ellenbogengelenkes geplant ist oder mittels eines Kompressionssystems die Zementiertechnik optimiert werden soll. Hierzu kann Spongiosa aus dem entfernten Humeruskopf gewonnen oder ein Gelantinestopper positioniert werden. Die Jet-Lavage sollte, wie auch sonst üblich, zur Vorbereitung des Markraumes eingesetzt werden. Prothesenhöhe und Retroversion werden über die Markierungen kontrolliert, welche an den Humerusschaft angebracht wurden. Die Prothese wird in den vorbereiteten und mit Knochenzement (z.B. Palacos®, CMW®-Zement) gefüllten Schaft langsam eingeschoben (Abb. 8.69). Hilfreich kann die Übertragung der Eindringtiefe von der Probe- zur Orginalprothese mittels eines sterilen Stiftes sein. Nach dem Aushärten des Zementes wird beim modularen System der Kopf nach Aufsetzen auf den Konus mit einem Schlag auf den Prothesenschaft aufgeschlagen. Mehrere Schläge führen zu keinem besseren Sitz, sondern beinhalten eher die Gefahr eines schlechteren Verbundes zwischen Schaft und Kopfkomponente und werden vom Hersteller nicht empfohlen. Anschließend erfolgt die vorsichtige Reposition des Humeruskopfes

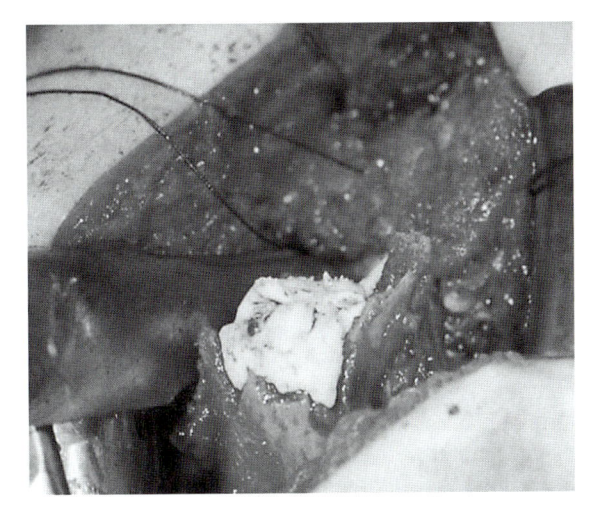

Abb. 8.68. Intraoperative Situation vor Einbringen der endgültigen Schaftprothese in den mit Zement gefüllten knöchernen Humeruskanal

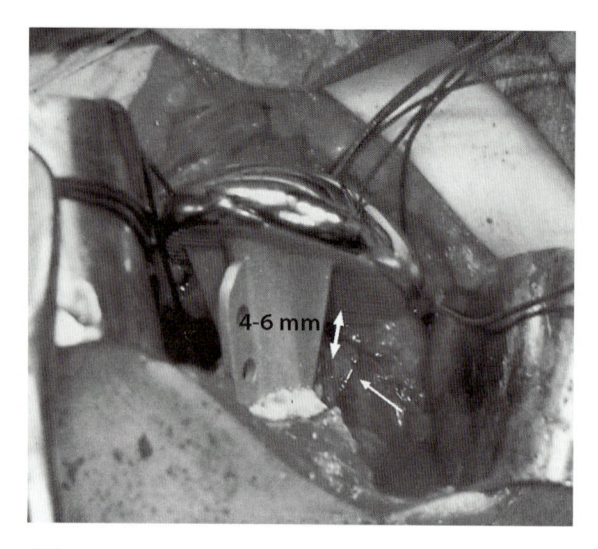

Abb. 8.69. Die Frakturprothese wird in den Knochenzement des Humerusschaftes langsam eingeschoben

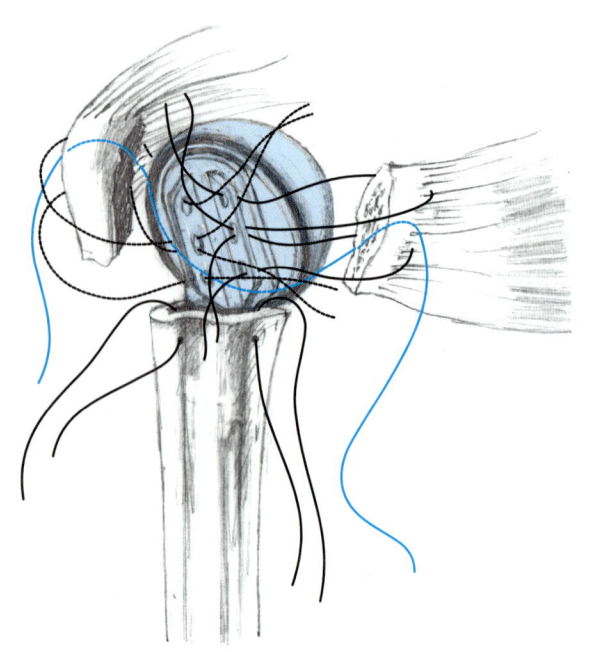

Abb. 8.70. Legen der Nähte

und das Hervorluxieren der Tubercula, wobei hier sorgsam darauf zu achten ist, dass keine Knochenfragmente im Glenohumeralgelenk einklemmen.

8.4.7 Refixation der Tuberkula

Der nächste wichtige und für die spätere Gelenkfunktion entscheidende Schritt ist die Refixation der Tuberkula. Diese erfolgt in Neutralstellung (30° Innenrotation), um den M. infra- und -supraspinatus nicht zu überdehnen. Walch (1995) gibt die Schritte der Fixation der Tuberkula gegeneinander und gegen den Schaft in einer dezidierten Reihenfolge an (Abb. 8.70). Die Stabilisation erfolgt zunächst gegen die Finnen der Prothese durch die hierfür vorgesehen Löcher, anschließend gegen den Humerusschaft (Abb. 8.71 a, b). Für die Reinsertion der Tuberkula eignet sich entweder nicht resorbierbares Nahtmaterial der Stärke 2, 4 oder 6, aber auch monofiler oder geflochtener Metalldraht der Dicke 0,7–0,8 mm (Abb. 8.72). Daneben findet auch noch PDS in Form von Kordeln Anwendung. Resorbierbares Nahtmaterial kommt wegen seiner raschen Auflösung und der langsamen Einheilung der Tuberkula nicht in Frage. Gegen den Humerusschaft werden die Tuberkula um einige Millimeter überlappend fixiert, um auch bei der im Rahmen der Frakturheilung zu beobachtenden Knochenresorption ein sicheres Anwachsen und somit eine sichere Osteointegration zu gewährleisten. Alternativ zu nicht resorbierbarem Nahtmaterial und monofilem sowie geflochtenem Metalldraht findet seit seiner Einführung zunehmend das langsam resorbierbare PanacrylR Poly (L-Lactid/Glycolid) Anwendung. Hierbei ist zu beachten, dass der Faden sich unter extremer Zugbelastung erheblich dehnt und somit eine elastische Fixation darstellt, die für eine sichere Einheilung aus unserer Sicht nicht geeignet erscheint. Wir streben im metaphysären Bereich eine stabile Osteosynthese der Tuberkula an, um so die Gefahr der knöchernen Resorption möglichst gering zu halten. Die Fixation der knöchernen Fragmente sollte intraoperativ unbedingt auf Übungsstabilität geprüft werden, da die Einheilung Ruhe benötigt.

Neben der Fixation der Tuberkula gegeneinander und gegen den Humerusschaft ist auch eine Stabilisierung der Tuberkula um die Prothese herum notwendig, um ein Abstehen der Knochenfragmente („winging") zu verhindern.

Walch (1995) favorisiert die zirkuläre Fixation der Tuberkula um den Prothesenkragen herum, um so eine feste Fragmentadaption zu erreichen. Hintergrund hierfür ist das Problem des „Tuberculum winging", welches nach Walch und Boileau (1999) auf eine falsche Refixation zurückzuführen ist. Die zur Einheilung der Tuberkula notwendige Ruhe ist durch ihre falsche Adaptions- bzw. Nahttechnik gestört (Abb. 8.73). Resch

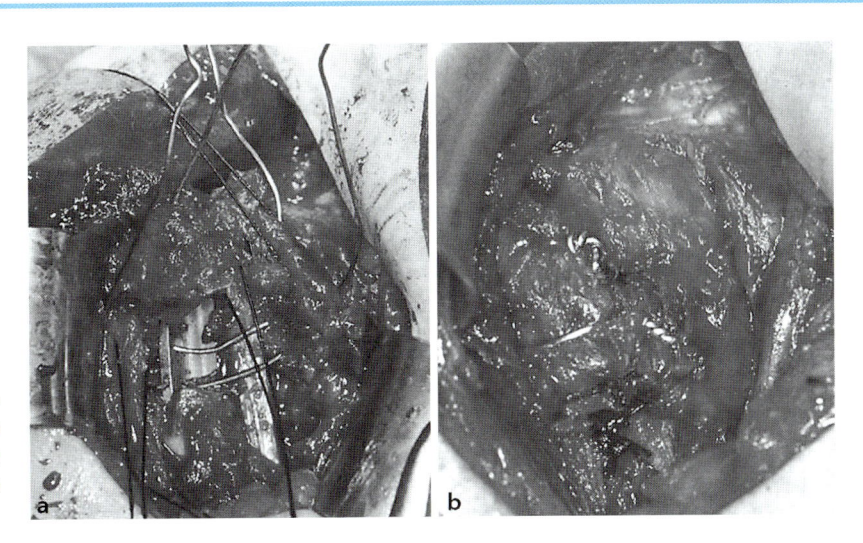

Abb. 8.71 a, b. Intraoperativer Situs mit Refixation der Tuberkula. **a** Legen der Drahtzerklagen. **b** Nach dem Spannvorgang und Fixation der Drahtzerklagen

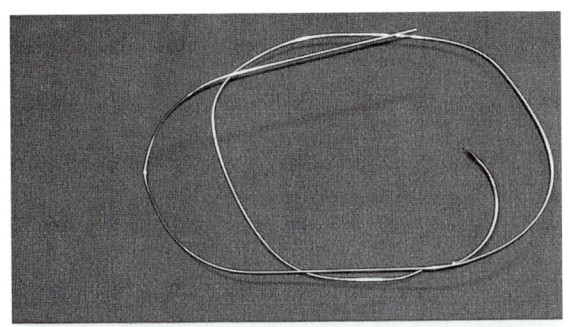

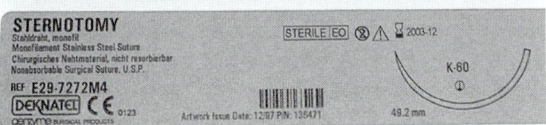

Abb. 8.72. Sternotomiedraht zur Refixation der Tuberkulae

(1998) empfiehlt ein Titangeflecht, wie es auch in der Hüftendoprothetik Verwendung findet. Über dieses soll eine modellierende Fixation der knöchernen Fragmente mit hoher Primärstabilität erreicht werden können. Die Anlagerung von Spongiosa unter die Tuberkula ist ebenfalls möglich, um ein späteres Winging so gering wie möglich zu halten. Die Einheilung der Spongiosachips ist jedoch unsicher, ihre Resorption eher wahrscheinlich. Bei notwendigen Revisionseingriffen im eigenen Krankengut fanden sich die unterlegten Spongiosaanteile in jedem Fall teilweise oder vollständig resorbiert.

Obligatorisch ist die nochmalige abschließende Überprüfung der passiven Beweglichkeit des betroffenen Schultergelenkes nach Refixation der Tuberkula und der Stabilität der Refixation gegen aufscheinende Rotationskräfte. Hier soll die Innenrotation mindestens 70° bei 90° Ab-

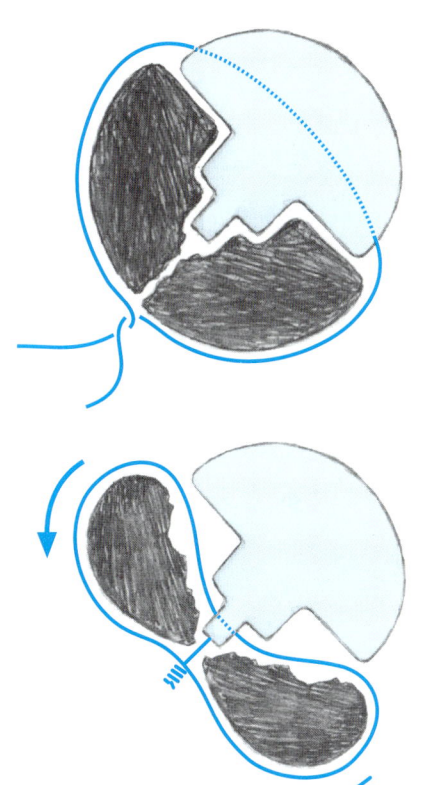

Abb. 8.73 a, b. Eine zirkuläre Naht bzw. Drahtzerklage (**a**) verhindert das sog. „Tuberculum winging" (**b**)

duktion als Maß der dorsalen Gelenkkapselspannung betragen, die Außenrotation in 0° Abduktionsstellung mindestens 40°. Nach Rekonstruktion der Tuberkula erfolgt der Verschluss des Rotatorenmanschettenintervalles bis in Höhe des Lig. coracoacromiale. Die Vorspannung des M. deltoideus und der Rotatorenman-

164 ■ 8 Operationstechniken

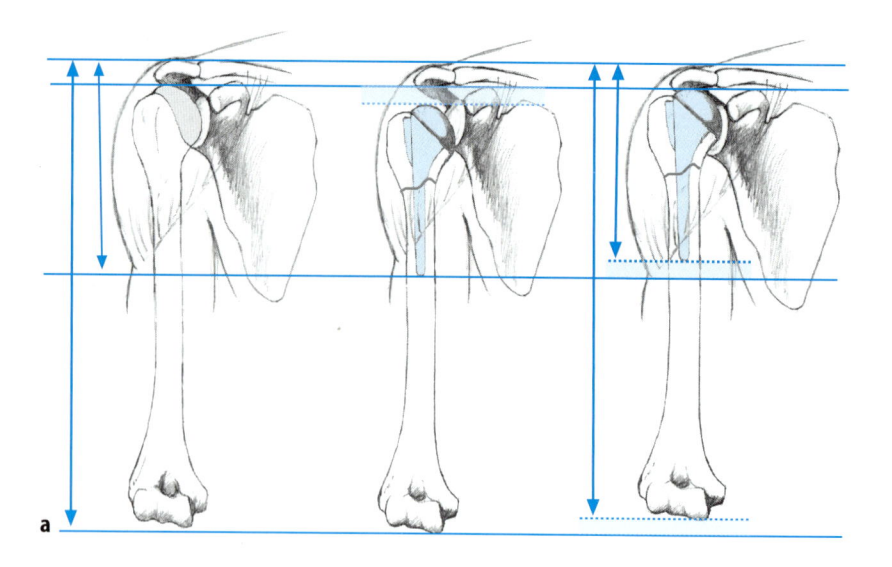

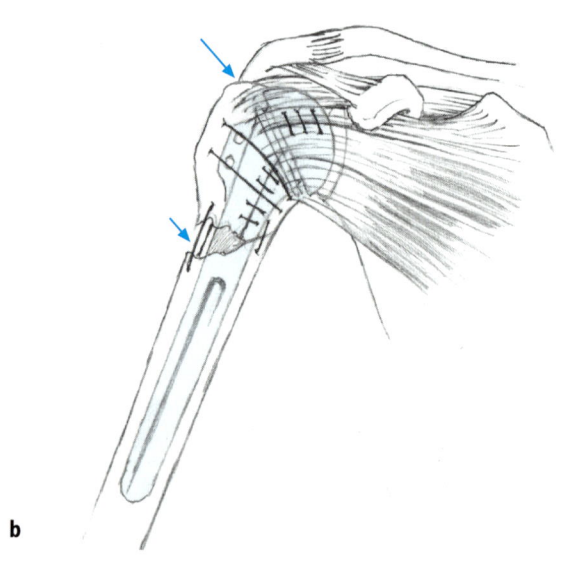

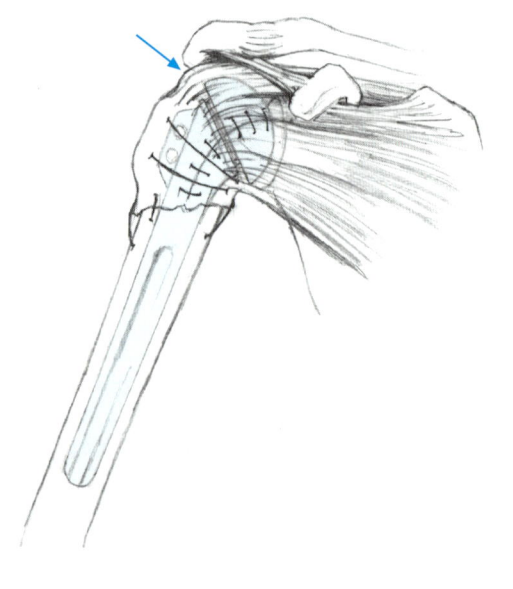

Abb. 8.74 a–c. . Postoperative Situation nach Implantation von Schulterendoprothesen. **a** Die Höhe der Prothese beeinflußt die Vorspannung des M. deltoideus. **b, c** Eine Kraniokaudale Reposition des Tuberculum majus beeinflußt seine Stellung zum Akromion (**b**) sowie die Vorspannung der Rotatorenmanschette (**c**)

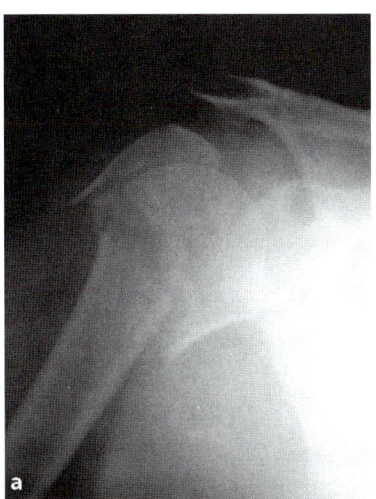

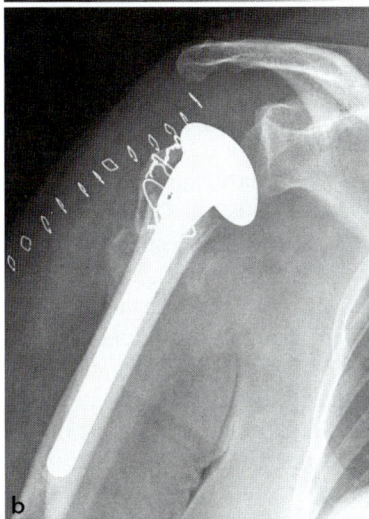

Abb. 8.75 a, b. Prä- und postoperatives a.p.-Röntgenbild. **a** Mehrfragmentur des Humeruskopfes. **b** Versorgung mit zementierter Monoblockendoprothese

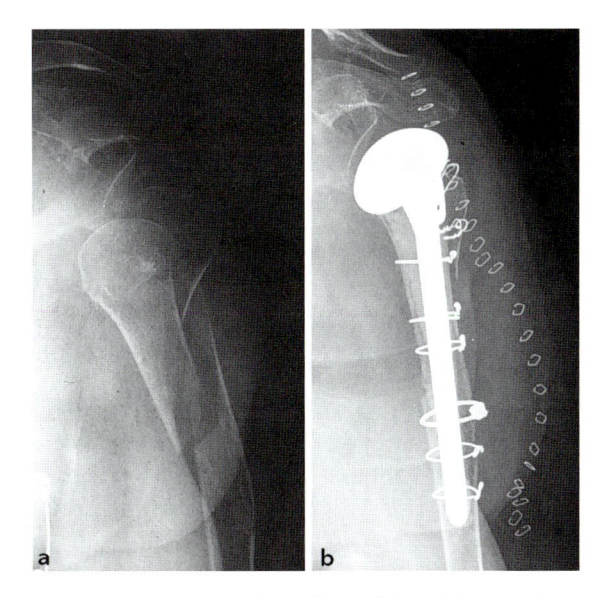

Abb. 8.76 a, b. Langstreckige Oberarmfraktur (**a**) sowie deren endoprothetische Versorgung im a.p.-Röntgenbild (**b**)

schette muss genau geplant werden (Abb. 8.74). Die Refixation der langen Bizepssehne im Sulcus schließt sich an. Ist ihre Rekonstruktion nicht geplant und die Bizepssehne supraglenoidal abgesetzt worden, kann sie durch Aufsteppen auf die Rotatorenmanschette im Sinne einer verstärkenden Tenodese genutzt werden.

Sowohl Bizepssehnenrefixation als auch der Verschluss der Rotatorenmanschette erfolgen mit nicht oder langsam resorbierbarem Nahtmaterial (z. B. Ethibond®, Panacryl®, Surgitac® o. a.). Nach dieser Rekonstruktion kann der Status bei Zweifel an einer korrekten Refixation der Tuberkula, deren korrekte anatomische Position zuvor durch intraoperative radiologische Kontrolle im Bildverstärker geprüft wurde, kontrolliert und ggf. revidiert werden. Von dieser Möglichkeit der intraoperativen Abklärung machen wir in letzter Zeit immer mehr Gebrauch, was bei den nicht seltenen Refixationsfehlern die Option der sofortigen Revision bietet.

Nach Verschluss der Mohrenheimschen Grube erfolgt das extravulnäre Ausleiten einer Redon-Drainage sowie der retrograde Wundverschluss. Die Anlage eines Gilchrist-Verbandes ist fakultativ möglich; sinnvoller erscheint jedoch die Lagerung auf einem Abduktionskissen, um möglichst bald mit der assistiven krankengymnastischen Übungsbehandlung beginnen zu können. Die postoperativen Röntgenaufnahmen zeigen die korrekte Implantation der Endoprothese nach 4-Segmentfraktur bei einer 85-jährigen Frau (Abb. 8.76).

8.4.8 Umgang mit der langen Bizepssehne

Zur Frage des adäquaten Umganges mit der langen Bizepssehne gibt es wenig Gesichertes. Das supraglenoidale Belassen der langen Bizepssehne kann im Falle einer Fraktursitutation zu einer schmerzhaften Bizepssehnetendinitis führen, die unseres Erachtens durch eine primäre Resektion der Sehne vermieden werden könnte (eigene Beobachtung). In den meisten Arbeiten wird über den Verbleib der langen Bizepssehne nichts ausgesagt oder lediglich erwähnt, dass sie an ihrem ursprünglichen Insertionsort belassen werden sollte (Nicholson et al. 1994, Hartsock 1998).

Meist empfehlen die Autoren, die Sehne zu belassen und sie zwischen den wieder vereinten Tuberkula ins Gelenk ziehen zu lassen. In unseren Augen kann die Sehne bei intaktem Sulcus intertubercularis erhalten werden, falls sie keine fassbare Vorschädigung aufweist. Sind jedoch bereits deutliche degenerative Veränderungen vorhanden oder das knöcherne Gleitlager der Sehne zerstört, sehen wir keinen Sinn darin, die Sehne in ihrem Verlauf zu erhalten: ohne Gleitlager würde die Situation einer Tenodese geschaffen, der intraartikuläre Sehnenanteil könnte seine Funktion als Humeruskopfdepressor nicht mehr erfüllen. Die lange Bizepssehne könnte sogar zu einer relativen Enge und einem Impingement führen. Aus diesen Gründen sollte sie in diesen Fällen besser supraglenoidal abgesetzt und später im Rahmen des Wundverschlusses zur Verstärkung bzw. Rekonstruktion der Rotatorenmanschette genutzt oder im Sulcus bicipitis im Sinne einer Tenodese refixiert werden.

8.4.9 Langstreckige Oberarmfrakturen

Eine Sonderform der proximalen Humerusfrakturen stellen langstreckige, bis weit in die Diaphyse des Humerus reichende knöcherne Verletzungen dar (Abb. 8.77). Häufig liegt ein knöcherner Ausriss des M. subscapularis vor, welcher dann mittels Zerklage oder Schraubenosteosynthese refixiert werden muss. Die Frakturen können jedoch noch erheblich langstreckiger sein und bis weit in den Humerusschaft herunterreichen. Hier fehlt scheinbar der sonst so konstante dorsomediale Pfeiler. Bei Rekonstruktion der „wahren Höhe" des Humerus über einen Frakturaufbau von distal kommt er jedoch regelmäßig zum Vorschein und kann dann bei diesem Frakturtyp ebenfalls als wichtiger Orientierungspunkt zur Festlegung der Prothesenhöhe genutzt werden. Die Frakturstabilisierung bzw. der Frakturaufbau wird über Drahtzerklagen oder über die Anlage eines oder mehrer Cabel Control® (Fa. DePuy) bewerkstelligt. Auch Wirth (1996) empfiehlt die Verwendung von Zerklagen. Die Eingabe von Knochenzement wirkt zusätzlich frakturstabilisierend, der Schaft der Prothese steift diese innere Schienung zusätzlich aus. Bei der Applikation des Knochenzementes erscheint es günstig, ein wenig zu warten, da das relativ dünnflüssige Material sehr leicht aus dem Markraum durch Fissuren oder Lücken austreten kann. Das Prothesenende sollte die Fraktur um mindestens 5, besser noch um 7 cm nach distal überragen, um eine spätere Prothesenrandfraktur zu vermeiden. Die Rekonstruktion der Rotatorenmanschette und die Refixation der Tuberkula erfolgen auch hier sowohl gegen die Prothesenfinnen als auch gegen den Humerusschaft transossär mit kräftigem Nahtmaterial der Stärke 2 oder dünnem Zerklagedraht (0,7–0,8 mm).

8.4.10 Prothetischer Ersatz des Glenoids

Die Notwendigkeit eines Glenoidersatzes findet sich bei der traumatologisch indizierten Humeruskopfprothese selten. Hier wird ein Aufbau der Pfanne mit kortikospongiösem Span oder die Osteosynthese bei Kantenabbrüchen bevorzugt (Abb. 8.78). Bei Patienten unter 50 Jahren und hohem Aktivitätsniveau findet sich im Falle einer primären Glenoidimplantation meist eine deutliche bessere Funktion als bei Verwendung einer Hemiprothese. Sollte der Einsatz einer Glenoidkomponente notwendig werden, erfolgt deren Implantation vor dem Zementieren der Schaftkomponente, da zu diesem Zeitpunkt das beste Platzangebot zur Darstellung und Vorbereitung des knöchernen Lagers besteht. Die Technik wird im Einzelnen in Kapitel 4.2.5 beschrieben.

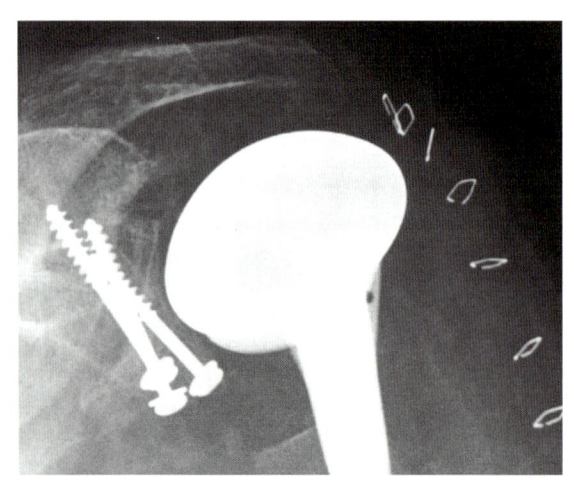

Abb. 8.77. Schraubenosteosynthese des frakturierten Glenoids mit gleichzeitiger endoprothetischer Versorgung der Humeruskopffraktur

8.5 Veraltete Frakturen und Frakturfolgen

Veraltete, in Fehlstellung verheilte Humeruskopffrakturen sind charakterisiert durch eine oft erhebliche Destruktion der humeralen Gelenkflächen, die nicht selten mit Pfannendestruktionen vergesellschaftet ist. Die Tuberkula sind meist in Fehlstellung verheilt, zusätzlich finden sich häufiger Rotations- und Achsfehlstellungen sowie eine Verkürzung der Oberarmlänge. Hinzu kommen partielle Humeruskopfnekrosen und evtl. eine Inaktivitätsosteoporose. Der Weichteilmantel ist kontrakt, einzelne Muskelgruppen sind atrophisch, andere bereits fibrotisch umgebaut. Diesen Faktoren muss bei der Versorgung Rechnung getragen werden.

8.5.1 Präparationtechnik

Die Präparationtechnik unterscheidet sich grundlegend von derjenigen bei frischen Frakturen und hat zunächst das Ziel, bestehende Narbenkontrakturen zu lösen.

■ Lösung von Narbenkontrakturen

An der voroperierten Schulter finden sich in nahezu allen Fällen erhebliche Verwachsungen, die bereits in der Subkutanschicht beginnen können und erst recht in den tieferen Schichten die Präparation erschweren. Eine ausgedehnte Mobilisation im Bereich des M. deltoideus und des M. pectoralis major ist notwendig, um Zugang zum Schultergelenk zu erhalten. Zur Besserung der Beweglichkeit kann weiterhin eine partielle oder komplette Ablösung des großen Brustmuskels erforderlich werden. Beim späteren Wundschluss ist dieser dann unbedingt wieder zu refixieren. Hierfür ist das Anschlingen des abgelösten Muskels an Haltefäden sinnvoll. Die spätere Refixation kann anatomisch erfolgen, der obere Anteil kann aber auch weiter kranial zur Augmentation des M. subscapularis genutzt werden, insbesondere wenn vorher eine Z-Plastik dieses Muskels erfolgt ist. Auch im Bereich des ventralen Schulterdaches sind Verwachsungen zu lösen, hier kann die Durchtrennung des Lig. coracohumerale erforderlich werden. Eine Diszision des Lig. coracoacromiale sollte unbedingt vermieden werden, da sie zu einer Instabilität nach ventrokranial Anlaß geben würde. Dies ist besonders bedeutsam, wenn es sekundär zu einer RM-Insuffizienz kommt. Sollte die Ablösung des Lig. coracoacromiale operationsbedingt in Einzelfällen dennoch notwendig werden, führen wir nach Beendigung des Eingriffes eine Rekonstruktion durch, um das ventrale Schulterdach zu erhalten bzw. es wieder herzustellen.

Eine knöcherne Akromioplastik verbietet sich bei jeder Protheseninmplantation, da bei schwacher oder defekter Rotatorenmanschette der Weg zur ventrokranialen Luxation der Prothese gebahnt werden würde. Eine Neurolyse des Plexus brachialis ist selten erforderlich, die Darstellung bzw. Identifikation des N. axillaris bei veralteten Frakturen vorteilhaft bzw. unbedingt erforderlich, um eine intraoperative Läsion z. B. durch „blindes" Setzen von Hohmann-Hebeln zu vermeiden. Oft ist der Nerv durch Narbenkontrakturen verzogen; in diesen Fällen kann am besten vom Plexus aus, also von medial her, identifiziert und freigelegt werden. Der palpierende Finger tastet eine straffe, in seiner Konsistenz dem Samenstrang vergleichbare Struktur.

Das Gelenk wird nach Ablösung des M. subscapularis zur Darstellung gebracht; die ventrale Gelenkkapsel liegt jetzt frei. Ein ventrales Kapselrelease ist unbedingt bis weit nach kaudal erforderlich, ggf. auch nach dorsal, um eine weitere Besserung der Beweglichkeit zu erreichen. Die Ablösung kaudal führt zu einer besseren Abduktion. Hierzu müssen die Ligg. glenohumerale inferius posterius und anterius mitsamt der kaudalen Kapsel durchtrennt bzw. mit der Kapsel reseziert werden. Die anatomische Nähe zum Axillaris-Nerven erfordert bei diesem Schritt seine exakte Darstellung, um das Kapselrelease möglichst gefahrlos und dennoch ausgiebig durchführen zu können. Eine fixierte Schrumpfung der dorsalen Kapsel erfordert ein ausgedehntes dorsales Release, welches am einfachsten mit dem Elektromesser bewerkstelligt wird und bis zum Freilegen der Rotatorenmanschette vorgenommen werden muss.

■ Z-Plastik des M. subscapularis

Nahezu immer besteht in diesen Problemfällen eine Innenrotationskontraktur, für welche hauptsächlich die fixierte Verkürzung des M. subscapularis verantwortlich ist. Hier ist eine Ablösung des oft in Fehlstellung verheilten Tuberculum minus erforderlich, welche nach Identifikation des Sulcus intertubercularis in der Regel flach nach medial hin verläuft. Am besten wird diese Osteotomie mit einem flachen Meißel ausgeführt. Das Rotatorenmanschettenintervall und die Gelenkkapsel, welche meist sehr stark mit dem tendinösen Anteil des Muskels verklebt sind, werden eröffnet, dann der M. subscapularis am Knochen-Sehnenübergang mittels Haltefäden angeschlungen und nach medial zum Schulterblatt hin stumpf in der Fossa subscapularis hinein mobilisiert. Hiermit erzielt man fast immer eine ausreichende Länge für eine spätere Refixation. Die Moblisation darf nicht beliebig weit nach medial ausgeführt werden, da ca. 2–3 cm medial des Glenoidrandes die zum M. subscapularis führenden Nervenfasern lokalisiert sind. Diese könnten ggf. bei zu radikalen Manipulationen geschädigt werden.

Eine Z-Plastik zur Verlängerung der Gewebestruktur kann zusätzlich erforderlich werden (Habermeyer 1995) (Abb. 8.79). Als Faustregel für die Verlängerung des M. subscapularis gilt: 1 cm Muskellängenzuwachs bringt eine Verbesserung der Außenrotation um ca. 20° mit sich. Die Z-Plastik führt zu einer Ausdünnung des tendinösen Anteils, welche unter Umständen eine spätere Augmentation des Muskels erforderlich macht. Hierfür kann der kraniale Anteil des abgelösten M. pectoralis major oder aber ein Dacron-Patch® verwendet werden. Beim Aufsteppen des M. pectoralis major kommt es zu einer Reduktion der Beweglichkeit bei Zunahme der Stabilität im Schultergelenk.

Osteotomie des Tuberculum majus

Das Tuberculum majus zeigt häufig eine knöcherne Fehlanheftung nach dorsokranial. Bei nur geringer Dislokation kann der Knochenanteil und damit der Rotatorenmanschettenansatz belassen werden. Lokal irritierende Anteile, welche bei Abduktion zu einem sog. Tuberkulum-Impingement führen, werden abgetragen bzw. im Sinne einer Tuberkuloplastik geglättet. Bei einer erheblichen Dislokation (Hochstand >5 mm) (Habermeyer 1995) muss auch hier eine Osteotomie erfolgen; diese muss komplett unterhalb des Ansatzes der Rotatorenmanschette vorgenommen werden, um diese wichtige Struktur sicher zu schonen. Um sowohl die lateralen als auch die dorsalen Anteile des Tuberkulums zu erfassen, muss die Osteotomie „biplanar" erfolgen:

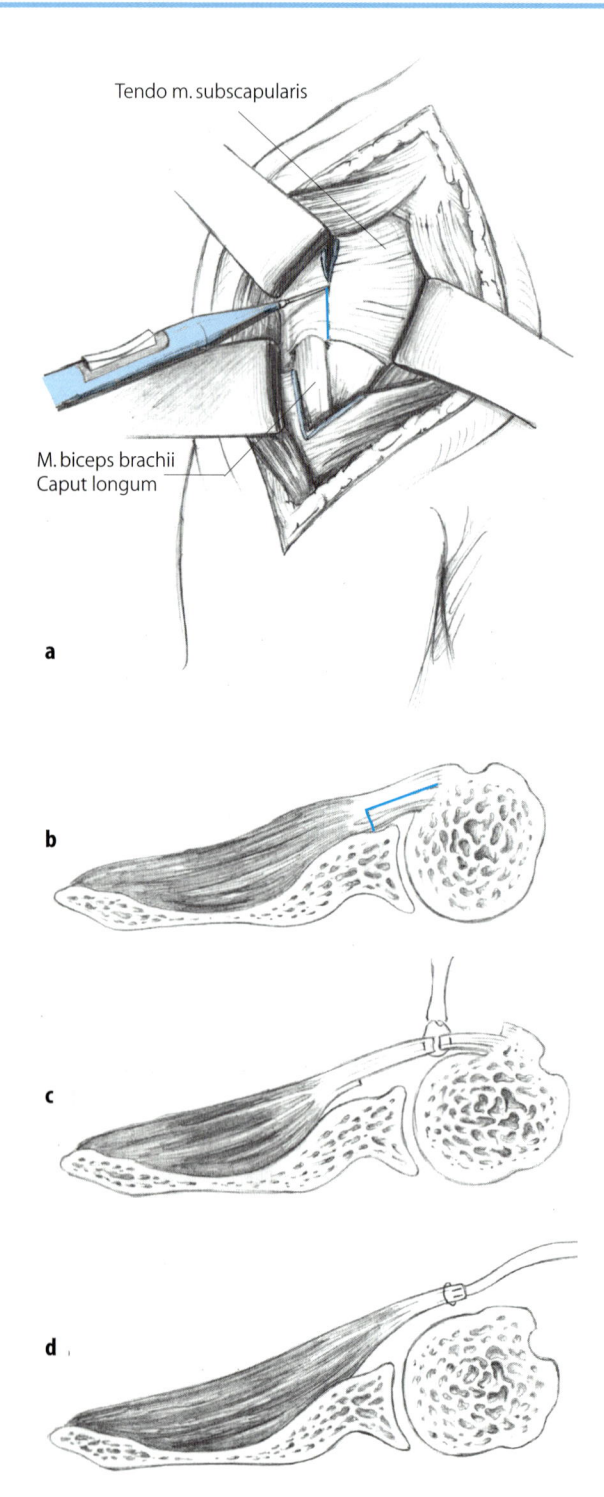

Abb. 8.78 a–d. Operatives Vorgehen bei Innenrotationkontrakturen bedingt durch eine Verkürzung der Subskapularis-Sehne. **a** Intraoperatives Situs; **b** verkürzte Sehne, Schnittführung zur Z-Plastik; **c** die Kontraktur ist gelöst, die Sehnenenden werden nahttechnisch versorgt; **d** endgültige sanierte Situation nach Knüpfen der Fäden

Kategorie 1 (intrakapsulär, impaktiert) Frakturfolgen ↓ Osteotomie des Tuberculum majus: Nein ↓ gute und vorhersagbare Ergebnisse	**Typ 1** kranialer Kollaps oder Kopfnekrose	**Typ 2** verhakte Luxation oder Frakturluxation
Kategorie 2 (extrakapsulär, nicht impaktiert) Frakturfolgen ↓ Osteotomie der Tuberkula: Ja ↓ schlechte und nicht vorhersagbare Ergebnisse	**Typ 3** Pseudarthrose im Collum chirurgicum	**Typ 4** erhebliche Fehlstellung der Tuberkula bei Mehrfragmentfrakturen

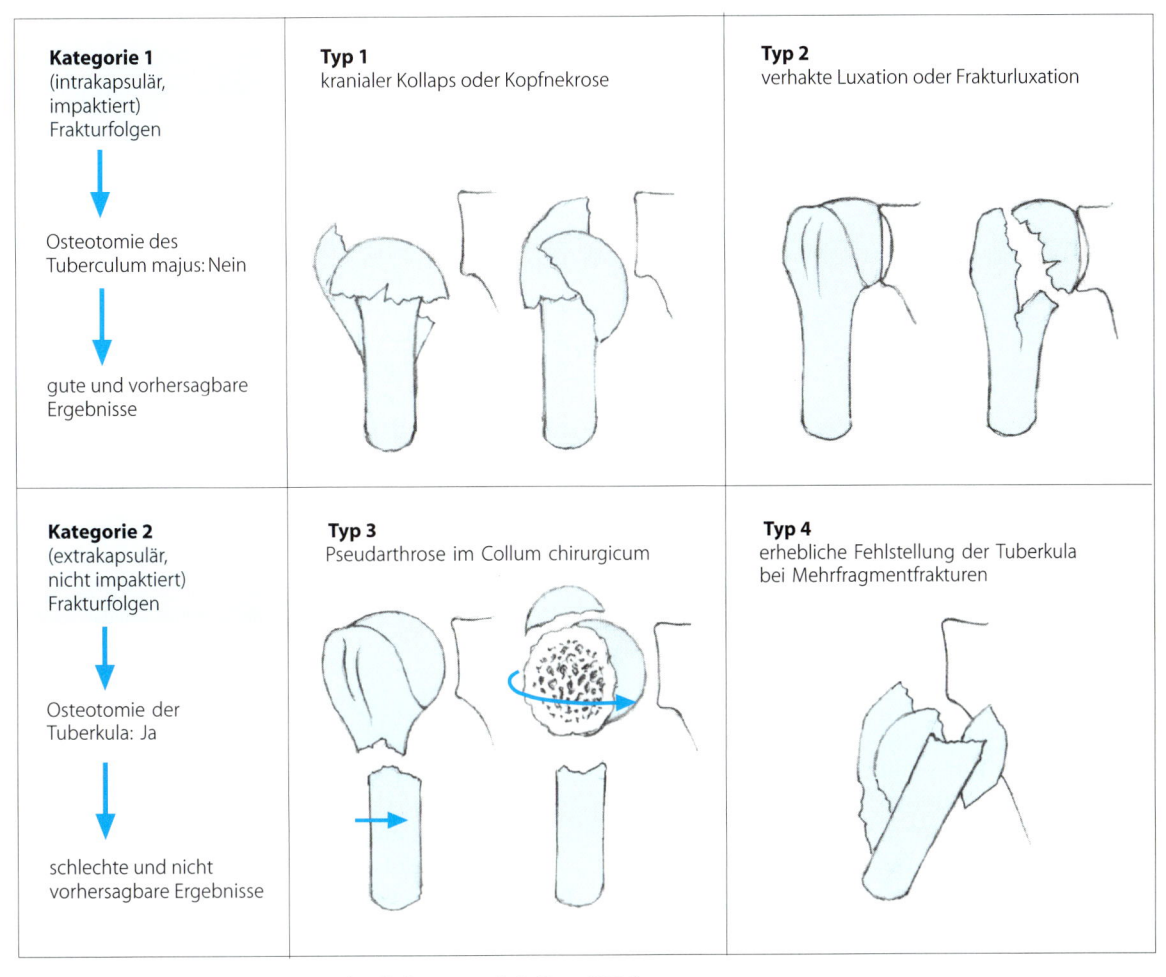

Abb. 8.79. Klassifikation der Humeruskopffrakturen nach Boileau (2001)

Der erste Knochenschnitt verläuft lateral, der zweite zur dorsalen Kalotte hin, um so der sphärischen Anordnung des Tuberculum majus Rechnung zu tragen. Der Knochenvorsprung selbst wird ebenfalls angeschlungen; die Rotatorenmanschette, welche häufig ebenfalls Verklebungen aufweist, wird stumpf teils digital, teils mit dem Elevatorium mobilisiert. Dieses Vorgehen schließt eine Inzision des Lig. coracohumerale mit ein, welches nach Durchtrennung einen Längenzuwachs der Rotatorenmanschette von bis zu 1 cm erbringt.

Eine neue Klassifikation veralteter Humeruskopffrakturen und die mögliche Konsequenz einer Tuberculum majus-Osteotomie stellt Boileau 2001 vor. Er empfiehlt eine Osteotomie im Falle extrakapsulärer Frakturen, bei Pseudarthrose oder bei Nichteinheilen des Tuberculum majus nach in Fehlstellung verheilter Fraktur (Abb. 8.80). Demgegenüber vertreten wir die Ansicht, dass eine Osteotomie auch dann notwendig wird, wenn bei einer in Fehlstellung ausgeheilten Fraktur eine Dislokation des Tuberculum majus besteht, die eine extraanatomische Lage mit Insuffizienz der Rotatorenmanschette zur Folge hat.

8.5.2 Implantation der Prothese

Nach dem Anschlingen des Tuberculum minus und nach notwendiger Osteotomie auch des Tuberculum majus kann nun die arthrotisch veränderte Kalotte eingesehen und schrittweise exponiert werden. Vor allem dorsale Osteophyten, welche die Darstellung beeinträchtigen, werden mit der Luer oder dem Meißel osteotomiert und reseziert. Bei der Freilegung ist der Periostmantel des Humerusschaftes soweit wie möglich zu schonen, da hiervon ein wesentlicher Teil der späteren Vaskularisation der Tuberkula ausgeht.

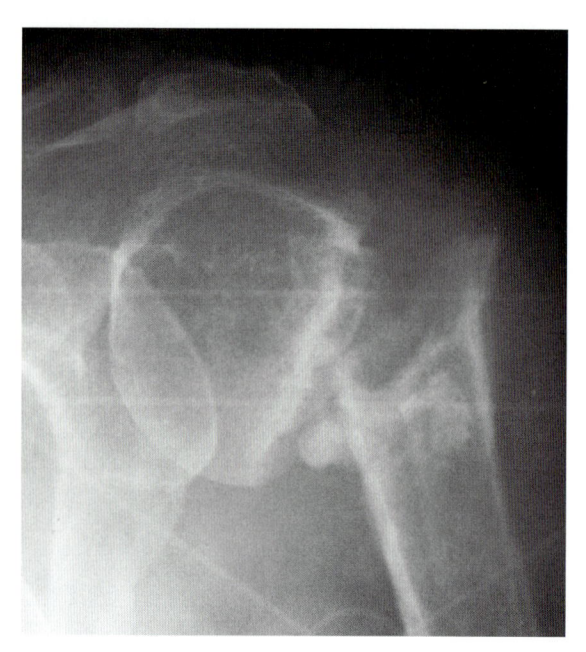

Abb. 8.80. Veraltete proximale Humerusfraktur bei Osteoporose

größe und -durchmesser durch Probereposition und Prüfung der Vorspannung, der Translation und der passiven Beweglichkeit. Hier gelten die gleichen Kriterien wie bei einer frischen Fraktur: Das Implantat sollte das Tuberculum majus ca. 4 mm überragen um eine Irritation der Rotatorenmanschette sicher zu vermeiden. An das Zementieren des Schaftanteiles schließt sich das Aufsetzen eines geeigneten Probekopfes, die Probereposition und die Funktionstestung an. Aufschlagen des ausgewählten Kopfes, Reposition und nochmalige Überprüfung auf störende Osteophyten sind die nächsten Arbeitsschritte. Es folgt die Refixation des M. subscapularis, ggf. auch die des vorher abgelösten M. pectoralis major und die des Tuberculum majus über die Prothese und den Humerusschaft. Die Drainage in die Mohrenheimsche Grube, der retrograde Wundschluss und die Anlage eines Gilchrist-Verbandes bilden den Abschluss des operativen Eingriffes.

Bei intaktem Tuberculum majus muss durch Einsetzen eines Hohmann-Hebels unterhalb der intakten Rotatorenmanschette der Humeruskopf schrittweise aus dem Gelenk durch eine Außenrotations-, Retroversions- und Adduktionsbewegung luxiert und exponiert werden. Nächster Schritt noch vor der Resektion der Kalotte ist das Auffinden des Eintrittspunktes für die Markraumpräparation. Die Orientierung erfolgt durch eine gedachte Linie in Verlängerung des proximalen Schaftes etwas hinter dem Sulcus intertubercularis an der Grenze zum Tuberculum majus. Nach Anlage eines Bohrloches ca. 8 mm hinter dem Sulcus der langen Bizepssehne wird der Markraum sondiert und von Hand aufgefräst, bis kortikaler Widerstand beim Raspeln spürbar wird. Die Raspeln müssen jeweils bis zur Markierung eintauchen. Zur korrekten Resektion der Kalotte erfolgt die Anlage der Resektionsschablone samt des Retroversionsstabes, wobei Resektionshöhe und Retroversion sorgfältig anhand der genannten klinischen Parameter bestimmt und auf den Einzelfall hin angepasst werden müssen. Die Implantation einer evtl. erforderlichen Gelenkpfanne (Kapitel 4.2.5) kann nun vorgenommen werden, indem der Humerusschaft durch einen Obturator geschützt wird. Anschließend erfolgt das Einsetzen der durch den Durchmesser der Raspel vorgegebenen Probeprothese sowie das Austesten von Kalotten-

8.5.3 Implantation einer Glenoidkomponente

Wird ein Gelenkpfannenersatz notwendig, so wird zum Schutz des bereits vorbereiteten Humerus ein Obturator eingelegt, die Gelenkpfanne optimal eingestellt und die Weichteilresektion (vordere Teile der Pfannenlippe mit kapsulosynovialen Anteilen) vorgenommen. Zur Besserung der postoperativen Beweglichkeit empfiehlt sich ein ausgedehntes Kapselrelease. Die Anlage der Glenoidschablone erfolgt unter Ausrichtung am oberen Pol, da kaudal osteophytäre Ausziehungen die Orientierung meist erschweren. Es werden 2 Bohrlöcher gesetzt, die miteinander verbunden werden, die Pfanne gefräst und anschließend die Nuttiefe mit der Schablone überprüft. Gegebenenfalls ist ein Impaktieren von Spongiosa und ein anschließendes definitives Zementieren des Implantats erforderlich.

Ist primär bereits eine Glenoidkomponente geplant, sollte unbedingt ein modulares Prothesensystem gewählt werden, da hiermit die Vorspannung der Muskulatur nach Einsatz der Pfannenkomponente noch variiert werden kann.

Neben den zementierbaren Polyethylen-Glenoiden finden sich auch „metal backed"-Implantate am Markt. Es existieren keine Veröffentlichungen, welche abschließend beurteilen, welche Gruppe bessere Standzeiten aufweisen und weniger Revisionseingriffe notwendig machen. Während bei frischen Frakturen wohl nur in sehr seltenen Fällen ein Glenoidersatz indiziert ist, ist bei posttraumatischen Zuständen wie Kopfnekrosen nahezu immer die Notwendigkeit zu einem solchen Vorgehen gegeben.

8.5.4 Posttraumatische Humeruskopfpseudarthrose

Eine bislang in der Literatur wenig beachtete Indikation zur Humeruskopfprothese stellen schmerzhafte Oberarmkopfpseudarthrosen nach konservativer oder operativer Therapie proximaler Oberarmfrakturen bei schwerer Osteoporose dar (Abb. 8.81). Hier ist ein erneuter osteosynthetischer Behandlungsversuch bei schlechter Knochenqualität aus unserer Sicht nicht gerechtfertigt. Die endoprothetische Versorgung bleibt der beste Ausweg um dem betroffenen Patienten seine Schmerzen zu nehmen und die Lebensqualität zu steigern.

Primär muss vor der Operation die Erwartungshaltung des Patienten in Einklang mit dem zu erwartenden funktionellen Ergebnis gebracht werden. Des Weiteren muss anhand weiterführender Untersuchungen (CT, Kernspintomografie, etc.) überprüft werden, ob die Mm. supra- und infraspinatus funktionell noch aktiv sind oder ob die fettige Degeneration schon bis über 50% fortgeschritten ist (Habermeyer 1997). In diesen Fällen kommt eine korrigierende Osteosynthese nicht mehr infrage. Sollte durch das Patientengespräch und die präoperative Diagnostik die Indikation zur Prothese gestellt werden, muss weiterhin entschieden werden, ob eine Hemialloarthroplastik ausreichend ist oder ob die Gelenkpfanne mit ersetzt werden muss.

Die operationstechnische Präparation gestaltet sich durch die immer bestehenden Verwachsungen schwierig, nur Identifikation der langen Bizepssehne gibt nur eine willkürliche Einteilung von Tuberculum majus und Tuberculumminus-Fragment. Eine Osteotomie der Tubercula schließt sich dann an, wenn eine grobe Fehlstellung des Tuberculum majus besteht oder aufgrund einer extraartikulären Pseudarthrose eine Prothese implantiert werden soll. Das knöchern eingeheilte Kalottenfragment, welches meist fest im Verbund steht, muss extrahiert bzw. osteotomiert und reseziert werden. Nachdem die Tuberkula armiert sind und das Kalottenfragment entfernt ist, kann die Pfanne auf Funktion und Intaktheit geprüft werden. Im Falle einer Instabilität kann ein abgelöster Kapsel-Labrum-Komplex transossär durch Knochenanker refixiert werden.

Nun erst wendet man sich der Pseudarthrose zu. Der Eingang zum Markraum des Schaftes kann durch die abgedeckelte Pseudarthrose erschwert sein. Nach seiner Öffnung wird dieser auskürettiert und für die Prothesenimplantation vorbereitet. Die Prothesenhöhe kann nur ungefähr anhand der intraoperativen klinischen Parameter (Zug am Arm, Vergleich mit der Gegenseite, Höhe der Pseudarthrose, Vorspannung der Muskulatur) bestimmt werden; alle Parameter sind in diesen Problemfällen nur Anhaltswerte. Die Höhe der Prothese wird am Prothesenschaft markiert; anschließend erfolgt nach Festlegung der Retroversion von ca. 20–25° die Implanation der Prothese in der gewählten Höhe. Nach Aushärten des Knochenzementes werden die Tuberkula gegeneinander und gegen den Schaft übungsstabil refixiert. Bei Unsicherheit bzgl. der Höhe kommt auch hier die intraoperative radiologische Höhenbestimmung infrage. Zu diesem Zweck wird eine Probeprothese eingebracht und die Höhe im Zuge der Bildwandlerkontrolle, ermittelt, wozu eine korrekte Einstellung notwendig ist. Durch Zug am Arm, Rotation und Vergleich mit der Gegenseite kann die Höhe sehr gut festgelegt werden, anschließend erfolgt die Markierung der definitiven Höhe des Implantates am Schaft der Probeprothese. Diese kann dann auf die endgültige Prothese übertragen werden.

8.5.5 Prothesenimplanation nach fehlgeschlagener Osteosynthese

Die Implantation einer Humeruskopfendoprothese nach fehlgeschlagener Osteosynthese fand bislang in der Literatur keine große Berücksichtigung, stellt unseres Erachtens jedoch oft die einzige Möglichkeit dar, in derartigen Problemfällen eine schmerzfreie Schulter mit einer akzeptablen Restfunktion wieder herzustellen. Der alloplastische Gelenkersatz ist unseres Erachtens eine durchaus valide Alternative zu einer oft sehr fraglichen Reosteosynthese, gerade wenn eine schwere Osteoporose als Grunderkrankung vorliegt (Abb. 8.82). Bei zuvor erfolgter Plattenosteosynthese oder im Falle eines intramedullären Verfahrens sollte in jedem Falle einer langschäftigen Humeruskopfendoprothese der Vorzug gegeben werden. In dieser Situation sind die Patienten nicht unerheblich durch eine peri-

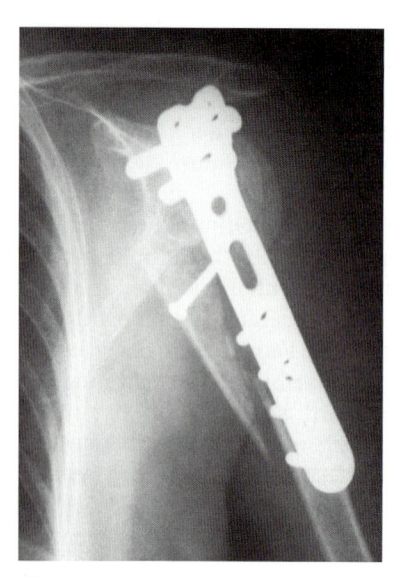

Abb. 8.81. Fehlgeschlagene Plattenosteosynthese nach proximaler Humerusfraktur im a.p.-Röntgenbild

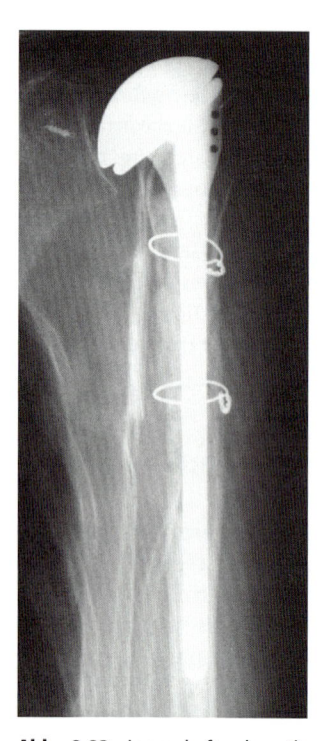

Abb. 8.82. Langschaftendoprothese des proximalen Humerus nach fehlgeschlagener Osteosynthese

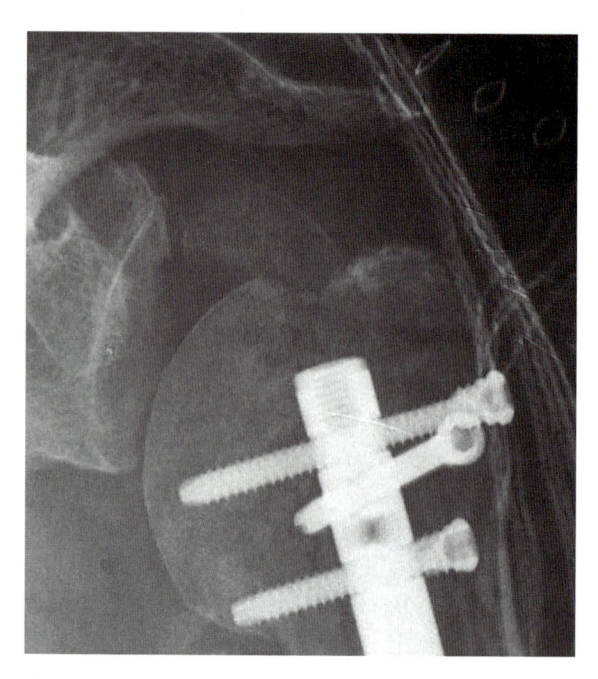

Abb. 8.83. Fixation der humeralen Tuberkula bei intramedullärem Kraftträger

prothetische Fraktur bedroht. Der Prothesenstiel muss in diesen Fällen das distalste Schraubenloch zumindest um 5 cm überragen (Abb. 8.83). Durch eine frühzeitige Intervention lassen sich auch nach fehlgeschlagener, minimal invasiver Osteosynthese noch ein akzeptables klinisches Ergebnis erreichen (Abb 8.84), wenngleich dieses nicht mit dem einer primären prothetischen Versorgung verglichen werden kann. Sowohl Beweglichkeit als auch Kraftentfaltung und Schmerzreduktion werden limitiert verbleiben.

Der Zugangsweg bei der Revision stellt der ehemalige Erstzugang dar, um hier zunächst die Metallentfernung durchführen zu können. Im Regelfall ist über diesen Zugang dann auch die Prothesenimplantation möglich. Sollte dies nicht erreichbar sein, muss in seltenen Ausnahmefällen ein zweiter Zugang angelegt und präpariert werden.

Prothesenimplantation bei posttraumatischer Humeruskopfnekrose

Der Zugewinn an Beweglichkeit nach Implantation einer Humeruskopfendoprothese bei posttraumatischer Humeruskopfnekrose ist ebenfalls limitiert. Der Erfolg bzgl. der zu erwartenden Schmerzreduktion ist überzeugend. Auch bei Kopfnekrose nach Osteosynthese einer hinteren, verhakten Luxation des Oberarmkopfes stellt die Humeruskopfprothese eine gute Lösungsmöglichkeit vor allem für ältere Patienten dar. Die noch bestehende Restfunktion des Schultergelenkes kann weitgehend schmerzfrei erhalten bzw. wieder hergestellt werden.

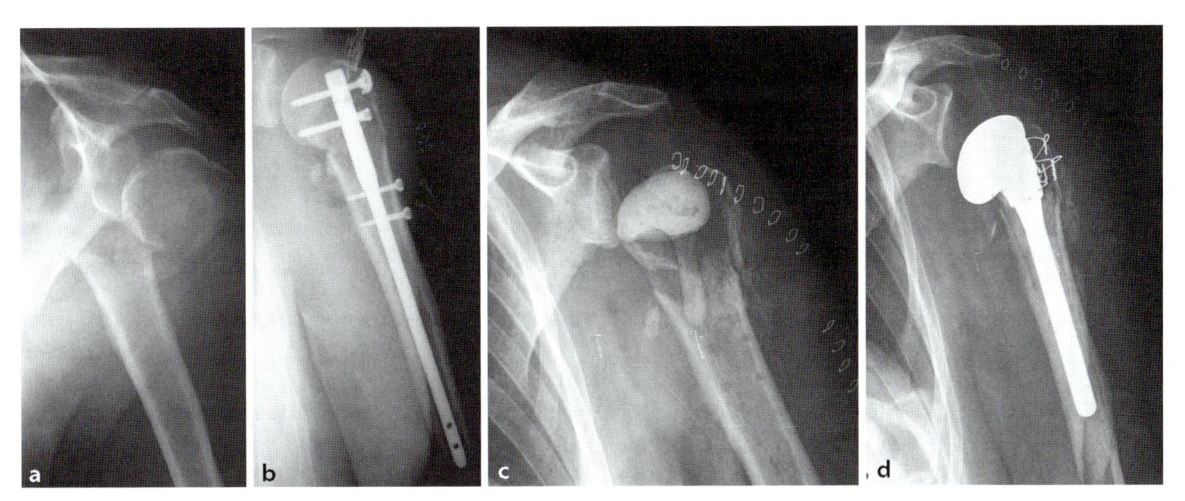

Abb. 8.84 a–d. Röntgenologischer Verlauf bei sekundärer Wundinfektion. **a** Präoperative Ausgangssituation mit subkapitaler Luxationsfraktur der linken Schulter bei Osteoporose. **b** Stabile intermedulläre Osteosynthese mit rotationsstabiler Verriegelung. **c** Nach massiver Frühinfektion operative Revision mit Metallentfernung sowie temporäre Interposition eines Spacers aus Knochenzement. **d** Endgültige Lösung nach Infektsanierung durch Spacerentfernung und Implantation einer zementierten Humeruskopfendoprothese

▍ Prothesenimplantation nach infizierter Osteosynthese

Infektionen nach Osteosynthese am proximalen Humerus finden sich als sog. Frühinfekte in den ersten Wochen oder als sog. Spätinfekte nach einem halben Jahr und länger. Die Infektion stellt bekanntermaßen eine schwerwiegende Komplikation der Osteosynthese dar. Bei Frühinfekten sollte daher unter allen Umständen zunächst versucht werden, durch eine frühzeitige, arthroskopisch gestützte Revision und programmierte Zweitrevision die Osteosynthese und damit das Schultergelenk zu retten. Im Falle eines Spätinfektes steht zunächst die Entfernung des Osteosynthesematerials im Vordergrund. Bei einer ossären Beteiligung kommt der Infekt durch diese alleinige Maßnahme nicht immer zur Ruhe, hier stellt die Humeruskopfresektion und Implantation einer Humeruskopfendoprothese die einzige sinnvolle Möglichkeit dar, die Funktionalität zu retten. Der humeruskopfresezierende Eingriff sollte mit der Implantation eines Palacos®-Spacers in gleicher Sitzung erfolgen. Die Anlage und die Eingabe von antibiotikahaltigem Kollagenvlies (z.B. Sulmycin-Implant) in den Markraum und in die Weichteile wird hier zum Aufbau eines lokalen Antibiotikaspiegels ebenfalls empfohlen. Der intraoperativ selbst individuell modellierte Spacer (möglichst mit Gentamycin-Zusatz) sollte 2–3 Wochen belassen werden; nach Normalisierung der Entzündungsparameter und blandem klinischen Verlauf wird dann unter systemischem Antibiotikaschutz eine modulare Humeruskopfendoprothese implantiert. Auf einen Glenoidersatz kann zunächst verzichtet werden, der Eingriff sollte so klein wie möglich gehalten werden. Der Zeitpunkt der Prothesenimplantation divergiert von den bekannten Zeitintervallen in der Hüft- und Kniechirurgie. Die Antibiose sollte für die Dauer der Wundheilung fortgesetzt werden. Regelmäßige klinische, laborchemische und radiologische Verlaufskontrollen sind obligatorisch (Abb. 8.85 a–d).

8.6 Frakturrelevante Prothesentypen

Auch in der Schulterendoprothetik kann es kein Standardimplantat geben, welches sich zur Versorgung sämtlicher Frakturen bei jedem Patienten eignet. Die Implantatwahl wird bestimmt von der Frakturform, von Zusatzschäden, dem Alter des Patienten, der Verfügbarkeit der Implantate und nicht zuletzt auch von den Kosten. Grundsätzlich muss gefordert werden, dass in einer Klinik, die sich mit der operativen Versorgung proximaler Humeruskopffrakturen befasst, ein kompletter Satz eines modularen oder Monoblockprothesensystems (z.B. Neer-II-Prothese der Fa. Smith & Nephew) vorrätig gehalten werden muss um ggf. bei einer fehlgeschlagenen

Frakturversorgung bzw. einer entsprechenden, eventuell präoperativ nicht als solche erkannten Fraktursituation intraoperativ auf eine Kopfprothese umsteigen zu können. Je jünger der Patient, desto leichter wird man sich zur Implantation eines modularen Prothesensystems (z. B. Smith & Nephew, DePuy etc.) entschließen. Fast alle namhaften Hersteller bieten mittlerweile modulare Systeme auch als Leihinstrumentarien an, welche innerhalb von 48 h gegen eine Transportkostenvergütung ins Haus geliefert werden. Gerade bei jüngeren Patienten sollte die Operation so geplant werden, dass eines dieser modularen Systeme bei Bedarf zur Verfügung steht. Bei älteren Patienten halten wir die Verwendung eines Monoblocksystems bei der Versorgung frischer Frakturen für gerechtfertigt, da die Vorzüge der diversen Kalotten- und Schaftkomponenten hierbei nur wenig genützt werden und bei dem älteren Patientenkollektiv eine sekundäre Implantation einer Glenoidkomponente nicht zu erwarten ist. Die Bedeutung extrem variabler Prothesensysteme, welche sowohl bzgl. des Inklinationswinkels als auch des Rotationszentrums (Offset) variierbar sind, hat sich durch eine grundlegende Arbeit von Williams et al. (1998) über die Kinematik des prothetisch ersetzten Glenohumeralgelenkes erheblich relativiert. Nach deren Untersuchungen hat eine Fehlpositionierung der Humerusimplantate von bis zu 4 mm keinen signifikanten Einfluss auf die Beweglichkeit im Schultergelenk. Für die traumatologische Indikation spielen somit Prothesensysteme, die im Rotationszentrum und im Inklinationswinkel variabel verstellbar sind, keine wesentliche Rolle.

8.6.1 Monoblockprothesen (Smith & Nephew, Biomet, Aesculap etc.)

Die heute in der Unfallchirurgie gebräuchlichen Schulterendoprothesensysteme gehen im Wesentlichen auf Charles Neer zurück. Er stellte 1951 eine Humeruskopfprothese für die Versorgung von Frakturen vor und verbesserte diese 1973 zum sog. Neer-II-System. Eine Weiterentwicklung stellt das Neer-III-System dar, welches seit Frühjahr 1999 zur Verfügung steht. Sowohl die derzeit verfügbare Neer-II-Prothese als auch die Neer-III-Prothese (Smith & Nephew) bestehen aus einem starr an den Schaft fixierten Kopfteil, wobei insgesamt 10 verschiedene Implantate vom Typ II angeboten werden, die jeweils in Kopfdurchmesser und -höhe sowie Schaftlänge und -durchmesser variieren. Bei der Neer-III-Prothese wurde diese Variabilität nochmals gesteigert. Neer-II- und -III-Prothesen sind ausschließlich als zementierbare Version erhältlich. Die Refixation der Tuberkula erfolgt über eine mehrfach durchbohrte Finne.

Die Neer-II-Prothese galt über Jahre als Standardimplantat bei der Frakturversorgung des Oberarmkopfes. Heute stehen desweiteren ähnlich konzipierte Monoblockprothesen anderer Hersteller zu Verfügung, welche sich nur geringfügig von dem ursprünglichen Neer-System unterscheiden.

Die Monoblockprothese stellt unseres Erachtens das Implantat der Wahl bei der Grund- und Regelversorgung des alten Menschen im Falle einer proximalen, prothesenpflichtigen Humerusfraktur dar. Das weiterentwickelte „Neer-III-Prothesensystem" bietet jetzt 4 statt bisher 2 verschiedene Kopfgrößen (15, 19, 22,5 und 26 mm), jedoch nur eine Prothesenlänge (125 mm) statt der bisher 4 Längen an. Bedauerlich ist, dass die in der Traumatologie öfter benötigten Längen 150, 161 und 252 mm nicht mehr gefertigt werden. Somit kann die Behandlung langstreckiger Frakturen mit dem Neer-III-System nicht mehr erfolgen. Das neue Prothesendesign sieht statt der dorsalen Fixationsfinne für die Tuberkula nunmehr insgesamt 3 Finnen mit insgesamt 4 Fixationslöchern vor. Dies verspricht eine einfachere und stabilere Stabilisierung der Tuberkula gegen die Prothese. Ein weiteres, medial angebrachtes Bohrloch sollte ebenfalls besetzt werden, da durch diese Art der Fixation das sog. „winging" der Tuberkula vermieden werden soll. Auch wurde ein „medial head offset" gewählt, um die Fixation der Tuberkula zu erleichtern. Die seitliche Begrenzung des Humeruskopfes sollte in Übereinstimmung mit der seitlichen Begrenzung des Prothesenschaftes stehen. So hat eine Steigerung des medialen Kopf-Offset eine Vergrößerung des Kopfdurchmessers zur Folge.

Für jedes einzelne Humeruskopfendoprothesensystem existieren Glenoidkomponenten, deren Krümmungsradien im Vergleich mit dem Krümmungsradius der Kopfkalotte identisch oder geringfügig größer sind. Diese werden, wie die Schaftkomponenten, ebenfalls zementiert um ihre frühe Auslockerung zu vermeiden.

8.6.2 Modulare Prothesensysteme

Eine wesentliche Weiterentwicklung und somit einen neuen Schritt in der Schulterendoprothetik stellt die Generation der modularen Kopfprothesen dar (Sulzer, Allopro, Biomet, DePuy, 3M, Richards, Keramed etc.). Ihnen gemeinsam ist die Möglichkeit der abnehmbaren, in Höhe und Durchmesser variablen Kopfkalotte, welche mit einem Konus am Schaft-Hals-Teil fixiert wird. Eine intraoperative Korrektur des Gelenkschlusses bzgl. Vorspannung und Gelenkangulation durch Austestung verschiedener Probeköpfe ist so möglich. Diese Implantate erlauben jedoch keine Korrektur der Prothesenhöhe, der Retroversion und der Inklination. Die Prothesen werden z. T. als zementfreie Version mit entsprechender Oberflächenbeschichtung angeboten. Gerade bei der Fraktursituation sollte jedoch von der zementfreien Implantation kein Gebrauch gemacht werden, da die rasche Auslockerung der Prothese aufgrund mangelnder Primärstabilität mit der Gefahr der Sinterung oder Malrotation verbunden ist. Die zementfreien Implantate können allerdings ebenfalls zementiert eingebracht werden.

Bei der modularen Neer-II-Prothese (Smith & Nephew) werden die Köpfe in 2 unterschiedlichen Materialausführungen angeboten: Kobalt-Chrom und Keramik. Letztere gilt als teuerstes aber auch bestes Implantat bzgl. der Materialeigenschaften der Gleitpaarung zwischen dem Gelenkknorpel der Cavitas glenoidalis und dem Prothesenkopf. Auch sollte vom Keramikkopf bei bekannter Allergie gegen Nickel Gebrauch gemacht werden. Die modularen Implantate bieten Vorteile im Falle einer notwendig werdenden sekundären Implantation einer Gelenkpfanne, welche beim Monoblocksystem technisch aufgrund des störenden Prothesenkopfes technisch nur schwierig zu bewerkstelligen ist. Für die einzelnen modularen Systeme bieten die Hersteller Pfannenkomponenten, ebenfalls teilweise anatomisch geformt als reine Polyethylenpfannen oder als Metall-PE-Kombinationen an, welche jeweils zementiert im Glenoid verankert werden. Anatomisch geformte Implantate vermindern die Irritation der Rotatorenmanschette und sollten hier bevorzugt werden. Zementfreie Glenoidkomponenten sind in der klinischen Erprobung; ausreichende Langzeiterfahrungen existieren derzeit noch nicht, wobei die Kurzzeitergebnisse allerdings sehr ermutigend sind.

Speziell für die Traumatologie bietet die Aequalis-Prothese (Fa. Tornier) ein Fraktur-Jig. Es handelt sich dabei um eine Haltevorrichtung, in welcher der Arm während des operativen Eingriffes eingespannt wird. So lassen sich Höhe und Retroversion besser einstellen und fixieren. Die Prothese wird gehalten und die Adaption der Tuberkula ist so ebenfalls leichter möglich. Die Jig-Vorrichtung besteht aus einem Winkelmesser, mit dem die Retroversion bestimmt wird sowie einer Messlatte, welche die Länge vorgibt. Messpunkte sind die metaphysär-diaphysäre Achse des Humerus, der höchste Punkt des Tuberculum majus sowie der mediale Epikondylus. Auch die Frakturprothese der Fa. DePuy, die Global-FX-Prothese besitzt einen ähnlichen Fraktur-Jig, der wesentlich kleiner ist. Dieses Hilfsmittel empfiehlt sich für Anwender, die erst wenige frische Humeruskopffrakturen mit einer Endoprothese versorgt haben. Anwender, die routinemäßig Frakturversorgungen mit Humeruskopfprothesen durchführen, können guten Gewissens auf dieses doch zeitraubende Instrumentarium verzichten.

8.6.3 Höhenvariable Prothesensysteme

Die meisten bisherigen Prothesensysteme lassen nach definitiver Implantation des Schaftanteiles keine Korrektur der Humeruskopfhöhe mehr zu. Gerade in der Traumatologie und hier wiederum bei der Versorgung frischer Frakturen ist die Höhe des alloplastischen Implantates jedoch ein Kernproblem. Der Problematik einer sekundären Veränderung der Prothesenhöhe widmeten sich sowohl Resch als auch Habermeyer und entwickelten höhenkorrigierbare Prothesentypen, die ihren Einsatz auch in der Akuttraumatologie finden sollen. Auch die Fa. DePuy bietet mit der Fortentwickelung ihrer Global-Prothese durch exzentrische Rotation der Kalottenkomponente ein um ca. 4 mm rotierbares und bedingt höhenvariables Prothesensystem an, bei dem in einem gewissen Umfang auch das posteriore Offset korrigiert werden kann. Des weiteren ist die Prothese der Fa. Keramed (Articula) ist nach Implantation höhenverstellbar und somit für die Anforderungen in der Traumatologie ebenfalls durchaus geeignet.

Mehrfach modulare Systeme (Aequalis), inverse Prothesen (Delta-Prothese), bipolare Prothesen (Biomet) und die Kappenprothese haben in der Versorgung frischer proximaler Humerusfrakturen nur in Ausnahmefällen eine Bedeutung. Anders verhält es sich jedoch bei veralteten Frakturen. Hier sollte aufgrund der oft extremen Fehlstellung zunächst einmal geklärt werden, ob die Rotatorenmanschette noch intakt ist. Ist dies gegeben und ist das Glenoid ebenfalls unauffällig, genügt die Implantation einer Humeruskopfprothese. Bei Defekten im Pfannenbereich sollte ein Glenoidersatz vorgenommen werden. Hier eignen sich modulare Prothesensysteme, wobei aufgrund der oft bestehenden Fehlstellungen die Verwendung sog. 3- oder 4-Generations-Prothesen empfohlen wird. Bei Defekten der Rotatorenmanschette und einer Kranialisation des Rotationszentrums sollte eine inverse Prothese gewählt werden. Bipolare Prothesen weisen bei dieser Fragestellung eine deutlich schlechtere Funktion auf.

Auch die Frakturprothese der Fa. Arthrex ist höhenvariabel und eignet sich zur Versorgung frischer proximaler Humerusfrakturen.

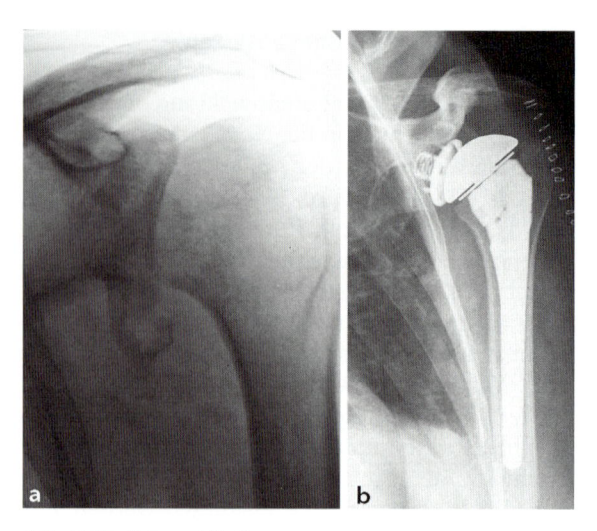

Abb. 8.85. Universal-Prothese

8.6.4 Schulterprothesen der 4. Generation

Die Humerusprothese der Fa. Arthrex (Universal) zeichnet sich neben der Modularität der Köpfe durch eine intraoperative Variabilität der Inklination, Reklination und des posterioren Offsets aus. Durch diese technischen Rafinessen kann sie Fehlstellungen nach Humeruskopffrakturen ausgleichen und so eine nahezu anatomische Korrektur erzielen. Auch bei chronischen, verhakten Luxationen kann sie sicherlich sehr gute Dienste leisten (Abb. 8.86 a, b). Die endoprothetische Versorgung verhakter hinterer Schulterluxationen im Falle großer Reversed Hill-Sachs-Impressionsfrakturen (>40% der Kalottenzirkumferenz) führt zu einer sofortigen Schmerzreduktion und einer progredienten Besserung des Bewegungsumfanges.

Bei allen frischen Frakturen des Humeruskopfes hat dieses Endoprothesensystem keine Indikation.

8.7 Tumorprothesen

Primäre Knochentumoren im Bereich der Schulter verlangen bei radikaler Vorgehensweise die Exartikulation des Armes im Schulterhauptgelenk, was für den Patienten i. d. R. äußerst schwerwiegende Defektzustände mit sich bringt. Aus diesem Grund stellen maligne und semimaligne Knochentumoren am proximalen Humerus oftmals eine gute Indikation zur erweiterten endoprothetischen Versorgung dar, sofern der Tumor im Gesunden entfernt werden kann (Ward 1996). Für diese Indikation kommen Spezialprothesen infrage, die ebenfalls modular konzipiert und an die Keramikprothese nach Salzer angelehnt sind. Die isoelastischen Implantate, die ehemals ihre Hauptindikation in der Tumortherapie hatten, werden heutzutage aufgrund ihrer nicht ausreichenden Primärstabilität nicht mehr favorisiert.

Da bei der operativen Intervention die radikale Entfernung des Tumors im Vordergrund steht, gelingt nach einer erweiterten Resektion die Reinsertion der Sehnenansätze am proximalen Humerus nur in den allerseltensten Fällen: Entsprechend sind primäre Einschränkungen in der Funktion in Kauf zu nehmen. Gleiches trifft auch für die Behandlung von Skelettmetastasen zu. Bei sämtlichen Tumorprothesen ist postoperativ eine deutlich reduzierte Schultergelenksbeweglichkeit zu erwarten, wohingegen die Beweglichkeit im Ellenbogen und in der Hand i. d. R. erhalten bleibt und somit eine durchaus zufriedenstellende Funktion der betroffenen Extremität gewährleistet werden kann.

Die Operationstechnik orientiert sich an den individuellen lokalen Gegebenheiten, sie wird durch die Tumorausdehnung und -histologie bestimmt. Die zur Verfügung stehenden Endoprothesensysteme zur Rekonstruktion des ossären Defektes sind im Kapitel 6.6.2 beschrieben.

9 Prothesentypische intraoperative Probleme

Im Gegensatz zu den nicht seltenen postoperativen Komplikationen wird in der aktuellen Literatur über intraoperativ auftretende Probleme beim alloplastischen Schultergelenksersatz bislang eher nur beiläufig berichtet. Die Kenntnis um diese Problematik sowie deren Antizipation helfen jedoch, schwerwiegende Komplikationen zu vermeiden.

9.1 Luxationen

Luxationen sind wegen der besonderen anatomischen Verhältnisse nach künstlichen Schultergelenksersatz vergleichsweise häufiger zu beobachten als bei der Endoprothetik anderer Gelenke. Die Kontaktflächen des natürlichen Schulterhauptgelenkes sind relativ klein und inkongruent. Die komprimierend wirkenden gelenkumspannenden Weichteile halten den Oberarmkopf in der Pfanne und fixieren damit den Drehpunkt des Gelenkes; erst so wird eine regelrechte Funktion sämtlicher Anteile des M. deltoideus gewährleistet. Schäden der Rotatorenmanschette ziehen dementsprechend Störungen im funktionellen Gleichgewicht mit dem Deltamuskel nach sich. Der Verlust des festen Drehpunktes bedingt dann in Abhängigkeit von der Zugrichtung des M. deltoideus einen vermehrten Schub nach kranial. Proximale Subluxationen und ventrokraniale Instabilitäten im Falle einer rheumatoiden Arthritis, aber auch nach endoprothetischer Versorgung mit kraftschlüssigen („non-contrained") Systemen finden hierdurch ihre Erklärung. Mit dem Ausweichen des Humeruskopfes nach proximal verringert sich auch die elevierende Kraft des Deltamuskels. Derselbe Mechanismus ist letztendlich auch die wesentliche Ursache für das erhöhte Lockerungsrisiko der glenoidalen Komponente bei Prothesensystemen mit kongruenten Kontaktflächen. Ihre Verankerung wird durch die exzentrische Belastung der nach kranial gerichteten Schubkräfte besonders dann gefährdet, wenn es zu einem Ausfall der Kompressionswirkung der Rotatorenmanschette kommt. Ein weiterer Grund für unbefriedigende Funktionsergebnisse liegt in den häufig festgestellten Schädigungen des ventralen Anteils des M. deltoideus. Dies führt erfahrungsgemäß nicht nur bei Abduktion und Anteversion zu einer Funktionseinbuße, sondern begünstigt bei defekter Muskelsehnenmanschette zusätzlich auch das Auftreten ventrokranialer Luxationen durch die Störung des funktionellen Gleichgewichtes zwischen ventralen und dorsalen Deltamuskelanteilen. Da die Schädigung der ventralen Muskelpartien nicht zuletzt auf den ventralen Gelenkzugang zurückzuführen ist, befürworten einige Operateure (Engelbrecht 1980) sogar den dorsalen Zugangsweg.

Liegt die Ursache der Luxationsneigung in einer inadäquaten Torsion des Humeruskopfes begründet, so ist eine Revisionsoperation mit Wechsel der humeralen Komponente unter Korrektur des Torsionswinkels nicht zu umgehen. Besteht eine ausgeprägte Destruktion der dorsalen oder der ventralen Gelenkfläche des Glenoids, so resultiert bei unbedachter Positionierung des Pfannenimplantates eine Fehlstellung mit konsekutiver Möglichkeit der Luxation. In diesem Fall muss der jeweilige Pfannenrand durch eine verschraubte kortikospongiöse Spanplastik wieder aufgebaut werden, um einen exakten achsengerechten Sitz der Glenoidkomponente zu ermöglichen.

Einer Subluxationsneigung kann durch sorgfältigen Verschluss einer zuvor im vorderen oberen Bereich defizitären Rotatorenmanschette Abhilfe geleistet werden. Tabelle 9.1 gibt einen Überblick über Inzidenz, Ursachen sowie Therapieansätze von Instabilitäten bei einer Schulterendoprothese.

Tabelle 9.1. Inzidenz, Ursachen, Therapieansätze bei Instabilitäten nach Implantation einer Schulterendoprothese

Komplikation	Häufigkeit	Ursache	Therapie
Vordere Instabilität	0–15%	■ Malrotation der humeralen Komponente ■ vordere Deltoideus-Dysfunktion ■ Ruptur der Subskapularisnaht	■ Operative Revision ■ Physiotherapie oder Rekonstruktion ■ Revision u. Pektoralis major-Transfer
Hintere Instabilität	0–12%	■ Weichteildysbalance ■ erhebliche Glenoid-Retroversion	■ Versuch einer geschlossenen Reposition ■ operative Revision
Obere Instabilität	22%	■ Rotatorenmanschettendefekt ■ Rotatorenmanschettenruptur ■ Fehlposition des Glenoids	■ Observation und Physiotherapie ■ chirurgische Rekonstruktion ■ operative Revision
Untere Instabilität	0–15%	■ humerale Komponente nicht hoch genug gewählt ■ Deltoideus-Parese	■ operative Revision ■ Observation

Tabelle 9.2. Inzidenz, Ursachen, Therapieansätze bei Lockerung der Verankerung nach Implantation einer Schulterendoprothese

Komplikation	Häufigkeit	Ursache	Therapie
Symptomatische Lockerung der Glenoidkomponente	0–10%	■ schlechte Zementierung ■ Rotatorenmanschettenruptur (rocking-horse)	■ bei Schmerz: operatíve Revision ■ keine Glenoidkomponente bei Patienten mit Rotatorenmanschettenruptur, Entfernung des Glenoids
Lockerung der humeralen Komponente	1–2%	■ schlechte Zementierung ■ low-grade Infektion	■ operative Revision ■ zweizeitiger Prothesenwechsel
Dissoziation der modularen Komponenten	0–2%	■ gelockerte Konus-Verbindung ■ Gewebe und Blut in der Konus-Verbindung	■ feste Einbringung intraoperativ ■ Reinigung der modularen Komponenten vor dem Einbau

9.2 Verankerung

Bei der Verankerung der Schulterendoprothese unter Verwendung von Knochenzement ist eine leistungsfähige Spongiosa vor allem glenoidal von großem Vorteil. Wichtig ist in diesem Zusammenhang besonders eine optimale Zementiertechnik, da die Knochen-Zement-Grenze über die Primärstabilität des Implantates entscheidet. Neben unzureichender Zementeinbringung ist auch eine fehlerhafte und inkomplette Entfernung des überschüssigen Knochenzementes als Ursache für postoperative Komplikationen denkbar (Tabelle 9.2).

9.3 Weichteilrekonstruktion

Ausgewogene weichteilchirurgische Maßnahmen sind im Rahmen der Schulterendoprothetik von besonderer Bedeutung, wobei insbesondere auf die Wiederherstellung der Kapsel- und Sehnenstrukturen ein sorgfältiges Augenmerk gerichtet werden sollte. Weichteilläsionen können sowohl degenerativ, iatrogen als auch traumatisch entstanden sein.

Bei der Rotatorenmanschettenruptur hängt die Art der operativen Rekonstruktion überwiegend von der Ausdehnung und Lokalisation der Schädigung ab. Handelt es sich um eine frische Verletzung oder einen nicht allzu ausgedehnten Defekt, wird der Riss so spannungsfrei wie möglich transossär readaptiert. Gelingt der Verschluss aufgrund vorbestehender degenerativer Defekte nicht, so sollte nach Mobilisation der verschiedenen Anteile der Sehnenmanschette zumindest ein Verschluss der ventralen und dorsalen Anteile erfolgen, um eine balancierte anatomische Situation herbeizuführen. Die Ergebnisse plastischer Verfahren wie der transossäre Durchzug der Bizepssehne oder die Überbrückung des Defektes mit lyophilisierter Dura bzw. homologem Sehnengewebe sind eher ungewiss. Die Resektion des Lig. coracoacromiale oder gar eine Akromioplastik sollten auf jeden Fall vermieden werden. Engelbrecht (1980) sah auch bei schwerer Zerstörung der Muskelsehnenmanschette noch die Indikation zum Einsatz einer Spezialpfanne. Hiervon ist man heutzutage ebenfalls wieder weitgehend abgekommen.

Im Falle eines verkürzten M. subscapularis, z.B. aufgrund einer primären oder sekundären Omarthrose infolge einer Humeruskopffraktur, wird eine Verlängerung der Subskapularissehne durch eine Z-Plastik erforderlich, falls präoperativ lediglich eine eingeschränkte Außenrotation gegeben war. Dementsprechend hat nach durchgeführter Prothesenimplantation eine Refixierung zu erfolgen, wobei darauf zu achten ist, dass der Arm in Neutralrotation gehalten wird.

In Abhängigkeit von der Art der Ablösung des M. subscapularis
- werden die Sehnenenden End zu End adaptiert,
- wird das Tuberkulum majus wieder am Humeruskopf oder medial des ursprünglichen Ansatzes mit Hilfe transossärer Fäden refixiert,
- wird die Sehne nach Verlängerung durch eine Z-Plastik readaptiert,
- wird die Sehne am Rand der Humeruskopfresektionsfläche transossär adaptiert.

Die proximale Hälfte des M. subscapularis kann zur Deckung eines großen Supraspinatussehnendefektes herangezogen werden. Vor der abschließenden Fixierung der definitiven Prothesenkomponenten sollte der M. subscapularis probehalber reinseriert werden, um die Notwendigkeit einer Verlängerung seiner Sehne überprüfen zu können.

Bei einer bereits lange bestehenden ventralen Subluxation liegt eine vordere Kapselüberdehnung vor: Zur Behebung dieses Zustandsbildes sollte in diesen Fällen eine Kapselraffung erfolgen.

Bei Patienten mit leistungsfähiger Muskulatur ist ein separate Naht des deltopektoralen Intervalles nicht unbedingt erforderlich. In Fällen mit nur gering ausgeprägter Muskulatur werden 1 oder 2 lockere Adaptationsnähte notwendig, um den M. deltoideus und den M. pectoralis major wieder stabil zu readaptieren. Eine kurze Inzision des M. pectoralis major muss normalerweise nicht nahttechnisch versorgt werden; wurde jedoch die gesamte Sehne abgelöst, ist deren Refixierung aus kosmetischen Gründen sinnvoll.

9.4 Intraoperative Frakturen

Bei der Präparation des Humerusschaftes ist in erster Linie beim Aufbohren des Knochenmarkskanals ganz besondere Vorsicht geboten; dieses gilt vor allem bei osteoporotischen Knochen. Ebenso können ein zu kraftvolles Einschlagen der Prothese sowie forcierte ausladende Bewegungen des Armes bei der Darstellung des Glenoids eine Fraktur günstigen. Wird die Schulter unter Zuhilfenahme der oberen Extremität als Hebelarm zu stark außenrotiert, kann aufgrund der extremen Torsionskräfte eine Spiralfraktur des Humerusschaftes resultieren (Abb. 9.1).

Mit einem ausgiebigen primären Release der vorderen Gelenkkapsel lassen sich die Torsionskräfte deutlich reduzieren. Bei nicht vom Ope-

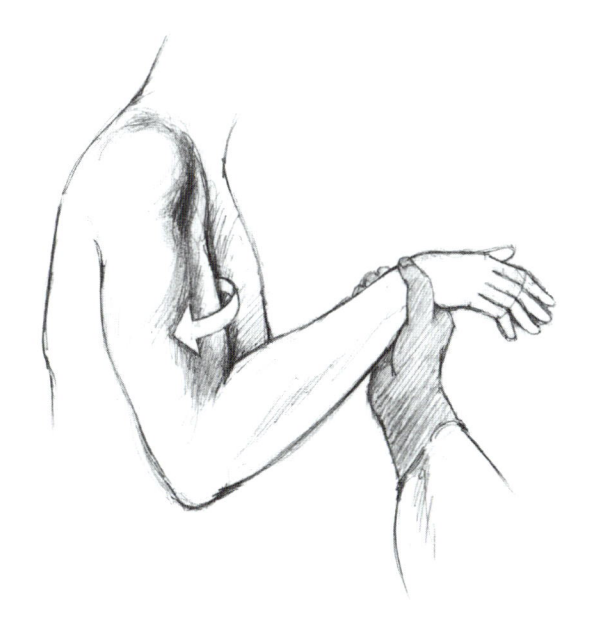

Abb. 9.1. Mechanismus für eine intraoperative Spiralfraktur des Humerus (Außenrotation)

rationstisch ausgelagertem Arm ist das Einbringen der Markraumbohrer sowie der Probeprothesen oft so sehr erschwert, dass eine Perforation oder gar eine komplette Fraktur des proximalen Humerus resultieren kann. Aus diesem Grunde ist die Präparation des Knochenmarkskanals von Hand einem maschinellen Aufbohren auf jeden Fall vorzuziehen. Bei letzterer Methode ist die Gefahr einer Perforation oder Fraktur eines osteoporotischen Knochens oft erheblich größer.

Ist es zu einer Humerusschaftfraktur gekommen, empfiehlt sich die Implantation eines längeren Prothesenschaftes oder aber die Osteosynthese mit Zerklagen. Durch eine Perforation der oft pergamentdünnen Humerusschaftkortikalis kann während der Zementierphase unbemerkt Knochenzement austreten, was dann zu einer späteren erheblichen lokalen Irritation Anlaß geben kann. Aus diesem Grunde sind überstehende Knochenzementreste vor dem Wundverschluss sorgfältig abzutragen.

Alternativ wird für den Frakturbereich neuerdings ein Strut-Graft in Erwägung gezogen. Unter Verwendung eines autologen Fibulaersatzes wird die Frakturzone beiderseits gestützt und mit einer Cerclage gesichert.

Im Rahmen der Totalloarthroplastik der Schulter ist ebenfalls eine intraoperative Fraktur des Glenoids möglich, insbesondere dann, wenn die Knochenstruktur im Pfannenbereich von nur minderer Qualität ist. Eine an die Glenoidkomponente angrenzende Skapulafraktur kann gleichfalls die Stabilität des Implantates beeinträchtigen und Ursache für eine symptomatische Lockerung sein; prinzipiell denkbar für eine ähnliche Problematik ist auch eine Frakturierung der Glenoidkomponente.

Therapeutisch kommt in diesen Fällen eine Spongiosaplastik zur Deckung des knöchernen Defektes oder die Implantation eines im Kiel verstärkten Implantates in Betracht.

Groh et al. (1994–95) berichteten über insgesamt 12 Humerusschaftbrüche, von denen 8 intraoperativ auftraten; die übrigen 4 waren auf ein postoperatives Trauma zurückzuführen. Von den im Zuge des operativen Eingriffes entstandenen Frakturen ereigneten sich 2 im Rahmen einer Revisionsschulteralloarthroplastik, wobei hier jedoch ursächlich eine zu dünne Kortikalis verantwortlich war. Die bei der primären Prothesenimplantation aufgetretenen Frakturen entstanden beim Anbohren des Knochenkanales (1 Fall), beim Aufbohren des Knochenmarkskanales (2 Fälle), beim Einbringen der Prothese (2 Fälle) bzw. bei der Präparation der knöchernen Ränder (1 Fall).

Hawkins et al. (1989) versorgten Humerusschaftfrakturen initial mit einer Cerclage mit anschließender temporärer postoperativer Immobilisation, wobei in allen Fällen Reoperationen erforderlich wurden. Die besten Ergebnisse wurden mit einer langschaftigen Revisionsprothese erzielt. Die plattenosteosynthetischen Revisionseingriffe zeitigten alle Refrakturen und wurden nachfolgend im Brace weiter behandelt.

9.5 Gefäß-Nervenverletzungen

Verletzungen des N. axillaris können durch „blindes" Setzen von Hohmann-Hebeln besonders am unteren Pfannenrand entstehen. Eine Verletzung des Gefäß-Nervenbündels kann im Zuge einer zu weit medial verlaufenden Präparation auftreten.

9.6 Sonstige intraoperative Komplikationen

Des Weiteren zählen die Malrotation der Prothese, ein zu hohes oder zu tiefes Einzementieren sowie operationstechnische Fehler zu den typischen intraoperativen Komplikationen.

Eine weitere mögliche intraoperative Problematik stellt eine übersehene begleitende Glenoidfraktur dar. Sie erfordert grundsätzlich eine sekundäre Osteosynthese, da es sonst zu einer ventralen Instabilität kommen kann.

Bei Implantation einer sog. Langschaftprothese (175 mm) als Primärimplantat findet sich im Bereich der Prothesenspitze ein erhöhtes Stress shielding mit der Folge einer Sollbruchstelle in Humerusschaftmitte. Dieser Gefahr kann durch Verwendung kürzerer Prothesenmodelle (125 mm) begegnet werden.

10 Prothesentypische postoperative Komplikationen

Postoperative Komplikationen nach Hemialloarthroplastik des proximalen Humerus werden in der Literatur in unterschiedlicher Häufigkeit angegeben. Hartsock (1998) berichtete von einer postoperativen Gesamtkomplikationsrate von 35% und nannte hier insbesondere die Dislokation des Tuberculum majus. Mögliche Komplikationen können eine verzögerte Wundheilung, eine tiefe Infektion, eine Sekundärdislokation der Tuberkula mit konsekutiver Rotatorenmanscheteninsuffizienz und Instabilität des Gelenkes, eine periartikuläre Fibrose, eine regionale Reflexdystrophie, periartikuläre Ossifikationen sowie eine Schaftlockerung sein. Die Instabilität der endoprothetisch versorgten Schulter stellt die wohl zahlenmäßig häufigste postoperative Komplikation dar.

10.1 Constrained-Schulterprothesen

In den Jahren von 1975 bis 1992 wurden insgesamt nur 10 Verlaufskontrollen nach Implantation einer verblockten Schulterendoprothese publiziert, wobei zusammen genommen 314 Schultergelenke nachuntersucht wurden. Trotz eines z. T. nur sehr kurzen Nachuntersuchungszeitraumes (>1 Jahr), lag die durchschnittliche Komplikationsrate bereits bei 36% (Boyd 1990, Laurence et al. 1991, Brostrom 1992) (Tabelle 10.1–10.5). Im Gegensatz hierzu wurde im Rahmen weitaus längerfristiger Verlaufsstudien nach Implantation einer unverblockten Prothese durchschnittlich eine Komplikationsrate von nur 16% ermittelt (Brenner 1989, Hawkins 1989, Cofield 1992, Martin et al. 1995). Abgesehen von einer wiederum hohen Komplikationsrate ergab die Analyse der Behandlungsergebnisse nach Einsatz von 296 verblockten Prothesen mit durchschnittlich 25% (4–54%) auch eine hohe Inzidenz notwendig werdender Reoperationen (Linscheid u. Cofield 1976, Post u. Jablon 1983). Ursächlich hierfür waren die bereits erwähnten biomechanischen Besonderheiten der verblockten Prothesen (Brostrom et al. 1992).

Die auftretenden Komplikationen ließen sich im Wesentlichen auf 3 Faktoren zurückführen:
- Mechanische Lockerung,
- Instabilität,
- Implantatfehlstellung (Fraktur, Dissoziation, Deformität der Prothesenkomponenten etc.).

Neben diesen drei am häufigsten in der Literatur erwähnten Problemkonstellationen bleiben auch Komplikationen wie tiefe Wundinfektion (Lettin et al. 1982), neurovaskuläre Verletzungen (Post 1987), Ankylosen (Laurence 1991) sowie periprothetische Frakturen (Laurence et al. 1991, Brostrom 1992) – alle jedoch mit deutlich niedrigerer Inzidenz – zu erwähnen.

Post et al. (1979) berichteten über ihre Ergebnisse nach Implantation verblockter Schulterendoprothesen. 1987 wurde von ihnen eine nochmalige Nachuntersuchung des gleichen Patientenklientels vorgenommen, wobei zu diesem Zeitpunkt in 47 Fällen gravierende Komplikationen zu belegen waren. Insgesamt waren 10 Humeruskomponenten frakturiert oder deformiert, 19 Gelenke waren instabil und 15 Implantate hatten sich gelockert. Zur Reduktion der Komplikationsraten wurde die Einführung von Kobaltprothesen sowie die Vergrößerung des Humerusschaft- und Halsbereiches für sinnvoll erachtet. In der Tat ließ sich durch diese technischen Modifikationen ein Rückgang dieser Komplikationen erzielen, wobei nun allerdings eine Zunahme an Prothesendissoziationen und aseptischen Lockerungen zu verzeichnen war (Post 1987).

In der Zusammenschau der Literatur erscheint die Wahrscheinlichkeit einer Komplikation wie z. B. ein mechanisches Impingement, eine aseptische Lockerung, Instabilität und Im-

Tabelle 10.1. Komplikationen nach constrained-Totalarthroplastik des Schulterhauptgelenkes bei rheumatoider Arthritis (Literaturübersicht)

Autor, Jahr	verwendete Endoprothesen	Glenoidlockerung	Instabilität	Lockerung der Humeruskomponente	tiefe Infektion	postoperative Fraktur
Lettin et al., 1982	Stanmore	20%	6%		2%	
Bodey u. Yeoman, 1983	Kessel (9) Neer (13) Stanmore (4)		3,8%			
Pahle u. Kvarnes, 1985	Stanmore	38,5%			15,4%	23,1%
Gristina et al., 1987	Trispherical		5,8%			
Laurence, 1991	Francobal	1,4%	2,8%	5,6%		2,8%

Tabelle 10.2. Komplikationen nach constrained-Totalarthroplastik des Schulterhauptgelenkes nach Häufigkeit bei insgesamt 153 nachuntersuchten Schultergelenken mit rheumatoider Arthritis (Durchschnitt der oben aufgeführten Studien)

Lockerung der Glenoidkomponente	10,4%	(16mal)
Instabilität der Glenoidkomponenten	5,2%	(8mal)
Lockerung der Humeruskomponente	2,6%	(4mal)
tiefe Infektion	2,0%	(3mal)
postoperative Frakturen	2,0%	(3mal)

plantatbruch sehr groß. Ebenso ist das Risiko für eine Reoperation inakzeptabel hoch. Die mittlerweile verfügbaren Erkenntnisse über die Biomechanik und die Anatomie des Schultergelenkes weisen darauf hin, dass die Misserfolge der verblockten Prothesen nicht nur aus einem fehlerhaften Design der Implantate, sondern auch aus der unterschätzten Krafteinwirkung im glenohumeralen Gelenk resultieren (Friedman et al. 1992).

Nach Wirth und Rockwood (1996) werden verblockte Schulteralloarthroplastiken nur noch von Operateuren, die mit diesem System vertraut sind, im Rahmen eines sog. Rettungseingriffs bei Tumoren des Glenoids und des proximalen Humerus verwendet. Vielfalt und Häufigkeit der Komplikationen lassen den Einsatz dieser Endoprothesen jedoch auch für diese Indikationen heutzutage zweifelhaft erscheinen.

10.2 Nonconstrained-Schulterprothesen

Die Arthroplastik des Schulterhauptgelenkes mit einem nicht formschlüssigen Prothesensystem zeigte bei Studien von kurzer bis mittlerer Beobachtungsdauer in mehr als 90% der Fälle gute bis exzellente Ergebnisse (Cofield 1984, Barrett 1989, Hawkins 1989). Dennoch traten nicht selten Komplikationen wie z. B. Prothesenlockerungen, Instabilitäten, periprothetische Frakturen und Infektionen auf. Nach Neer et al. (1982) sollte vor Implantation einer kraftschlüssigen

Tabelle 10.3. Komplikationen nach constrained-Totalarthroplastik des Schulterhauptgelenkes bei Nicht-Rheumatikern (Literaturüberblick)

Autor, Jahr	Prothese	Glenoid-lockerung	Instabilität	Lockerung des Humerusinplantates	Bruch der Komponenten	tiefe Infektion	postoperative Fraktur
Coughlin et al., 1979	Stanmore	6,7%	6,7%				6,7%
Post u. Jablon, 1983	MRTS	9%	13,5%		45%		9%
Post, 1987	MRTS	3,9%	10,4%	1,3%	2,6%		2,6%
McElwain, English 1987		15,4%	7,7%	7,7%			7,7%

MRTS = Michael Reese Totalschulterendoprothese

Tabelle 10.4. Häufigkeit der Komplikationen nach constrained-Totalarthroplastik bei insgesamt 127 nachuntersuchten nicht rheumatischen Schultergelenken

Instabilität der Komponenten	10,2% (13mal)
Bruch der Komponenten	9,4% (12mal)
Glenoidlockerung	6,3% (8mal)
tiefe Infektion	2,4% (3mal)
postoperative Fraktur	2,4% (3mal)

Prothese auf folgende Punkte geachtet werden, um spätere Komplikationen weitestgehend vermeiden zu können:
- Mangelhafter Knochen im Bereich des Humerus und Glenoids,
- Rotatorenmanschettendefekt,
- Insuffizienz des M. deltoideus,
- chronische Instabilität.

Legt der Operateur ein Augenmerk auf diese wichtigen Faktoren und ist er mit der Kinematik des Schultergelenkes vertraut, so sind schwere Komplikationen durchaus vermeidbar.

Rockwood und Matsen (1998) erstellten eine Zusammenfassung von 32 Studien, die im Zeitraum zwischen 1976 und 1995 durchgeführt worden waren. In diesen 19 Jahren wurden insgesamt 1615 Schultergelenke endoprothetisch versorgt. Zur Anwendung kamen 11 unterschiedliche nicht- oder teilverblockte Implantate; das Neer-System hatte hier mit 70% den größten Anteil. Der durchschnittliche Beobachtungszeitraum betrug 42 Monate; die durchschnittliche Komplikationsrate wurde mit 16% (0–62%) beziffert, eine hohe Quote in Anbetracht der doch relativ geringen Prothesenstandzeit. Als Komplikationen traten in der Reihenfolge ihrer Häufigkeit auf (Wirth und Rockwood 1996):

- Komponentenlockerungen,
- glenohumerale Instabilitäten,
- Rotatorenmanschettenrupturen,
- periprothetische Frakturen,
- tiefe Infektionen,
- fehlerhafte Implantate (Dissoziation etc.),
- Schwäche oder Insuffizienz des M. deltoideus.

10.2.1 Aseptische Lockerung der Komponenten

Ursachen für aseptische Lockerungen von Schulterendoprothesen sind zum einen in der z. T. schlechten Knochenqualität des glenoidalen Lagers, zum anderen auch in der oftmals unzureichenden Zementiertechnik zu suchen. Der Polyethylenabrieb, der am Hüft- und Kniegelenk eine große Rolle spielt, ist bisher nur von wenigen Autoren aufgriffen worden (Wirth et al. 1999). Wirth et al. untersuchten das Interface-Gewebe von 3 Schultertotalendoprothesen, die wegen einer aseptischen Lockerung explantiert wurden. Die mittlere Standzeit errechnete sich in diesem Fall auf 12 Jahre (10,5, 10,5 und 16 Jahre). Die gewonnenen Polyethylenpartikel wurden mit dem Abrieb von aseptischen Hüftendoprothesenlockerungen verglichen: Die Partikel aus den Hüftgelenken waren kleiner ($0{,}62\pm0{,}03$ μm) als die Partikel aus den Schultergelenken ($1{,}04\pm0{,}03$ μm) und hatten gleichzeitig eine länglichere Form.

Glenoidale Komponente

Die Stabilität einer implantierten Glenoidkomponente ist u. a. abhängig von der technischen Qualität der intraoperativen Präparation, dem Zusammenspiel der schulterumspannenden Weichteile sowie dem zur Implantation der Pro-

Tabelle 10.5. Zusammenfassender Überblick über die Hauptkomplikationen nach Totalarthroplastik des Schulterhauptgelenkes im Vergleich

	Kraniale Subluxation des Humeruskopfes	Lockerung des Glenoids	Komponenteninstabilität
unconstrained/nicht rheumatisch	0,7%	2,7%	3,5%
unconstrained/rheumatisch	9,0%	4,2%	1,6%
Hemiarthroplastik	3,8%	0,0%	1,0%
constrained/nicht rheumatisch	0,0%	6,3%	10,2%
constrained/rheumatisch	0,0%	10,4%	5,2%

these zur Verfügung stehenden Knochenlager. Auch die Beschaffenheit der Endoprothese selbst kann die Lebensdauer beeinträchtigen. Bei 46 Totalloarthroplastiken des glenohumeralen Gelenkes konnte Neer (1990) nach etwa 10 Jahren keinerlei Anzeichen für eine Implantatlockerung feststellen. Bei den radiologischen Auswertungen zeigten sich allerdings, wie bereits in anderen Studien zuvor festgestellt, gehäuft röntgentransparente Aufhellungssäume im Bereich der Knochen-Zement-Grenze. Bis heute wird die Frage kontrovers diskutiert, ob besagte radiologische Auffälligkeiten einer manifesten Prothesenlockerung gleichzusetzen bzw. lediglich als ihre Vorboten zu bewerten sind. 1982 publizierten Neer et al. eine Inzidenz für Aufhellungssäume von 30%; 90% dieser morphologischen Veränderungen ließen sich bereits auf den ersten postoperativen Röntgenbildern darstellen und wurden daher auf eine unzureichende Zementiertechnik zurückgeführt. Sechs Jahre später überblickte Neer 214 weitere Totalarthroplastiken; hier konnte er eine 30%ige Lockerungsrate der Glenoidkomponenten bei jedoch deutlich geringerer Rate an kompletten Aufhellungssäumen dokumentieren. Hierauf begründet sich die von Neer (1990) vertretene Auffasssung, dass die Prävalenz der Röntentransparenz nicht mit einer nachfolgenden Implantatlockerung gleichzusetzen sei. Demgegenüber vertreten andere Autoren (Cofield 1984, Barrett 1987, Brostrom et al. 1992, Arntz 1993, Torchia 1994, 1995) die Meinung, dass dem Nachweis radiologischer Aufhellungssäume eine symptomatische Komponentenlockerung folge. Torchia (1994, 1995) führte z. B. bei 89 Totalloarthroplastiken eine sich im Durchschnitt über 12 Jahre erstreckende Nachuntersuchung durch und stellte bei 75 Glenoidkomponenten (84%) röntgentransparente Säume im Knochen-Zement-Grenzbereich fest, bei 39 Pfannenimplantaten (44%) war eine definitive klinische Lockerung zu verzeichnen. Ebenso zeigte sich mit Zunahme der aseptischen Glenoidlockerungen auch ein Rückgang der Schmerzfreiheit. Bei anfänglich 92% der Patienten war eine zufriedenstellende Schmerzreduktion gegeben, wohingegen am Ende der Studie nur noch 82% nahezu schmerzfrei waren.

In einer schwedischen Verlaufsstudie wurde dokumentiert, dass bei nachträglichem Auftreten eines Lockerungssaumes im Glenoidbereich bei direkt postoperativ unauffälligem Befund mit einer diskret geminderten Funktionalität und einer steigenden Schmerzhaftigkeit der betroffenen Schulter zu rechnen sei (Brostrøm et al. 1992) (Tabelle 10.6).

Die Bestrebungen, aseptische Lockerungen der Glenoidkomponenten zu vermeiden, führte u. a. zur Entwicklung von Kunstgelenken, die durch Pressfit-Technik und/oder Osteointegration verankert werden können. Die Behandlungsergebnisse von 150 solcher Komponenten in 6 unterschiedlichen Studien mit einer durchschnittlichen Verlaufszeit von 3,5 Jahren (Faludi u. Weiland 1983, Roper et al. 1986, McElwain u. English 1987, Copeland 1990, Cofield 1992, Martin et al. 1995) ergaben trotz z. T. formaler Mängel eine vergleichsweise geringere Inzidenz sowohl röntgentransparenter Säume als auch nachfolgender Glenoidlockerungen. Ob und inwieweit morphologische Unterschiede der verfügbaren Glenoidkomponenten die Stabilität des Schultergelenkes beeinflussen, wurde bislang jedoch noch nicht genau untersucht.

Tabelle 10.6. Inzidenz röntgentransparenter Säume um die Glenoidkomponente nach Schulteralloplastik (Literaturübersicht)

Autor	Jahr	Anzahl untersuchter Schultergelenke	Häufigkeit einer Röntgentransparenz um die Glenoidkomponente
Neer	1982	194	30%
Cofield	1984	73	82%
Barrett	1987	50	74%
Barrett	1989	129	82%
Brostrøm	1992	26	96%
Boyd et al.	1992	131	12%
Torchia et al.	1994	89	50%
Stewart u. Kelly	1997	37	52%
Sperling u. Cofield	1998	22	30%
Sperling et al.	1998	93	9%

In neueren Prothesendesigns wird der Radius der Glenoidkurvatur größer gewählt als die des korrespondierenden Humeruskopfimplantates. Dieses Missverhältnis der direkt miteinander artikulierenden Gelenkflächen verringert den direkten Kontakt zwischen Prothesenkopf und Glenoidrand während der glenohumeralen Bewegung, so dass am seitlichen Rand kein erhöhter Hebeldruck auf die Glenoidfixation ausgeübt wird (Harryman et al. 1995).

Trotz aller Bemühumgen bleibt die Lockerung des Glenoidersatzes der vulnerable Punkt der Schultertotalendoprothese, so dass die Indikation zur Implantation einer Pfannenkomponente sehr zurückhaltend zu stellen ist. Bonutti et al. (1993) propagierten in diesem Zusammenhang die arthroskopische Diagnostik zur Klärung einer fraglichen Lockerung.

Humerale Komponente

Im Gegensatz zur Lockerung der Glenoidkomponente stellt diejenige des humeralen Schaftimplantates eine sicherlich seltenere Komplikation der totalen Schulterarthroplastik dar. Die Rate nachweisbarer periprothetischer Aufhellungssäume lag in Kontrollstudien mit kurzer bis mittelfristiger Nachuntersuchungsdauer bei etwa 5% (Cofield 1984, 1993, Barrett 1989, Brenner 1989, Boyd 1990). Dabei waren komplette Röntgentransparenzen von mehr als 2 mm Breite häufiger bei zementfrei verankerten Alloplastiken anzutreffen, klinisch manifeste Auffälligkeiten im Sinne einer Lockerung fanden sich bei lediglich 2%.

Torchia (1994, 1995) führte bei 81 in zementfreier Pressfit-Technik verankerten Humerusprothesen eine im Durchschnitt 12 Jahre überblickende Verlaufsstudie durch und musste bei 49% einen Lagewechsel von Prothesenkomponenten feststellen. 93% dieser Implantate wiesen gleichzeitig im Knochen-Prothesen-Grenzbereich röntgentransparente Säume auf.

Studien, die sich mit zementierten Humerusprothesen befassten, zeigten dagegen eine sehr viel geringere Inzidenz radiologischer Aufhellungssäume; Lockerungen wurden in keinem Fall festgestellt (Roper 1990, Cofield 1992). Im Gegensatz zu dem klinisch relevanten Versagen der Pfannenimplantate verläuft die Lockerung der humeralen Komponente nahezu asymptomatisch; insbesondere werden keine schwerwiegenden Schmerzzustände beklagt.

10.2.2 Glenohumerale Instabilität nach totaler Schulterarthroplastik

Die glenohumerale Instabilität nach endoprothetischem Ersatz des Humeruskopfes wurde erstmalig von Neer (1982) beschrieben. Hierbei handelt es sich um die zweithäufigste Komplikation nach Verwendung einer kraftschlüssigen, nicht verblockten Totalendoprothese. Wirth und Rockwood (1994) gaben diese Problematik sogar als häufigste Komplikation nach der Schulterprothesenimplantation an. Bezüglich der Richtung der Instabilität differenzierten sie zwischen einen vorderen, dorsalen, unteren und kranialen Typ. Je nach Autor schwankt hier die Häufigkeit hier zwischen 0 und 35% (Torchia u. Cofield 1994–95, Cofield u. Settgren 1994, 1995). Dabei kommt die nach vorne (anterosuperior, anteroinferior) gerichtete Luxationsneigung mit 43% am häufigsten vor; danach folgen die ungerichtete Luxationsneigung mit 30% sowie die posteriore Instabilität mit 20%. Sowohl inferiore als auch multidirektionale Instabilitäten machten schließlich nur 4% aller Luxationen aus (Torchia 1994, 1995).

Löhr (1998) berichtet über 15 Patienten mit Instabilität (8 Luxationen, 7 Subluxationen) und gab je nach Luxationsrichtung differenzierte therapeutische Vorgehensweisen an. Die Resul-

Tabelle 10.7. Mögliche Ursachen für eine glenohumerale Instabilität nach Implantation einer Schulterendoprothese

Vordere Instabilität
- M. subscapularis-Insuffizienz,
- M. deltoideus-Dysfunktion,
- Rotationsfehlstellung der Prothese (zu wenig Retroversion),
- Fehlpositionierung der Tuberkula,
- Defekt am ventralen Glenoidrand,
- Z. n Akromioplastik und Ligamentresektion.

Dorsale Instabilität
- Malrotation der Prothese (übersteigerte Retroversion),
- Defekt am dorsalen Glenoidrand,
- M. deltoideus-Dysfunktion.

Untere Instabilität
- M. deltoideus-Insuffizienz,
- zu tiefe Prothesenimplantation,
- Parese des N. axillaris.

Kraniale Instabilität
- zu hohe Prothesenimplantation,
- Rotatorenmanschetteninsuffizienz,
- Zustand nach Akromioplastik bei RM-Defekt und einliegender Endoprothese.

tate seien jedoch im Hinblick auf die erzielte Funktion eher bescheiden.

Heras (1997) teilte seine untersuchten Fälle in kraniale, anteriore, posteriore, kaudale und multidirektionale Instabilitäten ein und berichtete bei 1709 Schulterendoprothesen-Implantationen von 46 derartiger Komplikationen (2,7%), wobei er insgesamt 11 anteriore, 17 posteriore, 17 superiore, 3 inferiore und 2 multidirektionale Instabilitäten angab.

Mögliche Ursachen der Instabilität finden sich nachfolgend tabellarisch angeordnet (Tabelle 10.7).

■ Anteriore Instabilität

Diese Form der Instabilität ist meist vergesellschaftet mit einer Malrotation der humeralen Komponente, einer Fehlfunktion der vorderen Anteile des M. deltoideus oder einer Ruptur der Subskapularissehne. Moeckel et al. (1993) führten bei 7 Patienten mit vorderer Instabilität nach totaler Schulterarthroplastik eine offene Revision durch. Bei allen Patienten war intraoperativ eine Dehiszenz der Subskapularisnaht festzustellen; die Sehne wurde daraufhin mobilisiert und nochmals vernäht. 3 dieser Schultern (43%) zeigten später erneut vordere Instabilitäten und mussten dann nachfolgend mit einem zusätzlichen Knochen-Achillessehnen-Transplantat versorgt werden.

Wirth und Rockwood (1995) untersuchten 3 Patienten mit vorderer Instabilität nach totaler Arthroplastik und stellten 2 mal eine erneut rupturierte Subskapularissehne, in einem Fall ein arodiertes vorderes Glenoid fest. Bei allen Gelenken bestand eine reduzierte Retroversion (<20°) der Humeruskomponente. Während eine inadäquate Retroversion der Endoprothese zu einer Vorwärtsbewegung des Humeruskopfes führte, trat eine klinisch manifeste vordere Luxation erst dann auf, wenn die Subskapularissehne zusätzlich geschwächt war oder der korakoakromiale Ast durch ein Trauma oder eine Voroperation beschädigt wurde.

Wirth et al. (1996) sowie Rockwood und Matson (1998) sahen intraoperativ bei Patienten mit vorderer Instabilität eine verminderte Retroversion der Humeruskomponente (20° und weniger) mit begleitender Subskapularissehnenruptur, weiterhin eine Erosion des ventralen Anteiles des Glenoids. Vereinzelt wurden auch irreparable Rotatorenmanschettendefekte beobachtet.

Erneute Rupturen einer bereits adaptierten Subskapularissehne seien auf eine schlechte Operationstechnik, ungünstige lokale Weichteilverhältnisse, inadäquate postoperative Rehabilitationsmaßnahmen oder zu groß dimensionierte Implantate zurückzuführen. Eine dick metallbeschichtete Glenoidkomponente oder ein Humerusimplantat mit einem extrem langen Hals würden das geometrische Zentrum des Humeruskopfes nach lateral verlagern und so enormen Druck auf die Naht der Subskapularissehne ausüben.

Im Falle der operativen Revision wird nach vorheriger Prüfung der Retroversion bei vorliegender chronischer Insuffizienz/Ruptur der Sehne des M. subscapularis die Durchführung eines M. pectoralis-Transfers in Höhe des Tuberculum minus empfohlen. Gegebenenfalls kann auch einen Trevira®-Schlauch zur Kapselaugmentation um das Glenoid, fixiert an Knochenankern, als Luxationsschutz verwendet werden. Bedacht werden muß, daß die Funktion des Schultergelenkes sowohl durch den M. pectoralis-Transfer als auch durch eine Kapselaugmentation erheblich limitiert wird.

Die ventrale Subluxation kann computertomographisch dargestellt, der Verlauf ebenfalls mit dem CT kontrolliert werden (Abb. 10.1).

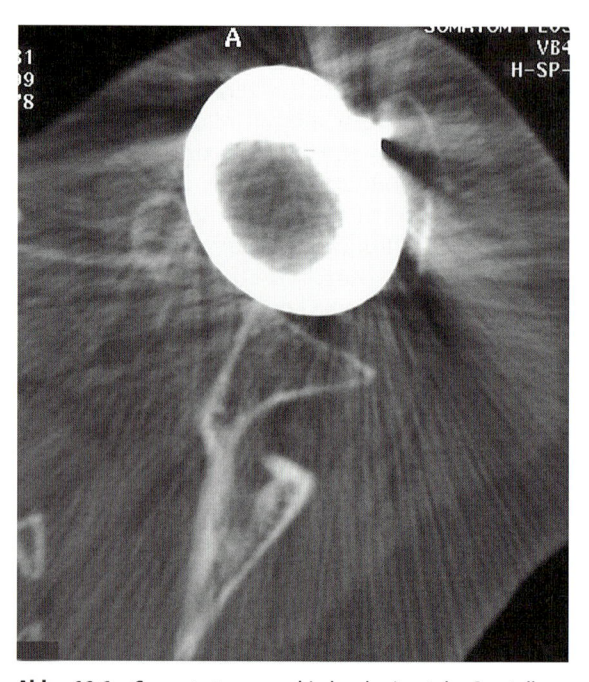

Abb. 10.1. Computertomographische horizontale Darstellung einer ventralen Subluxation nach Implantation einer Schulterendoprothese

Superiore Instabilität

Über eine zunehmende superiore Subluxation des Humeruskopfes wurde vor allem im Zusammenhang mit einer dynamischen Muskeldysfunktion, einer Ausdünnung der Supraspinatussehne, einer fehlerhaften Wiederherstellung der Rotatorenmanschette sowie einer kompletten Rotatorenmanschettenruptur berichtet (Barrett et al. 1987, Boyd 1991). Dabei ist die proximale Wanderung des Humeruskopfes nicht nur vom Ausmaß des Rotatorenmanschettendefektes und einer damit verbundenen Imbalance der Kräfte zwischen dem M. deltoideus und der Rotatorenmanschette abhängig; besonders ausschlaggebend ist auch der präoperative Funktionszustand der gerissenen Rotatorenmanschette.

Boyd et al. (1989) fanden bei 20% ihrer endoprothetisch versorgten Schulterpatienten größere Rotatorenmanschettendefekte, bei denjenigen mit einem Humeruskopfhochstand betrug die Rate an Sehnenrupturen bereits 29%. Ein Zusammenhang zwischen Größe des Rotatorenmanschettendefektes und Ausmaß des Hochstandes ließ sich jedoch nicht dokumentieren, wohingegen die präoperative Funktionseinschränkung deutlich mit dem Umfang der Weichteilläsion korrelierte. Auch in einer späteren, im Durchschnitt dann 44 Monate postoperativ überblickenden Verlaufsstudie stellten Boyd et al. (1990) bei 29 von 131 totalen Schulteralloarthroplastiken (22%) obere Instabilitäten fest. Dabei war nur bei 7 betroffenen Gelenken eine Rotatorenmanschettenruptur gegeben. Hierauf begründete sich die Vermutung, dass eine superiore Instabilität durch eine Imbalance zwischen der starken Deltoidmuskulatur und der geschwächten Rotatorenmanschette verursacht sein könnte.

Zunächst sei nach Boyd et al. (1990) einer kranialen Instabilität des Humerus keine weitere Bedeutung beizumessen, da weder Schmerzen noch Funktionsverluste, insbesondere nach vorgenommener Hemiarthroplastik, gegeben seien. Probleme könnten jedoch nach totaler Arthroplastik von Seiten der Pfannenkomponente entstehen, da der Humeruskopf in diesen Fällen exzentrisch mit dem Glenoid artikuliert. Durch diesen unphysiologischen Kraftfluß würde die Knochen-Zement-Grenze stark beansprucht und so die Lockerung der Schulterpfanne begünstigt (Barrett et al. 1987).

Franklin et al. (1988) berichteten über 7 totale Alloarthroplastiken der Schulter, bei denen sowohl eine Kranialisation des Humeruskopfes als auch eine nicht rekonstruierbare Rotatorenmanschettenläsion sowie eine Lockerung der Glenoidkomponente zu beobachten waren. Hierbei korrelierte das Ausmaß des Humerushochstandes deutlich mit dem Ausmaß der Pfannenlockerung. Das typische Zusammentreffen von hochstehendem Humeruskopf und daraus oftmals resultierender Verschiebung/Lockerung der Glenoidkomponente wurde als „rocking horse-Effect" (Schaukelpferd) beschrieben.

Nach Implantation einer Frakturprothese ist die kraniale Instabilität aufgrund einer Sekundärdislokation des Tuberculum majus mit konsekutiver Rotatorenmanschetteninsuffizienz und einem nachfolgenden Höhertreten der Prothese ebenfalls eine häufige postoperative Komplikation (Compito et al. 1994). Diese resultiert aus einer mangelhaften oder insuffizienten Refixation der Tuberkula, welche der postoperativen Nachbehandlung nicht standhält (Abb. 10.2).

Die übungsstabile Fixation der Tuberkula ist ein Schwachpunkt bei jeder endoprothetischen Schulterversorgung und daher Gegenstand ständiger wissenschaftlicher Diskussion. Die Sekundärdislokation führt schließlich zu einem Höhertreten der Prothese mit konsekutiver Instabilität und zu einem schlechten funktionellen Ergebnis bzgl. Beweglichkeit und Kraftentfal-

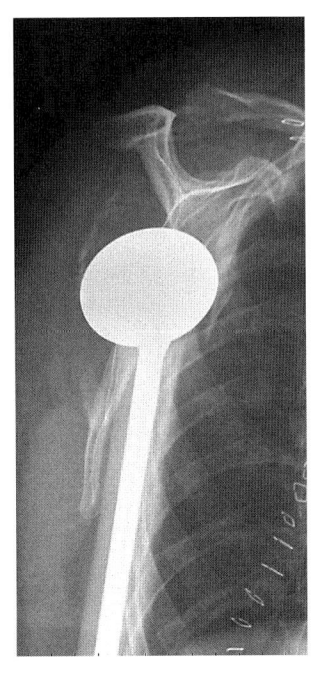

Abb. 10.2. Abriß der Tuberkula mit sekundärer Subluxation der Schulterendoprotehse im Röntgenbild

tung, da die Kopfdepressoren nicht mehr angreifen können und durch Verlagerung des Rotationszentrums nach kranial eine Insuffizienz des M. deltoideus resultiert. Im Falle einer frühen sekundären Dislokation des knöchern unter dem Akromion sichtbaren Tuberculum majus ist eine Revision und erneute Refixation angezeigt. Bei übersehen oder erst verspätet aufgefallenen knöcheneren Instabilitäten ist eine Refixation des dislozierten Tuberkulum nicht mehr sinnvoll, da die Muskulatur der Rotatorenmanschette meist bereits fettig degeneriert und somit eine Rückkehr der Funktion trotz erfolgreicher Refixation nicht zu erwarten ist.

Die kraniale Instabilität kann jedoch auch durch einen Rotatorenmanschettendefekt bedingt sein, welcher ohne Tuberkuladislokation zu einem Höhertreten der Prothese führt. Dieser muskuläre Defektzustand kann bereits vor dem Unfall vorhanden sein oder als Folge der Resorption der Tuberkula auftreten. Solange das Schulterdach in Form des Lig. coracoacromiale und des knöchernen Akromions noch intakt ist, kann eine weitere Kranialmigration und somit eine komplette Luxation der Prothese vermieden werden. Ist das abstützende Schulterdach defekt, kommt es zum subkutanen Durchtritt der Prothese mit der Gefahr der Perforation. Eine Lösungsmöglichkeit stellt in diesen seltenen Fällen die Rekonstruktion des Schulterdaches mit einem kortikospongiösen Span dar. Auch durch eine Weichteilinterposition oder die Anlage eines Dacron-Schlauches, wie ihn Jerosch beschreibt (s. S. 190), kann versucht werden, das Schulterdach zu rekonstruieren und damit die Situation zu retten.

■ Posteriore Instabilität

Hintere Instabilitäten nach totaler Schulterarthroplastik sind oftmals mit einer nach dorsal gerichteten Neigung des Glenoids, einer Erosion der Pfanne im posterioren Bereich, einer zu ausgeprägten Retroversion der Humeruskomponente sowie einer Imbalance der Weichteile vergesellschaftet. Wirth und Rockwood (1994) hoben hervor, dass eine Abnutzung des Glenoids im posterioren Bereich nahezu pathognomonisch sei für eine lang bestehende Osteoarthrose, wohingegen zentrale Verschleißerscheinungen eher für eine rheumatoide Mitbeteiligung des Schulterhauptgelenks sprächen. Wird der Verschleiß des Glenoids im posterioren Bereich intraoperativ übersehen, so wird die Pfannenkomponente mit einer zu starken dorsalen Neigung implantiert und damit eine gleich gerichtete Instabilität begünstigt. Zeigt sich im Rahmen der präoperativen Planung eine deutlich eingeschränkte Außenrotation bei radiologisch bestehendem Verdacht einer posterioren Subluxationsneigung, so kann mit Hilfe computertomographischer Untersuchungen der Umfang der Glenoidabnutzung exakt abgeschätzt werden. Wird dann im Zuge des alloarthroplastischen Ersatzes der Retroversionswinkel der Humerusprothese um den entsprechenden Betrag der Dorsalneigung des Glenoids reduziert, so lässt sich in vielen Fällen ein Ausgleich erreichen (Neer 1990). Bei ausgeprägten Zerstörungen wird von Neer und Morrison (1988) eine Spongiosaplastik empfohlen.

Neben der sorgfältigen Platzierung der einzelnen Prothesenelemente muss bei Patienten mit vorbestehender Osteoarthrose oder chronischer posteriorer Luxationsneigung auf eine ebenso ausgewogene Rekonstruktion der schulterumspannenden Weichteile geachtet werden. Meist sind diese bei eingeschränkter Außenrotation im vorderen Kapselbereich kontrahiert, wohingegen die hinteren Kapselanteile überdehnt sind. Hierdurch wird das Volumen der Gelenkkapsel massiv vergrößert.

■ Inferiore Instabilität

Diese Form der Instabilität wird insbesondere nach totalendoprothetischer Versorgung einer proximalen Humerusfraktur gesehen, tritt jedoch auch nach Revisionsalloarthroplastiken, veralteten Frakturzuständen und primär osteosynthetisch behandelten Frakturen auf (Faludi u. Weiland 1983). Die zu tiefe Implantation der Prothese führt zu einer reduzierten Vorspannung der schulterumgreifenden Muskulatur mit nachfolgender kaudaler Subluxation der Alloplastik (Abb. 10.3).

Klinisch zeigt sich in diesen Fällen eine deutlich eingeschränkte Beweglichkeit. Ein Anheben des Armes über die Horizontale hinaus ist aufgrund der Humerusverkürzung und der daraus resultierenden Funktionseinbuße des M. deltoideus nicht möglich. Bereits Cofield (1983) wies darauf hin, dass der anatomische Längenausgleich des Humerus notwendig ist, um ein Gleichgewicht der angreifenden Kräfte wieder herzustellen und die Gefahr einer inferioren Instabilität zu minimieren.

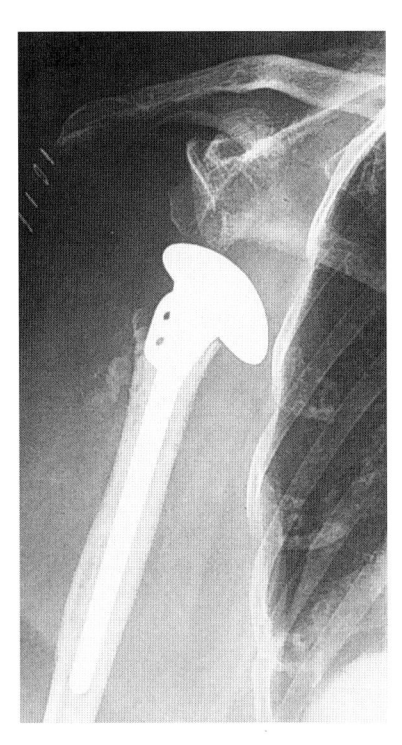

Abb. 10.3. Zu tief implantierte Frakturendoprothese der Schulter mit nachfolgender inferiorer Luxation im a.p.-Röntgenbild

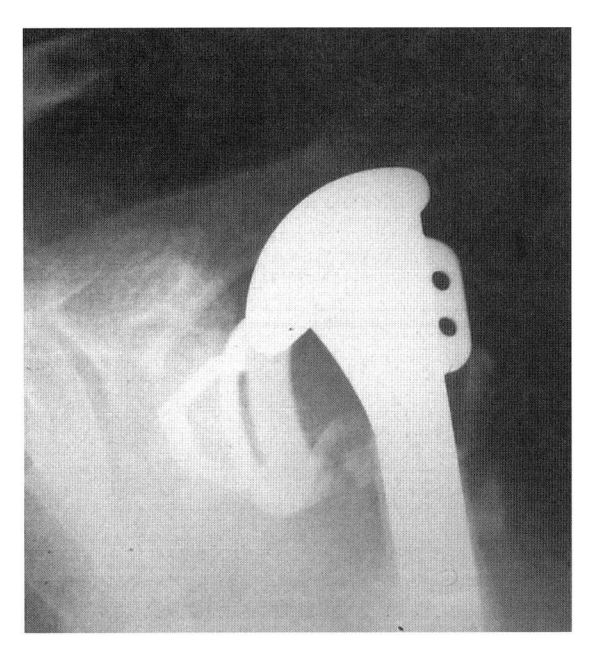

Abb. 10.4. Multidirektional Instabilität nach Implantation einer Schultertotalendoprothese im a.p.-Röntgenbild

Eine dauerhafte Schädigung des N. axillaris hat ebenfalls ein schlechtes funktionelles Ergebnis mit reduzierter Beweglichkeit und Subluxation der Endoprothese nach kaudal zur Folge, wird jedoch glücklicherweise nur sehr selten beobachtet.

Multidirektionale Instabilität

Die multidirektionale Instabilität resultiert aus einer Insuffizienz mehrerer, das Glenohumeralgelenk stabilisierender Faktoren. Sie kann nur nach einer entsprechenden Analyse der Hauptluxationsrichtung durch weichteilstabilisierende Eingriffe bzw. durch eine Kombination der bereits aufgeführten Verfahren therapeutisch angegangen werden. Ist diese subtile Abklärung durch die klinische Untersuchung nicht möglich, kann die Schulterarthroskopie zur Überprüfung der Luxationsrichtung und luxationsauslösender Ursachen weiterhelfen. In den meisten Fällen ist hier zur dauerhaften Stabilisierung eine Kapselaugmentation, z.B. mit einem Trevira®-Schlauch, nicht zu umgehen.

Bei einliegender Schulterendoprothese ist die Hauptursache der Instabilität der primäre oder sekundäre – evtl. iatrogene Verlust – der stabilisierenden Strukturen. Ein typisches Beispiel ist die Implantation einer Vollprothese bei Rotatorenmanschettendefekt-Arthropathie. Es gibt dann tatsächlich auch Fälle, die aufgrund der sich weiter ausbildenden Kranialisation des Humeruskopfes zusätzlich mit einer Akromioplastik und einer AC-Resektion versorgt werden (Abb. 10.4). Bei diesen Patienten kommt es aufgrund der kranialen exzentrischen Belastung unweigerlich zur frühen aseptischen Lockerung des Glenoids, dem sog. „rocking horse effect" (Abb. 10.5). Hier gilt es zum einen, operationstechnisch eine neue Pseudokapsel zu bilden, zum anderen ein neues Schulterdach zu rekonstruieren.

Für die Stabilisation einer multidirektional instabilen glenohumeralen Arthroplastik mit Insuffizienz der Rotatorenmanschette kann ein Polyethylen-Terephtalat-Kunststoffschlauch (Trevira®-Schlauch) verwendet werden. Das Fasernetz weist einen Durchmesser von 250 μm auf; die Schläuche haben eine Länge von 30 cm und einen Durchmesser von 5,5 cm, wobei sie bis zu einem Durchmesser von 8,0 cm aufgedehnt werden können. Die Reißfestigkeit beträgt hierbei 200 kp (Abb. 10.6).

Mit diesem Material wird eine künstliche Kapsel gebildet, die das Glenoid mit dem Humerus verbindet. Der Schlauch wird mit Hilfe von Knochenankern und nicht resorbierbaren

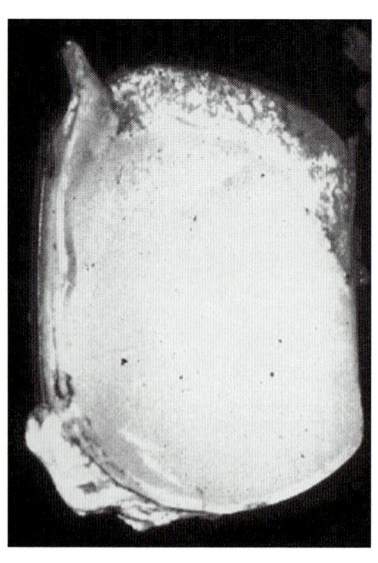

Abb. 10.5. Glenoid-Explantat mit ausgeprägtem kranialen Polyethylen-Abrieb

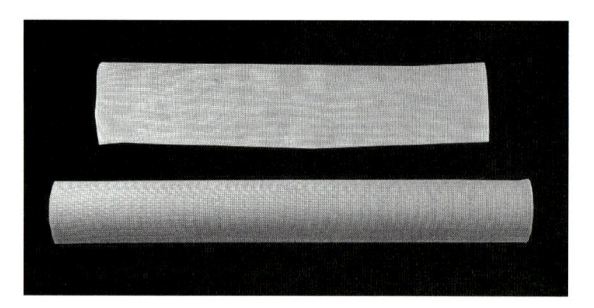

Abb. 10.6. Anbindungsschlauch aus einem Trevira®-Fasernetz zur Gelenkstabilisierung

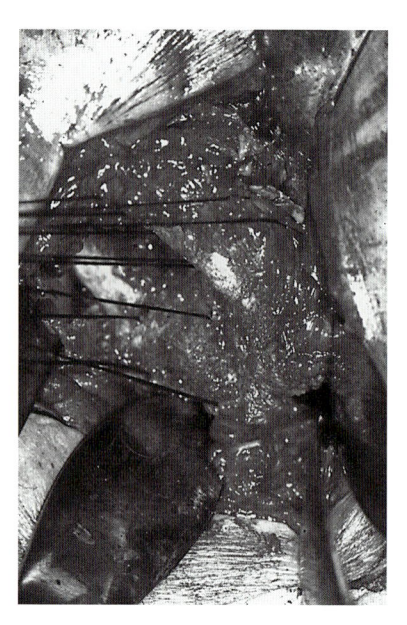

Abb. 10.7. Operationsabies bei Sanierung einer multidirektionalen Schulterinstabilität nach TEP. Fixationsfäden für den Kunststoff-Anbindungsschlauch

Fäden rund um das Glenoid herum sicher verankert (Abb. 10.7). Am Humerus wird der Schlauch wiederum mit nicht resorbierbaren Fäden entweder an den Löchern der Finnen der Endoprothese oder durch transossäre Bohrungen fixiert. Alternativ können auch auf der humeralen Seite Fadenverankerungssysteme verwendet werden (Abb. 10.8 a, b).

Ein histologischer Befund nach wenigen Monaten zeigt dichtes fibröses Bindegewebe ohne ausgeprägte inflammatorische Veränderungen, welches sich zwischen den Fasern des Kunststoffschlauches sowie dem umgebenden Gewebe ausbildet.

Bei Patienten mit sekundär iatrogenem Verlust des Schulterdaches ist zusätzlich eine Stabilisation des Schultereckgelenkes sowie eine Rekonstruktion des korakoakromialen Bogens zu empfehlen, damit der Humeruskopf nicht wieder sekundär kranialisiert und durch den M. deltoideus penetriert. In unseren Augen hat sich hier die Rekonstruktion des Schulterdaches mit Hilfe eines autologen Beckenkammspanes bewährt (Abb. 10.9 u. 10.10).

10.2.3 Rotatorenmanschettenruptur

Die postoperative Ruptur der Rotatorenmanschette nach Schulteralloplastik wird mit einer Inzidenz von bis zu 13% angegeben (Poppen u. Walker 1978). Diese Problematik zeigt sich insbesondere bei Rheumatikern, die bereits intraoperativ einen relativ dünnen Sehnenspiegel aufweisen. Der Zeitpunkt der Ruptur lässt sich hier nur sehr selten exakt nachvollziehen, da die meisten dieser Patienten klinisch asymptomatisch sind. Röntgenologisch zeigt sich ein Höhertreten der Humeruskomponente in den postoperativen Aufnahmen.

Sowohl Neer et al. (1982) als auch Cofield (1984) sehen trotz postoperativer Rotatorenmanschettenruptur und eingeschränkter Beweglichkeit nur in Ausnahmefällen eine Indikation zur Reoperation, da die Patienten oft schmerzfrei und nur wenig beeinträchtigt seien. Bei der Therapieentscheidung sei insbesondere zu berücksichtigen, dass zum einen erneute Rupturen der Rotatoren häufig seien und dass sich zum anderen nach der Rekonstruktion keine signifi-

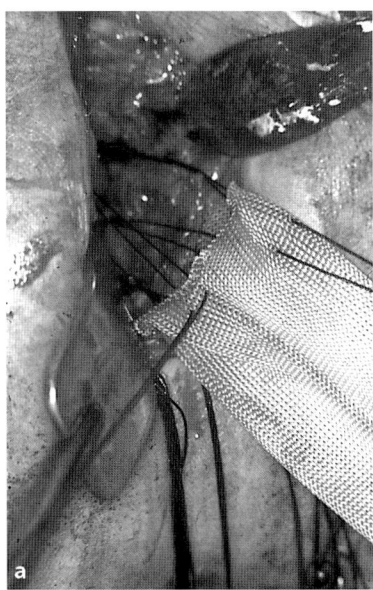

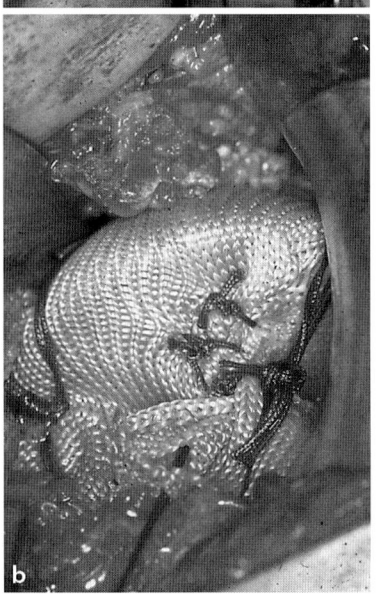

Abb. 10.8a, b. Intraoperativer Situs nach Stabilisierung einer Schulterendoprothese mit Hilfe eines Trevira®-Schlauches (**a** Positionierung des Schlauches; **b** Situation nach Fixation mit Einzelknopfnähten)

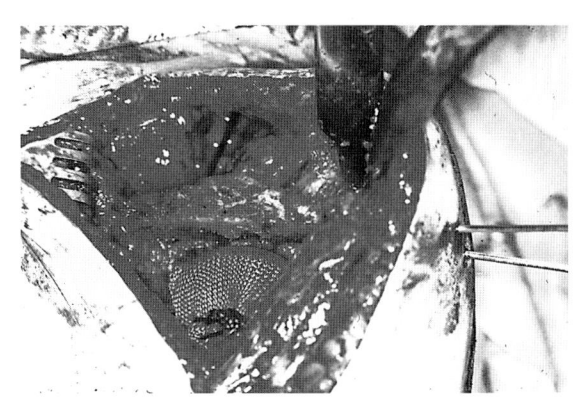

Abb. 10.9. Intraoperativer Situs nach knöcherner Rekonstruktion des Schulterdaches mit einem autologen Beckenkammspan (Fixation transdermal mit 2 Kirschner-Drähten)

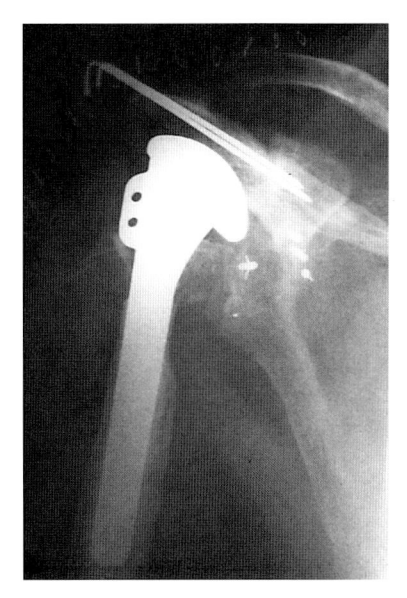

Abb. 10.10. a.p.-Röntgenbild des Schultergelenkes nach knöcherner Rekonstruktion des Schulterdaches mit einem autologen Beckenkammspan (Fixation mit 2 Kirschner-Drähten)

kante Verbesserung der Beweglichkeit zeigten (Barrett et al. 1989, Brenner et al. 1989).

Wirth et al. (1994) erachteten konservative Maßnahmen (anti-inflammatorisch, physikalisch etc.) als die Therapie der Wahl; operative Revisionen sollten den Fällen vorbehalten bleiben, in denen deutliche funktionelle Einschränkungen beklagt werden oder eine traumatische Genese vorliegt.

Auch Rockwood und Matsen (1998) halten konservative Therapiemaßnahmen bei Vorliegen eines chronischen Rotatorenmanschettendefektes für sinnvoll. Insbesondere sollten sorgfältige krankengymnastische Bemühungen zur Stärkung des M. deltoideus und des übrigen Schultergürtels unter Aufsicht eines erfahrenen Physiotherapeuten angeregt werden. Eine operative Therapie sei in den Fällen zu überlegen, bei denen deutliche Funktions- und Bewegungseinschränkungen der betroffenen Schulter bestünden oder wenn die Ruptur auf ein akutes Trauma zurückzuführen sei.

10.2.4 Heterotope Ossifikationen

Heterotope Ossifikationen nach Hüftalloarthroplastiken stellen gravierende und häufige Komplikationen dar. Derartige Veränderungen werden nach Implantation einer Schulterendoprothese in unterschiedlicher Inzidenz gefunden; die Häufigkeit wird hier zwischen 10 und 15% angegeben (Neer 1970, Tanner 1983) (Abb. 10.11). Ihre Bedeutung wird kontrovers bewertet. Einzelne Autoren führen ihre Entstehung auf eine zu traumatisierende Operationstechnik zurück.

Treten heterotope Ossifikationen auf, so sind Revisionsoperation in aller Regel nicht notwendig. Boehm et al. (1998) untersuchten 121 Patienten mit 126 Schulterendoprothesen auf das radiologische Auftreten derartiger morphologischer Auffälligkeiten. Dabei war die primäre Diagnose bei 29 Patienten eine Osteoarthrose, 28 Patienten litten an einer rheumatoiden Arthritis, bei 48 Patienten lag eine Fraktur oder sogar eine Dislokationsfraktur vor, 7 Patienten waren aufgrund einer avaskulären Nekrose endoprothetisch versorgt worden und bei 14 Patienten führte eine Rotatorenmanschettendefekt-Arthropathie zur Schulteralloarthroplastik. Der durchschnittliche Nachuntersuchungszeitraum betrug 26 Monate (6–117 Monate); a.p. sowie axiale Röntgenaufnahmen wurden mit den direkt postoperativ angefertigten Bildern verglichen. Zur Beurteilung wurden die Maßstäbe der P. Kjaersgard-Andersons-Klassifikation berücksichtigt:

Grad 0: keine heterotope Ossifikationen
Grad I: minimal nachweisbare heterotope Ossifikationen
Grad II: heterotope Ossifikation von weniger als 50% des Gelenkspaltes
Grad III: mehr als 50% des Gelenkspaltes erfasst ohne Brückenbildung
Grad IV: heterotope Ossifikation mit radiologisch nachweisbarer Brückenbildung über den Gelenkspalt.

Erst bei Vorliegen einer Grad III-Ossifikation, bei der mehr als 50% des glenohumeralen Raumes mit Verknöcherungen durchsetzt sind, sei nach Sneppen et al. (1989) mit einer deutlichen Bewegungseinschränkung zu rechnen. Die Elevation des Armes sei dann auf etwa 55° reduziert (76° bei Grad I- und II-Ossifikation).

Von den durch Boehm et al. (1998) nachuntersuchten Patienten entwickelten nur 19 Schultern radiologisch nachweisbare heterotopen Ossifikationen (15%), wobei weder Grad III- noch Grad IV-Stadien verzeichnet wurden. Es gab keinen statistischen Unterschied zwischen Männern und Frauen, zwischen Hemi- und Totalarthroplastiken oder mit bzw. ohne postoperativ verabreichter anti-inflammatorischer Medikation. Nur Patienten mit Rotatorenmanschettendefekt-Arthropathie bildeten mit 36% überdurchschnittlich häufig derartige morphologische Störungen aus. Bei den übrigen Diagnosen lag die Wahrscheinlichkeit lediglich zwischen 13,8 und 14,3%.

Attmanspacher et al. (1998) sahen in 12 Fällen Verknöcherungen nach posttraumatischen Prothesenversorgungen, wobei diese bei 5 Fällen mittel bis stark ausgeprägt waren und einmal sogar spangenbildend zu einer völligen Einsteifung der betroffenen Schulter führten. Sie beobachteten die Ossifikationen überwiegend bei sekundär versorgten Patienten (9 Fällen) und sahen hier die Notwendigkeit einer postoperativen Prophylaxe mit einem nichtsteroidalen Antirheumatikum (Indometacin®), welches über 3 Wochen postoperativ verabreicht wurde. Für eine einmalige Bestrahlung zur Verkalkungsprophylaxe sehen die Autoren keine Notwendigkeit.

Zusammenfassend bleibt festzuhalten, dass heterotope Ossifikationen an der Schulter sowohl nach Hemi- als auch nach Totalprothesenimplantationen eine seltene Komplikation darstellen und nahezu nie zu Revisionsoperationen Anlass geben. Die Einnahme nichtsteroidaler Antiphlogistika hat nicht – wie zu erwarten wäre – eine Reduktion derartiger Veränderungen

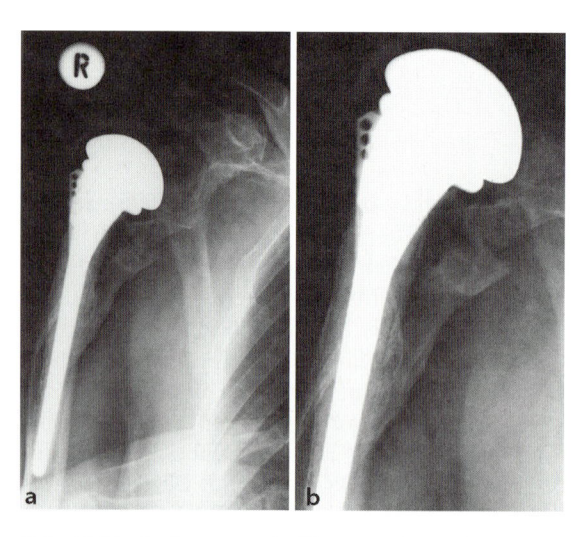

Abb. 10.11 a, b. Heterotope Ossifikation nach Schulterendoprothese am im a.p.-Röntgenbild

zur Folge und ist somit als Prophylaxe auch nicht notwendig. Patienten mit einer Rotatorenmanschetten-Arthropathie oder Frakturprothesen haben ein wesentlich höheres Risiko, heterotope Ossifikationen auszubilden als Patienten mit einer Osteoarthrose, einer rheumatoiden Arthritis oder einer avaskulärer Nekrose.

10.2.5 Periprothetische Frakturen

Obwohl die Prävalenz periprothetischer Frakturen nach Rockwood und Matsen (1998) lediglich 2% beträgt, stellen diese Problemfälle dennoch 20% aller nach totaler Schulterarthroplastik auftretenden Komplikationen dar. Wright (1995) berichtet über eine Inzidenz von 1,8%.

Studien, die sich mit dieser speziellen Thematik beschäftigen, berücksichtigen weniger die Entstehung der Frakturen und deren Therapie, sondern beschränken sich auf die Beschreibung der Brüche und ihrem zeitlichen Auftreten sowie dem postoperativen Resultat, das mit befriedigend oder unbefriedigend bewertet wird. Ein zufriedenstellendes Ergebnis wird dann erzielt, wenn es klinisch und radiologisch zu einer Ausheilung der Fraktur gekommen ist, der Patient subjektiv weitgehend beschwerdefrei ist und keinerlei Anzeichen für eine Lockerung der Komponenten vorliegen.

Nach Kelly (1987) sowie Hawkins et al. (1989) sind in bis zu 86% der Fälle der Humerusschaft und die Tuberkula von dem Frakturereignis betroffen, in weiteren 12% war eine Fraktur des Glenoids zu verzeichnen. Wird die zeitliche Abfolge berücksichtigt, so sind intraoperative Frakturen wesentlich häufiger (62%) als postoperativ auftretende. Hierbei bestehen gravierende Unterschiede bzgl. des erreichten Behandlungsresultates. Während 87% der Patienten mit intraoperativem Frakturereignis ein zufriedenstellendes Ergebnis aufwiesen, war dies nach einer postoperativen Fraktur lediglich in 54% gegeben.

Hawkins et al. (1989) beobachteten bei 70 Totalloarthroplastiken der Schulter 2 Humerusschaft- und 2 Glenoidfrakturen, die sich jeweils intraoperativ ereigneten. Die Humerusschaftfrakturen zweier älterer Rheumatiker wurden auf zu große Torsionskräfte, unachtsames Aufbohren des Markraumes oder zu forciertes Einschlagen der Prothese zurückgeführt. Primär wurde der Versuch einer Zerklagen-Osteosynthese mit postoperativer Immobilisation unternommen; beide Patienten mussten sich jedoch einer erneuten Operation unterziehen, bei der letztendlich eine Revisionsprothese mit langem Schaftanteil eingesetzt wurde.

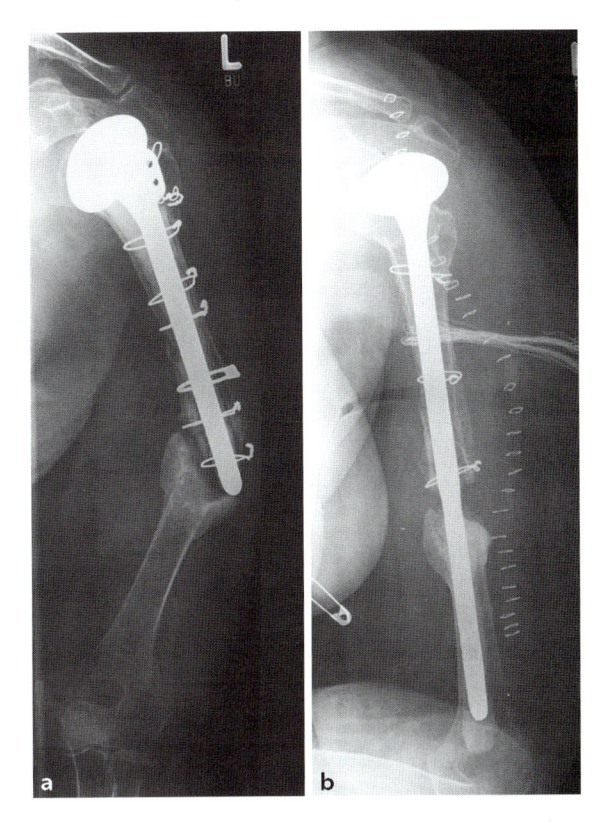

Abb. 10.12. Röntgendokumentation: Periprothetische Fraktur mit Bruch der distalen Implantatspitze (**a**) mit anschließender Versorgung im Bereich durch Langschaftprothese (**b**)

Boyd et al. (1992) berichteten über postoperative Humerusschaftfrakturen nach Hemi- oder Totalloarthroplastik des Schultergelenkes bei insgesamt 7 Patienten. Allen Brüchen gemein war trotz unterschiedlicher Unfallhergänge deren Lokalisation in Höhe der distalen Prothesenspitze. Die primäre Behandlung erfolgte bei 2 Patienten konservativ, 2 Patienten erhielten eine dynamische Kompressionsplatte, in 5 Fällen wurde eine Revisionsprothese mit langem Schaft implantiert (Abb. 10.12). Die operativ versorgten Patienten zeigten 5 Monate nach dem Eingriff eine stabile Ausheilung der Fraktur; bei den konservativ behandelten Fällen war einmal eine Pseudarthrose zu beklagen. Die Autoren hoben hervor, dass die Patienten mit postoperativen Frakturen bereits fortgeschrittenen Alters waren, eine osteoporotische Knochenstruktur besaßen, an einer ausgeprägten rheumatoiden

Arthritis litten oder erheblich degenerierte Weichteile aufwiesen.

Wright und Cofield (1995) berichteten über ein Gesamtkollektiv von 499 Schulteralloarthroplastiken mit insgesamt neun postoperativen Humerusfrakturen, die aufgrund einer rheumatoiden Arthritis oder veralteter Frakturen indiziert worden waren. Das durchschnittliche Patientenalter lag hier bei 70 Jahren, der Beobachtungszeitraum errechnete sich im Durchschnitt auf 39 Monate. Langstreckige Schräg- und Spiralfrakturen zeigten bei ausreichend guter Stellung der Fragmente auch unter konservativer Therapie durchaus gute Behandlungserfolge. Eine operative Versorgung wurde vorrangig bei kurzstreckigen oder tranversal verlaufenden Schrägbrüchen in Höhe der distalen Prothesenspitze und bei Implantatlockerungen vorgenommen. Bei allen operativen Maßnahmen wurde eine Spongiosaplastik notwendig.

Groh et al. (1994–1995) beobachteten 12 periprothetische Frakturen, von denen 8 als intraoperative und 4 als postoperative Komplikation aufgetreten waren. Von den intraoperativen Brüchen ereigneten sich 6 im Rahmen einer primären Arthroplastik, 2 bei einem Revisionseingriff. Die Versorgung der intraoperativen Frakturen wurde mit einer Zerklage, gegebenfalls auch in Kombination mit einer Revisionsendoprothese vorgenommen. Alle intraoperativ aufscheinenden Brüche heilten in durchschnittlich 8 Wochen aus; am Ende der Nachuntersuchungsperiode war in diesen Fällen eine durchschnittliche Vorwärtselevation von 122° möglich. Die postoperativen Frakturen ereigneten sich durchschnittlich 14 Monate nach der endoprothetischen Primärversorgung. Die Therapie erfolgte hier jeweils konservativ unter Verwendung einer Orthese. Im Durchschnitt 9 Wochen nach dem Trauma war die Knochenbruchheilung abgeschlossen; zum Zeitpunkt der letzten klinischen Kontrolle betrug die durchschnittliche Elevationsmöglichkeit des betroffenen Armes 121°.

Campbell et al. (1998) fanden bei ihrem Patientengut mit periprothetischen Frakturen in 9 Fällen (45%) eine Osteopenie milder Ausprägung; 6 Patienten litten an einer deutlichen Knochenentkalkung (30%). Eine Korrelation zwischen Ausmaß der Osteoporose und bevorzugtem Frakturmechanismus konnte nicht hergestellt werden. Insgesamt wurden 21 periprothetische Frakturen nachuntersucht, von denen sich 16 während des Eingriffes (11 Primärarthroplastiken, 5 Revisionseingriffe) ereigneten und die übrigen 5 Frakturen postoperativ auftraten. Das durchschnittliche Patientenalter lag bei 60 Jahren (40–80 Jahre); unter den 20 nachuntersuchten Patienten befanden sich je 10 Frauen und 10 Männer. Nach Campbell et al. (1998) richtet sich die Therapieempfehlung periprothetischer Frakturen nach der Lokalisation der Bruchlinie. Die knöchernen Läsionen wurden von den Autoren je nach Verlauf in 4 Bereiche eingeteilt (Abb. 10.13): In 10 Fällen lag eine distale Diaphysenfraktur vor (Bereich 4); proximale Diaphysenfrakturen (Bereich 3) sowie proximale Metaphysenfrakturen (Bereich 2) traten in je 5 Fällen auf. Eine Fraktur im Bereich der Tuberkula (Bereich 1) war nur einmal gegeben. Lediglich ältere Patienten mit einer distal der Prothese gelegenen Fraktur (Bereich 4) seien hiernach konservativ zu behandeln (Immobilisation), im Übrigen sollte eine operative Stabilisierung erfolgen. Eine Standardschaftprothese mit zusätzlicher Zerklage dient der Versorgung einer Fraktur im Bereich 1 (Tuberkula) und 2 (proximale Methaphyse), bei Frakturen im Bereich 3 (proximale Diaphyse) und 4 (distale Diaphyse) wurden hingegen Langschaftprothesen mit Zerklage verwendet.

Attmanspacher et al. (2001) überblickten im eigenen Krankengut vom 01.01.1994 bis 31.12.97 insgesamt 6 Patienten, die aufgrund periprothetischer Frakturen behandelt wurden. Es handelte sich um 5 Brüche im Bereich der Prothesenstielspitze sowie um eine Infraktion im Bereich des Tuberculum majus. Die Therapie der Tuberculum majus-Infraktion war konservativ, die 5 Prothesenrandfrakturen wurden 2-mal verplattet. Eine Plattenostesynthese mit Verschraubung an der Prothese vorbei, wie dies in der Hüftchirurgie üblich ist, kommt im Oberarmbereich aufgrund des geringen Knochendurchmessers und des geringen Unterschiedes zwischen Humerus- und Schaftdurchmesser nur selten infrage. Dreimal wurde ein primärer Wechsel der Prothese in ein Langschaftimplantat durchgeführt. Bei diesen 5 Patienten waren insgesamt 8 Operationen erforderlich, um die Fraktur letztendlich zur Ausheilung zu bringen. Von den 6 Patienten konnten 5 nach durchschnittlich 19 Monaten klinisch und röntgenologisch nachkontrolliert werden. Bei diesen 5 Fällen konnte der Constant-Score (maximal 100 Punkte) von 46 auf durchschnittlich 59 Punkte gebessert werden. Die Ergebnisse korrelierten eng mit den objektiv erreichten Behandlungsresultaten.

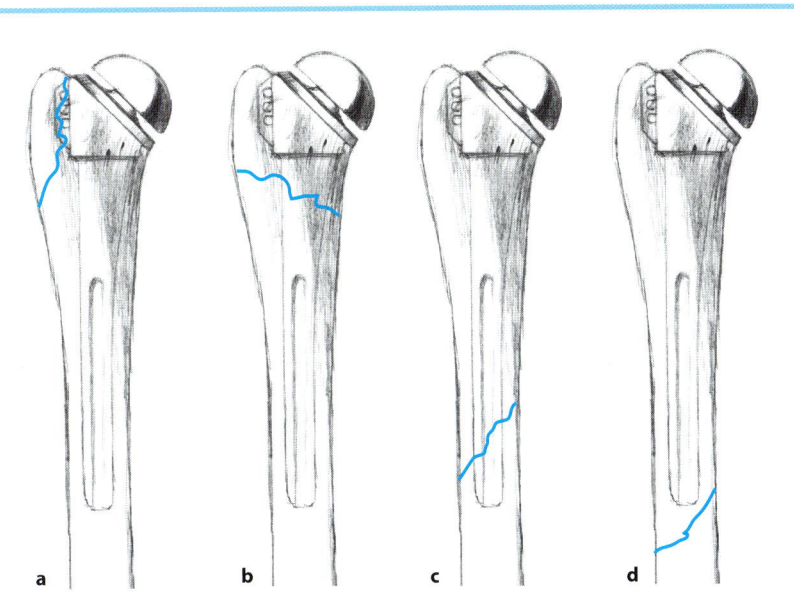

Abb. 10.13. Klassifikation humeraler Frakturen bei einliegender Schulterendoprothese (nach Campbell et al. 1998): **a** Tuberculum majus; **b** proximale Metaphyse; **c** proximale Diaphyse; **d** distale Diaphyse

Die intramedulläre Stabilisierung einer Fraktur durch Revision auf eine Langschaftprothese führte klinisch zu den besten Behandlungserfolgen und kann sowohl von Campbell et al. (1998) als auch von uns als funktionell praktikable Strategie bei derartigen Problemfällen empfohlen werden. Technisch ist der Wechsel auf einen längeren Prothesenschaft schwierig. Ziel ist die Explantation der Alloplastik, ohne den Humerusschaft mit seiner oft pergamentdünnen Kortikalis zu zerstören. Die Verwendung eines Stratgrafts mit all seinen Gefahren und Nachteilen ist eine weitere Alternative. Seine Fixation erfolgt über Zerklagen und führt zu einer übungsstabilen Osteosynthese. Entschließt man sich zum Wechsel auf einen längeren Prothesenschaft, so legen wir in diesem Fall den Humerus zunächst frei und osteotomieren ihn dann in Längsrichtung von proximal beginnend nach kaudal bis zur Fraktur. Durch Einsetzen von Meißeln gelingt das schonende Aufklappen durch schrittweises Aufdehnen der pergamentdünnen Kortikalis, ohne die Kontinuität des Humerus zu zerstören. Die Knochenzementfragmente können dann von der Prothese mittels schmaler Meißel gesprengt werden; meist kann das Implantat dann leicht aus seinem Bett herausluxiert werden. Nach Entfernen des Knochenzementes wird das Rohr des Humerus wieder durch Zerklagen geschlossen. So kann die neue Prothese ohne die Gefahr des Austritts größerer Palacos®mengen einzementiert werden. Der Wechsel von einer zementierten auf eine zementfreie Alloplastik, wie er in der Hüftendoprothetik üblich ist, sollte auch in der Schulterchirurgie angestrebt werden. Häufig findet sich jedoch distal zu wenig Knochensubstanz, um hier zementfrei eine übungsstabile Implantation zu erreichen; in diesem Fall sollte erneut zementiert werden. Der zementfreie Wechsel setzt ein modulares Prothesensystem mit Schäften in Millimeterschritten und diversen Schaftlängen voraus, wie es z.B. von Biomed angeboten wird.

Zusammenfassend bleibt festzuhalten, dass bzgl. der Therapie periprothetischer Frakturen im Oberarmbereich durchaus kontroverse Auffassungen bestehen. Bonutti und Hawkins (1992) propagieren die operative Therapieform, die eine offene Reposition, Fixierung der Fragmente, Anlagerung von Spongiosa und anschließende Immobilisation für wenigstens 6 Wochen postoperativ beinhaltet. Auch Boyd et al. (1992) bevorzugen die operative Vorgehensweise mit Revisionsarthroplastik. Unter konservativer Therapie sahen sie gehäuft Pseudarthrosen. Groh et al. (1994–1995) hingegen konnten im Falle postoperativer Frakturen auch bei konservativer Vorgehensweise gute Resultate erzielen. Rockwood und Matsen (1998) beschrieben ebenfalls einen günstigen Heilungsverlauf postoperativer Frakturen unter konservativer Therapie. Neben Anlage eines Orthoplast-Frakturbrace wurden isometrische Übungen und ein frühes Rehabilitationsprogramm empfohlen.

Bei Vorliegen einer intraoperativen Fraktur wird die Implantation einer Langschaft-Revisionsprothese favorisiert.

10.2.6 Tiefe Infektionen

Inzidenz: Die tiefe Wundinfektion ist eine seltene, dafür aber um so mehr zu fürchtende Komplikation nach endoprothetischem Schultergelenksersatz. Die Inzidenz wird i.d.R. mit Werten zwischen 0,4 und 2,9% angegeben (Tabelle 10.8). Nur in Ausnahmen liegt die Infektquote höher.

Im Patientengut von Schwyzer et al. (1995) liegt die Prävalenz bei ca. 1%. Bei insgesamt 39 Infektionen betrug hier das zeitliche Intervall zwischen Primäroperation und Auftreten der Entzündungssituation in 18 Fällen durchschnittlich 17 Monate. Eine erhöhte Infektionsanfälligkeit wurde bei Patienten mit allgemeinen Risikofaktoren wie Diabetes mellitus, Lupus erythematodes oder einer vorbestehenden rheumatoiden Arthritis verzeichnet. Zusätzlich waren bei 66% der Infektionen anamnestisch immunsuppressive Chemotherapien, systemische Steroidtherapien, multiple Steroidinjektionen oder Voroperationen der betroffenen Schulter zu erheben (Craviotto 1994, Codd et al. 1995).

Klassifikation von Protheseninfektionen

Die unterschiedlichen Klassifikationsvorschläge für Infektionen nach alloplastischem Gelenkersatz unterscheiden sich bzgl. ihrer Orientierung entweder
- am Zeitpunkt der Infektionsmanifestation,
- an der pathogenetischen Entwicklung oder
- an den betroffenen Geweben.

So differenzieren einige Autoren zwischen Infektionen, die intraoperativ durch Kontamination der Wunde mit Keimen verursacht wurden, und hämatogenen Infektionen. Daneben gibt es eine Unterteilung in oberflächliche und tiefe Entzündungen. Die Infektionsklassifikation Gristinas u. Kolkins (1983) sowie Habermann (1991) unterscheidet akute Infektionen, die 1–3 Monate nach der Operation auftreten, subakute Infektionen, die sich 4–12 Monate postoperativ manifestieren, und späte Infektionen, die erst nach mehr als 12 Monaten klinisch in Erscheinung treten. Akute Infektionen sind wahrscheinlich durch Kontamination während des operativen Eingriffes entstanden (Habermann 1991). Subakute Infektionen können durch intraoperative Kontamination mit Keimen geringer Virulenz oder durch hämatogene Streuung eines entfernten Fokus verursacht sein. Die späte Infektion ist immer hämatogen bedingt.

Auch Fitzgerald (1979) unterteilt die Infektionen in frühe, in der perioperativen Phase auftretende, intermediäre, innerhalb von 2–24 Monaten nach der Operation und späte, nach mehr als 2 Jahren auftretende Komplikationen. Akute Infektionen in der unmittelbar postoperativen Phase seien selten und meist verbunden mit einem infizierten Wundhämatom oder mit Störungen der primären Wundheilung (Rand 1993). Diese Infektionen sind i.d.R. heilbar durch Wundtoilette oder Antibiotikabehandlung, sofern sie früh noch vor der Ausbreitung zur Knochen-Zement-Grenze behandelt werden. Intermediäre Infektionen sind häufig in der perioperativen Phase entstanden. Morphologisch erstrecken sie sich i.d.R. bis zur Knochen-Zement- bzw. Knochen-Prothesen-Grenze und erfordern einen Prothesenwechsel mit radikalem Debridement. Späte postoperative Infektionen nach 2 oder mehr Jahren sind häufig mit hämatogener Streuung einer Infektion zum Implantat verbunden. Sie treten sehr oft bei Patienten mit rheumatoider Arthritis auf (Poss et al. 1984, Wilson et al. 1990). Werden diese Infektionen früh und aggressiv angegangen, so besteht eine Heilungschance auch ohne Implantatentfernung. Wird die Behandlung vernachlässigt, schreitet der Prozess langsam aber stetig bis zur Knochen-Zement- bzw. Knochen-Prothesen-Grenze fort und erfordert letztendlich einen Prothesenwechsel.

Andere Autoren unterscheiden lediglich frühe und späte Infektionen, wobei sich nach Insall u. Thompson (1986) frühe Infektionen nach 1–3 Monaten, späte Infektionen nach mehr als 3 Monaten manifestieren, während Härle (1989) kürzere Zeiträume veranschlagt: Frühe Infektio-

Tabelle 10.8. Inzidenz tiefer Wundinfektionen nach alloarthroplastischem Schultergelenksersatz (Literaturübersicht)

Autoren/Jahr	Inzidenz	Verwendete Implantate
Cofield 1991	0,4	non-constrained
Neer et al. 1982	0,52	Neer-Implant
Cristina et al. 1987	1,3	Mono
Cofield 1984	1,3	Neer-Implant
Kelly 1990	1,4	Neer-Implant
Lettin et al. 198	2,0	constrained Stanmore
Cofield 1991	2,2	constrained
Swanson et al. 1989	2,9	bipolar
Pahle u. Kvarnes 1985	15,4	constrained Stanmore

Tabelle 10.9. Klassifikationen der Protheseninfektion

Kriterium	Autoren/Jahr	Einteilung
■ Pathogenese		– intraoperative Kontamination – hämatogen
■ beteiligte Gewebeschichten		– oberflächlich – tief
■ zeitliches Auftreten	Fitzgerald (1979)	– früh perioperativ (1–2 Monate) – intermediär (2–24 Monate) – spät (mehr als 2 Jahre)
	Gristina u. Kolkin (1983), Habermann (1991)	– akut (1–3 Monate) – subakut (4–12 Monate) – spät (ab 12 Monate)
	Insall u. Thompson (1986)	– früh (1–3 Monate) – spät (nach 3 Monaten)
	Härle (1989)	– früh (bis 6 Wochen) – spät (nach 6 Wochen)
	Drobny u. Munzinger (1991)	– früh-akut (1–3 Monate) früh-low-grade; (1–12 Monate Erregernachweis) – früh-okkult (1–12 Monate; ohne Erregernachweis) – spät-akut (nach dem 3. Monat mit Erregernachweis) – spät-low-grade (nach dem 12. postoperativen Monat; Erregernachweis zumindest einmal positiv) – Spät-okkult (nach dem 12. Monat; ohne Erregernachweis)

nen manifestieren sich nach Härle (1989) bis zur 6. postoperativen Woche. Er ist der Auffassung, dass nur eine Einteilung der Infektionstypen in Früh- und Spätinfektionen klinisch relevant sei, wobei die Grenze für Frühinfektionen nach 4–6 Wochen zu ziehen sei, weil nur bei früher Intervention in den ersten 6 Wochen eine reelle Chance bestünde, die Prothese erhalten zu können (Woods et al. 1983, Walker u. Schurman 1984, Bengston et al. 1989, Härle 1989) (Tabelle 10.9). Das Zeitintervall von der Operation bis zum Revisionseingriff und der Therapieerfolg korrelierten miteinander, so dass generell eine frühzeitige Diagnose und definitive Behandlung der Infektion anzustreben sei. Daraus folge, dass jede Wundheilungsstörung, auch scheinbar oberflächliche, sorgfältig bewertet und meist einer frühzeitigen operativen Revision unterzogen werden müsse.

Drobny u. Munzinger (1991) teilten Früh- und Spätinfekte differenzierter ein:

- *Früh-akut:* Infektionszeichen treten akut im Verlauf der ersten 3 postoperativen Monate mit positivem Erregernachweis auf.
- *Früh-low-grade:* Irritationen und Entzündungszeichen treten im Verlauf der ersten 12 postoperativen Monate schleichend auf, wobei zumindest einmal ein positiver Erregernachweis erfolgte.
- *Früh-okkult:* Hier gelten die gleichen Kriterien wie für die frühe low-grade-Infektion, jedoch ohne Erregernachweis.
- *Spät-akut:* Infektionszeichen treten akut nach dem 3. postoperativen Monat auf mit positivem Erregernachweis und bis dahin komplikationslosem Verlauf.
- *Spät-okkult:* Hier gelten die gleichen Kriterien wie für die späte low-grade Infektion, jedoch ohne Erregernachweis.

■ **Keimlage**

Bei den 39 tiefen Infektionen nach Schulteralloarthroplastik von Schwyzer et al. (1995) gelang nur in 4 Fällen die Zuordnung zu einem pathogenen Keim, Staphylococcus aureus wurde 3-mal, Candida parapsilosis einmal nachgewiesen. Rockwood und Matsen (1998) konnten in dem von ihnen nachuntersuchten Patientengut bei 3 Schulterinfektionen Staphylococcus aureus nachweisen, bei jeweils einem Schultergelenk wurde die Infektion auf Staphylococcus epidermidis bzw. auf eine Mischinfektion mit Staphylococcus aureus und epidermidis zurückgeführt.

■ Diagnostik

Für die Infekt-Diagnostik stehen die folgenden Verfahren zur Verfügung:
- Klinische Befunderhebung,
- Laborserologie,
- Röntgenuntersuchung,
- Ultraschalluntersuchung,
- Szintigraphie,
- Gelenkpunktion.

Neben bereits inspektorisch eindeutigen Infektzeichen wie Rötung, Überwärmung, Schmerzen und evtl. sogar Fistelung ist die Schmerzanamnese ein wichtiger Hinweis auch auf eine latente Infektion. Bei Patienten, die nach Implantation einer Endoprothese niemals schmerzfrei waren, sollte der Verdacht auf eine low-grade Infektion gelenkt werden.

Im Rahmen der laborserologischen Abklärung ist die Anzahl weißer Blutkörperchen relativ unspezifisch. Eine Blutkörperchensenkungsgeschwindigkeit (BSG), die auch ein Jahr nach der Implantation noch über 40 mm/Stunde liegt, deutet auf einen Infekt hin (Corey u. Albright 1987). Spezifischer ist sicherlich das C-reaktive Protein (CRP). Sowohl der fehlende Abfall in den ersten beiden Wochen nach dem Eingriff als auch das Ansteigen des Serumwertes nach einigen Jahren sprechen für das Vorliegen eines tiefen Infektes.

Das Röntgenbild kann im Spätstadium einen wichtigen Hinweis geben. Lockerungssäume, die innerhalb weniger Monate entstehen, sprechen stark für das Vorliegen eines massiven Infektes (Abb. 10.14). Die Sonographie erlaubt eine Ergussdiagnostik; eine nachfolgende Punktion wird dann weiteren Aufschluss über die Ursache des Ergusses geben. Bei einliegendem Metall sind CT und MRI wenig hilfreich, eine Szintigraphie wird jedoch, je nach Art und Ausmaß der Mehrbelegung, eine weitere Aussage erlauben. Bei scheinbar oberflächlichem Infekt kann eine Fisteldarstellung eine Verbindung zum Gelenk ausschliessen oder beweisen (Abb. 10.15).

Am aussagekräftigsten ist die Punktion des Gelenkes; eine Zellzahl von über 30 000/ml oder sogar der direkte Keimnachweis beweisen das Vorliegen einer tiefen Infektion (Tabelle 10.10).

■ Therapie

Das Therapiespektrum reicht von gezielter antibiotischer Abdeckung, mechanischer Spülung und Debridement über Prothesenwechsel (oder Arthrodese) bis hin zur Amputation. Das jeweilige Behandlungsregime richtet sich im individuellen Fall nach der Virulenz der pathogenen

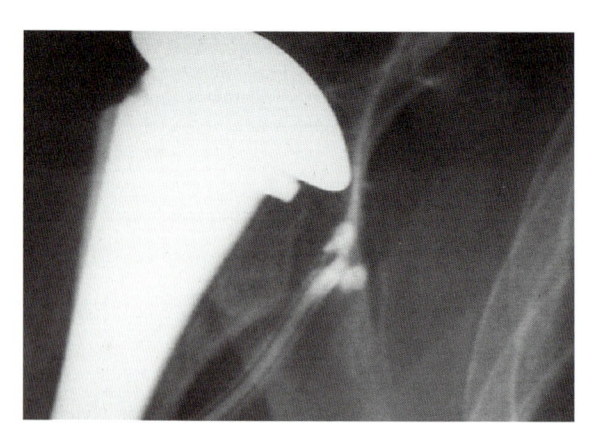

Abb. 10.15. Röntgenologische Fisteldarstellung bei einliegender Schulterendoprothese im a.p.-Röntgenbild (Ausschnitt)

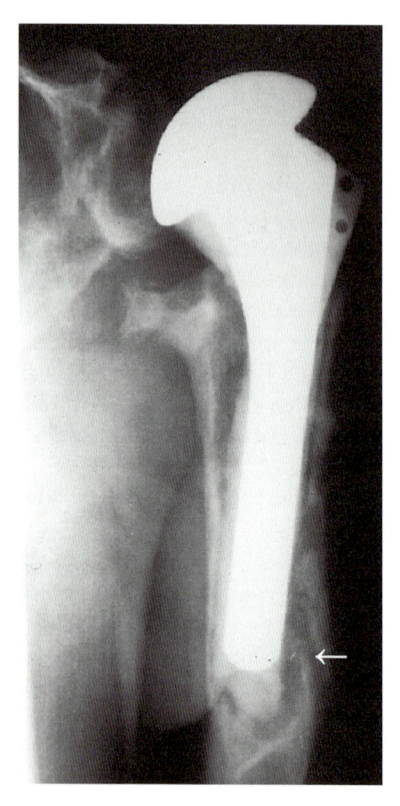

Abb. 10.14. Tiefe Wundinfektion nach endoprothetischem Schultergelenkersatz im a.p.-Röntgenbild mit Spontanfraktur im Bereich der Prothesenstielspitze (→)

Tabelle 10.10. Diagnostik der Frühinfektion

■ Ultraschall	Nachweis und Lokalisation von Flüssigkeitsansammlungen
■ Labor	– anhaltende CRP-Erhöhung als Frühindikator – anhaltende BSG-Erhöhung als Bestätigungsfaktor – erhöhte Leukozytenzahl im Blut – erhöhte Leukozytenzahl im Wundsekret
■ Punktion	Trübung, Keimnachweis im Schnellausstrich
■ Bakteriologie	Keimnachweis und Resistenzbestimmug

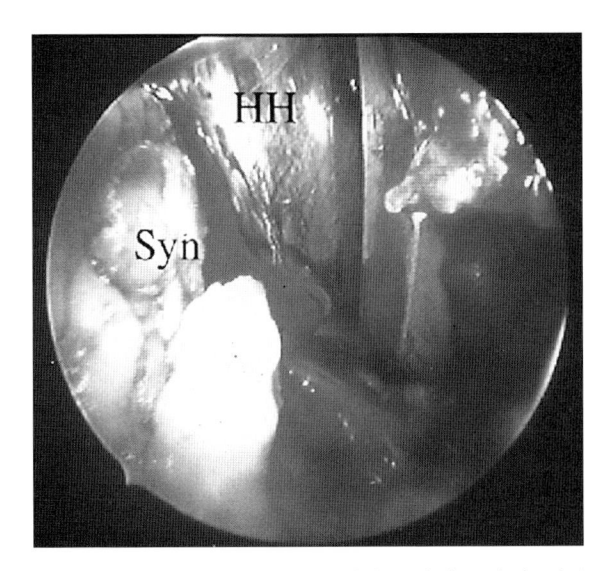

Abb. 10.16. Arthroskopischer Befund des Schultergelenkes bei Frühinfektion (Syn = Synovialmembran, HH = Humeral Head)

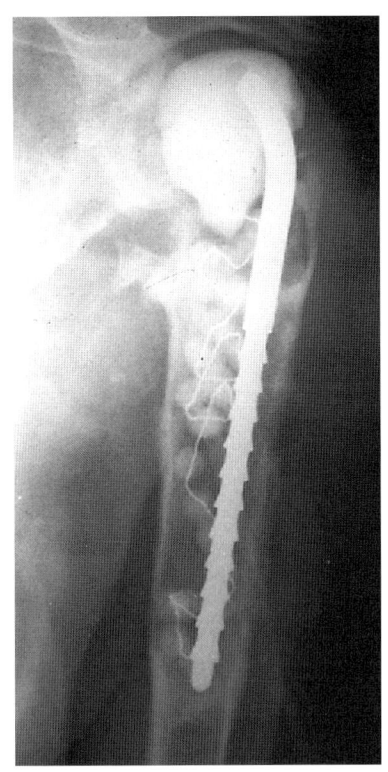

Abb. 10.17. Röntgenbild mit einliegender Interimsprothese, Palacos®-Spacer sowie PMMA-Ketten nach operativer Revision einer infizierten Schulterendoprothese

Keime, ihrer Antibiotikaempfindlichkeit, der Stabilität des Implantates, dem zeitlichen Intervall zwischen Implantation und der klinischen Manifestation der Infektion sowie letztendlich zum klinischen Zustandbild des betroffenen Patienten.

Wird in der frühen postoperativen Phase eine Wundsekretion festgestellt, so sollte frühzeitig eine lokale Exploration mit ausgiebiger Spülung und parenteraler Antibiotikaprophylaxe erfolgen, auch wenn noch keine sicheren Anzeichen für eine Wundinfektion gegeben sind. Im Falle eines Frühinfektes kann dieses im Einzelfall auch arthroskopisch durchgeführt werden (Abb. 10.16)

Bei manifester tiefer Infektion ist die Explantation der Endoprothese die Therapie der Wahl. Lediglich bei Vorliegen eines gram-positiven Keimspektums im Rahmen eines Frühinfektes (bis zu 6 Wochen nach der primären Implantation) ist eine Erhaltung des Implantates aussichtsreich. In den übrigen Fällen wird ein sorgfältiges Debridement mit Entfernung des gesamten Fremdmaterials einschließlich des Knochenzementes gefordert. Die Wunde wird sorgfältig revidiert und mit reichlich Flüssigkeit über Jet-Lavage gespült und damit mechanisch gesäubert.

Die temporäre Implantation einer Interimsprothese (Platzhalter) bietet den Vorteil eines weiterhin stabilen Schultergelenkes, der Möglichkeit einer lokalen Antibiotikatherapie sowie der konstanten Expansion der Weichteile, was eine spätere Reimplantation einer Alloplastik deutlich erleichtert (Abb. 10.17). Mit dieser Interimsprothese sind durchaus passive und sogar aktive Bewegungsübungen möglich (Abb. 10.18), so dass auch hierdurch die Funktion der Weichteile trotz der defizitären Situation in gewissem Umfang erhalten bleibt. Auch größere Defekte des proximalen Humerus können mit dieser Op-Technik stabilisiert werden (Abb. 10.19 a, b). Ein

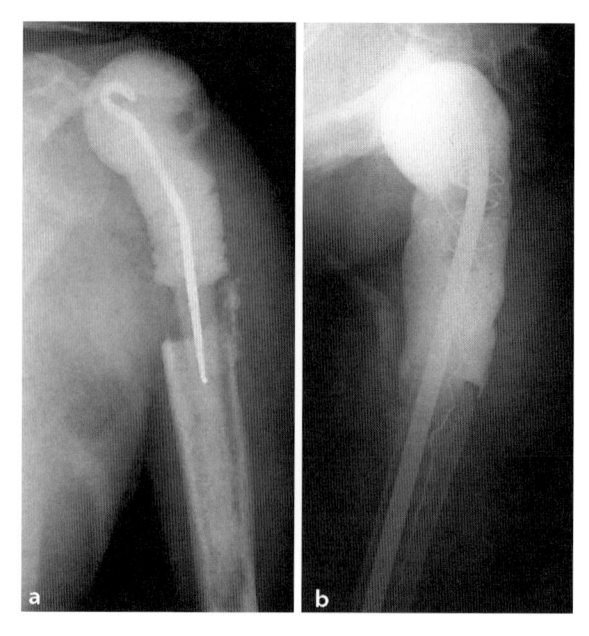

Abb. 10.19 a, b. Röntgendokumentation nach Ersatz des proximalen Humerus mit einer Tumorendoprothese. **a** prooperative Ausgangssitzation mit deutlichen Zeichen einer tiefen Wundinfektion; **b** Zustand nach operativer Revision mit Ausbau der Alloplastik und Einsatz einer Interimsprothese

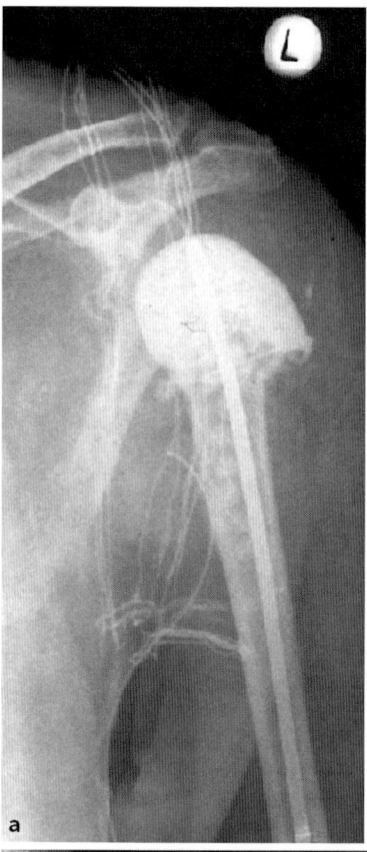

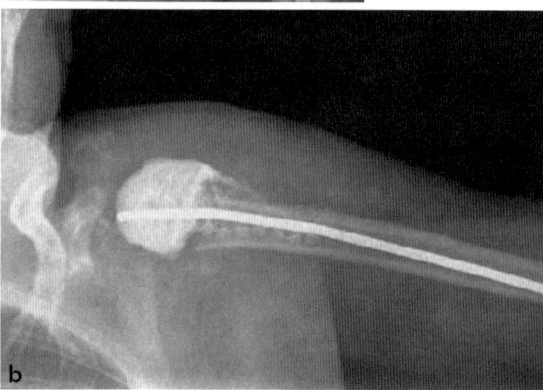

Abb. 10.18 a, b. Röntgenologische Dokumentation des Bewegungsausmaßes des Schultergelenkes im Rahmen der Krankengymnastik bei einliegender Interimsprothese (Revisonseingriff nach vorausgegangener Infektion) (**a**) a.p.-Strahlengang, (**b**) axialer Strahlengang

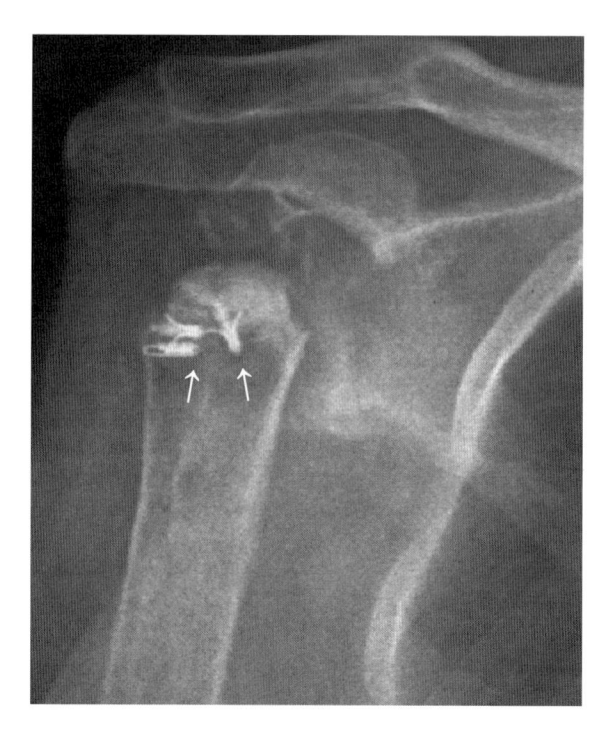

Abb. 10.20. a.p.-Röntgenbild der Schulter mit Dokumentation des Versuches einer Rotatorenmanschettenrekonstruktion im Infekt (Knochenanker →)

Versuch der Rotatorenmanschettenrekonstruktion verbietet sich, da die Fäden und/oder die Fadenankersysteme als Fremdkörper Grundlage für ein Persistieren des Infektes darstellen (Abb. 10.20).

Gleichzeitig wird in alle Weichteilhöhlen ein antibiotikahaltiges Kollagenvlies (z.B. Sulmycin-

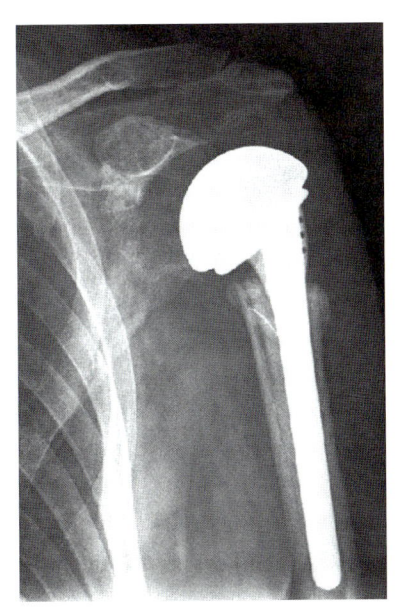

Abb. 10.21. a.p.-Röntgenbild der Schulter nach Reimplantation einer Endoprothese in einer Defektsituation (vormalige tiefe Wundinfektion nach primärer TEP)

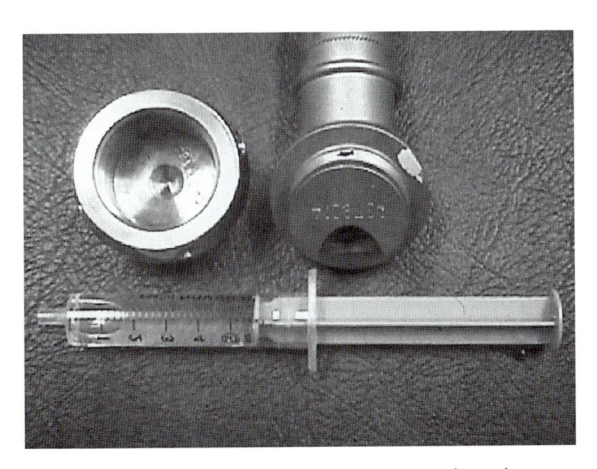

Abb. 10.22. Totraumvolumen bei einer Tumorendoprothese

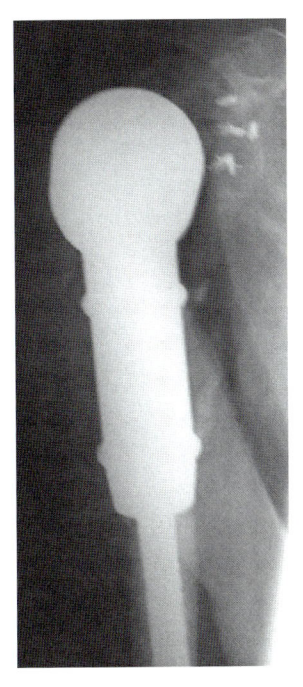

Abb. 10.23. a.p.-Röntgenbild der Schulter mit Dokumentation einer Defektrekonstruktion nach tiefer Infektion mit mokularer Endoprothese

Implant®) eingelegt. Nach Einbringen mehrerer Drainagen erfolgt dann der schichtweise Wundverschluss.

Nach einer etwa 3- bis 6-wöchigen parenteralen Antibiotikatherapie kann die erneute Implantation einer Totalendoprothese unter der Voraussetzung erwogen werden, dass makroskopisch, serologisch sowie mikrobiologisch keinerlei Hinweise auf eine persistierende Infektion mehr vorliegen (Abb. 10.21). Hilfreich hat sich in unseren Augen hier auch die Überprüfung der Anzahl der weißen Blutkörperchen im Punktat erwiesen. Bei erneuter Implantation einer Endoprothese sollte darauf geachtet werden, dass bei dem speziellen Design keine großen „Toträume" vorhanden sind, die wieder Ausgangspunkt für eine Reinfektion sein könnten. Hier gibt es insbesondere an der Kopf-Schaft-Verbindung bei manchen Prothesen erhebliche Hohlräume, die in diesen Fällen ungünstig erscheinen (Abb. 10.22). Bei großen ossären Defekten müssen evtl. sogar modulare Tumorsysteme zur Anwendung kommen (Abb. 10.23).

Die in der Literatur immer wieder angegebene Lösung einer Arthrodese ist eigentlich nur nach der Entfernung einer sehr knochensparenden Endoprothese (z. B. Kappenmodelle) denkbar.

■ Ergebnisse

An das funktionelle Endergebnis darf, bedingt durch die oftmals vorbestehende deutliche Beeinträchtigung der Rotatorenmanschettenfunktion, keine hohen Erwartungen mehr gestellt werden. Fröhlich (1997) berichtete über 7 Patienen, die nach dieser Methode revidiert wurden. Er fand lediglich bei einem Patienten ein Infektrezidiv, während in den übrigen 6 Fällen die Entzündungssituation zum Nachuntersuchungstermin klinisch beherrscht schien.

Codd (1995) verglich bei infizierten Schulterprothesen die Behandlungsergebnisse nach Resektionsarthroplastik mit denen nach Prothesenreimplantation. Bei 5 Patienten wurde eine alleinige Resektion des infizierten Schultergelenkes, in den übrigen Fällen eine nochmalige Protheseimplantation unter Verwendung von antibiotikahaltigem Knochenzement ein- oder zweizeitig vorgenommen. Eine Schmerzreduktion war zwar in etwa gleichem Umfang in beiden Gruppen zu erzielen, die Funktionalität des resezierten Gelenkes blieb jedoch deutlicher eingeschränkt. Daher sollte dieser Eingriff nach Codds Auffassung nur bei nicht beherrschbaren Infektionen durchgeführt und der Patient darüber aufgeklärt werden, dass mit der erhaltenen Extremität lediglich leichte Alltagsaktivitäten verrichtet werden können.

Unsere eigenen Erfahrungen mit dem oben dargestellten Konzept bei 12 Patienten mit infizierter Schulteralloarthroplastik waren sehr zufriedenstellend; das Lebensalter reichte hier von 56–82 Jahren. Die Operationsindikation wurde dann gestellt, wenn die klinischen Zeichen mit laborchemischen Erhöhungen, insbesondere des C-reaktiven Proteins, vorlagen, wenn ein intraartikulärer Leukozytennachweis von über 30 000 Zellen/mm^3 möglich war oder ein direkter Keimnachweis erfolgte. Im Rahmen der Therapie wurden 3 Gruppen von Pat. unterschieden: Gruppe 1 mit Frühinfekt unter vier Wochen ohne Weichteilbeteiligung (n = 1). Dieser Patient wurde arthroskopisch synovektomiert. Gruppe 2 mit Frühinfekt unter vier Wochen nach Primärimplantation mit Weichteilbeteiligung (n = 1); bei diesem Patienten erfolgte ein offenes Débridement mit anschließender Lavage. Gruppe 3 mit einem Spätinfekt über vier Wochen nach der Primärimplantation (n = 10): In diesen Fällen wurde durchweg eine zweizeitige Revision mit Interimsprothese angestrebt.

Der Zeitraum zwischen Einbau des Platzhalters und Reimplantation erstreckte sich über 4–24 Wochen. Mit dem Einbau der Interimsprothese konnte bei allen 10 Patienten eine stabile Situation geschaffen werden; gleichzeitig gelang eine Rekonstruktion der Humeruslänge selbst, auch bei längerstreckigen Defektsituationen. Ein Keimnachweis war nur bei 4 Patienten positiv. Alle Patienten tolerierten die Physiotherapie bei einliegender Interimsprothese sehr gut. Bei den beiden gelenkerhaltenden Eingriffen kam es zur Infektausheilung, so dass die Endoprothese jeweils belassen werden konnte. Bei 8 Patienten wurde die Interimsprothese wieder gegen eine Hemiprothese ausgewechselt, bei den anderen beiden Patienten verblieb sie in situ. Der postoperative Constant-Score zum Zeitpunkt der letzten Nachuntersuchung lag bei durchschnittlich 48 Punkten. Einschränkungen ergaben sich vor allem durch fehlende Beweglichkeit der Schulter sowie durch ungenügende Kraftentfaltung. Alle Schultergelenke waren jedoch stabil. Die Ellenbogenfunktion war in allen Fällen sehr gut. Klinisch und laborchemisch bestand bei keinem Patienten ein Anhalt für einen Reinfekt.

▎Fazit

Die Verwendung von antibiotikabeladenen Interimsprothesen erlaubt neben der Infektsanierung auch eine Schonung der Weichteile, so dass sich für einen neuerlichen Einbau einer Endoprothese die Voraussetzungen günstiger gestalten als bei zweizeitigen Prothesenwechseln ohne Verwendung von Platzhaltern.

10.2.7 Nervenverletzungen

Iatrogene neurologische Verletzungen im Zuge der Schulterendoprothetik stellen mit einer Inzidenz von weniger als 1% eine relativ seltene Komplikation dar; in den allermeisten Fällen handelt es sich glücklicherweise um therapeutisch gut zu beherrschende Neuropraxien im Bereich der peripheren Nerven oder des Plexus brachialis (Boyd 1990, Pollock et al. 1992).

Ein komplettes Zerreißen des N. axillaris wurde von Cofield (1984) in 2 Fällen beobachtet; ursächlich hierfür waren stärkste Vernarbungen, welche die operative Vorgehensweise erschwerten. Läsionen des N. axillaris sind zahlenmäßig am häufigsten, gefolgt von Verletzungen des N. ulnaris, des N. musculocutaneus, des N. medianus sowie des Plexus brachialis (Torchia u. Cofield 1994–1995).

Lynch et al. (1996) registrierten bei 417 Schulterarthroplastiken insgesamt 18 Nervenläsionen, von denen 13 den Plexus brachialis betrafen. Maßgeblich für diese Verletzungen schien meist eine zu große Zugkrafteinwirkung auf die nervalen Strukturen gewesen zu sein. Nach einem Jahr zeigten 11 dieser Störungen eine gute Rückbildungstendenz.

Um die Häufigkeit der Nervenschädigungen so gering wie möglich zu halten, wird teilweise empfohlen, die Nn. axillaris und musculocutaneus intraoperativ darzustellen. Dieses Vorgehen ist jedoch nicht immer notwendig. Eine besondere Gefährdung der nervalen Strukturen ist lediglich bei Revisionsarthroplastiken, posttraumatischer Situation sowie bei allen Eingriffen mit unübersichtlichen anatomischen Verhältnissen zu befürchten. Die meisten Nervenverletzungen beinhalten eine Neuropraxie; nicht-operative Therapiemaßnahmen zeitigten hier meist durchaus gute Ergebnisse.

10.2.8 Funktionsverlust und -einbuße des M. deltoideus

Bei Funktionsverlust des M. deltoideus ist mit erheblichen Bewegungseinschränkungen des betroffenen Schultergelenkes sowie nicht selten mit Schmerzzuständen zu rechnen. Der M. deltoideus ist der zentrale Motor der Schulter und wird nicht zuletzt deshalb als deren „Herzmuskel" bezeichnet. Sein vorderer Anteil kann entweder durch eine iatrogene Verletzung des N. axillaris oder durch Abtrennung des Ursprungs von der Klavikula in Mitleidenschaft gezogen werden. In diesem Zusammenhang ist zu berücksichtigen, dass eine übersichtliche Darstellung des Operationsfeldes in der Schulterendoprothetik ein unbedingtes Muss ist, wobei hier unter Verwendung des mittlerweile üblichen langen deltoideo-pektoralen Zugangsweges keine Abtrennung des M. deltoideus in dessen Ansatz- und Ursprungsbereich erforderlich macht. Kirby und Neer (1982) sehen in einer unverhältnismäßigen Abtrennung des M. deltoideus eine wichtige Ursache für mögliche Misserfolge in der Schulterendoprothetik. Bei den meisten der fehlgeschlagenen Operationen wurde eine Atrophie dieses Muskels beobachtet.

10.2.9 Revisionsschulterarthroplastik

Die Anzahl der erforderlich werdenden Revisionseingriffe nimmt auch in der Schulterendoprothetik im Laufe der letzten Jahre allmählich und stetig zu. In der Zusammenfassung von 22 durchgeführten Verlaufsstudien nach künstlichem Gelenkersatz der Schulter fand sich insgesamt eine Reoperationsnotwendigkeit von 7%. Bei der Vielzahl dieser Eingriffe handelte es sich vor allem um Wiederherstellungen postoperativ entstandener Weichteildefekte wie z.B. Rupturen der Rotatorenmanschette; in 46% der Fälle wurde jedoch die Entfernung oder Revision der Endoprothese erforderlich.

Neer u. Kirby (1982) dokumentierten in einem sich über 9 Jahre erstreckenden Zeitraum insgesamt 40 Revisionsarthroplastiken, wobei 31 Reoperationen nach Hemiarthroplastiken, 6 nach Implantation unverblockter Totalarthroplastiken sowie 3 nach verblockter Totalendoprothese erforderlich wurden. Die für das Scheitern der Primärarthroplastik ursächlichen Umstände wurden von den Autoren in 3 Kategorien untergliedert:
- *Präoperative* Probleme, z.B. neuromuskuläre Störungen, Infektionen, Arthritis benachbarter Gelenke;
- *intraoperative* oder prothesenimmamente Probleme wie Abtrennung des M. deltoideus, fehlerhafte Refixierung der Tuberkula, Bruch des Implantates;
- *postoperative* Schwierigkeiten wie verbleibende oder erneut auftretende Instabilität, inadäquate Rehabilitation u.a.m.

Zumeist waren Revisionen auf Vernarbungen bzw. fehlerhafte Ablösung des M. deltoideus, Kontrakturen des M. subscapularis mit konsekutiver Einschränkung der Außenrotation, Fehlstellungen des Tuberculum majus oder unzureichende postoperative Rehabilitationsmaßnahmen zurückzuführen. Bei allen fehlgeschlagenen Hemiarthroplastiken und unverblockten Totalendoprothesen bestanden Adhäsionen zwischen der Rotatorenmanschette und dem M. deltoideus, resultierend aus einer wohl zu langen Immobilisationsphase nach dem gelenkersetzenden Eingriff.

Im Rahmen der Revisionsoperationen wurden 32 unverblockte Totalarthroplastiken eingesetzt, 3 Arthrodesen des Schultergelenkes sowie je 2 Resektionsarthroplastiken mit Narbendebridements durchgeführt; in einem Fall wurde eine Alloplastik mit fixem Drehpunkt implantiert. Erwähnenswert ist, dass die Indikation zum primären endoprothetischen Ersatz in der Mehrzahl der Fälle aufgrund einer komplexen Fraktur des Humerus gestellt worden war. Dementsprechend gestalteten sich die Revisionseingriffe je nach bestehender Kontraktur und Vernarbung der Muskulatur, Fehlstellung der Tubercula oder Längenverlust des Humerus auch unterschiedlich schwierig.

Die klinischen Ergebnisse nach Prothesenrevisionen waren denen einer Primäralloarthroplastik deutlich unterlegen.

Caldwell et al. (1993) berichteten über Revisionsarthroplastiken mit einer durchschnittlichen Nachbeobachtungszeit von etwas mehr als 36 Monaten. Die Reoperationen wurden in 3 Fällen wegen einer Instabilität erforderlich; bei 7 Patienten wurde eine Hemiarthroplastik aufgrund degenerativer Veränderungen des Glenoids in eine Totalarthroplastik umgewandelt, 3-mal lag eine Lockerung der Glenoidkomponente vor. Zufriedenstellende Ergebnisse konnten nur in 62% der Fälle erreicht werden; bei 5 Revisionsarthroplastiken wurden sogar nochmalig Reoperationen erforderlich.

Wirth und Rockwood (1995) erstellten eine Zusammenfassung über 38 fehlgeschlagene unverblockte Alloarthroplastiken aus den Jahren 1977 bis 1993. Bei 19 Schultergelenken war die Primäroperation auf eine frische Humeruskopffraktur zurückzuführen; in 12 Fällen lag eine Osteoarthrose vor, 5-mal eine Arthropathie nach osteosynthetischer Frakturversorgung. 2 Patienten litten an einer rheumatoiden Arthritis. Nur in etwa 70% der Fälle konnte eine einzige Ursache für das Fehlschlagen des arthroplastischen Eingriffes definiert werden; in den übrigen Fällen wurde ein multifaktorielles Geschehen vermutet (Tabelle 10.11).

Zusammenfassend ist festzuhalten, dass die Ursache für das Scheitern einer Primärarthroplastik des Humerusglenoidalgelenkes nicht immer exakt zu eruieren ist; oft liegt scheinbar eine multifaktorielle Genese zugrunde. Die Revisionsarthroplastik ist ein technisch sehr aufwendiger Eingriff und sollte nur von erfahrenen Operateuren vorgenommen werden, ebenso sollte das zu erwartende Behandlungsresultat den doch großen Aufwand rechtfertigen. Ist bereits präoperativ nur mit einer Schmerzreduktion bei verbleibender deutlicher Funktionseinschränkung zu rechnen, sollte stattdessen der Nutzen einer Resektionsarthroplastik sorgfältig abgewogen werden. Dies gilt insbesondere dann, wenn eine nicht unerhebliche Funktionseinschränkung des M. deltoideus vorliegt.

■ Revisionstotalarthroplastik nach primärer Hemiarthroplastik

Sperling u. Cofield (1998) befassten sich mit der Revisionsarthroplastik nach Implantation einer Humeruskopfendoprothese, wobei schmerzhafte arthrotische Degenerationen des Glenoids zu den Revisionseingriffen Anlass gaben. Im 10-jährigen Zeitraum zwischen 1983 und 1992 wurden 18 von insgesamt 1018 durchgeführten Hemiarthroplastiken aufgrund fortschreitender Glenoidarthrose revidiert. Die primäre endoprothetische Versorgung erfolgte in diesen Versagensfällen wegen akuter Traumen (10), Osteoarthrosen (4), rheumatoider Arthritiden (2) und Osteonekrosen (2) (Tabelle 10.12).

Das durchschnittliche Zeitintervall zwischen Hemiarthroplastik und dem notwendig werdenden Revisionseingriff betrug 4,4 Jahre (0,8–12,7 Jahre). Durchschnittlich 2 Jahre nach der Reoperation war der mittlere Schmerz-Score von 4,3 Punkten auf nur noch 2,2 Punkte abgesunken und auch das Bewegungsausmaß teilweise deutlich verbessert worden. Die aktive Abduktion ließ sich dabei von durchschnittlich 94° auf 124° und die Außenrotation von 32° auf 58° steigern.

■ Revisionstotalarthroplastik nach primärer totaler Endoprothese

Antuna et al. (2001) berichteten über eine systematische Analyse von 48 Glenoidrevisionen. Die Indikation für die Revision war in 29 Fällen eine Implantatlockerung, in 14 Fällen ein mecha-

Tabelle 10.11. Ergebnisse nach Revisionseingriffen von „unconstrained"-Totalarthroplastiken des Schultergelenkes (Literaturübersicht)

Kausuistik und Ergebnisse	Neer u. Kirby (1982)	Caldwell et al. (1993)	Wirth et al. (1994)
■ Fallzahl	37	13	38
■ Verlaufszeit (Monate)	42	36	35
■ Instabilität (%)	49	23	43
■ Lockerung (%)	–	15	26
■ Deltoideus-Denervation (%)	14	–	11

Tabelle 10.12. Indikation zur Revision nach Hemiarthroplastik von 581 Schultergelenken (Sperling u. Cofield 1998)

Komplikation	Behandlung	Anzahl der Reoperationen
■ Arthrose des Glenoids	Implantation einer Glenoidkomponente	19
	Revision der Humeruskopfkomponente	2
■ Instabilität	Revision zur Totalarthroplastik	2
	Ausbesserung des Weichteilmantels	1
■ Riss der Rotatorenmanschette	Sehnennaht	2
■ Impingement	Akromioplastik	1
	Revision der Tuberkula	1
■ Infektion	Entfernung der Endoprothese	1
■ Nervenverletzung	Muskeltransfer	1
■ Fraktur des Akromions	offene Reposition und Fixation	1
■ nicht näher erläutert		2
Total		33 (6%)

nisches Versagen der Glenoidkomponente selbst, 5mal eine Fehlpositionierung. 17 Schultergelenke zeigten eine gleichzeitige Instabilität. In 13 Fällen wurde ein neues Glenoid implantiert, 18mal wurde das geschädigt Knochenlager lediglich gegrafted. Die Defekte wurden in „zentral", „peripher" und „kombiniert" klassifiziert (Abb. 10.24).

Die Patienten mit einer neuerlichen Implantation zeigten ein deutlich besseres Ergebnis als die, bei denen lediglich eine Knochentransplantation zur Defektauffüllung erfolgte.

10.2.10 Dissoziation modularer Komponenten

■ **Pfanne**

Die nach Rockwood u. Matsen (1998) mit einer Prävalenz von 0,7% angegebenen prothesenbezogenen Komplikationen traten zu 80% bei unzementierten metallverstärkten Glenoidkomponenten auf. Driessnack et al. (1990) beobachteten Dissoziationen der Glenoidkomponente bei der Macnab-English-Prothese durch Ablösung der Polyethyleneinlage von ihrem Metallträger in 3 Fällen. Cofield et al. (1992, 1994) berichteten über insgesamt 7 Patienten mit Dissoziation des Polyethylen-Inlays. Wallace et al. (1999) publizierten bei demselben Prothesendesign (Cofield-Prothese) über 2 weitere Fälle. Die Literatur zeigt, dass bei den meisten dieser Patienten eine klinisch bedeutsame Instabilität des ersetzten Gelenkes zugrunde lag.

Martin et al. (1995) beschrieben ergänzend Frakturen der Metallträger sowie der glenoidalen Verankerungsschrauben und sahen zudem Abbrüche der Glenoidkiele vom Prothesenkörper.

Kirk u. Sorger (1997) veröffentlichten einen Fall, bei dem eine Dissoziation einer modularen Glenoidkomponente beschrieben wurde. Einem 68-jährigen Mann wurde aufgrund einer ausgeprägten schmerzhaften Osteoarthrose eine modulare totale Schulterarthroplastik eingesetzt. Drei Monate postoperativ kam es zu einem akuten Schmerzereignis in Verbindung mit einem hörbaren Knall. Röntgenologisch ließ sich eine Ablösung der Polyethylenkomponente vom Metallträger nachweisen, der Humeruskopf stand jetzt in direktem Kontakt zum metallischen Anteil des Implantates. Eine Ursache für diese mechanische Störung der modularen Glenoidkomponente ließ sich intraoperativ nicht finden; allerdings zeigte sich eine exzentische Abnutzung der Polyethyleneinlage, so dass eine Fehlbelastung durch asymmetrische Artikulation mit dem Humeruskopf diskutiert wurde. Des Weiteren wurde ein ausgedehnter Riss der Rotatorenmanschette festgestellt.

■ **Schaft**

Die Dissoziation zwischen Humeruskopf und Schaft ist eine seltene Komplikation (Abb. 10.25). Die Inzidenz wird mit etwa 1:1000 angegeben (Blevins et al. 1997). Cooper und Brems (1991) sowie Sisto et al. (1993) berichteten über Dissoziationen modularer Humeruskomponen-

zentral

peripher (anterior-posterior)

kombiniert

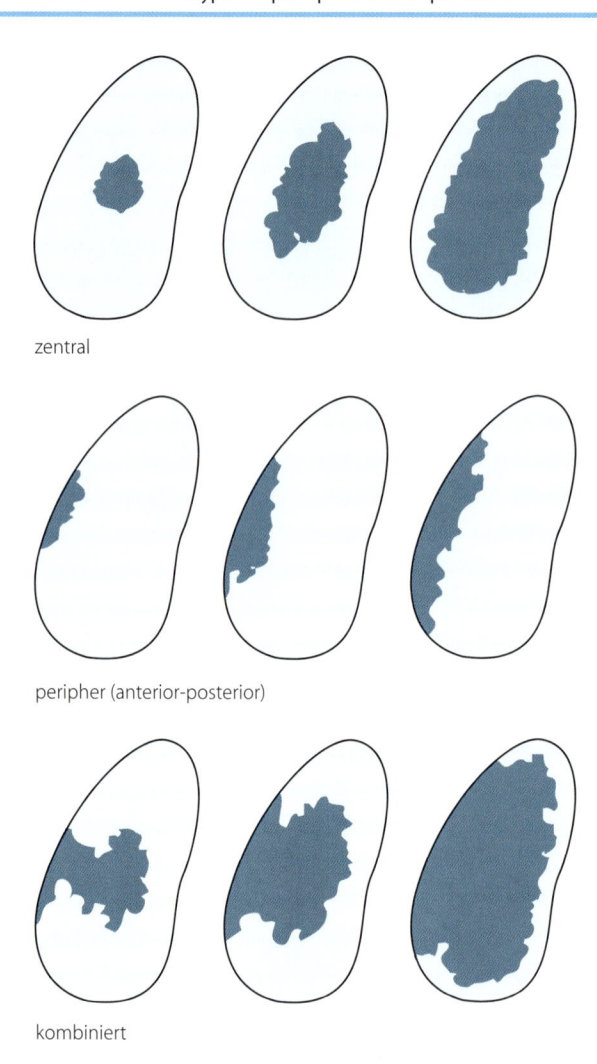

Abb. 10.24. Klassifikation von Glenoiddefekten nach Autuna et al. (2001)

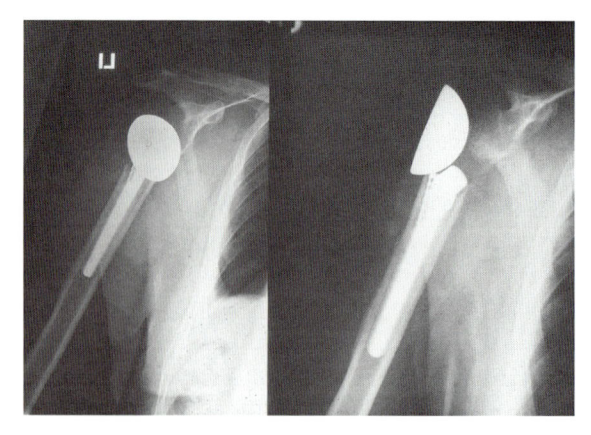

Abb. 10.25. a.p.-Röntgenbild der Schulter mit einer Dissoziation modularer Komponenten

ten nach totaler Schulterarthroplastik, die auf fehlerhaftes Schließen der Konusverbindung zurückgeführt wurden. Ein Patient musste sich sogar mehrfachen Revisionen unterziehen, da es hier rezidivierend zu Dissoziationen der modularen Humeruskomponente kam.

In gleicher Weise teilten Blevins et al. (1994) insgesamt 11 Dissoziationen modularer Prothesen im Bereich der Humeruskomponenten mit. Mit Ausnahme eines Ereignisses traten diese Komplikationen innerhalb der ersten 6 Wochen nach der primären Arthroplastik auf; die meisten Patienten konnten keinen genauen Zeitpunkt benennen, an dem die Dissoziation sich ereignet haben könnte; eine Luxation oder Reposition war in keinem der Fälle vorausgegangen.

Die von Rockwood u. Matsen (1990) untersuchten Patienten mit Dissoziation der modularen Humeruskomponente konnten ebenfalls keine zeitliche Zuordnung treffen, beklagten allerdings eine bereits postoperativ festzustellende Fehlfunktion der betroffenen Schulter. Bei allen Revisionseingriffen wurde intraoperativ ersichtlich, dass der hintere Anteil des Humeruskragens in den Bereich der Metaphyse gesunken war, so dass der technische Fehler während des Ersteingriffes bei der Zusammenführung der Schaftkomponente mit dem Kopfteil gelegen haben muss.

Von Codd und Brems (1991) sowie Blevins et al. (1994, 1997) durchgeführte biomechanische Untersuchungen belegten diesbezüglich, dass bereits 0,4 ml Blut, Kochsalz oder Wasser ausreichen, um ein exaktes Schließen der Konusverbindung zu verhindern. In diesem Fall sei ein Dissoziieren der Komponenten vorprogrammiert. Ebenso ist zu vermeiden, dass ein Interponat aus Knochen oder Weichteilen den Zusammenschluss zwischen Humeruskopf und Kragen stört.

Die aufzubringende Kraft zur Lösung einer Steckverbindung wird von Belvis et al. (1997) mit 2926 ± 955 N, von Marsden (1999) mit 4995 ± 4603 N angegeben. Beide unterstreichen nochmals, dass bereits geringe Flüssigkeitsmengen die Ablösekraft auf wenige 100 Newton reduzieren würden.

Tendenziell scheint das Risiko einer Kopfdissoziation bei einem reversed Taper-System größer zu sein. Umso wichtiger ist es, dieses System intraoperativ ausreichend auszutrocknen, bevor die Verbindung hergestellt wird.

Juristisch ergibt sich im Zusammenhang mit den Steckverbindungssystemen noch ein weiteres Problem: Operationstechnisch erlauben diese Systeme die Dekonnektierung zwischen Schaft und Kopf, um im Falle einer Revision das Glenoid besser erreichen zu können. Hier ergibt sich jedoch die Frage nach der Rechtmäßigkeit einer erneuten Herstellung der Steck-Konus-Verbindung. Von Seiten der Hersteller wird eine Garantie nur für den einmaligen Gebrauch zugesichert. Andererseits erscheint es nicht sinnvoll, im Falle einer Revision den gesamten Schaft auszubauen, da der iatrogene Schaden hierbei viel größer wäre. Aus unserer Sicht ist es jedoch ratsam, den Patienten auf diese Problematik hinzuweisen und als Sachverhalt auch in die schriftliche Aufklärung mit aufzunehmen, dass unter individueller Abwägung der vorliegenden Situation bewusst auf den Ausbau des Schaftes verzichtet wird.

10.2.11 Glenoidprobleme mit Hemi- und Totalendoprothesen

Hemieendoprothesen können durch die unphysiologischen tribologischen Verhältnisse zwischen metallischem Endoprothesenkopf und erhaltener Pfanne zu einer symptomatischen Sekundärarthrose des natürlichen Glenoids führen. Derartige Veränderungen nach initialer Hemiarthroplastik mit der Notwendigkeit einer Nachimplantation einer Pfanne traten im Durchschnitt nach gut 4 Jahren auf. Diese Revision führte fast immer zu guter Schmerzbefreiung, aber in über einem Drittel der Fälle auch zu einer schlechteren Beweglichkeit (Sperling u. Cofield 1998).

Nach wie vor ein ungeklärtes Phänomen ist die hohe Rate radiologischer Lysezonen, die v. a. am Glenoid schon nach wenigen Jahren an 100% heranreichte. Es besteht allerdings eine große Diskrepanz zwischen der Rate radiologischer Lysezonen und lockerungsbeweisenden Implantatmigrationen. Dies bedeutet, dass tatsächlich die klinische Notwendigkeit zur Revisionsoperation in nur ca. 5–10% der radiologischen Veränderungen gegeben ist (McVoy et al. 1989, Cofield u. Edgerton 1990). Eine Metaanalyse von Brems (1993) ergab durchschnittlich 38,6% Lysezonen am Glenoid.

Biomechanisch sind bei stereofotogrammetrischen Überprüfungen fast alle Pfannen schon nach 2 Jahren gelockert, nimmt man Mikrodislokationen zum Maßstab (Nagels 1999). Die Mehrzahl sog. Pfannenlockerungen, die lediglich aufgrund einer Saumbildung um den Zementmantel diagnostiziert werden, ist allerdings klinisch asymptomatisch. Daraus ergibt sich die große Diskrepanz zwischen den kurz- und mittelfristig 1,6–3,6% und langfristig maximal 16% betragenden klinisch-manifesten Lockerungsquoten sowie der Rate röntgenologischer Saumbildungen von 26–100% (Rodozky u. Bigliani 1996).

Es besteht deshalb ein Konsens in der Literatur, dass nicht die partielle Saumbildung, sondern die im Nativröntgenbild sichtbare Positionsänderung der Pfanne oder aber die komplette Saumbildung um die Pfanne herum mit neu aufgetretener Schmerzsymptomatik als klinisch relevante Lockerung definiert wird.

Torchia et al. (1997) fanden beim der Neer-II-Modell 10 Jahre nach Totalendoprothesenimplantation eine Implantat-Überlebensrate von 93%, nach 15 Jahren von 87%. 44% der mit Zement fixierten Glenoide waren gelockert.

Cofield (1994) fand aber bei partiell gleichem Kollektiv eine Revisionsrate am zementierten Neer-Glenoid von nur 5,3% nach 10 Jahren.

Walch u. Boileau (1999) berichteten bei der Aequalis-Prothese mit zementiertem Glenoidimplantat über 2% revisionsbedürftiger Lockerungen.

Stewart u. Kelly (1997) fanden bei Rheumatikern nach 10 Jahren, dass trotz einer hohen Rate von 66% radiologischer Lockerungszeichen klinisch nur in 5,6% eine manifeste Problematik vorlag.

Die zementfreien Glenoidimplantate haben – bislang statistisch nicht eindeutig belegbar – zu einer Senkung der Komplikationsrate geführt.

So berichtete Wallace (1995) aus einer eigenen 4-jährigen Serie mit 230 Implantationen, dass sich unter den revidierten Endoprothesen 11,4% vom zementierten Typ Neer II, 18,8% vom zementfrei implantierten Typ Biomet modular sowie 17,5% vom ebenfalls zementfrei eingesetzten Typ der Nottingham-Variante dieser Endoprothese befanden. In insgesamt 13,8% der Fälle musste das zementfreie Glenoid revidiert werden.

Boileau et al. (2000) fanden bei der Aequalis-Schulter mit zementfreiem, metallrückengestützten Glenoid wesentlich schlechtere Ergebnisse (20% symptomatische Lockerungen gegenüber 0% bei zementiertem Polyethylenglenoid).

Wechseloperationen gelockerter Pfannen sind problematisch, da i. d. R. nur noch wenig Knochensubstanz zur Verfügung steht und man relativ oft Knochentransplantaten notwendig werden. Alternativ kann die Pfanne nur ersatzlos entfernt werden, ggf. unter Auffüllung des Defektes mit autologem oder homologen Knochen. Die Ergebnisse dieser operativen Eingriffe sind jedoch oft nicht befriedigend.

10.2.12 Prothesenimpingement

Der Begriff „Prothesenimpingement" ist im Bereich der Hüftgelenksalloarthroplastik insbesondere im Zusammenhang mit der Keramik-Gleitpaarung zunehmend in die Diskussion gekommen. In der Schulterendoprothetik handelt es sich hierbei eher um ein seltenes Phänomen. Tritt es auf, so sind nicht konstruktionsbedingte Fehler des Implantates die Ursache.

So kann es z.B. zum internen Implantatimpingement kommen, wenn eine bipolare Humerusprothese aufgrund ihrer Beweglichkeit an

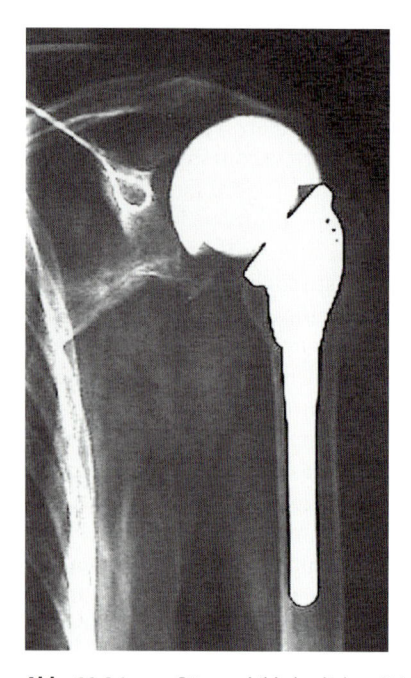

Abb. 10.26. a.p.-Röntgenbild der linken Schulter mit internem Implantatimpingement

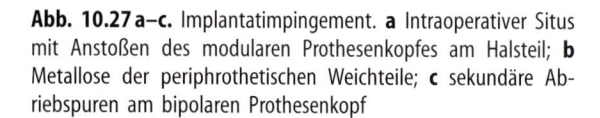

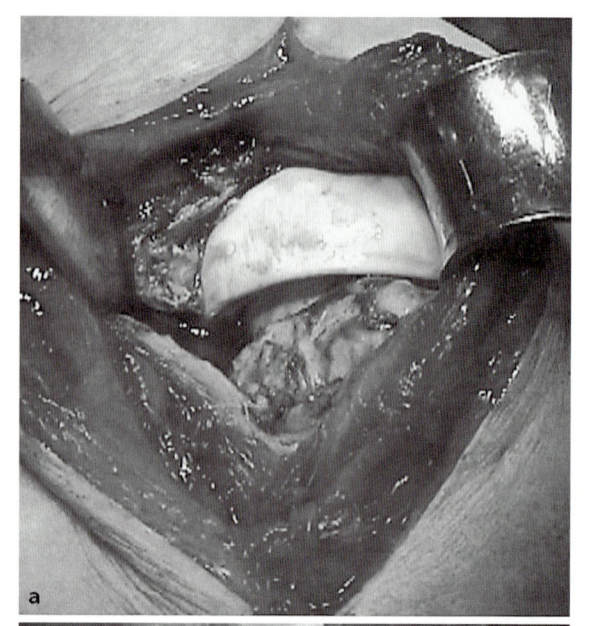

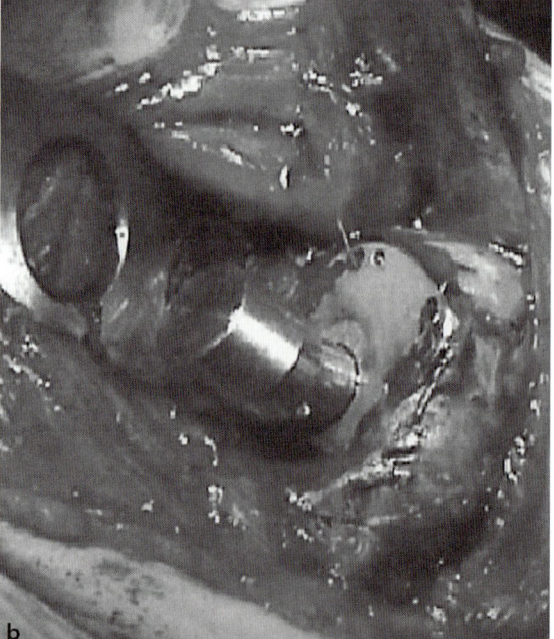

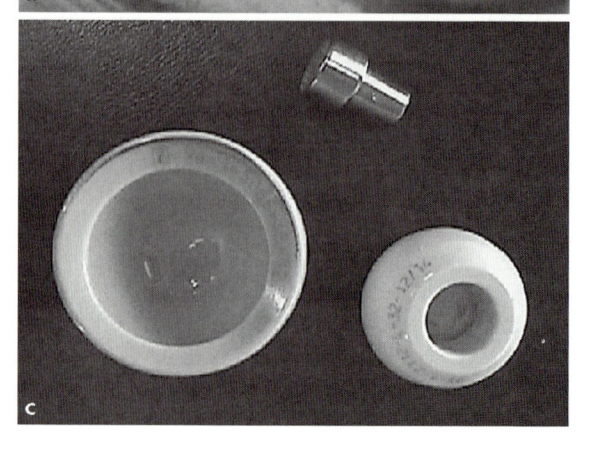

Abb. 10.27 a–c. Implantatimpingement. **a** Intraoperativer Situs mit Anstoßen des modularen Prothesenkopfes am Halsteil; **b** Metallose der periprothetischen Weichteile; **c** sekundäre Abriebspuren am bipolaren Prothesenkopf

den Hals des eigenen Schaftes anstößt (Abb. 10.26). Dieses Problem kann bei einigen auf dem Markt befindlichen Modellen dann entstehen, falls ein kurzer Innenkopf mit einem großen Außenkopf kombiniert wird. Kontaktiert hierbei beipielsweise Keramik mit Metall, so kann es sogar zu einer nicht unerheblichen Metallose kommen (Abb. 10.27 a–c).

10.2.13 Konversion in eine inverse Prothese

Bei einer schmerzhaften Kranialmigration einer Humeruskopfprothese und intakter Funktion des M. deltoideus, welche idealerweise durch EMG und NLG gesichert werden sollte, bietet sich als Lösungsmöglichkeit die Konversion in eine inverse Alloplastik (Grammont- oder Delta-Prothese) an. Nach Entfernung des Primärimplantates, welches eine Kranialmigration aufgrund einer fehlenden Rotatorenmanschette oder eines sich resorbierenden Tuberculum majus durchgemacht hat, wird die inverse Prothese mit konvexem Glenoid implantiert. Dies geschieht bei stabiler metaphysärer Verankerung zementfrei, bei unsicherer Verankerung zementiert. Diese Konversion führt klinisch meist zu einem deutlichen Zugewinn an aktiver Beweglichkeit und auch zu einer deutlichen Reduktion des Beschwerdebildes.

10.2.14 Schulterarthroskopie nach Alloarthroplastik

Die Bedeutung der Arthroskopie ist für den alloplastischen Kniegelenksersatz als bereits etablierte Methode bekannt. Bei der Schulterendoprothetik hingegen wird sie bislang nur selten indiziert; in der Literatur existieren nur wenige Berichte.

Hersch (2000) indizierte die Arthroskopie bei 10 Patienten und führte insgesamt 13 Gelenkspiegelungen durch. Im gleichen Zeitraum wurden 246 Schulterprothesen implantiert. Alle 4 arthroskopierten Patienten hatten Frakturen erlitten, die endoprothetisch versorgt waren. Bei 3 dieser 4 Patienten war die lange Bizepssehne initial nicht reseziert worden und Ursache für das persistierende Beschwerdebild. Die Umlenkung der Sehne an der Prothese führte zu einem Impingement. Die Behandlung erfolgte durch Tenotomie und Fixation der Sehne im Sulcus sowie einer begleitenden Akromioplastik.

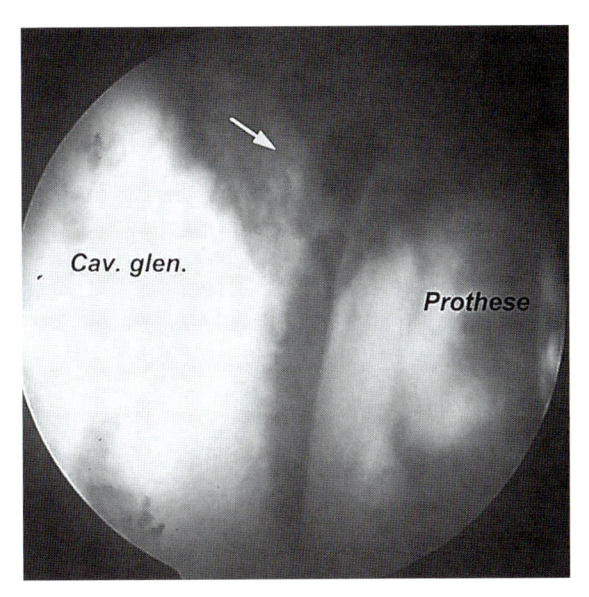

Abb. 10.28. Arthroskopie des Schultergelenkes im Falle einer einliegenden Endoprothese (Cav. glen. = Cavitas glenoidalis)

Wir führten die Schulterarthroskopie bislang bei 4 Patienten durch und fanden regelmäßig eine floride Synovitis im Bereich des Rotatorenmanschettenintervalles. Bei einem Patienten wurde die Bizepssehne tenotomiert und im Sulcus fixiert. Bei 2 Patienten fand sich eine exzentrische Glenoidarthrose, die zur Konversion der Hemialloarthroplastik in eine Totalendoprothese durch Implantation eines Glenoidersatzes führte. Bei einem Patienten wurde arthroskopisch eine RM-Läsion diagnostiziert; die RM-Rekonstruktion erfolgte hier in gleicher Sitzung durch einen Deltasplittzugang.

Grundsätzlich sollte die Schultergelenksarthroskopie bei schmerzhafter Schulter nach endoprothetischer Versorgung indiziert werden, bevor offene Revisionen ohne klare Vorstellung über die einzuschlagende Therapie vorgenommen werden. Die Ursachen für anhaltende Schmerzen können vielfältig sein.

In unserem Patientenkollektiv traten bislang keine intra- oder postoperative Komplikationen nach der Arthroskopie ein. Hersch (2000) berichtete hingegen von einer intraoperativen Fraktur. Die Arthroskopie muss technisch mit größter Vorsicht durchgeführt werden um die Oberfläche der Prothese nicht zu verletzen. Nach Auffüllen des Gelenkes mit Flüssigkeit erfolgt das vorsichtige Einbringen des Arthroskops, wobei die Stichrichtung nicht zum Korakoid, sondern kranial davon gewählt wird. Der Rundgang muss sich nach den Gegebenheiten des Gelenkes richten, sollte jedoch die Inspektion der langen Bizepssehne als anatomische Leitstruktur enthalten, sofern diese noch intraartikulär verläuft. Des Weiteren ist die Beschaffenheit des Glenoids zu beurteilen sowie die Intaktheit und Qualität der Rotatorenmanschette (Abb. 10.28). Nach der Spiegelung des Glenohumeralgelenks sollte sich in jedem Falle die Arthroskopie subakromial anschließen, um ggf. einen einklemmenden Akromionsporn zu resezieren oder die Resektion der oft derb-hypertrophen Bursa subacromialis über einen anterolateralen Zugang durchführen zu können.

Die Arthroskopie besitzt in unserem Krankengut einen festen Platz im Spektrum postoperativer Maßnahmen auch bei einliegender Schulterendoprothese Sie sollte vor allem bei peristierendem unklaren Schmerzen unbedingt als Diagnostikum und Therapeutikum vermehrt zum Einsatz kommen.

11 Endoprothesenpass

Die Ausstellung eines Endoprothesenpasses (Abb. 11.1) für das jeweilig operierte Gelenk dient u.a. der sachgerechten und zeitnahen Information nachbehandelnder Ärzte und Physiotherapeuten über die klinische und röntgenologische Situation des Kunstgelenkes. Der Patient sollte dieses Dokument stets bei sich tragen, um auch bei plötzlich eintretenden Komplikationen zügig behandelt werden zu können.

Ärztlicherseits sind hier alle durchgeführten klinischen und radiologischen Kontrollen zu dokumentieren und ggf. auffällige Befunde zu ver-

Datum der Implantation der Endoprothese(n):

Betroffenes Gelenk:

❑ Hüfte ❑ re ❑ li ❑ bds

❑ Knie ❑ re ❑ li ❑ bds

❑ Schulter ❑ re ❑ li ❑ bds

❑ Sonstige: ________

Nachfolgende Operationen: ________

Verwendetes Prothesenmodell: ________

❑ zementiert ❑ teilzementiert ❑ zementfrei

Gelenkpaarung: ________

Kopfgröße: ________ mm

Pfannenaußendurchmesser: ________ mm

Konusgröße: ________ mm

To Airport Security:
The above mentioned individuum underwent artificial joint replacement with a metallic medical device, which may interfere with metal detectors.

Die oben genannte Person ist Träger eines künstlichen Gelenkersatzes, der teilweise aus Metall besteht. Eine Reaktion mit Metalldetektoren ist möglich.

Le possesseur de cette carte pour porteurs de prothèses a une articulation artificielle comportant des parties en métal. Les détecteurs de métal peuvent éventuellement être déclenchés.

La persona arriba mentionada es portadora de una prótesis articular artificial consistente en parte de metal. Una reacción con detectores de metal es posible.

Anschrift des seinerzeit versorgenden Krankenhauses.

Endoprothesenpaß

nach den Richtlinien des GVLE e.V.

Dokumentierte Qualitätssicherung • Herausgeber: Dr. med. D. Straube • Endoprothesenpaß nach Prof. Dr. med. J. Jerosch • © **1998** by perimed Compliance Verlag, 91058 Erlangen • **Nachdruck – auch auszugsweise – und fotokopieren verboten.** **Bestell-Nr.** 800-929 • **Bestell-Adresse:** perimed Compliance Verlag Dr. Straube GmbH, Weinstr. 70, 91058 Erlangen, Tel. 09131/609-202, Fax 609-217

Angaben zur Person:

Paßbild

Name: ________

Vorname: ________

Geburtsdatum: ________

Straße: ________

PLZ/Wohnort: ________

Telefon: ________

Datum Unterschrift

Letzte Kontrolle (Datum)	Nächste Kontrolle (Datum)	Gelenk	Klinisch	Röntgenol.	Besonderheiten	Datum/ Unterschrift

Abb. 11.1. Faltbarer Endoprothesen-Pass: Vorderseite (oben); Rückseite (unten)

Dokumentationsbogen zur Selbstständigkeit:

Operationsdatum: _____

postoperativer Zeitpunkt

1. Waschen/Körperhygiene:
- kontralaterale Axilla
- Gesicht
- Rücken/Gesäß
- Haare
- Zähneputzen

2. Anziehen:
- mit Hilfe
- selbstständig

3. Haushaltsführung:
- mit Hilfe
- selbstständig

4. Schweres Heben:
- auf Hüfthöhe
- auf Brusthöhe
- über Kopf

5. Schlafen:
- schmerzfrei auf dem Rücken
- schmerzfrei auf der operierten Schulter

Abb. 11.2. Dokumentationsbogen

merken. Diese Dokumentation erweist sich insbesondere bei einem anstehenden Revisionseingriff mit evtl. notwendig werdendem (Teil)Austausch der Prothese als sehr hilfreich. Die Eintragungen der Angaben über die Implantate sollten daher exakte Daten über Prothesentyp, -größe und dergleichen im Hinblick auf die Kombinierbarkeit der einzelnen Komponenten beinhalten.

Neben der Protokollierung dient der Prothesenpass auch der besseren Patientenführung, da anstehende Nachuntersuchungen und Kontrolltermine hier schriftlich festgehalten werden können und so dem Patienten eine Richtlinie an die Hand gegeben wird.

Auch bei sonstigen Kontrollen, z.B. bei der Airport Security, dient der Endoprothesenpass als ärztliches Dokument und ist bei der Identifikation des bei der Sicherheitsüberprüfung detektierten metallischen Körpers hilfreich.

11.1 Dokumentationsbogen zur Selbstständigkeit

Idealerweise erhalten die Patienten zusätzlich zum Endoprothesenpass einen Dokumentationsbogen, in dem erfasst wird, wann bestimmte Schritte in die individuelle Selbstständigkeit erreicht wurden. Mithilfe dieses Formulares kann der Patient im Rahmen einer Selbstkontrolle seine Fortschritte verfolgen; außerdem ist für den weiterbehandelnden Arzt eine Verlaufskontrolle gewährleistet. Der Zeitpunkt der jeweils erzielten Fertigkeit wird mit Datum exakt dokumentiert (s. Abb. 11.2).

12 Infektionsprophylaxe

Ein guter hygienischer Standard sowie ein korrekter Einsatz aseptischer Techniken sind im Rahmen der Endoprothetik von grundlegender Bedeutung. Die zunehmende Standardisierung der operativen Vorgehensweise, der aseptischen Maßnahmen (Kleidung, Abdeckung etc.) sowie die Einhaltung modernster Anforderungen an luftraumtechnische Anlagen (Lamina-Airflow) erfüllen die Grundvoraussetzungen für eine effektive Infektionsprophylaxe.

Die konventionelle Asepsis beinhaltet eine Klimatisierung der Operationssäle nach DIN. Die in den Operationssaal eingeführte Luft ist steril, der Luftstrom jedoch nicht groß genug, um sekundäre Keime zu eliminieren. Osteosynthetische und endoprothetische Eingriffe sind nur bei einer durchschnittlichen Luftkeimbelastung von weniger als 25 KBE/m^3 zulässig (KBE = koloniebildende Einheit). Ein Höchstmaß an Luftreinheit bieten die Reinraumkabine bzw. die Lamina-Airflow-Kammer, die eine Keimzahl von < 1–2 KBE/m^3 angibt (Hierholzer u. Hierholzer 1992). Besondere Bedingungen bestehen bei Operationen mit Implantation von Fremdmaterial, wie z.B. beim künstlichen Gelenkersatz. Diese Operationen beinhalten ein erhöhtes Infektionsrisiko, da die Virulenz der in die Operationswunde eingebrachten Keime durch das Implantat selbst erhöht werden kann (Petty 1985).

12.1 Präoperativ

Präoperative Reinigungsbäder mit desinfizierenden Lösungen (z.B. PVP-Jod und Chlorhexidin) bringen entgegen der früher geteilten Meinung keine wesentlichen Vorteile, da sie nicht zur Senkung der Quote an Wundheilungsstörungen führen (Rotter 1988). Eine Rasur des Operationsgebietes ist aus hygienischen Gründen nicht notwendig. Studien zeigen bei aseptischen Eingriffen sogar, dass mit Zunahme des zeitlichen Abstandes zwischen Rasur und Operationsbeginn auch die Wundinfektionsrate ansteigt (Cruse 1980).

Neben dem Verhalten im OP-Trakt bzw. der OP-Einheit spielen sowohl die hygienische und chirurgische Händedesinfektion als auch die präoperative Hautdesinfektion eine wesentliche Rolle. Letztere ist grundsätzlich mit einem alkoholhaltigen Präparat durchzuführen, dem weitere Wirkstoffgruppen wie z.B. PVP-Jod zugesetzt werden können. Die Einwirkzeit soll 5 Minuten nicht unterschreiten. Die Abdeckmaßnahmen des Patienten sollten stets nach einem standardisierten Schema ablaufen, sie sollten außerdem prinzipiell 3fach durchgeführt werden. Die Verwendung von undurchlässigem Einmalmaterial kann bei schulterendoprothetischen Eingriffen zu einer Reduktion von Wundinfektionen führen, der Einsatz von Inzisionsfolien hingegen nicht (Whyte 1988).

Der positive Effekt einer präoperativen Antibiose auf die postoperative Infektionsrate nach Osteosynthesen und Endoprothesen ist heute unumstritten (Hierholzer 1991). So konnte von Boxma (1990) in einer holländischen multizentrischen, randomisierten Doppelblindstudie an 2195 Patienten nachgewiesen werden, dass durch single-shot-Applikation eines Zephalosporins die lokale postoperative Infektionsrate von 8,3 auf 3,5% und die Häufigkeit nosokomialer Infektionen von 10,2 auf 2,3% insgesamt deutlich gesenkt wurde. Rockwood und Matsen (1998) schlossen sich der Meinung an, dass eine präoperativ verabreichte single shot-Antibiose auch bei aseptischen Operationsverhältnissen in der Schulterendoprothetik zu befürworten sei. Nach Silliman et al. (1994) betrug die Rate der postoperativen Infektionen trotz erfolgter antibiotischer Abdeckung weniger als 1% der Komplikationen nach Implantation einer unconstrained-Prothese; bei constrained-Prothesen und Hemiarthroplastiken wurde eine maximale Rate von 2% beobachtet.

Uneinigkeit besteht jedoch noch bzgl. der Dauer der Antibiotikatherapie; sicher erscheint, dass eine Applikation von über 3 Tagen keinen prophylaktischen Effekt mehr bietet.

Da Staphylokokken sich zu über 90% für eine akute Infektion verantwortlich zeichnen, sollte ein Zephalosporin der zweiten Generation oder ein Betalaktamase-stabiles Penizillin gewählt werden. Stets sollte jedoch der klinikinternen Resistenzlage Rechnung getragen werden, da nahezu ausschließlich typische Hospitalkeime als Erreger für eine Frühinfektion in Betracht kommen.

12.2 Perioperativ

Die perioperative Infektionsprophylaxe stellt ein Zusammenspiel aus technischem Equipment, guter Operationstechnik und hygienegerechtem Verhalten dar. Die Maßnahmen der Sterilität im Operationssaal sind über Jahrzehnte entwickelt:
- Präoperative adäquate Desinfektion von Patientenhaut und Händen der Operierenden,
- ausschließliche Verwendung sterilen Instrumentariums,
- korrekte, großflächige Wundabdeckung,
- ausreichende Sicherheitsabstände,
- Verminderung der Luftkeimbelastung (Anwesenheit möglichst weniger Personen im OP, Schließen aller Türen, Begrenzung des Sprechens).

Eine sinnvolle Ergänzung bietet eine perioperative Antibiotikaprophylaxe, deren Effizienz für verschiedene Substanzen durch kontrollierte klinische Studien belegt ist (Katzer et al. 1997). Um Resistenzbildungen zu vermeiden, muss die Indikation zur prophylaktischen Verabreichung antimikrobieller Substanzen für den jeweiligen Eingriff klinisch überprüft werden. Sinnvoll ist dieses Verfahren bei Operationen, die ein hohes Risiko bakterieller Kontaminationen in sich bergen, zu denen sicherlich auch Implantationen von Endoprothesen zählen (Heath 1991). Verwendet werden vor allem Antibiotika, die das zu erwartende Erregerspektrum breit abdecken. Substanzen mit engerer Wirkungsbreite sollten einer gezielten Antibiotikatherapie vorbehalten bleiben. Zusätzlich sind pharmakokinetische Eigenschaften der Substanz wie Penetrationsvermögen und Resorptions- bzw. Eliminationskinetik von entscheidender Bedeutung.

Die perioperative Kurzzeitprophylaxe mit Antibiotika ist grundsätzlich bei allen Gelenkersatzoperationen angezeigt. Wesentliches Ziel ist es hier, das Operationsgebiet zum Zeitpunkt der operativen Intervention vor einer Keimkolonisation zu bewahren bzw. die Keimzahl möglichest gering zu halten. Hieraus folgt zwangsläufig, dass zum Operationszeitpunkt ein ausreichend hoher und damit effizienter Antibiotikaspiegel im eröffneten Gewebe des Operationsbereiches vorhanden sein muss. Eine sinnvolle Antibiotikaprophylaxe muss daher vor der Operation beginnen und sollte nach maximal 24 Stunden wieder beendet sein. Die **erste Antibiotikagabe erfolgt in aller Regel etwa 30 Minuten vor OP-Beginn** (z.B. im Rahmen der anästhesiologischen Vorbereitung), 2 weitere Applikationen schließen sich dann in jeweils 6-stündigen Abständen an. Maßgebend ist hierbei der Zeitpunkt der Erstapplikation: Die Wirksamkeit dieser Infektionsprophylaxe fällt ab, wenn das Antibiotikum länger als 60 Minuten vor der Hautinzision appliziert wird (Gordon 1990). Aktuell empfohlen wird ein Zephalosporin der zweiten oder dritten Generation, da nach wie vor Staphylococcus aureus und epidermidis neben Enterobacteriaceae (E. coli, Proteus mirabilis, Klebsiella) als häufigste Wundinfektionserreger anzutreffen sind.

Cefuroxim wird vom vitalen Knochen aufgenommen und erreicht nach Katzer et al. (1997) bei einmaliger Gabe von 1500 mg schnell wirksame Gewebespiegel. Diese Substanz gehört mit Cefamandol und Cefotiam zu den sog. Intermediärzephalosporinen. Der Wirkstoff ist seit 1979 vom Bundesgesundheitsamt unter dem Handelsnamen Zinacef® auf dem deutschen Arzneimittelmarkt zugelassen und hemmt – wie alle Zephalosporine – die Synthese der Bakterienzellwand, d.h. er wirkt nur in der Wachstumsphase bakterizid. Angaben, über welchen Zeitraum hierfür effiziente Spiegel aufrechterhalten bleiben, sind der Literatur nicht zu entnehmen. Um zu überprüfen ob die einmalige perioperative Gabe über den gesamten Operationszeitraum ausreichende Wirkspiegel gewährleistet, bestimmten Katzer et al. (1997) nach unterschiedlichen Zeitintervallen die Cefuroxim-Konzentrationen im Plasma und auch im resezierten Knochengewebe bei 30 Patienten mit Hüftgelenkstotalendoprothesen-Implantation. Zudem wurden die Patienten über einen Zeitraum von 18 Monaten hinsichtlich lokaler Komplikationen nachkontrolliert. Im Allgemeinen wurde die Testsubstanz bei der Narkoseeinleitung, d. h. ungefähr eine halbe Stunde vor Hautschnitt, verabreicht. Nach einem hohen Spitzenwert direkt im Anschluss an die Kurzinfusion fielen die Spiegel im Serum exponentiell ab, wobei im Durchschnitt noch 4 Stunden nach der Einmalgabe Konzentrationen gemessen wurden, die oberhalb oder in Nähe der MHK (minimale Hemmkonzentration) der meisten Problemkeime lagen. Ergebnisse bzgl. der lokalen Wirkstoffkonzentration müssen nach Art und Lokalisation des entnommenen Gewebes differenziert betrachtet werden. Zunächst lässt sich eine gute Penetrationsfähigkeit in den Knochen von Cefuroxim bestätigen. Für weiterhin perfundierte Regionen wie Gelenkkapsel, Pfannenknorpel und Femurschaft zeigten sich analog zu den Serumspiegelverläufen kurz nach der Infusion hohe Werte, die mit wachsendem Zeitabstand dann wieder absanken. Die ermittelten Gewebespiegel beinhalten auch die Cefuroxim-Fraktion im anhaftenden Blut, da es nicht sinnvoll erscheint, nur blutleere Knochen zu untersuchen; gerade die Durchströmung der Haversschen Kanäle mit antibiotikahaltigem Blut stellt eines der Prinzipien der wirksamen perioperativen Prophylaxe dar (Hierholzer et al. 1974).

Eine Aussage, ob sich die Effizienz einer Single-shot-Prophylaxe durch zusätzliche Cefuroxim-Dosen im Sinne einer Kurzzeitprophylaxe steigern lässt, konnte anhand dieser Untersuchung nicht getroffen werden. Allerdings spricht die lange Persistenz ausreichend hoher Wirkdosen im Operationsgebiet für die fehlende Notwendigkeit weiterer Antibiotikagaben. Andere Autoren empfehlen ein derartiges Vorgehen allerdings bei entsprechend langen Operationszeiten (Leigh 1986).

Der klinische Nutzen einer Antibiotikaprophylaxe scheint in vielen Studien ebenso belegt zu sein wie deren ökonomische Effektivität. Rechnerisch tritt schon bei einer Senkung des Infektionsrisikos um nur 0,25% ein positives Kosten-Nutzen-Verhältnis ein (Albers et al. 1993). Allerdings ist auch zu überdenken, inwieweit die systemische perioperative Antibiotikaprophylaxe eine spätere, antibiogrammorientierte Therapie durch Resistenzbildung erschwert. Dies ist insbesondere bei Eingriffen zu berücksichtigen, bei denen sich die Infektionsrate durch konsequente Beachtung anderweitiger hygienischer Maßnahmen unter 1% senken lässt. So berichteten Marotte et al. (1987) zwar über einen Rückgang der Infektionsrate nach Einführung der Antibiotikaprophylaxe, gleichzeitig fand aber auch ein Wechsel des Erregerspektrums von sensiblen zu resistenten Stämmen statt.

12.3 Intraoperativ

Die Entwicklung einer tiefen Wundinfektion wird neben der strengen Einhaltung aseptischer Operationsbedingungen auch durch die individuelle Erfahrung des Operateurs beeinflusst. Parker et al. (1994) konnten in Analogie zur Hüftregion zeigen, dass die Infektrate nach hüftgelenksnahen Operationen durch ein spezialisiertes „Hüftteam" von 12 auf 5% gesenkt werden konnte. Die Erfahrungen von David et al. (1997) bestätigten, dass die Häufigkeit eines Wundhämatoms nach Hemialloarthroplastik deutlich in Korrelation mit der Erfahrung des Operateurs steht und zwischen 2,8 und 6,5% schwankt. Dementsprechend war auch die mit der Erfahrung des Operateurs in etwa korrelierende Operationsdauer entscheidend für die Entstehung einer Infektion. Wie bereits geschildert (Kap. 12.2), sinkt mit zunehmender Operationsdauer sowohl der Serumspiegel als auch der Gewebespiegel des applizierten Antibiotikums.

Mit allergrößter Sorgfalt sind im Zuge der Versorgung posttraumatischer Zustandsbilder mit schweren Weichteilschäden avitale nekrotische Knochenfragmente sowie schlecht durchblutete Weichteile zu entfernen. Gerade diese Gewebeanteile können, sofern sie belassen werden, die Ausbildung lokaler Infektionen deutlich begünstigen. Nach Entfernung des avitalen Gewebes sollte eine ausgiebige Spülung der Wundhöhle vorgenommen werden. Ebenso ist bei elektiven Eingriffen intraoperativ auf eine gewebeschonende Operationstechnik zu achten, Gefäßstrukturen sind besonders zu schonen. Ferner sollte keine Hautnaht unter Spannung erzwungen, sondern lediglich die Deckung von Implantat und Knochen möglichst mit vitalem Muskelgewebe angestrebt werden.

12.4 Postoperativ

Der wichtigste Faktor für die postoperative Wundinfektion ist der Operateur selbst. Hauptverursacher der im Krankenhaus erworbenen Infektionen ist der Staphylococcus aureus, der durch eine hohe Virulenz und Resistenz gekennzeichnet ist. Erregerreservoire sind u. a. der Nasen-Rachenraum von Dauerträgern; hierzu zählen 30–70% des Personals.

Die prognostisch wichtigsten Faktoren für eine posttraumatische Infektion sind Art und Ausmaß der trauma- und operationsbedingten Gewebeschäden. Oft besteht eine mehr oder weniger ausgeprägte Gewebekontusion mit Zerstörungen von Zellen und Kapillarsystemen. Hämatom, Gewebenekrose, knöcherne Instabilität, Mikrozirkulations- und Permeabilitätsstörungen können zu einem Circulus vitiosus mit Begünstigung von Bakterienwachstum, verminderten lokalen und allgemeinen unspezifischen und spezifischen Infektabwehrmechanismen, Entzündungsreaktionen und Infektionen führen. Sicherlich spielt auch die Operationstechnik quo ad complicationem eine hervorgehobene Rolle (Nelson 1987).

In der postoperativen Phase muss die späte Kontamination der Wunden insbesondere über die Drainagen sowie die Kreuzkontamination vermieden werden. Der routinemäßige Wechsel der Redon-Drainageflaschen ist deswegen mittlerweile weitgehend fallen gelassen worden. Der Operateur bemüht sich, das Drainagesystem vom operativen Eingriff bis zur definitiven Entfernung möglichst geschlossen zu halten (Hansis 1996).

Liegt ein Trauma vor, so ist mit zunehmendem Zeitintervall zwischen Ereignis und Operation mit dem erhöhten Risiko einer bakteriellen Infektion zu rechnen. Zudem ist ein altersabhängiger Anstieg der postoperativen Wundinfektiosrate festzustellen (Schlüter 1991). Hierfür sind v. a. Begleiterkrankungen verantwortlich zu machen, die mit der Funktionsminderung einzelner Faktoren der Infektabwehr einhergehen.

Bei einer Faktorenanalyse bzgl. der postoperativen Wundinfektionsrate im Rahmen einer prospektiven Studie von 30 000 Wunden (Cruse 1977) zeigte sich eine deutliche Abhängigkeit der entzündlichen Komplikationen von vorbestehenden Grunderkrankungen. Diabetes-Kranke neigen in 11%, adipöse Patienten zu 14% und Patienten unter systemischer Steroidtherapie zu 5% zu tiefen Infektionen. Ebenso zeigte sich bei aseptischen Eingriffen ein proportionaler Anstieg der Infektionsrate in Korrelation mit der Operationsdauer. Im Falle eines Eingriffes von mehr als 3 Stunden verdoppelte sich die Infektionsrate nahezu von 2,8 auf 5%. Die Tageszeit der Operation nahm ebenfalls Einfluss auf die entzündlichen Komplikationen bei aseptischen Interventionen. Gemäß der zirkadianen Rhythmik ist die Stoffwechsellage und Immunabwehr des Organismus morgens am besten ausgeprägt. Zwischen 8 und 16 Uhr lag die Infektionsrate im Durchschnitt daher bei 2%, stieg von 16 bis 24 Uhr auf 2,3% und betrug zwischen 0 und 8 Uhr sogar 6,8%.

Allgemeine Maßnahmen zur postoperativen Infektionsprophylaxe umfassen, falls erforderlich, eine ausreichende Infusionstherapie, aseptisches Katheterisieren, die Frühmobilisation des Patienten, Atemtherapie, Schmerzbekämpfung, Säuberung der Wunde und ggf. die Ausräumung postoperativer Hämatome.

Ein Thema von besonderer Bedeutung bleibt die Infektionsprophylaxe bei Patienten, die sich bereits einer Alloarthroplastik unterzogen haben; mehr als die übrige Bevölkerung sollten Endoprothesenträger jedweder bakterieller Entzündung vorbeugen. Bei Vorliegen z. B. einer eitrigen Sinusitis oder Tonsillitis sollte eine gezielte und ausreichend lange Antibiose durchgeführt werden. Auch bei operativen Eingriffen, in deren Folge eine Bakteriämie eintreten könnte, sollte eine perioperative Antibiotikatherapie prophylaktisch erfolgen (z. B. urologische Eingriffe, Zahnwurzelbehandlung u. a. m.).

Die Rate tiefer Wundinfektionen nach erfolgter Alloarthroplastik beträgt etwa 1%. Im Falle einer hämatogenen Entzündungsstreuung ist nicht nur die Morbiditätsrate, sondern auch insbesondere die Mortalitätsrate, die nahezu 18% erreichen kann, besorgniserregend. In klinischen und tierexperimentellen Untersuchungen konnte belegt werden, dass Infektionen hämatogener Genese durch Wundkontamination während des Eingriffes selbst, zudem aber auch im Rahmen zahnärztlicher und kieferchirurgischer Interventionen entstehen können.

Staphylokokken sind die häufigsten Erreger von tieferen Infektionen im Zuge eines künstlichen Gelenkersatzes. Liegt eine transiente Bakteriämie im Rahmen eines zahnärztlichen Eingriffes vor, so sind hier meist Streptokokken nachweisbar. Bei der Abstimmung des Antibiotikums auf das zu erwartende Keimspektrum sollte daher bei Vorliegen einer Streptokokkeninfektionen ein Penizillinpräparat verabreicht werden. Transiente Bakteriämien im Rahmen einer zahnärztlichen Maßnahme sind bereits innerhalb der ersten 5 Minuten nachweisbar und dauern bis zu 30 Minuten an. Daher ist eine länger als eine Stunde dauernde antibiotische Prophylaxe meist nicht erforderlich. In der Regel wird eine Penizillin-V-Gabe in einer Dosierung von 2 g vor dem zahnärztlichen Eingriff und nochmals 1 g 6 Stunden nach der ersten Applikation empfohlen. Bei bestehender Penizillinallergie oder anderer Kontraindikationen gegen dieses Präparat wird Erythromycin in einer Dosierung von 1 g vor und 500 mg 6 Stunden nach dem Eingriff angeraten (Nelson et al. 1987).

13 Nachbehandlung

„Die Schulteralloarthroplastik wird missglücken ohne adäquate Rehabilitation…, der Operateur kann und muss das Nachbehandlungsprogramm dirigieren."

Dieser von Charles S. Neer (1984) geprägte Leitsatz findet auch heute noch volle Zustimmung. Abgesehen von einer exakten Operationstechnik ist ein an der Pathologie orientiertes intensives postoperatives Rehabilitationsprogramm zu fordern, um die Möglichkeiten der modernen Schulterendoprothetik voll auszuschöpfen. Der alloplastisch versorgte Patient sollte sich im Rahmen der Übungsmaßnahmen schmerzfrei oder zumindest schmerzreduziert an den „Fremdkörper" Prothese gewöhnen und erlernen, sich wieder physiologisch („normal") zu bewegen. Vorrangiges Bestreben der Nachbehandlung nach Implantation eines künstlichen Schultergelenkes ist es, die präoperativ oftmals deutlich eingeschränkte Beweglichkeit, Stabilität und Funktion der betroffenen Extremität wiederherzustellen. Dementsprechend sind die aufgrund einer möglicherweise langjährigen Schonung entstandenen inaktivitätsbedingten funktionellen Beeinträchtigungen durch ein gezieltes Rehabilitationsprogramm zu beseitigen. Bei starker muskulärer Verkürzung sind insbesondere Dehnübungen notwendig um die Flexibilität des betroffenen Muskels zu erhöhen. Durch Bewegung und leichte Belastung des Prothesenlagers wird zudem ein Anreiz zur Osteointegration gesetzt und die Verankerung des Implantates im Knochenlager gefestigt. Die Schulung der allgemeinen Fitness reduziert die Ermüdungsanfälligkeit und verhindert so unphysiologische Bewegungsabläufe.

Generell sind in der Rehabilitation 3 einzelne Behandlungsabschnitte zu durchlaufen, die möglichst nahtlos ineinander greifen sollten:
- Präoperative Phase und Akutphase im Krankenhaus,
- Anschlussbehandlung/stationäre Rehabilitation in einer entsprechenden orthopädischen Fachklinik,
- ambulante Nachsorge am Wohnort.

Der Physiotherapeut muss über ein fundiertes Wissen im Hinblick auf die funktionelle Anatomie des Schultergürtels verfügen, um die komplexen Zusammenhänge zwischen Schultergelenk, Schultergürtel, Thorax und Wirbelsäule zu erkennen und in der Behandlung umsetzen zu können. Die Therapierichtlinien und die Behandlungspraxis sind außerdem abhängig von der jeweiligen Anamnese und der Indikation zum endoprothetischen Gelenkersatz.

13.1 Präoperative Behandlungsstrategien

Im Falle eines progredienten degenerativen Schadens des Schulterhauptgelenkes mit entsprechendem Beschwerdebild sollten bereits vor dem geplanten alloarthroplastischen Ersatz physikalische und auch bewegungstherapeutische Behandlungsmaßnahmen zum Einsatz kommen. Diese sollen helfen, das spätere (postoperative) funktionelle Ergebnis günstig zu beeinflussen, v.a. im Hinblick auf eine Verbesserung der schulterumspannenden Weichteilsituation. Als allgemeine Ziele einer der präoperativen Physiotherapie gelten:
- Schmerzlinderung,
- Beseitigen lokaler Tendinitiden,
- Dehnung der oft kontrakten Schultergelenkkapsel (Kapselmuster: Außenrotation ++, Abduktion ++, Innenrotation +),
- Detonisierung hypertoner Muskulatur,
- Kräftigung der schulterumspannenden Muskulatur,

- Verbesserung der Beweglichkeit des Schulterhaupt- und der Schulternebengelenke.

Sämtliche nachfolgend aufgelisteten Maßnahmen und Übungen können selbstverständlich auch postoperativ zur Anwendung kommen.

13.1.1 Maßnahmen zur Schmerzreduzierung

- **Ziel:** Entlastung und Schmerzlinderung des Schulterhauptgelenkes.
- **Übung:** Pendelübungen mit einem Gewicht.
- **ASTE (= Ausgangsstellung):** Stand mit leicht nach vorne gebeugtem Oberkörper; evtl. mit der nicht betroffenen Hand an einem Tisch oder o.ä. abstützen.
- **Ausführung:** Mit einer Gewichtsmanschette (1–2 kp) am Handgelenk soll der Patient locker (ohne muskuläre Anspannung) Pendelübungen ausführen.

Weitere zusätzliche Maßnahmen sind:
- Lokale Jontophorese bzw. lokale Ultraschallanwendung,
- lokale Wärmeapplikation,
- lokale Kryotherapie,
- Schlingentisch-Aufhängung,
- Elektrotherapie (Interferenzstrom u.a.),
- Stangerbad,
- Bewegungsbad.

13.1.2 Maßnahmen zur Beseitigung von Tendinitiden

- **Ziel:** Beseitigung tendinitischer Reizzustände.
- **Technik:** Querfriktion.
- **ASTE:** Rückenlage mit unterschiedlicher Armhaltung.
- **Ausführung:** Die Sehnen, vor allem aber die Sehnenansätze werden quer zu ihrem Faserverlauf über einen Zeitraum von 5–8 Minuten friktioniert.
- **Hinweis:** Meist betroffen sind hier die Sehnen des M. subscapularis, des M. supraspinatus und des M. infraspinatus (Abb. 13.1) sowie des M. biceps brachii.

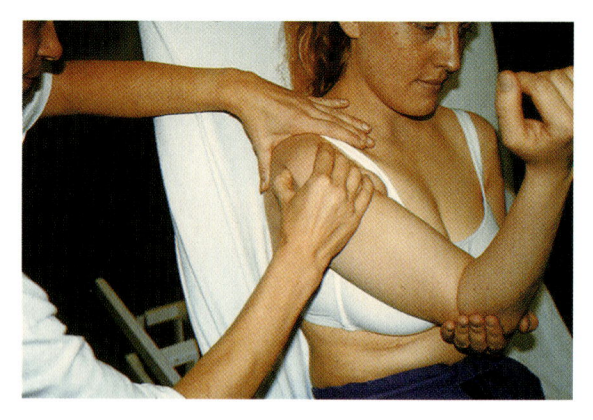

Abb. 13.1. Querfriktion der Sehne des M. infraspinatus bei außenrotiert und abduziert gehaltenem Arm

13.1.3 Maßnahmen zur Kapseldehnung und Verbesserung der Gelenkbeweglichkeit

- **Ziel:** Verbesserung einer schmerzhaften Bewegungseinschränkung im Glenohumeralgelenk, Dehnung der Schultergelenkskapsel, Schmerzlinderung.
- **Technik:** Mobilisation des Caput humeri nach lateral.
- **ASTE:** Rückenlage. Der gestreckte Arm des Patienten ist adduziert.
- **Ausführung:** Der Therapeut sitzt neben dem Patienten. Eine Hand legt er in die Achselhöhle des Patienten, die andere Hand umfasst dessen distalen Oberarm. Mit dieser Hand führt der Therapeut eine leichte Traktion nach kaudal durch, während seine Hand in der Achselhöhle eine Lateraltraktion des Humerus macht.
- **Variante:** Dieselbe Traktion kann in einer anderen Ausgangsstellung durchgeführt werden: Der Therapeut steht dabei seitlich mit dem Rücken zum Patienten, dessen Schultergelenk sich in aktueller Ruhestellung befindet. Eine Hand des Therapeuten fasst in die Achselhöhle, die andere Hand an den distalen Oberarm. Die Mobilisation erfolgt durch eine kleine Körperdrehung vom Patienten weg; die Hand in der Achselhöhle führt gleichzeitig einen Schub nach lateral aus.

- **Ziel:** Verbesserung der Abduktion/Flexion.
- **Technik:** Mobilisation des Caput humeri nach kaudal.
- **ASTE:** Rückenlage.

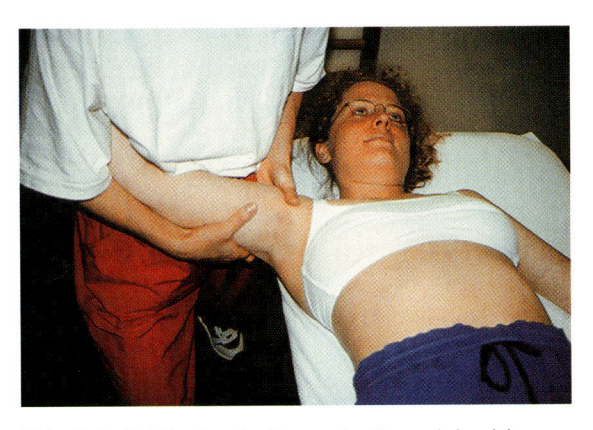

Abb. 13.2. Mobilisation des Humeruskopfes nach kaudal

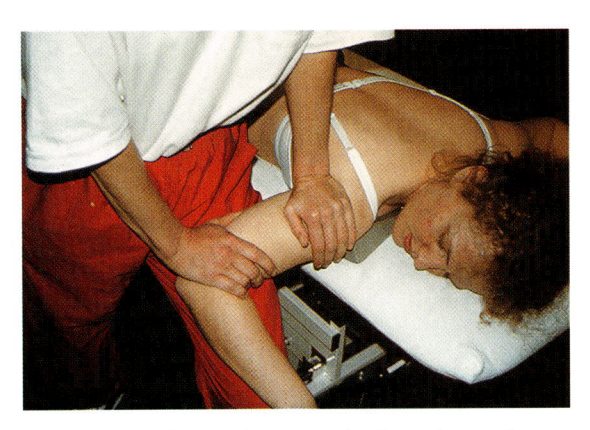

Abb. 13.3. Mobilisation des Humeruskopfes nach ventral

- **Ausführung:** Der Therapeut steht am Kopfende des Patienten. Dessen Arm wird soweit wie möglich aktiv abduziert. Die eine Hand des Therapeuten umfasst den distalen Oberarm des Patienten, die andere Hand das Caput humeri. Durch eine kleine Körperdrehung des Therapeuten und eine gleichzeitige Traktion mit der Hand am distalen Oberarm schiebt der Therapeut mit der Hand am Caput humeri den Oberarm nach kaudal (Abb. 13.2).

- **Ziel:** Verbesserung einer eingeschränkten Flexion und/oder Innenrotation.
- **Technik:** Mobilisation des Caput humeri nach dorsal.
- **ASTE:** Rückenlage.
- **Ausführung:** Der Therapeut steht mit dem Rücken zum Patienten, der Arm des Patienten ist leicht abduziert. Die eine Hand des Therapeuten umfasst von außen dessen distalen Oberarm, die andere Hand den Humeruskopf. Durch eine kleine Körperdrehung des Therapeuten und eine gleichzeitige Traktion mit der Hand am distalen Oberarm des Patienten schiebt er den Humeruskopf nach dorsal.

- **Ziel:** Verbesserung einer eingeschränkten Extension und/oder Außenrotation.
- **Technik:** Mobilisation des Caput humeri nach ventral.
- **ASTE:** Bauchlage. Die Schulter des Patienten liegt außerhalb der Liege.
- **Ausführung:** Der Oberarm des Patienten liegt so weit wie möglich in Abduktion und Außenrotation. Zwischen dem Proc. coracoideus und der Liege befindet sich ein Keilkissen. Der Therapeut legt sich den Oberarm des Patienten auf seinen Oberschenkel, eine Hand umfasst den distalen Oberarm, die andere Hand den Humeruskopf. Durch leichte Traktion nach lateral mit der Hand am distalen Oberarm des Patienten wird der Humerus beidhändig nach ventral geschoben. Der Therapeut geht dabei leicht in die Knie (Abb. 13.3).

13.1.4 Maßnahmen zur Detonisierung hypertoner Muskulatur

- **Ziel:** Senken eines Hypertonus der longitudinal verlaufenden Schultermuskulatur.
- **Technik:** Postisometrische Entspannung für die Schultermuskulatur.
- **ASTE:** Der Therapeut steht vor dem Patienten. Der betroffene Arm wird über die Schulter des Therapeuten nach vorne gelegt, so dass seine Achselhöhle sich auf der Therapeutenschulter befindet.
- **Ausführung:** Der Therapeut umfasst den distalen Unterarm des Patienten und führt eine leichte Traktion in Verlängerung des Armes durch. Gegen diesen Zug soll der Patient dagegenhalten. Der Zug des Therapeuten und der Gegenzug des Patienten dauern ca. 10–15 sec, dann soll der Patient, während er einatmet, seinen Gegenhalt verstärken. Der Zug des Therapeuten muss dann entsprechend stärker werden. Bei der darauffolgenden Ausatmung gibt der Patient seinen Gegenhalt auf (Entspannungsphase). Abschließend mobilisiert der Therapeut die Schulter durch eine leicht verstärkende Längstraktion.
- **Hinweis:** Die Längstraktion führt zu einer Distraktion und Muskeldehnung im Bereich

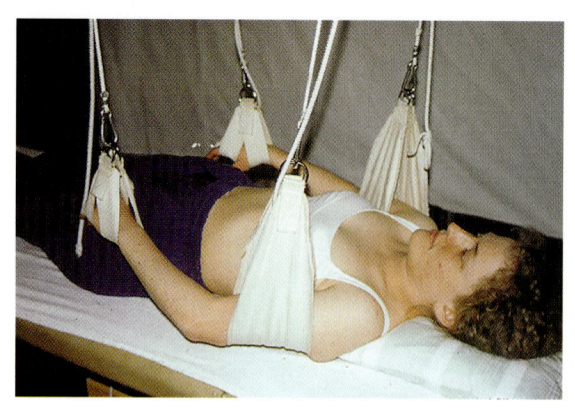

Abb. 13.4. Stabile 2-Punkt-Aufhängung im Schlingentisch

der Schulter. Diese Technik kann mehrmals hintereinander wiederholt werden, da eine Mobilisation in der Phase der Entspannung nur kurz möglich ist.

- **Ziel:** Reduktion eines Hypertonus der Schulter- und Nackenmuskulatur. Erhaltung der Skapulabeweglichkeit auf dem Thorax.
- **Technik:** Skapulapattern.
- **ASTE:** Seitlage.
- **Ausführung:** Aus der posterioren Depression in die anteriore Elevation üben. Aus der anterioren Depression in die posteriore Elevation üben.
- **Hinweis:** Zur Tonusregulierung eignet sich vor allem die Technik der „langsamen Umkehr".

- **Ziel:** Entspannung der Schultergürtelmuskulatur.
- **Technik:** Stabile Zwei-Punkt-Aufhängung im Schlingentisch.
- **ASTE:** Beide Arme werden am Oberarm und am Handgelenk im Schlingentisch aufgehängt (Abb. 13.4).
- **Ausführung:** Der Patient soll sein Armgewicht locker und entspannt in die Armschlingen ablegen.
- **Hinweis:** Wird eine Ein-Punkt-Aufhängung über dem Schultergelenk gewählt, so können die Arme aktiv abduziert werden (evtl. gegen den Zug eines Expanders); in diesem Fall steht die Kräftigung vor allem der Abduktoren im Vordergrund.

Eine *allgemeine Haltungsschulung* bewirkt ein ökonomisches Arbeiten der Schulter- und Nackenmuskulatur. Lang anhaltende stereotype und monotone Tätigkeiten (z. B. Stricken, Malen, Maschineschreiben, Bedienen eines PKW-Lenkrades u. a.) sollten vermieden werden.

13.2 Nachbehandlungsprinzipien

Das Rehabilitationsprogramm beginnt nicht erst postoperativ, sondern sollte bereits eingeleitet werden, wenn die Indikation zur Alloarthroplastik der Schulter gestellt wurde. Idealerweise erarbeitet der zuständige Physiotherapeut mit dem Patienten bereits in der präoperativen Phase die Prinzipien der späteren Nachbehandlung, gleichzeitig können bereits die ersten postoperativen Übungen durchgespielt werden.

Das jeweilige Rehabilitationsprogramm richtet sich individuell nach dem vom Therapeuten in der präoperativen Untersuchung dokumentierten und dem vom Operateur mitgeteilten Ausmaß der Beweglichkeit sowie des Tonus der schulterumspannenden Muskulatur. Dem Patienten wird versichert, dass Schmerz und Steifigkeit in der frühen postoperativen Phase normal und zudem erträglich sein werden. Wichtig ist weiterhin, dass der Therapeut sich nicht nur für das Durchbewegen der betroffenen Schulter verantwortlich sieht, sondern den Patienten auch zur Eigeninitiative motiviert. Zeigt der Physiotherapeut Einfühlungsvermögen, wird der Patient gerne zu den Übungsstunden erscheinen, obwohl evtl. Schmerzen und Unwohlsein zu erwarten sind. Sollte der Patient nach der stationären Behandlung einen weiterbetreuenden Physiotherapeuten in seinem Heimatort aufsuchen müssen, so ist dieser vom vorbehandelnden Therapeuten oder Operateur möglichst detailliert über das individuelle Nachsorgeprogramm und die bisherigen Fortschritte sowie den aktuellen Stand der Rehabilitation zu informieren.

Physiotherapeuten, die über Zusatzkenntnisse in der Schulterendoprothetik verfügen, erzielen i. d. R. bessere Behandlungsergebnisse als diejenigen, die keine Spezialisierung auf diesem Gebiet erfahren haben (Brems 1994).

Das *Rehabilitationsziel* ist eine möglichst schmerzfreie und funktionsgerechte Beweglichkeit, wobei neben der Kooperation zwischen Operateur, Patient und Therapeut auch Konditionen wie der Zustand des Weichteilmantels, insbesondere die Funktionstüchtigkeit der Rotatorenmanschette und des M. deltoideus, die Operationstechnik und das verwendete Prothesenmodell zu berücksichtigen sind.

Da sich der Schulterkomplex aus mehreren Gelenken zusammensetzt, ist eine einfache Betrachtung des **Bewegungsumfanges** wie z. B. bei einem Scharniergelenk nicht möglich. Eine arthrogene Fehlfunktion eines Gelenkes kann die gesamte Beweglichkeit beeinträchtigen. Selten ist eine vollständige Kompensation über die übrigen Gelenke möglich. Zur Beschreibung der Schulterbeweglichkeit sind 3 Ebenen zu berücksichtigen:
- Elevation (glenohumeral und skapulothorakal),
- Außenrotation,
- Innenrotation.

Bei der klassischen Betrachtung der **Elevation** werden entweder die Abduktionsmöglichkeit in Relation zur Körperachse oder die Anteflexion angeführt. Die maximale Elevationsmöglichkeit ist jedoch korrekterweise in der Ebene der Skapula anzugeben; diese liegt ungefähr 45° zur Frontalebene des Körpers. Hieraus resultiert, dass die traditionelle Therapie mit Stretching und Mobilisation in der Abduktions- und vorderen Flexionsebene nicht als optimal zu betrachten ist (Neer 1990).

Möglicherweise ist die wichtigste funktionelle Bewegung im Schulterbereich die **Außenrotation**. Einbußen in dieser Bewegungsebene gehen mit deutlichen Funktionseinschränkungen, wie sie z. B. bei Patienten mit einer Osteoarthrose gesehen werden, einher. Die meisten Patienten tolerieren eine Einschränkung der Elevation von 90°, wohingegen bereits eine Reduktion der Außenrotation um 45° zu drastischen Funktionseinbußen Anlass gibt. Bei der Verbesserung der Außenrotationsmöglichkeiten sind die mechanischen Vorgaben des glenohumeralen Gelenkes zu berücksichtigen. Die Einschränkung von Seiten der Gelenkkapsel wird durch die rekonstruierenden Maßnahmen entscheidend geprägt (glenohumerale Ligamente, M. subscapularis). Die typischen operativen Zugänge für die Implantation einer Schulterendoprothese machen eine Eröffnung der ventralen Strukturen erforderlich. Das Ausmaß der erforderlichen Rekonstuktion entscheidet dann über die nachfolgend vorzunehmende Begrenzung der Außenrotation. Zu berücksichtigen ist, dass der intraoperativ nach Verschluss des Gelenkes mechanisch mögliche Außenrotationsumfang in späteren Phasen nicht mehr zu steigern ist.

Die Verbesserung der **Innenrotation** spielt nach allen operativen Eingriffen im Rahmen der rehabilitativen Maßnahmen eine große Rolle. Durch ausreichende Einwärtsdrehung sind Patienten z. B. wieder in der Lage, eine Schürze hinter dem Rücken zuzubinden, in Ärmel eines Hemdes oder Mantels einzusteigen, Reißverschlüsse zu schließen, sich anzuschnallen und dergleichen mehr. Berücksichtigt man, dass die Einschränkung der Innenrotation bei den meisten pathologischen Veränderungen schon recht früh einsetzt, so wird offensichtlich, dass die vollständige Wiedererlangung dieser Funktion nur sehr schwer gelingt.

Es existieren zahlreiche, z. T. modifizierte Rehabilitationsprotokolle. Dies ist ein Hinweis darauf, dass es durchaus individuelle Variationsbreiten gibt und ein völlig starres Nachbehandlungsregime nicht vorgegeben werden kann. Das jeweilige Rehabilitationsprogramm sollte folgende Punkte berücksichtigen:
- Die Nachbehandlung sollte so früh wie eben vertretbar beginnen.
- Aktive assistierte Bewegungen sollten früh erfolgen.
- Allzu starre Immobilisationsvorrichtungen sollten vermieden oder zumindest soweit wie möglich reduziert werden.
- Die passive Mobilität in den Hauptebenen der Beweglichkeit ist zu maximieren (Elevation, Innenrotation, Außenrotation), bevor mit dem Krafttraining begonnen wird.
- Viele, kurze Stretchingübungen sind sinnvoller als weniger zahlreiche, dafür aber länger dauernde Maßnahmen (3–4×5 Minuten pro Tag (Brems 1994), 5× tägl. 5–10 Minuten (Neer 1990)).

13.2.1 Frühe postoperative Maßnahmen (Einzeltherapie)

In der frühen postoperativen Rehabilitationsphase bei noch liegendem Gilchrist-Verband, der dem Patienten noch *im Operationssaal* angelegt wird, sind begleitende Maßnahmen wie Atemtherapie, Thrombosephrophylaxe, die Mobilisation des Patienten aus dem Bett, Bewegungsübungen von Hand- und Fingergelenken sowie lokale Kryotherapie durchzuführen. Noch vor der ersten Abnahme des Gilchrist-Verbandes zum Verbandswechsel *am 2. postoperativen Tag* wird mit aktiver, dynamischer Muskelarbeit aus der Peripherie (Finger-Hand-Ellenbogen) begonnen. Unter Zuhilfenahme von Therabändern, Softbällen und Knetmasse wird der Abbau von Hämatomen und Ödemen gefördert und die Weichteiltrophik verbessert. Dieser Gewebedruck ist oft für Schmerzen wie auch für die Dysfunktion der Motorik und Sensibilität verantwortlich. Deshalb sind passive physikalische Therapieformen wie Lymphdrainage und milde Wärme wichtig für die sog. „Gewebewäsche" innerhalb der ersten 8–14 Tage (je nach Bedarf).

Nach Entfernen der Redon-Drainagen *am 3. postoperativen Tag* werden bei regelrechter und intakter Rotatorenmanschette Pendelübungen vor dem Körper (nach Pölchen), passiv geführte Bewegungen nach Maßgabe der subjektiven Beschwerden sowie evtl. kontinuierliche passive Bewegungsübungen auf einer speziellen Schulterschiene (CPM) durchgeführt. Im Rahmen der Schulterendoprothetik steht neben der Wiederherstellung geschädigter Gelenkflächen insbesondere die Rekonstruktion umgebender Weichteile im Vordergrund. Ein wesentlicher, im Rahmen der Rehabilitationsmaßnahmen zu berücksichtigender Faktor ist die Frage nach der Refixation der Rotatorenmanschette. Wurden die Sehnen dieser wichtigen anatomischen Einheit übungsstabil refixiert, so ist nach Abklingen des Operationsschmerzes eine aktive frühe Mobilisation möglich. *Ab dem 3. postoperativen Tag* geht die Behandlung dann langsam (innerhalb der ersten 8 Tage) in assistive, hubfreie bis hubarme Bewegungsübungen mit kurzem Hebel und gelenknaher Grifftechnik über. Mit Hilfe des Schlingentisches, des Lagerungspacks, eines Handtuchs, eines Balles und/oder des „help arm" darf der Patient (schmerzadaptiert) bis 90° Flexion und Abduktion üben.

Ab dem 7. postoperativen Tag wird für alle Bewegungsrichtungen eine aktiv unterstützte Schultermobilisation, wiederum unter Berücksichtigung noch vorhandener Beschwerden angestrebt, *nach Abschluss der Wundheilung* schon eine unterstützte aktive Schultermobilisation im Bewegungsbad. Letzteres beeinflusst über den Wasserdruck und den Wasserauftrieb das operierte Gewebe günstig und fördert das gelenkschonende und vor allem das schmerzfreie Bewegungstraining des Armes (s. 13.4 Balneotherapie).

Ab der 3. postoperativen Woche wird das aktive Schultertraining bis zur Schmerzgrenze gesteigert; zusätzlich wird eine gezielte Muskelkräftigung gefördert, ohne dass jedoch Widerstände zu überwinden sind.

Im Folgenden wird das *frühfunktionelle Rehabilitationsschema nach Neer* (Tabelle 13.1) beispielhaft für die heute üblichen Nachbehandlungsprogramme vorgestellt. Es gilt als Behandlungsleitfaden nach endoprothetischer Versorgung mit einer Neer-II-Schulterprothese, lässt sich allerdings auch durchaus auf die übrigen Prothesenmodelle übertragen und hat sich mittlerweile über Jahre bewährt. Voraussetzung ist allerdings, dass der Patient über eine nahezu intakte Rotatorenmanschette verfügt:

Tabelle 13.1. Frühfunktionelles Rehabilitationsschema nach Neer

Phase I	
6. Tag postoperativ	assistierte Übungen (Nr. 1, 2 und 3)
8. Tag postoperativ	assistierte Übungen (Nr. 4 und 5)
10. Tag postoperativ	assistierte Übungen (Nr. 6 und 7) isometrische Übungen (Nr. 1 bis 7)
Phase II	
12. Tag postoperativ	Kraftübungen (Nr. 1 bis 9)
Phase III	
3 Monate postoperativ	Übungen zur Kräftigung der Muskulatur sowie weitergehende Rehabilitation

Rehabilitationsschema nach Neer – Phase I

Die hier beschriebenen Übungen sollten täglich 5-mal über jeweils 5–10 Minuten mit unterstützender Hilfe des gesunden Armes, des Rollenzuges und des Armgewichtes durchgeführt werden. Die ersten 7 Funktionsabläufe dienen der Verbesserung der Beweglichkeit.

Assistierte Übungen
Übung 1 – Außenrotation mit Hilfe eines Stabes:
Zur Entlastung des anterioren Anteiles des M. deltoideus wird der Ellenbogen in Rückenlage mit einem gefalteten Tuch untermauert. Bei 90° gebeugtem und am Rumpf angelegtem Ellenbogen drückt der Patient nun selbst mit der gesunden Seite unter Zuhilfenahme eines Stabes die operierte Schulter in eine kontrollierte Außenrotation.

- *Übung 2 – Anteversion mit Hilfe des gesunden Armes*:
  Die einfachste Art der assistierten Elevation ist durch die direkte Führung mit der gesunden Seite zu erreichen. In Rückenlage wird das Handgelenk des operierten Armes mit dem gesunden Arm angehoben und nach hinten geführt.
- *Übung 3 – Pendelübung*:
  Während der Patient sich mit dem gesunden Arm an einem Tisch abstützt, beugt er sich vorwärts und führt mit dem operierten Arm kreisende Bewegungen aus. Die Übung sollte in unterschiedlichen Rotationsstellungen ausgeführt werden. Dies wird erreicht, indem die Handinnenflächen abwechselnd nach vorn oder nach hinten zeigen. Neben diesen Pendelübungen kann auch einfaches Vor- und Rückschwingen durchgeführt werden.
- *Übung 4 – Extension mit Hilfe eines Stabes und des gesunden Armes*:
  Im Stehen wird der Übungsstab mit beiden Händen hinter dem Rücken gehalten und dann mit dem gesunden Arm vom Körper weggedrückt.
- *Übung 5 – Rollenzugübungen*:
  Mit Hilfe eines einfachen Seilzuges kann die Elevation beübt werden. Hierfür muss die Rolle ausreichend hoch hängen, um über das gesamte Bewegungsausmaß eine gute Spannung des Seiles zu gewährleisten. Im Stehen wird der Rollenzug mit dem gesunden Arm nach unten geführt, um die operierte Extremität soweit wie möglich nach oben zu bringen.
- *Übung 6 – Innenrotation mit Hilfe des gesunden Armes*:
  Im Stehen umfasst der Patient mit der Hand des gesunden Armes hinter dem Rücken das Handgelenk der betroffenen Extremität und versucht den operierten Arm in Richtung Schulterblatt anzuheben.
- *Übung 7 – Außenrotation mit Hilfe des gesunden Armes*:
  In Rückenlage wird das Handgelenk des operierten Armes von der gesunden Hand gehalten und über den Kopf geführt. Dann fallen beide Hände langsam an die Kopfseite, wobei die Hände hinter den Nacken fassen. Anschließend werden die Ellenbogen langsam auf der Unterlage abgelegt.

■ **Isometrische Übungen**

Die folgenden Übungen dienen dem Erhalt des Muskeltonus. Hier ist es wichtig, dass sich die Schulter während der Übung nicht bewegt:
- *Übung 1 – Außenrotation*:
  In Rückenlage wird der Ellenbogen am Rumpf fixiert und 90° gebeugt. Die gesunde Extremität dient als Druckwiderstand, wobei versucht wird den operierten Arm nach außen zu drehen, ohne ihn zu bewegen.
- *Übung 2 – Innenrotation*:
  In Rückenlage wird der Ellenbogen eng am Rumpf gehalten und der gesunde Arm als Druckwiderstand benutzt. Der Patient versucht, den operierten Arm nach innen zu drehen ohne ihn zu bewegen.
- *Übung 3 – Außenrotation im Stehen*:
  Im Stehen wird der Ellenbogen am Rumpf in 90° Beugung gehalten. Der Patient versucht, den Arm gegen den Türrahmen als Widerstand nach außen zu drücken. Eine Bewegung der operierten Seite darf hierbei nicht erfolgen.
- *Übung 4 – Innenrotation im Stehen*:
  Wiederum wird der Ellenbogen in 90° Beugung am Rumpf gehalten, wobei nun mit dem operierten Arm in Innenrotationsneigung gegen den Türrahmen gedrückt wird ohne dabei eine Bewegung im Schulterbereich zuzulassen.
- *Übung 5 – Extension*:
  Im Stehen wird der Ellenbogen 90° gebeugt und eng am Rumpf gehalten. Anschließend wird der Ellenbogen gegen eine Wand nach hinten gedrückt.
- *Übung 6 – mittlerer Anteil des M. deltoideus*:
  Die abspreizenden Muskelgruppen können ebenfalls im Stand mit gebeugtem und angelegtem Ellenbogengelenk gekräftigt werden. Hierzu wird der Oberarm seitlich gegen eine Wand nach außen gestemmt.
- *Übung 7 – vorderer Anteil des M. deltoideus*:
  Im Stehen wird der Ellenbogen in 90° gebeugt und eng am Rumpf gehalten. Anschließend wird die Hand fest zur Faust geschlossen und nach vorn gegen eine Wand gedrückt.

■ **Rehabilitationsschema nach Neer – Phase II**

In dieser Phase erfolgen *aktive Übungen*, die der Stärkung der Schultermuskulatur sowie der Erhaltung und Verbesserung der Beweglichkeit dienen. Tägliche Trainingseinheiten, 4–5-mal über jeweils 5–10 Minuten durchgeführt, werden empfohlen.

■ Übungen zur Kräftigung der Muskulatur

- *Übung 1 – vorderer Anteil des M. deltoideus*:
  In liegender Position wird die Hand über dem Kopf gehalten; der Arm wird bei gebeugtem Ellenbogen dann langsam und stufenweise gesenkt.
- *Übung 2 – vorderer Anteil des M. deltoideus*:
  Im Stehen wird ein quer gehaltener Stab mit gestrecktem Ellenbogen hochgehoben.
- *Übung 3 – vorderer Anteil des M. deltoideus*:
  In sitzender Position werden beide Arme waagerecht nach vorne gehalten und dann bis in Kopfhöhe angehoben.
- *Übung 4 – hinterer Anteil des M. deltoideus*:
  Ein Gummiband wird fixiert und dann mit dem im Ellenbogengelenk 90° angebeugten Arm nach hinten gezogen, wobei die Spannung für 5 Sekunden gehalten wird.
- *Übung 5 – Außenrotation gegen Widerstand mit Gummiband*:
  Beide Ellenbogen befinden sich in 90° Beugestellung; das Gummiband wird mit beiden Armen nach außen gezogen und die Spannung erneut 5 Sekunden gehalten.
- *Übung 6 – vorderer Anteil des M. deltoideus gegen Widerstand mit Gummiband*:
  Der Ellenbogen ist 90° gebeugt; das Gummiband, das z. B. an einem Türknopf fixiert ist, wird nach vorn gezogen und dann für 5 Sekunden in Spannung gehalten.

■ Dehnübungen im Stehen

- *Übung 7 – Anteversionsbewegung des Armes*
  Die letzten Grade der Elevation können an einer Tür geübt werden. Mit dem Gesicht zur offenen Tür stehend hebt der Patient mit Hilfe der gesunden Seite den operierten Arm nach oben bis auf die Türoberkante. Durch Beugen der Kniegelenke und Vorneigen des Oberkörpers wird eine gesteigerte Schulterelevation trainiert.
  Der Schultergürtel muss dabei aktiv nach unten gespannt werden; während der Übung soll der Patient den Nacken „lang machen".
- *Übung 8 – Außenrotation durch Drehen des ganzen Körpers*:
  Das Ellenbogengelenk wird 90° gebeugt, eng am Rumpf gehalten und mit der Handinnenfläche an der Tür fixiert. Nun wird der gesamte Körper in Gegenrichtung nach außen gedreht.
- *Übung 9 – Innenrotation mit langem Tuch*:
  Der operierte Arm wird auf dem Rücken gehalten und mit dem gesunden Arm nach oben gezogen.

■ Rehabilitationsschema nach Neer – Phase III

Die Übungen der 3. Phase dienen der Kräftigung der schulterbewegenden und -stabilisierenden Muskulatur. Angestrebtes Ziel bei diesen Maßnahmen ist das Erreichen einer nahezu normalen Funktion des Glenohumeralgelenkes. Die Übungen sind mehrmals am Tag für jeweils 5 Minuten durchzuspielen. Allerdings sind sie nur für wenige Patienten indiziert, da nach Implantation einer Schulterendoprothese nur vereinzelt eine nahezu normale Gelenkfunktion erwartet werden kann.

Die Kraftübungen entsprechen denen der 2. Phase. Zusätzlich erfolgen nach einer warmen Dusche einmal täglich:

- *Übung 1 – Elevation*:
  a) In Bauchlage werden die Arme gestreckt über Kopfhöhe angehoben.
  b) An einer Wand stehend können bei abduziertem Arm und gestrecktem Ellenbogen- und Handgelenk die vorderen Schulteranteile gedehnt werden. Durch Änderung der Körperstellung und Beugen der Kniegelenke werden jeweils unterschiedliche Schulterpartien gefordert.

- *Übung 2 – Innenrotation*:
  a) Beide Ellenbogen liegen dem Rumpf an, während der Patient z. B. in einem Türrahmen stehend sich an diesem festhält und nach vorn beugt.
  b) Beide Ellenbogen befinden sich in Höhe der Schulter in 90° Beugestellung; zwischen 2 Wänden beugt sich der Patient nach vorne.

- *Übung 3 – Übungen mit Thera-Band oder Seilzug*:
  Kräftigungsübungen können auch unter Einsatz von Hilfsmitteln durchgeführt werden. Hierbei sollte allerdings auf eine adäquate Rumpfstabilisation geachtet werden, Abweichungen sind unbedingt zu vermeiden. Mithilfe des Seilzuges und des Thera- oder Deuserbandes werden Flexion, Extension, Innen-

rotation, Außenrotation und Abduktion trainiert.

- *Übung 4 – sonstige Kraftübungen*:
Die Muskulatur, die der Stabilisierung des Schulterblattes dient, kann durch modifizierte Liegestütze gekräftigt werden. Diese können vor einer Wand stehend mit relativ geringem Kraftaufwand oder am Boden als Kniestütze durchgeführt werden.

Rehabilitation nach Brems

Nach Brems (1994) sollten die Patienten viele kurze Behandlungsabschnitte einlegen, was effektiver als lange Übungseinheiten sei. Im Regelfall sollte nicht länger als 5 Minuten, dafür insgesamt etwa 4–5-mal pro Tag trainiert werden, da ansonsten mit zu großer Schmerzhaftigkeit und dementsprechender Demotivation des Patienten zu rechnen sei. Die Mobilisation des operierten Gelenkes ist fortschreitend und erfolgt im Gegensatz zu dem von Neer geprägten Rehabilitationsprogramm in nur 2 unterschiedlichen Phasen. Begonnen wird mir einer Stretching-Phase; es schließt sich eine Phase an, in der die Kräfte mobilisiert werden („strengthening"). Das Programm beginnt für alle Patienten praktisch innerhalb der ersten 24–48 Stunden postoperativ mit der 1. Phase des Stretchings. Dieses kann in weniger als 5 Minuten durchgeführt werden und wird etwa 2–3-mal täglich absolviert. Vorbereitend kann feuchte Wärme appliziert werden (sog. Bewegungsstarter), weiterhin ist anfänglich die Einnahme eines Analgetikums (z. B. 20 Tropfen Tramadol) sinnvoll.

Dehnung (Stretching)

In der 1. Phase werden zunächst die Elevation und Außenrotation beübt, wobei diese Behandlungseinheiten der Phase I so lange durchzuführen sind, bis die Elevation etwa 140° und die Außenrotation etwa 40° beträgt. In der Regel wird mit der Phase II des Stretchingprogrammes begonnen, wenn das chirurgische Nahtmaterial bei abgeschlossener Wundheilung entfernt worden ist. Fortzusetzen ist sie, bis die Elevation bei etwa 160° und die Außenrotation bei 60° liegt. In dieser Phase wird dann auch bereits mit dem Innenrotationstraining begonnen. In der letzten Phase des Stretchingprogrammes steht die Maximierung des Bewegungsradius in den funktionellen Hauptebenen im Vordergrund. Mit der Phase III wird zwischen der 3. und 6. Woche postoperativ, je nach Fortschritt im Rahmen der vorausgegangenen Behandlungsschritte, begonnen. Die meisten Übungen des Stretchingprogramms können z. B. unter Aufsicht des Lebenspartners, der in die Nachbehandlung eingewiesen wurde, durchgeführt werden. Die in dieser Phase verbesserte Adduktion und Außenrotation bei 90° abduziertem Arm ermöglichen eine Anpassung an die Schlafgewohnheiten des Patienten. Bei jeder Verlaufskontrolle hat der Physiotherapeut darauf zu achten, dass der Endoprothesenträger keine fehlerhaften Modifikationen in die Übungen eingebracht hat.

Sind Fortschritte beim Stretchingprogramm erzielt, kann dann sukzessive mit dem Kräftigungsprogramm begonnen werden.

Kräftigung

Auch das Programm zur muskulären Kräftigung umfasst 3 Phasen, in denen unterschiedliche Behandlungsstrategien erfolgen. In der Phase I wird vornehmlich die Kräftigung der vorderen Anteile des M. deltoideus sowie des M. supraspinatus unter Ausnutzung der Schwerkraft erwirkt. In der Phase II wird dann eine Kräftigung der Rotatorenmanschette und des M. deltoideus mittels exzentrischer Kontraktion erarbeitet, wohingegen in der abschließenden Phase III eine Stärkung der Muskulatur durch Arbeiten gegen die Schwerkraft erfolgt. Wie die Übungen des Stretchingprogrammes sollten auch diese Übungseinheiten mindestens 2–3-mal täglich durchgeführt werden. Sie sind derart ausgerichtet, dass mit dem Programm auch bei nur spärlich vorhandener Schultermuskulatur begonnen werden kann. Aufgrund oftmals lange ausbleibender deutlicher Erfolge sind die Patienten hier immer wieder neu zu ermuntern, da bei fehlender Motivation ansonsten das Training von Seiten der Patienten vorzeitig beendet wird.

Spezielle Einzelstrategien

Mobilisationsmassage

In der *frühen postoperativen Phase* eignen sich vor allem Übungen aus der funktionellen Bewegungslehre (FBL), insbesondere die **mobilisierende Massage**. Hierbei wird die schulterumspannende Muskulatur quer zu ihrem Faserverlauf massiert, während das Gelenk selbst

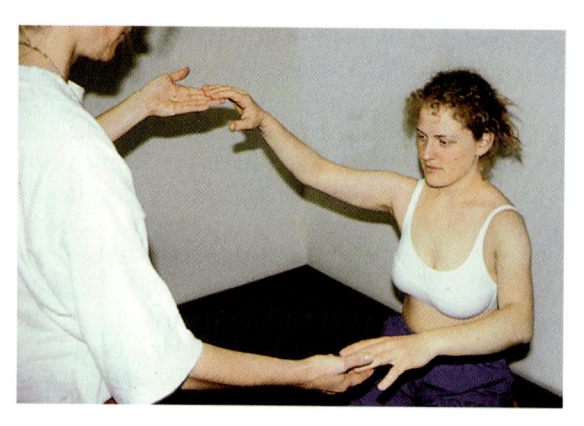

Abb. 13.5. Mobilisation des Humeruskopfes nach lateral (Technik 2)

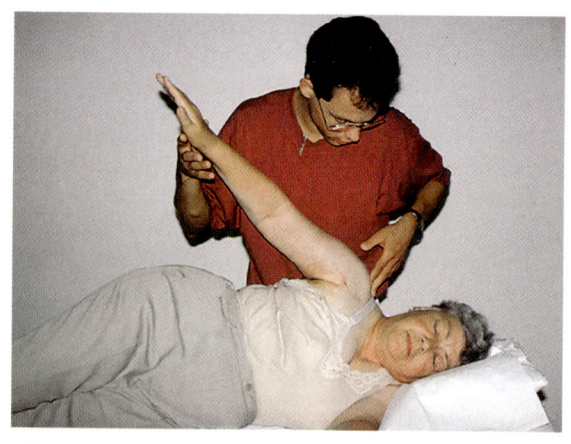

Abb. 13.7. Passiv geführte Abduktion im Schulterhauptgelenk

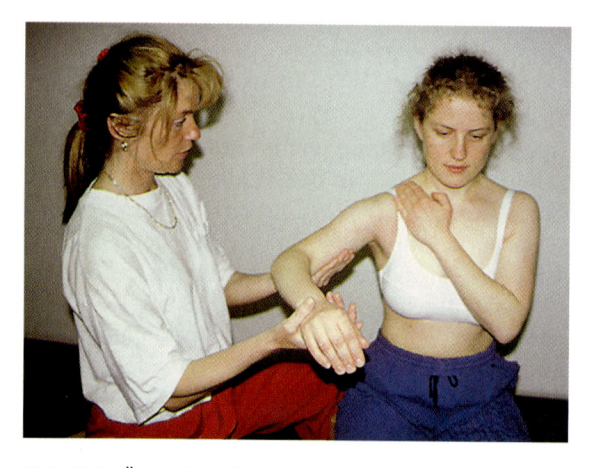

Abb. 13.6. Übernahme des Armeigengewichtes durch den Therapeuten ohne Einsatz der Nackenhilfsmuskulatur. Die Hand des Patienten soll spüren, dass er ökonomisch arbeitet

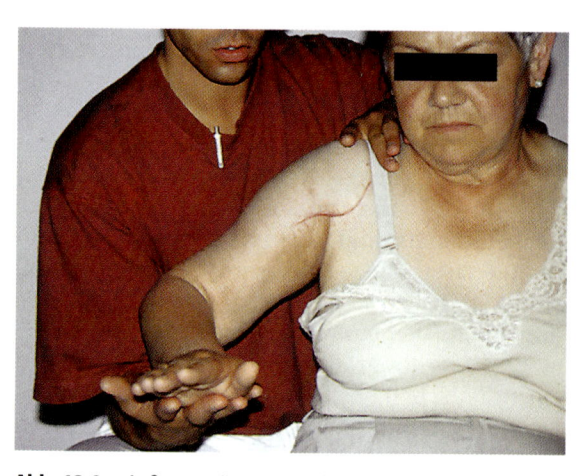

Abb. 13.8. Außenrotation im Schulterhauptgelenk bei am Körper angewinkeltem Arm gegen den leichten Widerstand des Therapeuten

vom Therapeuten hubarm bzw. hubfrei durchbewegt wird (Abb. 13.5–13.8). Der Ursprung/Ansatz der zu bearbeitenden Muskulatur wird ihrem Ansatz/Ursprung angenähert und wieder entfernt. Andererseits können aber auch beide Muskelinsertionen aufeinander zu- und wieder voneinander wegbewegt werden.

Diese Behandlungsstrategie dient speziell der Lockerung hypertoner Muskelgruppen, was beim Patienten zusätzlich zu einer generellen Entspannung führt. Andererseits sollte diese Technik auch zur Vertrauensgewinnung des Patienten beitragen. Sie wirkt schmerzlindernd und ist daher in erster Linie als einleitende Maßnahme vor weiterführenden Behandlungsstrategien durchaus empfehlenswert. Außerdem werden die Gewebeverschieblichkeit sowie die inter- und intramuskuläre Koordination verbessert, die taktil-kinästhetische Wahrnehmung wird trainiert.

Übungsbeispiele

- **Technik:** Mobilisationsmassage für den M. levator scapulae/M. rhomboideus.
- **ASTE:** Seitlage.
- **Ausführung:** Durch Verschieben des Akromions nach vorne unten kommt der obere Schulterblattanteil nach hinten oben, der M. levator scapulae wird angenähert und in der Bewegung quer zum Faserverlauf massiert (Abb. 13.9).

- **Technik:** Mobilisationsmassage für den M. trapezius (pars descendens).
- **ASTE:** Seitlage.

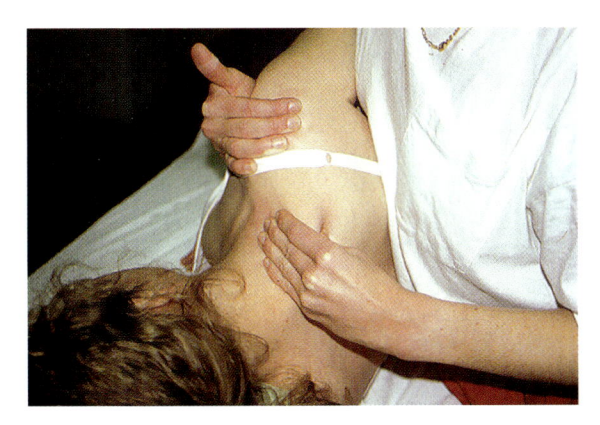

Abb. 13.9. Skapulapattern: Aus der posterioren Elevation in die anteriore Depression

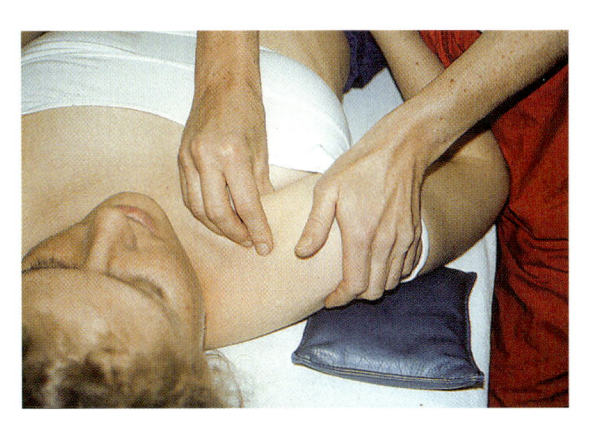

Abb. 13.11. Mobilisationsmassage für die Pektoralismuskulatur

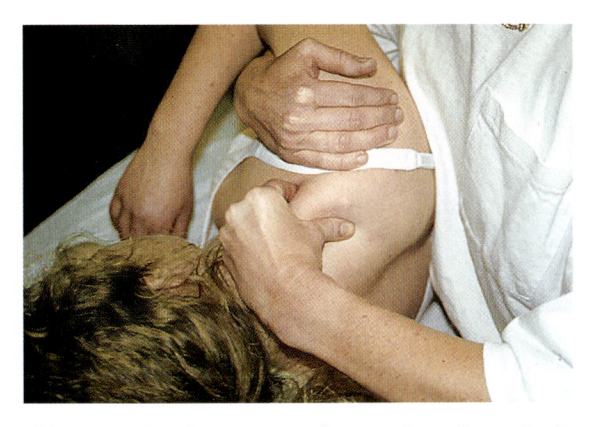

Abb. 13.10. Skapulapattern: Aus der posterioren Depression in die anteriore Elevation

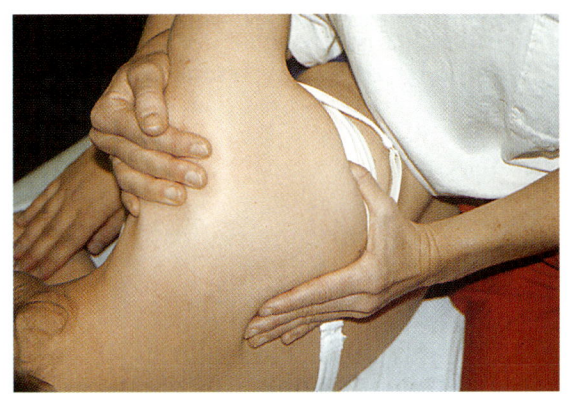

Abb. 13.12. Mobilisationsmassage für die pars ascendens des M. trapezius

- **Ausführung:** Durch Verschieben des Akromions nach hinten oben kommt der untere Schulterblattanteil nach unten außen, der M. trapezius (pars descendens) wird angenähert und in der Bewegung quer zum Faserverlauf massiert (Abb. 13.10).

- **Technik:** Mobilisationsmassage für die Mm. pectoralis major et minor.
- **ASTE:** Rückenlage mit einem Kissen unter dem Schulterblatt.
- **Ausführung:** Durch Verschieben des Oberarmkopfes nach ventral werden die Mm. pectorales angenähert und in der Bewegung quer zum Faserverlauf massiert (Abb. 13.11).

- **Technik:** Mobilisationsmassage für den M. trapezius (pars ascendens), den M. serratus anterior sowie den M. latissimus dorsi.
- **ASTE:** Seitlage.

- **Ausführung:** Durch Verschieben des Akromions nach vorne unten und hinten oben wird der untere Schulterblattanteil im Gabelgriff unterfasst und in der Bewegung nach hinten oben und vorne außen auf den Thorax bewegt (Abb. 13.12).

- **Technik:** Mobilisationsmassage für die Rhomboideusmuskulatur, den M. trapezius (pars transversum) und den M. serratus anterior (pars divergens et convergens).
- **ASTE:** Seitlage.
- **Ausführung:** Der Therapeut steht vor dem Patienten. Er klemmt sich dessen betroffenen Arm am eigenen seitlichen Thorax fest, fasst den medialen Skapularand und schiebt das Schulterblatt parallel weit nach vorne von der Wirbelsäule weg; anschließend schiebt er es wieder parallel an die Wirbelsäule zurück.

Widerlagernde Mobilisation

Die **widerlagernde Mobilisation**, ebenfalls eine Technik aus der FBL, stellt ein kinästhetisches und taktiles Wahrnehmungstraining dar. Der Patient lernt, sich selektiv und koordiniert zu bewegen. Bei dieser Technik werden durch den Therapeuten oder im Eigentraining beide Gelenkpartner gegenläufig zueinander bewegt, damit das aktuelle Funktionsausmaß optimal ohne Ausweichsbewegung durch eine weiterlaufende Bewegung ausgeschöpft wird. Durch widerlagernden Gegenhalt des Krankengymnasten in einem neu erreichten Bewegungsausmaß lässt sich die erzielte Position muskulär weiter stabilisieren. Die Beweglichkeit wird qualitativ und quantitativ gesteigert, die wiederholten ökonomischen Bewegungsabläufe verbessern die Durchblutung. Die Abnahme des Gewichtes sowie eine kurze Hebellänge vermindern eine mechanische Überlastung, reduzieren die Reizung der Nozizeptoren und wirken somit schmerzlindernd.

Übungsbeispiele

- **Ziel:** Verbesserung der Adduktion bzgl. Kraft und Beweglichkeit.
- **ASTE:** Seitlage; Sitz.
- **Ausführung:** Der proximale Distanzpunkt (medialer Anteil der Skapula) wandert als Widerlagerung zur Wirbelsäule; der distale Distanzpunkt (Olekranon) wandert nach medial/ventral (Abb. 13.13).

- **Ziel:** Verbesserung der Abduktion bzgl. Kraft und Beweglichkeit.
- **ASTE:** Seitlage; Sitz.
- **Ausführung:** Der proximale Distanzpunkt (medialer Anteil der Skapula) wandert als Widerlagerung von der Wirbelsäule weg, der distale Distanzpunkt (Olekranon) wandert nach lateral/dorsal (Abb. 13.14).

- **Ziel:** Verbesserung der Abduktion bzgl. Kraft und Beweglichkeit.
- **ASTE:** Seit- oder Rückenlage.
- **Ausführung:** Der untere Anteil des Schulterblattes wandert nach medial zur Wirbelsäule, das Olekranon wandert nach kranial/lateral mit Depression des Schultergürtels (Abb. 13.15).

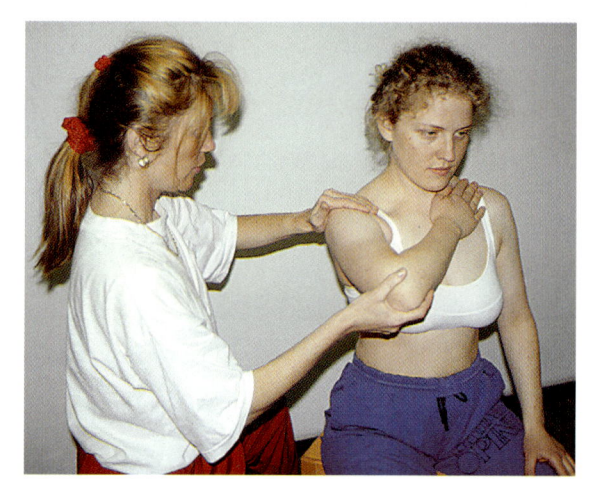

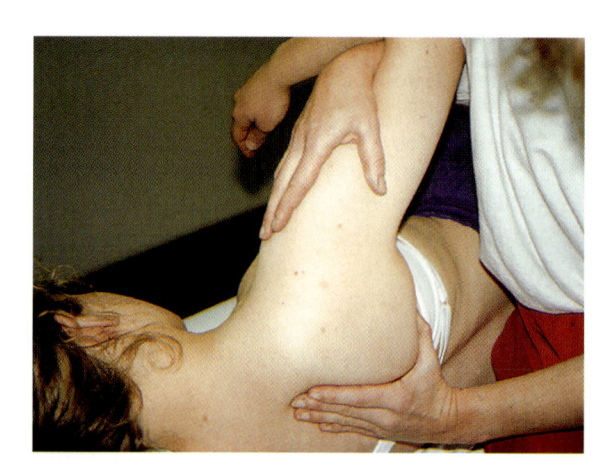

Abb. 13.14. Widerlagernde Mobilisation des Schulterhauptgelenkes im Sitzen (Verbesserung der Abduktion)

Abb. 13.13. Widerlagernde Mobilisation des Schulterhauptgelenkes im Sitzen (Verbesserung der horizontalen Adduktion)

Abb. 13.15. Widerlagernde Mobilisation des Schulterhauptgelenkes in Seitlage (Verbesserung der Abduktion)

- **Ziel:** Verbesserung der Extension bzgl. Kraft und Beweglichkeit.
- **ASTE:** Seit- oder Bauchlage.
- **Ausführung:** Der proximale Distanzpunkt (unterer Anteil der Skapula) wandert als Widerlagerung nach kaudal/ventral; der distale Distanzpunkt (Olekranon) wandert nach dorsal/kranial; der Schultergürtel geht dabei in Dorsalrotation.

- **Ziel:** Verbesserung der Flexion bzgl. Kraft und Beweglichkeit.
- **ASTE:** Seitlage.
- **Ausführung:** .Der proximale Distanzpunkt (unterer Anteil der Skapula) wandert als Widerlagerung nach kranial/dorsal; der distale Distanzpunkt (Olekranon) wandert nach kranial/ventral; der Schultergürtel geht dabei in Ventralrotation.

- **Ziel:** Verbesserung der Innenrotation aus der Nullstellung bzgl. Kraft und Beweglichkeit.
- **ASTE:** Rückenlage.
- **Ausführung:** Bei Innenrotation des Oberarmes im Schultergelenk wandert als Widerlagerung das Humeroglenoidalgelenk nach dorsal/medial.

- **Ziel:** Verbesserung der Außenrotation aus der Nullstellung bzgl. Kraft und Beweglichkeit.
- **ASTE:** Rückenlage.
- **Ausführung:** Bei Außenrotation des Oberarmes im Schultergelenk wandert als Widerlagerung das Humeroglenoidalgelenk nach ventral/medial.

- **Ziel:** Verbesserung der Innenrotation bei 90° Flexion bzgl. Kraft und Beweglichkeit.
- **ASTE:** Bauchlage.
- **Ausführung:** Bei Innenrotation des Oberarmes wandert als Widerlagerung das Akromion nach kaudal/lateral. Kombiniert wird die Einwärtsdrehung mit einer Depression des Schultergürtels.

- **Ziel:** Verbesserung der Außenrotation bei 90° Flexion bzgl. Kraft und Beweglichkeit.
- **ASTE:** Bauchlage.
- **Ausführung:** Bei Außenrotation des Oberarmes wandert als Widerlagerung das Akromion nach kranial/medial. Kombiniert wird die Außendrehung mit einer Elevation des Schultergürtels.

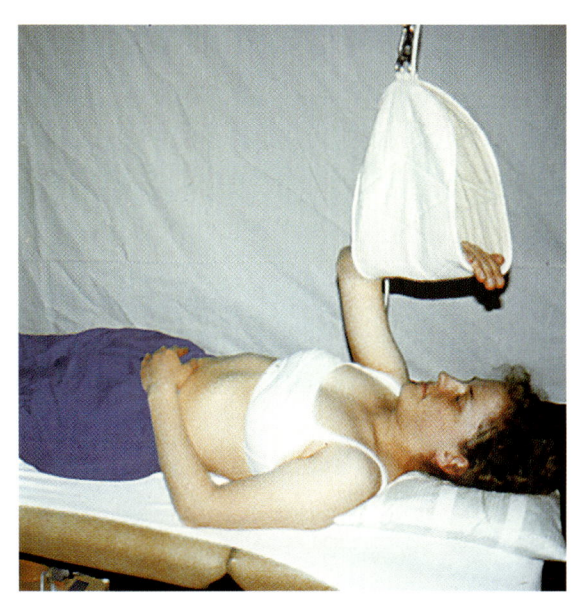

Abb. 13.16. 1-Punkt-Aufhängung im Schlingentisch zur Verbesserung der Rotation (Rückenlagerung)

Spezielle Aufhängungen im Schlingentisch

Der Schlingentisch bietet dem Therapeuten auch bei Schulteraffektionen eine Vielzahl verschiedener Behandlungsmöglichkeiten. Es gibt Ganzkörper- und auch nur Teilaufhängungen. Werden Expander eingesetzt, steht die muskuläre Kräftigung im Vordergrund, bei einer *Ein-Punkt-Aufhängung* (Sitzhaltung, Seitlagerung, Rückenlagerung; Abb. 13.16) mit lotrechtem axialen Aufhängepunkt über dem Drehpunkt des Gelenkes eher die Mobilisation. Beide Bewegungsrichtungen (Abduktion und Adduktion) sind gleichermaßen erleichtert und finden hubfrei ohne Schwerkrafteinfluss in einer horizontalen Ebene statt. Auf das bewegende Gelenk wird nur ein leichter Druck ausgeübt.

Je weiter *kaudal* ein Aufhängepunkt von dem zu bewegenden Gelenk gewählt wird, desto leichter wird der Rückweg zur Ausgangsstellung, desto schwerer aber auch der Weg aus der Ausgangsstellung heraus. Wird ein Aufhängepunkt gewählt, der sich distal der Schlingen befindet, entsteht auf das zu bewegende Gelenk ein kleiner Zug, der mit zunehmender Entfernung von den Schlingen größer wird.

Je weiter *kranial* ein Aufhängepunkt von dem zu bewegenden Gelenk gewählt wird, desto leichter wird der Weg aus der Ausgangsstellung, desto schwerer aber auch der Rückweg zur Ausgangsstellung zurück. Der Druck auf das bewegende Gelenk wird größer.

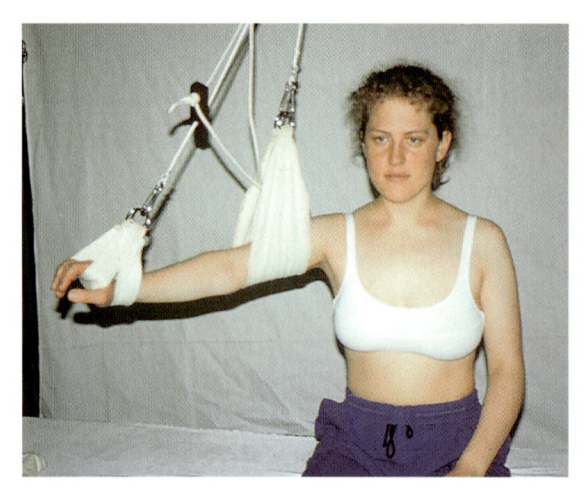

Abb. 13.17. 2-Punkt-Aufhängung im Schlingentisch zur Verbesserung von Abduktion und Adduktion (Sitz)

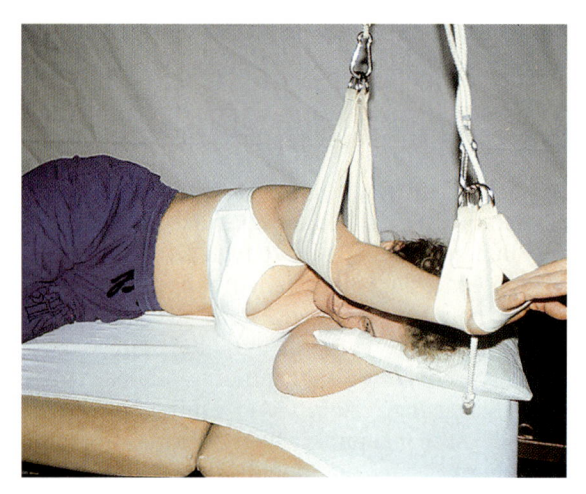

Abb. 13.18. 2-Punkt-Aufhängung im Schlingentisch zur Verbesserung der Flexion (Seitlagerung)

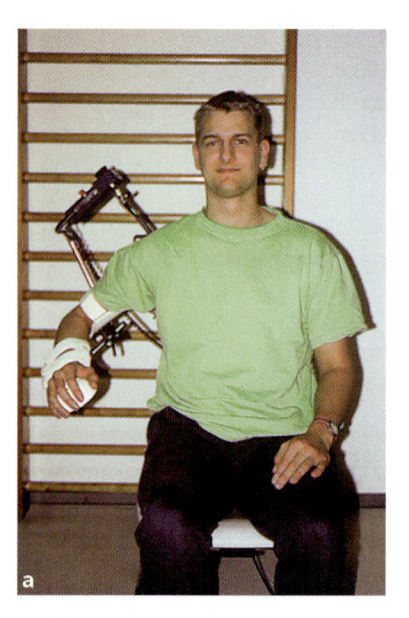

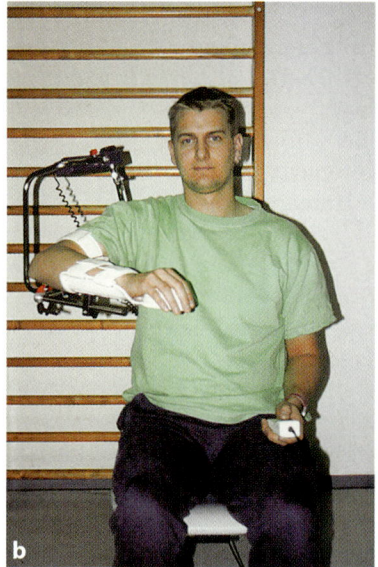

Abb. 13.19 a, b. CPM-Schulterschiene **a** Ausgangsstellung, **b** Endstellung

Bei einer stabilen *Zwei-Punkte-Aufhängung* (Abb. 13.17, 13.18) befinden sich die Aufhängepunkte senkrecht über den dazugehörenden Schlingen. Auf das Gelenk wird weder ein Zug noch ein Druck ausgeübt. Da bei dieser Art der Aufhängung ein Gelenk am deutlichsten entlastet wird und der Patient auch weniger Schmerzen empfindet, dient diese Maßnahme u. a. auch der (Muskel-)Entspannung.

Ein weiterer wichtiger Baustein in der frühen Rehabilitationsphase nach operativen Eingriffen im Bereich des Schultergelenks ist die CPM-Schienenbehandlung (continous passive motion) zur passiven glenohumeralen Mobilisation, wobei hier sowohl Behandlungsdauer als auch das gewünschte Bewegungsausmaß vorab exakt vorgegeben sein sollten (Abb. 13.19 a und b).

■ Maßnahmen zur Detonisierung hypertoner Muskulatur

Eine *eingeschränkte Flexion des Schultergelenkes* kann ursächlich auch durch einen hypertonen Subskapularismuskel bedingt sein. Ebenso kann so die Außenrotation nicht optimal freigegeben werden. Durch *Dekontraktionen nach Brügger* wird der muskuläre Tonus gesenkt und somit das Bewegungsausmaß des Schulterhauptgelenkes um ein Vielfaches vergrößert. Hierzu existieren verschiedene Dekontraktionstechniken. Diese können selbstverständlich gleichfalls auch bei allen anderen Muskeln Anwendung finden.

Übungsbeispiele

- **Ziel:** Dekontraktion eines hypertonen M. subscapularis.
- **Technik:** Antagonistische exzentrische Dekontraktion.
- **ASTE:** Rückenlage.
- **Ausführung:** Die starke exzentrische Kontraktion des Antagonisten (im obigen Fall: Außenrotatoren) führt zur maximalen Dekontraktion der Agonisten (hier: M. subscapularis).

- **Ziel:** Dekontraktion eines hypertonen M. subscapularis.
- **Technik:** Antagonistisch konzentrische Dekontraktion.
- **ASTE:** Rückenlage.
- **Ausführung:** Die starke konzentrische Kontraktion der Antagonisten (Außenrotatoren) führt zur Dekontraktion der Agonisten (Innenrotatoren).

- **Ziel:** Dekontraktion eines hypertonen M. subscapularis.
- **Technik:** Antagonistisch isometrische Dekontraktion.
- **ASTE:** Rückenlage.
- **Ausführung:** Die Agonisten (Innenrotatoren) werden ca. 10 sec. isometrisch angespannt; nach der Muskelentspannung wird dann in die Außenrotation weitergeübt.
- **Hinweis:** Diese Technik ist oft nicht optimal geeignet, da hierbei in das falsche Bewegungsmuster geübt wird und evtl. vorhandene gereizte Sehnenansätze zusätzlich strapaziert werden.

- **Ziel:** Dekontraktion eines hypertonen M. subscapularis.
- **Technik:** Manueller Druck auf den Agonisten.
- **ASTE:** Rückenlage.
- **Ausführung:** Der M. subscapularis wird manuell quer gedehnt, um seinen Tonus zu senken.

- **Ziel:** Dekontraktion eines hypertonen M. subscapularis.
- **Technik:** Querfriktionen an der Sehne des M. subscapularis.
- **ASTE:** Rückenlage mit verschiedenen Armpositionen.
- **Ausführung:** Durch Querfriktionen können mechanische Entzündungsreaktionen abtransportiert werden wie z. B. lokale Ödemeinlagerungen. Die Sehnenspindeln werden aktiviert, was zu einer Senkung des Muskeltonus führt.
- **Hinweis:** Auch andere Muskeln wie der M. biceps brachii sowie der M. subscapularis können so behandelt werden.

- **Ziel:** Dekontraktion eines hypertonen M. subscapularis.
- **Technik:** Leichte oszillierende Vibrationen.
- **ASTE:** Rückenlage.
- **Ausführung:** Kleine rhythmische Bewegungen im schmerzfreien Bereich sprechen die Mechanorezeptoren an, die ihrerseits die Weiterleitung der nozizeptiven Afferenz hemmen und so einen erhöhten Muskeltonus senken helfen.
- **Hinweis:** Auf diese Art und Weise wirkt auch ein Tens-Gerät.

Anwendung von Skapulapattern

- **Ziel:** Wieder-Bewusstmachen des Schulterblattes, Lösen bestehender Gewebe- und Schulterblattverbackungen, Senken eines Hypertonus von Schulter- und Nackenmuskulatur.
- **Technik:** Skapula-PNF-Pattern.
- **ASTE:** Seitlage.
- **Ausführung:** Aus der posterioren Depression in die anteriore Elevation. Aus der anterioren Depression in die posteriore Elevation.

Maßnahmen zum Lösen von Weichteilverklebungen

- **Ziel:** Lösen von Verklebungen der Faszie zwischen dem M. serratus und dem M. subscapularis.
- **ASTE:** Rückenlage.
- **Ausführung:** Mit einer geführten Adduktion des Armes in verschiedenen Höhen wird die Skapula über die Hand hinweggezogen.

- **Ziel:** Lösen von Verklebungen am medialen Schulterblattrand.
- **Technik:** Mobilisation der Skapula mit Dehnung der periskapulären Muskulatur.

- **ASTE:** Seitlage.
- **Ausführung:** Der Therapeut steht vor dem Patienten und fasst dessen inneren Schulterblattrand mit beiden Händen. Dieser wird etwas vom Thorax abgehoben und weit nach vorne geschoben, so dass die periskapulären Muskeln gedehnt werden. Daraufhin wird die Skapula wieder parallel zur Wirbelsäule zurückgeschoben.

- **Ziel:** Lösung von Verklebungen am medialen Schulterblattrand.
- **Technik:** Mobilisation der Skapula nach kranial-kaudal/medial-lateral.
- **ASTE:** Seitlage.
- **Ausführung:** Der Therapeut steht vor dem Patienten, umfasst dessen Schulterblatt und bewegt dieses nach kranial-kaudal und medial-lateral bzw. führt kreisende Bewegungen der gesamten Skapula durch.

Spezielle Maßnahmen zur Verbesserung von Kraft, Beweglichkeit und Koordination

- **Ziel:** Anteversion/Retroversion des Akromions in der vertikal stehenden Transversalebene.
- **ASTE:** Der Brustkorb wird auf einen Tisch abgelegt, der Arm hängt senkrecht herunter.
- **Ausführung:** Beide Hände des Therapeuten umfassen den Arm des Patienten als Rohr. Dessen Arm soll sich nun in diesem krankengymnastisch vorgegebenen Rohr herauf- und herunter verschieben.
- **Hinweise:** Der Ellenbogen muss gestreckt bleiben, die Schulter darf sich nicht dem Ohr nähern. Der Bewegungsablauf wird vom M. trapezius und vom M. rhomboideus isotonisch exzentrisch (beim Herunterschieben) sowie isotonisch konzentrisch (beim Hochziehen) ausgeführt.

- **Ziel:** Flexionssteigerung im Schulterhauptgelenk durch Neigung des Rumpfes nach vorne/unten.
- **ASTE:** Stand/Sitz; die Hände sind gefaltet.
- **Ausführung:** Der Rumpf wird langsam nach unten geneigt, die Arme hängen hierbei locker herunter; dabei den Kopf zwischen die Arme schieben.
- **Hinweise:** Diese Bewegungskomponente wird durch Flexion im Schultergelenk aktiv widerlagert. Die Übung ist mit einer leichten Innenrotation im Schultergelenk verbunden.

- **Variante:** Zusätzlich können aus dieser Hängelage ein- oder beidarmig Figuren bzw. Zahlen o.ä. geschrieben werden. Hierbei können die Hände, müssen jedoch nicht den Boden berühren.

- **Ziel:** Bei vertikaler Körperlängsachse Durchführung hubarmer Flexions-/Extensionsbewegungen im Schulterhauptgelenk.
- **ASTE:** Sitzende Körperhaltung.
- **Ausführung:** Beide Hände des Patienten gleiten auf seinem Oberschenkel bis zu den Knien vor.
- **Variante:** Zusätzlich kann durch eine gesteigerte Brustwirbelsäulenkyphose die Flexion minimal vergrößert werden. Durch Zurückgleiten der Hände und Streckung der Wirbelsäule erfolgt die passive Extension im Schulterhauptgelenk.

    Auf diese Art und Weise können auch (ohne Wirbelsäulenbewegungen) viele Stellen am Körper mit der schiebenden Hand berührt werden (z.B. vom Knie-Oberschenkel-Becken-Bauch-Brust-Wange zur gegenüberliegenden Schulter usw.).

- **Ziel:** Hubarme Vergrößerung der Flexionsbewegung im Schulterhauptgelenk.
- **ASTE:** Stand vor einer Wand oder einem Tisch mit einer Serviette, einem Tuch o.ä. unter der Handfläche.
- **Ausführung:** Auf einem Tisch Vor- bzw. Zurückschieben bzw. an einer Wand Herauf- und Hinunterschieben der Hände, wodurch sich die Flexionsbewegung mit geringer Muskelaktivität vergrößern lässt.
- **Hinweis:** Um eine Ausweichbewegung zu vermeiden sollte sich der Patient während des Vor-/Hochschiebens auf einen imaginären Stuhl setzen (sonst wird der Bauch gerne mit nach vorn geschoben).

- **Ziel:** Endgradige Ausführung der Flexionsbewegung im Schulterhauptgelenk vom proximalen Partner aus.
- **ASTE:** Stand vor einem Tisch/einer Sprossenwand o.ä.; die Fingerspitzen berühren den Tisch bzw. die Sprossenwand.
- **Ausführung:** Rückwärtsgehen und dabei den Brustkorb von den Oberarmen entfernen.

- **Ziel:** Kaudalgleiten des Humeruskopfes (Zentrieren des Oberarmkopfes in der Pfanne)

durch eine widerlagernde Abduktionsbewegung im Schultergelenk.
- **ASTE:** Sitz; die Fingerspitzen des Patienten zeigen zur kontralateralen Klavikula, der Arm liegt dem Körper an.
- **Ausführung:** Die Schulter wird zum Ohr hochgezogen; anschließendes Sinkenlassen, gleichzeitig entfernt sich der Ellenbogen vom Brustkorb weg.
- **Hinweis:** Eventuell kontralaterale Faust in die Achselhöhle legen, um die Gleitbewegung des Oberarmes nach kaudal zu spüren.

- **Ziel:** Verbesserung der Innenrotationsbewegung im Schulterhauptgelenk.
- **ASTE:** Seitlicher Stand neben der Wand; der Handrücken des Patienten berührt die Wand, sein Ellenbogen ist gestreckt.
- **Ausführung:** Der Patient soll seine Handflächen der Wand zudrehen und sich gleichzeitig von der Wand wegdrehen, um die Einwärtsdrehbewegung zu vergrößern.
- **Hinweis:** Eventuell zusätzlich an der Wand hoch- und herunterstreichen.

- **Ziel:** Verbesserung der Außenrotationsbewegung im Schulterhauptgelenk.
- **ASTE:** Seitlicher Stand das Patienten neben einer Sprossenwand; sein Ellenbogengelenk ist 90° angebeugt.
- **Ausführung:** Der Patient soll sich von der Sprossenwand wegdrehen.

- **Ziel:** Abbau von unökonomischer Hyperaktivität, Automatisierung differenzierter Muskelaktivität durch Wechsel von Muskelspannung und -entspannung.
- **ASTE:** Sitz; der Therapeut sitzt seitlich daneben und nimmt das Armgewicht des Patienten ab.
- **Ausführung:** Der Patient legt seine andere Hand bewusst auf die Nackenpartie um zu spüren, dass diese locker und weich ist. Selbst bei (Teil-)Übernahme seines Armgewichtes spannt sich die Nackenmuskulatur zwar an, die Schulter selbst soll jedoch nicht hochgezogen werden.
- **Variante:** Eventuell kann diese Übung auch mit anderen Armpositionen durchgeführt werden. Die Stärke der Abnahme des Armgewichtes sowie das Tempo der An- und Entspannung können variiert werden.

- **Ziel:** Durch leichten Führungskontakt über die Finger zwischen Patient und Therapeut den vorgegebenen Bewegungsrichtungen des Behandlers mit ökonomischer Muskelarbeit folgen.
- **ASTE:** Sitz; der Therapeut steht vor dem Patienten und berührt mit seinen Fingerspitzen die des Patienten.
- **Ausführung:** Der Patient soll den vorgegebenen Bewegungen des Therapeuten folgen, ohne den Druck an den Fingerspitzen zu vergrößern. Hierbei sind gegengleiche symmetrische oder asymmetrische Bewegungsmuster möglich.

- **Ziel:** Bei aktiv fixierter Skapula in Depression und Adduktion den Arm in verschiedene Richtungen bewegen.
- **ASTE:** Sitz; die Fingerspitzen des Patienten berühren das Sternum, das Schulterblatt ist adduziert.
- **Ausführung:** Der Patient soll seinen Ellenbogen vom Brustkorb anheben, ohne dabei die Schultern hochzuziehen und das Schulterblatt mitzubewegen. Eventuell gibt der Therapeut am inneren Schulterblattrand Widerstand.
- **Variante:** Als Steigerung können die Finger vom Sternum gelöst werden. Den Ellenbogen evtl. leicht strecken und wieder beugen oder eine zusätzliche horizontale Abduktion/Adduktion im Schultergelenk durchführen.

  Alternativ können die Fingerspitzen über das Ellenbogengelenk im Sinne einer Außendrehung gestellt und dann wieder langsam zur Ausgangsstellung zurückgeführt werden.
- **Hinweis:** Die Außenrotatoren müssen exzentrisch bremsend arbeiten.

- **Ziel:** Geschicklichkeitsaktivität bei stabilisiertem Schulterhauptgelenk.
- **ASTE:** Sitz; beide Ellenbogengelenke des Patienten sind rechtwinklig angebeugt, seine Oberarme liegen dem Körper an.
- **Ausführung:** Der Patient soll rasche Winkbewegungen (auf und ab sowie hin und her) durchführen.
- **Variante:** Als Steigerung können die Arme nach vorne gestreckt oder beide Hände ganz schnell aneinandergerieben werden; auch in die Hände klatschen, Glühbirnen eindrehen etc. ist denkbar.

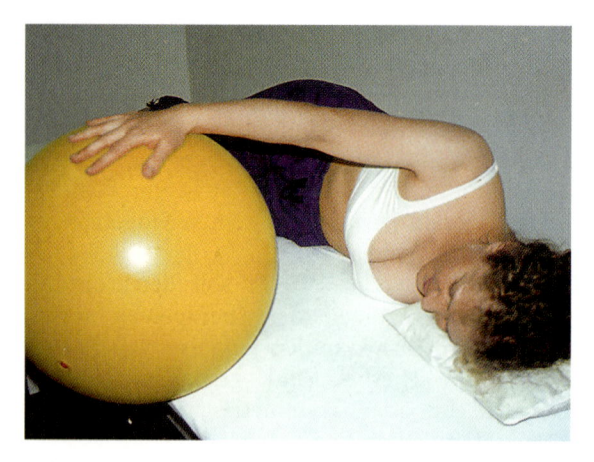

Abb. 13.20. Verbesserung der Flexion im Schulterhauptgelenk in Seitlage durch Hochrollen eines Pezziballes

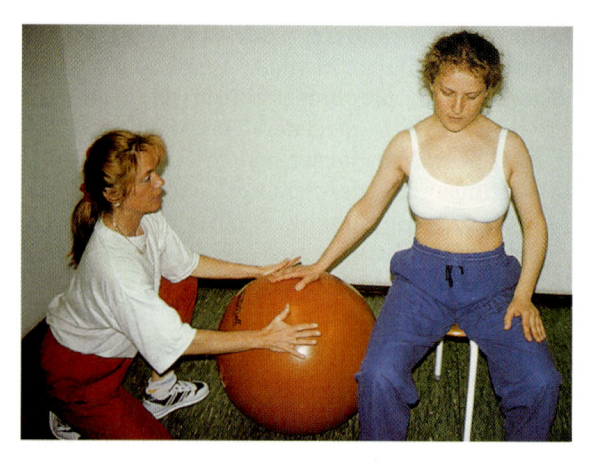

Abb. 13.22. Isotonische Anspannung der Schulter-Arm-Muskulatur über einen am Pezziball gesetzten Widerstand

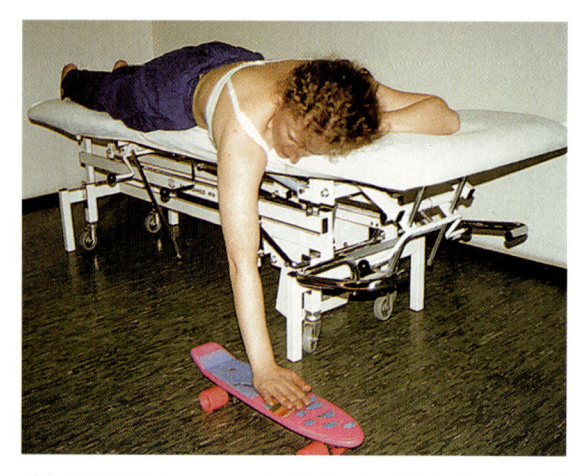

Abb. 13.21. Verbesserung der Flexion im Schulterhauptgelenk in Bauchlage durch Hochrollen eines Skateboardes

■ **Übungen zur Verbesserung der Kraft, Ausdauer und Beweglichkeit des Schultergürtels auf einem Pezzi-Ball, mit einem Luftballon, einem Stab, einem Seil bzw. auf einem Skateboard**

■ **Ziel:** Verbesserung der Schultergelenksflexion.
■ **ASTE:** Seitlage; der betroffene Arm liegt auf einem Pezzi-Ball. Dieser befindet sich vor dem Patienten.
■ **Ausführung:** Durch Hochrollen des Pezziballes kann das Flexionsausmaß verbessert werden (Abb. 13.20).

■ **Ziel:** Verbesserung der Schultergelenksflexion und -extension.
■ **ASTE:** Bauchlage; unter dem seitlich über die Behandlungsbank hängenden Arm des Patienten befindet sich ein Skateboard.
■ **Ausführung:** Das Skateboard wird hoch- und wieder heruntergeschoben (Abb. 13.21).

■ **Ziel:** Verbesserung der Schultergelenksabduktion und -adduktion.
■ **ASTE:** Bauchlage; unter dem seitlich über die Behandlungsbank hängenden Arm des Patienten befindet sich ein Skateboard.
■ **Ausführung:** Das Skateboard wird von rechts nach links geschoben.

■ **Ziel:** Stabilisierung des Schulterhauptgelenkes.
■ **ASTE:** Sitz auf einem Hocker; die Hand der betroffenen Seite liegt auf einem Pezzi-Ball, der sich seitlich oder vor dem Patienten befindet.
■ **Ausführung:** Der Therapeut gibt am Ball Widerstand in verschiedene Richtungen, gegen den der Patient dann stabilisierend isometrisch gegenhalten muss (Abb. 13.22).

■ **Ziel:** Verbesserung von Kraft und Beweglichkeit im Schulterhauptgelenk.
■ **ASTE:** Therapeut und Patient stehen sich gegenüber.
■ **Ausführung:** Beide werfen sich gegenseitig einen Luftballon zu.

■ **Ziel:** Verbesserung von Kraft und Koordination im Schulterhauptgelenk.
■ **ASTE:** Sitz mit einem Stab in der Hand.
■ **Ausführung:** Der Stab wird um die Finger gedreht (Abb. 13.23).

13.2 Nachbehandlungsprinzipien

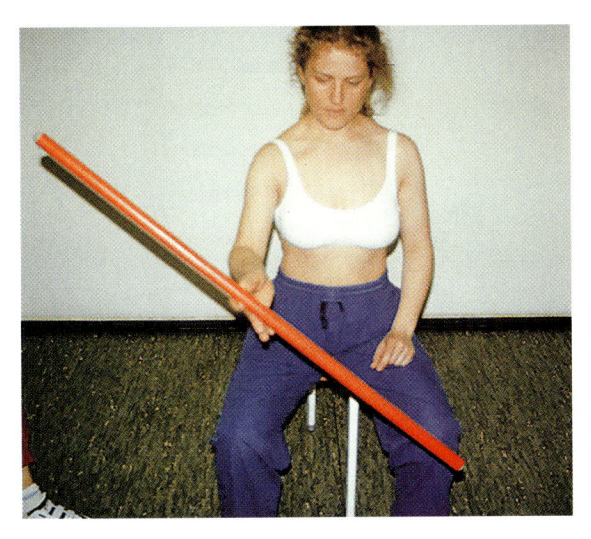

Abb. 13.23. Verbesserung der Haltearbeit sowie Kräftigung und Mobilisation der Schulter-Nacken-Muskulatur durch Drehen eines Stabes im Sitz

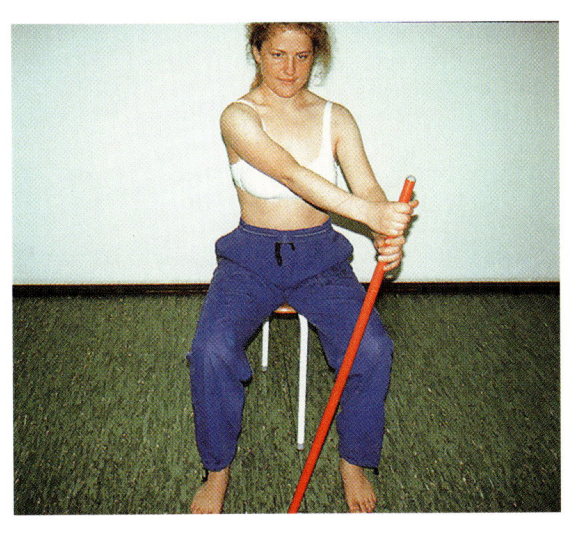

Abb. 13.25. „Hefeteigrühren" mit einem Stab im Sitz

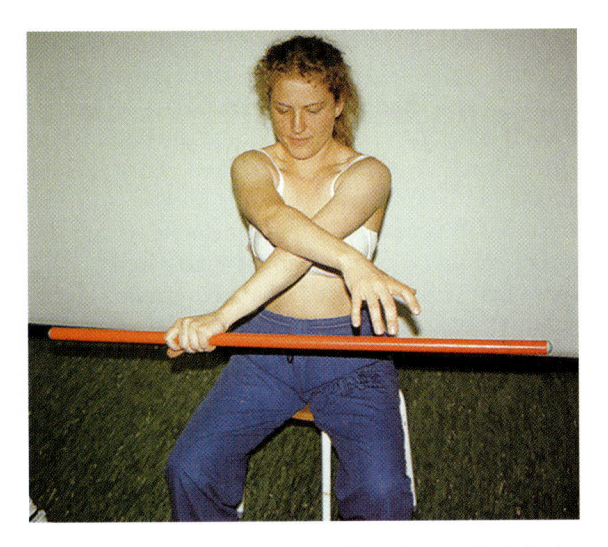

Abb. 13.24. Verbesserung von Kraft und Beweglichkeit des Schulterhauptgelenkes durch überkreuztes Halten eines Stabes

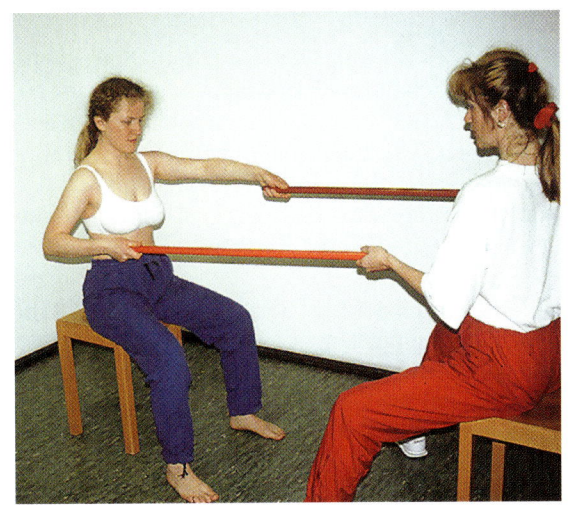

Abb. 13.26. Partnerübung mit zwei Stäben im Sitz

- **Ziel:** Verbesserung von Kraft und Beweglichkeit im Schulterhauptgelenk, Verbesserung der Koordination.
- **ASTE:** Sitz; ein Stab wird quer mit überkreuzten Armen gehalten.
- **Ausführung:** Durch erneutes Überkreuzen eines Armes wird das Stabende neu gegriffen (Abb. 13.24).

- **Ziel:** Verbesserung von Kraft und Beweglichkeit im Schulterhauptgelenk.
- **ASTE:** Sitz mit einem senkrecht gehaltenen Stab.
- **Ausführung:** Durchführen von „Hefeteig rühren" (ein- oder beidarmig; Abb. 13.25).

- **Ziel:** Verbesserung von Kraft und Beweglichkeit im Schulterhauptgelenk.
- **ASTE:** Therapeut und Patient sitzen sich gegenüber und halten in jeder Hand ein Stabende.
- **Ausführung:** Die Stäbe werden vorwärts/ rückwärts/seitwärts geschoben bzw. gezogen, wobei Therapeut und Patient sich bei diesen Bewegungen gegenseitig Widerstand geben (Abb. 13.26).

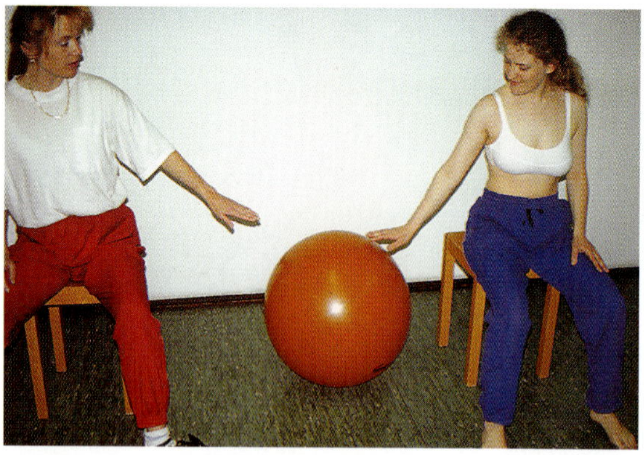

Abb. 13.27. Verbesserung der Abduktion im Schulterhauptgelenk mit dem Pezziball (Partnerübung mit dem Therapeuten im Sitz)

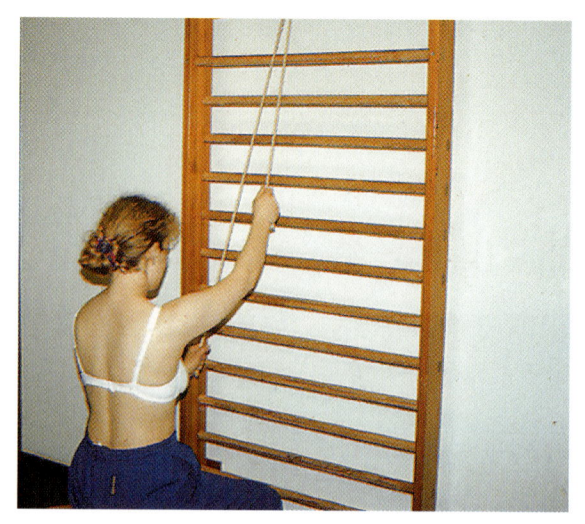

Abb. 13.28. Verbesserung der Flexion und Extension im Schulterhauptgelenk durch Seilzugübung an einer Sprossenwand

- **Hinweis:** In den jeweiligen Endpositionen kann ein Halten eingebaut werden, was dann erhöhte Muskelkraft erfordert.

- **Ziel:** Verbesserung von Kraft und Beweglichkeit im Schulterhauptgelenk.
- **ASTE:** Patient und Therapeut stehen sich gegenüber. Zwischen ihnen befindet sich eine große Behandlungsbank.
- **Ausführung:** Ein Ball wird in verschiedene Richtungen hin- und hergerollt.

- **Ziel:** Verbesserung der Beweglichkeit im Schulterhauptgelenk.
- **ASTE:** Sitz; beide Hände des Patienten ruhen auf einem vor ihm liegenden Pezzi-Ball.
- **Ausführung:** Der Pezzi-Ball wird weit vor- und wieder zurückgerollt.

- **Ziel:** Aktivierung der Abduktoren im Schulterhauptgelenk.
- **ASTE:** Patient und Therapeut sitzen in einem Abstand von etwa 2 m nebeneinander.
- **Ausführung:** Beide rollen sich seitlich einen Pezzi-Ball zu (Abb. 13.27).

- **Ziel:** Verbesserung der Beweglichkeit im Schulterhauptgelenk.
- **ASTE:** Stand oder Sitz vor einer Sprossenwand; ein Seil wird weit oben um eine Sprosse gelegt. Der Patient fasst beide Seilenden.
- **Ausführung:** Im Wechsel zieht der Patient das eine und dann das andere Ende des Seiles nach hinten-unten, wobei sich der jeweilige andere Arm automatisch nach vorn-oben bewegt (Abb. 13.28).

Weitere Eigenübungen

Außerdem sollten ständig *Alltagsbewegungen* („Grüß Gott" und „Ade" sagen, Haare kämmen, Kissen aufschütteln, das Öffnen und Schließen einer Tür, Schreiben, das Halten eines Glases oder einer Tasse, das Essen mit Messer und Gabel u.a.m.) sowie auch Brettspiele etc. (Ergotherapie) geübt werden. Ganz essenziell ist, dass sehr viele Übungen mit *Spiegelkontrolle* durchgeführt werden, um Ausweichbewegungen bewusst erkennen und vermeiden zu können. Dazu gehört auch die Betrachtung der *Gesamtkörperhaltung* (v.a. der HWS und BWS).

Maßnahmen zur Kräftigung der Armmuskulatur

Anwendung von Armpattern

Nach anfänglicher passiver/assistiver/aktiver rhythmischer Bewegungseinleitung („rhythmic initation") erfolgt die *langsame/dynamische Umkehr* („slow/dynamic reversal") mit dynamisch alternierenden konzentrischen Kontraktionen von Agonist und Antagonist. Eine größere Anforderung an die Muskulatur und auch eine Bewegungserweiterung des Schulterhauptgelenkes wird erreicht durch die Technik der *agonistischen Umkehr* („combination of isotonics"). Hierbei wird konzentrisch im agonistischen Muster begonnen (bis zur Schmerzgrenze), dann geht die Bewegung erst nach einem Halte-Widerstand („maintained") in die exzentrische Muskelaktivität der Agonisten über. Es findet eine mehrmalige Wiederholung von konzentrischer und exzentrischer Kontraktion statt. Anschließend kann dann aktiv oder passiv bis an das Ende des antagonistischen Musters gegangen werden. Zuletzt erfolgt dann die exzentrische Rückbewegung.

Bei erheblichen subjektiven Beschwerden oder aber um das Bewegungsmaß zu vergrößern, eignet sich vor allem die *dynamische Technik der postisometrischen Relaxation* (*Anspannen, Entspannen*; „contract relax") sowie die *statische Technik* (*Halten und Entspannen*; „hold relax"). Der Unterschied beider Verfahrensweisen liegt im verbalen Kommando und der Art der durchgeführten Muskelkontraktion. Bei *ersterer Technik* wird zunächst aktiv oder passiv an die Bewegungsgrenze herangeführt; dann wird Widerstand gegeben, so dass die agonistische Muskulatur mit dem Kommando: „zieh, drücke" konzentrisch angespannt wird. Ein geringes Bewegungsausmaß bei dieser Technik wird zugelassen. Abschließend erfolgt eine Entspannung und Erweiterung (aktiv oder passiv) des agonistischen Bewegungsmusters. Beim „*hold relax*" handelt es sich um eine statische Kontraktion der Muskeln im antagonistischen Muster. Das Kommando lautet hier: „Halte!". Dabei wird wieder aktiv oder passiv an die jeweilige Bewegungsgrenze herangegangen (immer unterhalb der Schmerzgrenze). Es wird ein Widerstand in allen Komponenten im antagonistischen Muster aufgebaut. Dann wird langsam die Spannung reduziert bis zur völligen Entspannung um nun im agonistischen Muster aktiv oder passiv weiterzubewegen. Abschließend bieten sich evtl. die Techniken „slow reversal" oder „repeated contractions" zum Erhalt des neu gewonnenen Bewegungsausschlages an.

Befindet sich der Patient muskulär im fortgeschrittenen Rehabilitationsstadium, kann zu diesem Zeitpunkt auch die *Technik der wiederholten Kontraktionen* („repeated contractions") Anwendung finden: Nach einem initialen Stretch werden auf dem agonistischen Weg wiederholte Restretchs auf die bereits kontrahierte Muskulatur gesetzt. Hierbei darf keine Entspannung der Muskulatur entstehen. Kraft und Ausdauer können dadurch gebessert werden.

Übungsbeispiele

- **Ziel:** Kräftigung der Schultergürtelmuskulatur.
- **Technik:** PNF-Arm-Pattern.
- **ASTE:** Rückenlage oder Stand.
- **Ausführung:** Aus der Extension/Abduktion/Innenrotation in die Flexion/Adduktion/Außenrotation bzw. aus der Flexion/Adduktion/Außenrotation in die Extension/Abduktion/Innenrotation.
- **Varianten:** Die Übung kann sowohl mit gestreckten als auch mit gebeugten Ellenbogengelenken durchgeführt werden.

Aus Extension/Adduktion/Innenrotation in die Flexion/Abduktion/Außenrotation gehen (Auch diese Übung kann sowohl mit gestreckten als auch mit gebeugten Ellenbogengelenken ausgeführt werden.).

- **Ziel:** Verbesserung der Stützaktivität.
- **Technik:** PNF-Arm-Pattern.
- **ASTE:** Vierfüßlerstand; gegebenenfalls auch im Stütz gegen die Wand oder gegen eine Behandlungsbank üben.
- **Ausführung:** Mit dem nicht operierten Arm das Armpattern aus Flexion/Adduktion/Außenrotation in Extension/Abduktion/Innenrotation durchführen.
- **Hinweis:** Während dieser Übung muss der operierte Arm Stützaktivität aufbringen. Im Vierfüßlerstand benötigt der Patient jedoch bereits eine recht gute Flexion im Glenohumeralgelenk von zumindest 90°. Eine Approximation auf das Schultergelenk lässt eine Kokontraktion entstehen, die dieses dann gut stabilisiert.

- **Ziel:** Kräftigung des M. triceps brachii/Stabilisierung des Schultergelenkes.
- **ASTE:** Vierfüßlerstand.
- **Ausführung:** Durch langsames exzentrisches Nachlassen des M. triceps brachii mit leichter Ellenbogenbeugung und erneutem Hochdrücken in die Ellenbogenstreckung wird der Trizepsmuskel gut gekräftigt.

- **Ziel:** Vergrößerung der Flexion im Schulterhauptgelenk.
- **ASTE:** Vierfüßlerstand.
- **Ausführung:** Der Patient soll sich auf die auf sein Tuber ossis ischii aufgelegten Hände des Therapeuten setzen.
- **Hinweis:** Exzentrische Muskelarbeit wird erreicht durch das Kommando: „Lass dich langsam nach hinten unten ziehen".

Eine Verbesserung der Flexion im Schulterhauptgelenk wird durch eine Überkyphosierung der Brustwirbelsäule im Sitz erreicht.

Übungen mit dem Theraband

Diese Maßnahmen sind im Rahmen der frühfunktionellen Behandlung oft zu schwierig, da sowohl Muskelkraft als auch Schultergelenksbeweglichkeit meist noch nicht ausreichend vorhanden sind.

13.2.2 Heimprogramm

Es bieten sich unter anderem Übungen aus der widerlagernden Mobilisation an. Wichtig hierbei ist, dass alle Bewegungsabläufe als Selbstkontrolle immer zuerst vor einem *Spiegel* durchgeführt werden!

Übungsbeispiele

- **Ziel:** Verbesserung der Abduktion im Schulterhauptgelenk.
- **Technik:** Widerlagernde Mobilisation in Eigenübung.
- **ASTE:** Sitz seitlich zur Bank vor einem Spiegel; der Unterarm des Patienten liegt auf einem „rutschenden" Tuch.
- **Ausführung:** Der Patient schiebt den Unterarm mit dem Tuch in Abduktionsstellung, soll aber gleichzeitig sein Schulterblatt als Widerlagerung in Adduktionsstellung an seiner Wirbelsäule fixieren.

- **Ziel:** Verbesserung der Abduktion im Schulterhauptgelenk.
- **Technik:** Widerlagernde Mobilisation in Eigenübung.
- **ASTE:** Sitz vor einem Spiegel.
- **Ausführung:** Beide Arme werden gleichzeitig gebeugt und abduziert. Dabei soll das Schulterblatt des Patienten in Adduktionsstellung an der Wirbelsäule fixiert werden.
- **Hinweis:** Werden beide Arme wieder gesenkt, so lösen sich die Schulterblätter aus der Adduktions- in die Abduktionsstellung.

- **Ziel:** Verbesserung der horizontalen Abduktion/Adduktion im Schulterhauptgelenk.
- **Technik:** Widerlagernde Mobilisation in Eigenübung.
- **ASTE:** Sitz vor einem Spiegel.
- **Ausführung:** Die in Schulterhöhe gehaltenen gebeugten Arme führen eine horizontale Abduktion und Adduktion durch. Bei ersterer Bewegung entfernen sich die Schulterblätter von der Wirbelsäule, bei der horizontalen Adduktion bewegen sie sich wieder auf die Wirbelsäule zu.

13.2.3 Besonderheiten bei der Nachbehandlung der Frakturprothesen

Die Nachbehandlung nach alloarthroplastischem Ersatz des Oberarmkopfes erfolgt zunächst stationär und liegt in den Händen des Operateurs. Wichtigstes Kriterium ist die Stabilität der refixierten Tuberkula. Die erste Phase sollte möglichst schmerzfrei gestaltet werden. Hier ist die PCA-Pumpe hervorragend geeignet, erfordert jedoch die Mitarbeit und ein gewisses Verständnis des Patienten. Ein weiteres zur Schmerzreduktion gut geeignetes Verfahren ist die Interskalenus-Blockade.

Die übungsstabil implantierte Prothese ist eine Grundvoraussetzung für den raschen Beginn der Nachbehandlung und für ein gutes funktionelles Ergebnis. Bereits am 1. postoperativen Tag beginnt die passive Bewegung der Schulter auf der Motorschiene, wie sie unter anderem auch Jaeger und Hassenpflug (1991) propagieren. Wichtiger als die CPM erscheint uns jedoch die assistiert geführte Bewegung, unterstützt durch die Krankengymnastin. Halteübungen und aktive Muskelanspannungsübungen gegen Widerstand sollte in den ersten Wochen vermieden werden, da hier die Last auf den refixierten Tuberkula zu hoch wäre. Zur Eigenübung kann bereits sehr früh nach der Operation ein Schulterbewegungsgerät synergistisch zur angeleiteten Krankengymnastik gegeben werden. Die Lagerung erfolgt zur Nacht im Gilchrist-Verband, tagsüber auf einem herkömmlichen Kissen oder auf einem speziellen Schulterkissen (Abb. 13.29).

Nach Beendigung der stationären Behandlung sollte unbedingt eine Anschlussheilbehandlung (AHB) oder, falls dies möglich ist, eine erweiterte ambulante Physiotherapie (EAP) eingeleitet werden. Einfache Krankengymnastik unter ambulanten Bedingungen ohne weitere Maßnahmen führte in unserem Krankengut zu einem Funktionsverlust mit progredienter, schmerzfreier Einsteifung der betroffenen Extremität.

Klinische und radiologische Nachkontrollen sollten im Rahmen einer Prothesensprechstunde nach einen halben und einem Jahr sowie dann nach 2 und 5 Jahren vorgenommen werden. Die

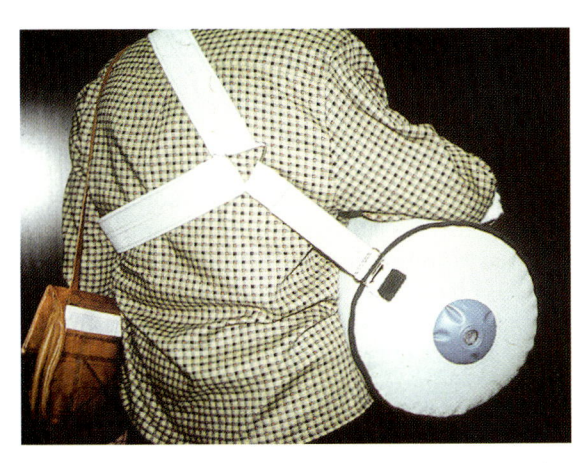

Abb. 13.29. Schulterabduktionskissen (sog. Briefträgerkissen)

Einheilung des Tuberculum majus ist radiologisch zu sehen und korreliert mit einer guten klinschen Funktion.

Bereits bei Prothesenimplantation sollte ein Prothesenausweis ausgestellt werden. In diesem werden das Prothesenmodell, das Implantationsdatum und alle Daten und Resultate der Nachkontrollen verzeichnet. Die entsprechenden Ausweise werden von den Prothesen herstellenden Firmen bereitgestellt und sind dort auf Anfrage zu beziehen.

Die Verkalkungsprophylaxe erfolgt auch nach der Beendigung der stationären Behandlung für insgesamt 3–4 Wochen mit einem nichtsteroidalen Antiphlogistikum (z. B. Indometacin®).

13.3 Krankengymnastische Gruppenbehandlung nach endoprothetischem Schultergelenksersatz

Ein endoprothetischer Schultergelenksersatz wird im Vergleich zur Hüft- und Knielalloplastik nicht sehr häufig indiziert, auch in größeren Rehakliniken ist ein derartiges Patientengut summarisch viel seltener anzutreffen. Außerdem ist im Rahmen einer krankengymnastischen Behandlung bei diesen Patienten der manuelle Einsatz des Therapeuten durch widerlagernde Übungen einerseits sowie durch unterstützende Maßnahmen andererseits weitaus größer, als es nach hüft- oder kniegelenksendoprothetischem Ersatz der Fall ist. Dies bedeutet, dass ein Krankengymnast im Rahmen der Gruppenbehandlung allenfalls 2 oder maximal 3 Patienten betreuen kann; größere Gruppen wären unsinnig. Im Wesentlichen wird auch in der späteren Phase der Rehabilitation aus diesem Grunde v. a. krankengymnastischen Einzelbehandlungsstrategien, wie bereits zuvor detailliert beschrieben, der Vorzug gegeben.

13.4 Postoperative Balneotherapie nach endoprothetischem Schultergelenksersatz

13.4.1 Allgemeine Grundlagen

Neben der krankengymnastischen Behandlung des Schulterpatienten „im Trockenen zu Lande" ist vor allem die therapeutisch geführte Wassertherapie ein wesentlicher Eckpfeiler der Rehabilitation. *Allgemeine Ziele* sind hier die Steigerung der Vitalkapazität sowie der Gesamtkörperdurchblutung. Eine Wassertemperatur von etwa 34–36 °C wirkt detonisierend und hilft muskuläre Kontrakturen abzubauen. *Spezielle Übungen* fördern die Mobilisation, die Koordination, die Ausdauer und schließlich auch die Kraftentfaltung der durch die Schulterpathologie geschwächten und den operativen Eingriff vorübergehend funktionell beeinträchtigten gelenkumspannenden Muskulatur. Nach dem Archimedischen Prinzip ist im Wasser aufgrund seines Auftriebs nur ein Bruchteil der muskulären Kraftentfaltung erforderlich, als dies außerhalb des Becken vonnöten wäre.

Die *Einzelbehandlung* erfolgt vor allem in stehender bzw. teilgehockter, aber auch in liegender Körperposition des Patienten, die *Gruppentherapie* v. a. im Stand, wobei in Einzelfällen auch verschiedene Hilfsmittel wie Ringe, Bälle, Reifen, Schwimmärmel, Flossen und schließlich auch Styropor-Stangen (sog. „Aqua-Gym-Sticks") eingesetzt werden können. Diese Dinge dienen einerseits der Erleichterung gewisser Bewegungsabläufe, können aber auch, um gezielte Kraftübungen durchzuführen, erschwerend funktionieren.

Andererseits beinhaltet die Balneotherapie generell aber auch einige *behandlungsimmanente Nachteile*, gerade im Hinblick auf eine mögliche Luxationsgefahr der Alloplastik bei Einsatz eines langen Hebelarmes und noch geschwächter Schulterkappenmuskulatur. So sollten zunächst maximale Bewegungsausschläge vorerst noch limitiert bzw. vom Physiotherapeuten überwacht werden.

Generelle Kontraindikationen für die Durchführung spezieller balneologischer Behandlungsstrategien sind:
- Wundheilungsstörungen,
- eine tiefe Wundinfektion,
- frische Thrombosen bzw. Thrombophlebitiden,
- floride Allgemeinerkrankungen (insbesondere Infektionen, dekompensierte Herz-Kreislauferkrankungen

Problematisch sind eine Stuhl- und/oder Harninkontinenz.

Unterwassermassagen bzw. sonstige *Druckstrahlmassagen* sind im Rahmen der Balneotherapie frisch operierter Schulterpatienten ebenfalls nicht zu empfehlen, da die Gewebeausheilungsvorgänge zu diesem Zeitpunkt noch nicht abgeschlossen sind und hier einer Serom- bzw. einer Hämatombildung Vorschub geleistet werden könnte. Darüber hinaus ist eine direkte, teilweise nur ungenügend dosierbare Druckstrahlbehandlung für die intraoperativ abgelöste bzw. reinserierte Muskulatur in der frischen Phase der Rehabilitation oft mit erheblichen lokalen Beschwerden verbunden.

Zu Beginn der Wasserbehandlung wird meist eine kurzfristige Gewöhnung an das flüssige Medium mit einigen spielerischen Übungen empfohlen, bevor dann in die „Arbeitshaltung" übergegangen wird.

Die krankengymnastische Einzelbehandlung im Rahmen der postoperativen Balneotherapie beginnt sinnvollerweise mit einigen spielerischen Übungen bzw. mit einem einleitenden Floaten zur allgemeinen muskulären Entspannung und Gewöhnung an das flüssige Medium. Eine entspannte Rückenlage kann bei älteren, ängstlichen Patienten evtl. durch eine spezielle Halskrause (aufblasbare Manschette) erreicht werden, wobei der am Kopfende stehende Therapeut den Betroffenen im Bereich des Thorax mit beiden Händen fixiert und durch das Becken gleiten lässt.

13.4.2 Krankengymnastische Einzeltherapie

Nach endoprothetischer Versorgung des Schultergelenkes bestehen häufig erhebliche muskuläre Defizite aufgrund einer degenerativ oder traumatisch vorgeschädigten Rotatorenmanschette, die nur in wenigen Fällen intraoperativ optimal rekonstruiert werden kann. Darüber hinaus ist das Bewegungsspiel nach dem Gelenkersatz im Hinblick auf die Abduktion und Anteversion, vor allem aber bzgl. der Rotation oft erheblich eingeschränkt. Gerade in diesen Fällen kann das Funktionsspiel unter Aufhebung der Schwerkraft im flüssigen Medium individuell durch Einzelbehandlungsmaßnahmen gut gebessert werden. Diese beginnen im Allgemeinen mit der gezielten Schulung des „Lockerlassens" des operierten Schultergürtels, wiederum in Rückenlage des Patienten mit krankengymnastisch unterstütztem Floaten durch Hin- und Herbewegen der Beine.

Übungsbeispiele

- **Ziel:** Detonisierung der Schulter-/Nackenmuskulatur.
- **Technik:** PNF-Skapula-Pattern.
- **ASTE:** Rückenlage; beide Beine liegen entspannt auf einem Aqua-Gym-Stick.
- **Ausführung:** Aus der anterioren Elevation in die posteriore Depression üben (Abb. 13.30).

- **Ziel:** Detonisierung des M. trapezius (der Mm. scaleni/des M. sternocleidomastoideus).
- **Technik:** Quermassagen.
- **ASTE:** Rückenlage; beide Beine liegen entspannt auf einem Aqua-Gym-Stick.

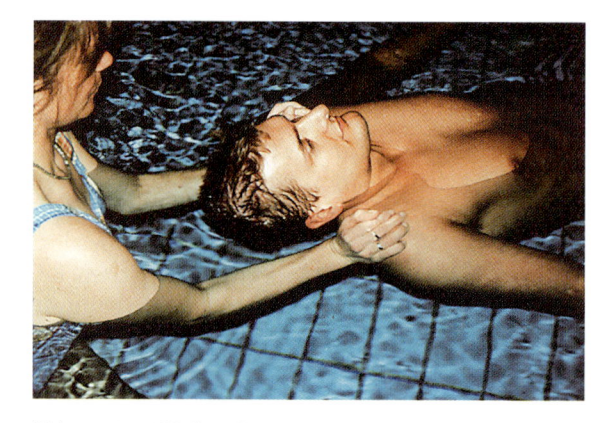

Abb. 13.30. PNF-Skapula-Pattern: aus der anterioren Elevation in die posteriore Depression

- **Ausführung:** Obige Muskeln werden quer zu ihrem Faserverlauf massiert.
- **Hinweis:** Zur Tonussenkung sind auch Dehnungen dieser Muskeln möglich.

- **Ziel:** Verbesserung der Flexion im Schulterhauptgelenk.
- **ASTE:** Stand.
- **Ausführung:** Der Therapeut bewegt den betroffenen Arm des Patienten passiv so weit wie möglich in sämtlichen Bewegungsrichtungen durch.
- **Hinweis:** Im Weiteren werden diese Bewegungsausschläge aktiv bzw. als weitere Steigerung dann mit möglichst schnellem Armschlag durchgeführt.

- **Ziel:** Verbesserung der Flexion im Schulterhauptgelenk.
- **ASTE:** Stand vor der Stange des Schwimmbeckens.
- **Ausführung:** Der Patient hält sich mit beiden Händen an der Stange des Beckenrandes fest und geht dabei langsam in die Hocke.
- **Hinweis:** Hierdurch entsteht passiv eine Vergrößerung der Flexionsbewegung im Schulterhauptgelenk.

- **Ziel:** Verbesserung der Flexion im Schulterhauptgelenk.
- **ASTE:** Stand vor der Stange des Schwimmbeckens.
- **Ausführung:** Der Patient hält sich im Stand mit beiden Händen an der Stange des Beckenrandes fest und läuft in kleinen Schritten nach hinten, um so die Flexion im Schulterhauptgelenk passiv zu vergrößern.
- **Hinweis:** Durch Kyphosierung der Brustwirbelsäule lässt sich das Flexionsausmaß zusätzlich vergrößern.

- **Ziel:** Verbesserung der Abduktion im Schulterhauptgelenk.
- **ASTE:** Rückenlage; beide Beine liegen entspannt auf einem Aqua-Gym-Stick.
- **Ausführung:** Der Therapeut bewegt den Arm des Patienten unter bestmöglicher Fixation des Schulterblattes bzw. des Schultergürtels in die Abduktion (Abb. 13.31).
- **Hinweis:** Zur Kräftigung der Abduktoren soll der Patient unter Wasser selbst den Arm abduzieren, ggf. gibt der Therapeut angepassten Widerstand.

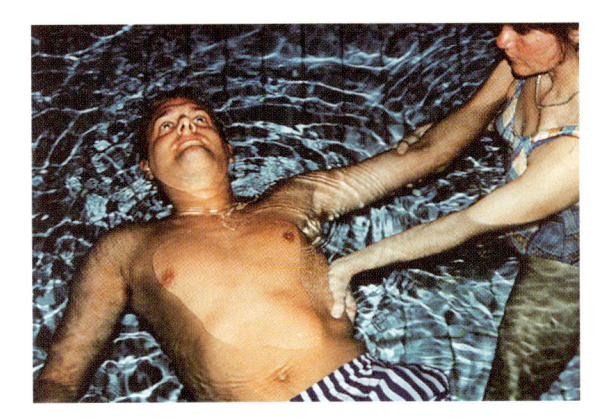

Abb. 13.31. Abduktion im Schulterhauptgelenk gegen den Widerstand des Therapeuten

- **Ziel:** Verbesserung der Abduktion im Schulterhauptgelenk.
- **ASTE:** Stand seitlich zur Stange des Schwimmbeckens.
- **Ausführung:** Der Patient hält sich mit dem betroffenen Arm an der Stange des Beckenrandes fest und geht langsam in die Hocke.
- **Hinweis:** Durch die seitwärtige Fortbewegung von der Stange wird die Abduktion ebenfalls vergrößert.

- **Ziel:** Verbesserung der Innen- und Außenrotation im Schulterhauptgelenk.
- **ASTE:** Rückenlage; beide Beine des Patienten liegen entspannt auf einem Aqua-Gym-Stick.
- **Ausführung:** Durch Nach-oben-Drehen des Rumpfes des Patienten entsteht eine „indirekte" Innenrotation des Schulterhauptgelenkes. Dreht der Therapeut den Rumpf des Patienten nach unten, entsteht eine „indirekte" Außenrotation der Schulter.
- **Varianten:** Der Patient dreht seinen am Körper gestreckten Arm selbständig nach außen/innen. Im Zuge der Einwärtsdrehung soll der Patient versuchen, seinen Handrücken in Richtung Glutealbereich zu bringen.

  Den im Ellenbogen angebeugten, um 90° abduzierten Arm vorsichtig in Innenrotation/Außenrotation drehen (Vorsicht bei Außendrehung: Luxationsgefahr!).

- **Ziel:** Verbesserung der Schultergelenksbeweglichkeit.
- **ASTE:** Stand; beide Handflächen liegen auf einem Schwimmbrettchen.
- **Ausführung:** Der Patient schiebt die Brettchen weit nach vorne bzw. zur Seite (Abb. 13.32).

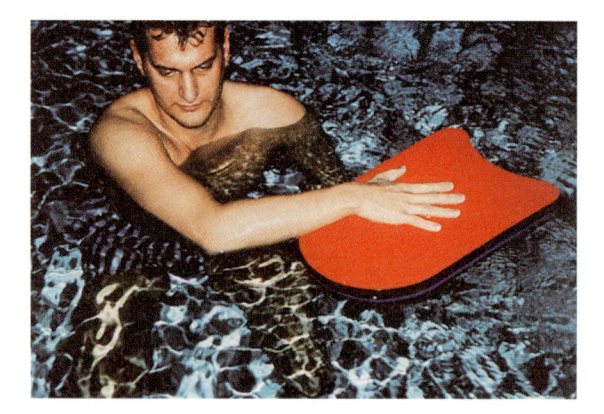

Abb. 13.32. Eigenübung zur Verbesserung der Beweglichkeit im Schulterhauptgelenk mit einem Schwimmbrettchen, das auf der Wasseroberfläche verschoben wird

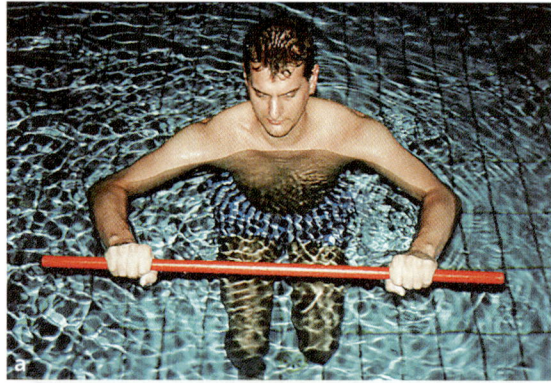

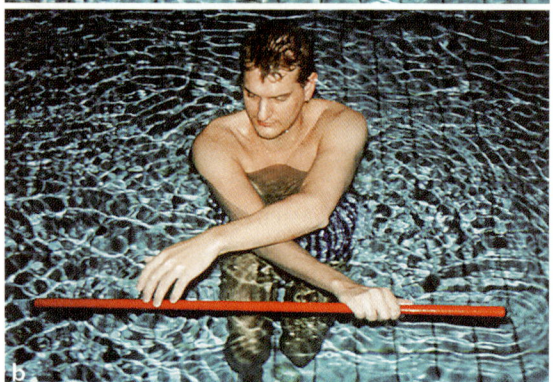

Abb. 13.33 a, b. Eigenübung zur Verbesserung der Beweglichkeit im Schulterhauptgelenk mit horizontal gehaltenem Stab, der durch ständiges Überkreuzen der Arme neu gefasst wird. **a** Ausgangsstellung, **b** Endstellung

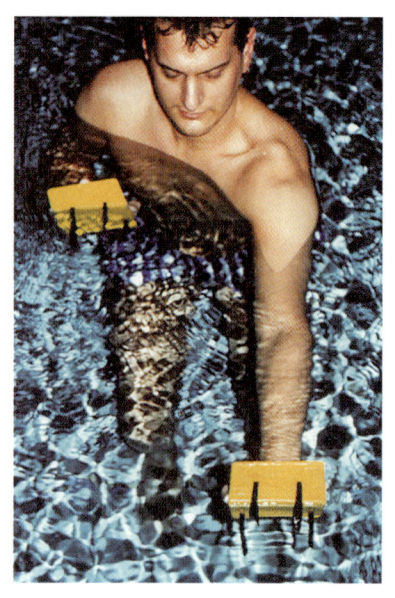

Abb. 13.34. Zur Kräftigung der Schulter-Arm-Muskulatur werden kleine Schwimmpaddel nach vorne und hinten geschoben

- **Ziel:** Verbesserung der Schultergelenksbeweglichkeit.
- **ASTE:** Stand mit einem quer gehaltenen Stab
- **Ausführung:** Das Stabende wird durch ständiges Überkreuzen des rechten mit dem linken Arm immer wieder neu gefasst (Abb. 13.33 a, b).

- **Ziel:** Verbesserung der Schultergelenksbeweglichkeit.
- **ASTE:** Stand mit einem senkrecht gehaltenen Stab.
- **Ausführung:** Der Patient „klettert" mit beiden Händen am senkrecht gehaltenen Stab hoch.

- **Ziel:** Kräftigung des M. triceps brachii
- **ASTE:** Stand; beide Handflächen liegen auf Schwimmbrettchen.
- **Ausführung:** Der Patient drückt die seitlich neben dem Körper positionierten Brettchen nach unten.
- **Hinweis:** Diese Übung wird erleichtert, wenn statt der Schwimmbrettchen ein kleiner Ball heruntergedrückt wird.

- **Ziel:** Kräftigung der Armmuskulatur.
- **ASTE:** Stand mit einem quer gehaltenen Schwimmbrettchen.
- **Ausführung:** Das Brettchen wird unter die Wasseroberfläche gedrückt, der Patient geht dabei vorwärts/rückwärts.
- **Variante:** Kleine Schwimmpaddel werden wechselweise mit dem rechten und dem linken Arm knapp unter der Wasseroberfläche nach vorne und nach hinten geschoben (Abb. 13.34).

13.4 Postoperative Balneotherapie nach endoprothetischem Schultergelenksersatz

- **Ziel:** Kräftigung der Armmuskulatur.
- **Technik:** PNF-Arm-Pattern.
- **ASTE:** Rückenlage; beide Beine des Patienten liegen entspannt auf einem Aqua-Gym-Stick.
- **Ausführung:** Aus Extension/Abduktion/Innenrotation in Flexion/Adduktion/Außenrotation mit gebeugten Ellenbogen.

- **Ziel:** Kräftigung der Armmuskulatur.
- **ASTE:** Stand mit einem quer gehaltenen Stab.
- **Ausführung:** Der Stab wird mit gestreckten bzw. gebeugten Armen gedanklich auseinander- bzw. zusammengeschoben.

- **Ziel:** Kräftigung der Armmuskulatur.
- **ASTE:** Stand mit einem senkrecht gehaltenen Stab.
- **Ausführung:** Ein- oder beidhändig wird unter Wasser mit dem Stab ein „Hefeteig gerührt".

- **Ziel:** Kräftigung der Armmuskualtur.
- **ASTE:** Stand; ein Stab wird in der Mitte gefasst.
- **Ausführung:** Der Patient dreht den Stab unter Wasser in der Horizontal- bzw. Vertikalebene.

- **Ziel:** Kräftigung der Armmuskulatur.
- **ASTE:** Stand; der Patient hält mit beiden Händen einen Stab.
- **Ausführung:** Der Patient führt unter Wasser seitliche Kreiselbewegungen (Paddelbewegungen) durch.

- **Ziel:** Kräftigung der Armmuskulatur.
- **ASTE:** Therapeut und Patient stehen sich gegenüber und halten in jeder Hand ein Stabende.
- **Ausführung:** Die parallel gehaltenen Stäbe werden vor-, rück- bzw. seitwärts geschoben. Der Therapeut gibt jeweils leichten Widerstand gegen die Bewegungsrichtung.

- **Ziel:** Kräftigung der Armmuskulatur.
- **ASTE:** Stand; mit beiden Händen wird ein Ball gehalten.
- **Ausführung:** Der Patient drückt den unter Wasser befindlichen Ball mit gestreckten oder gebeugten Armen zusammen (Abb. 13.35).

- **Ziel:** Kräftigung der Armmuskulatur/Verbesserung der Koordination.
- **ASTE:** Stand; mit beiden Händen wird ein Ball gehalten.

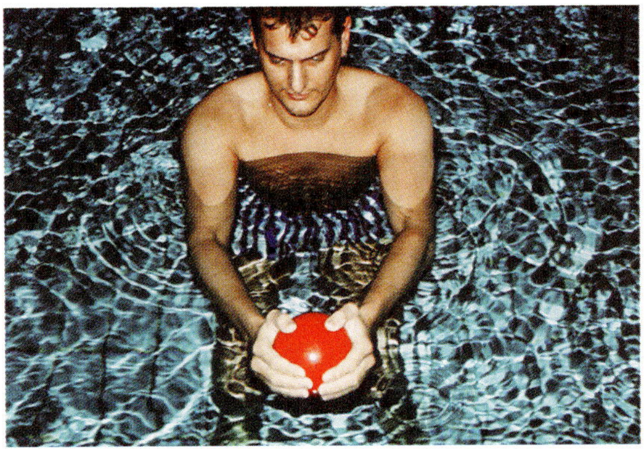

Abb. 13.35. Eigenübung zur Kräftigung der Schulter-Arm-Muskulatur: Ein Ball wird mit gestrecktem Ellenbogengelenk unter Wasser zusammen gedrückt

- **Ausführung:** Der Therapeut drückt den Ball unter Wasser, lässt ihn los und fängt ihn anschließend in der Luft wieder auf.

- **Ziel:** Verbesserung der Koordination.
- **ASTE:** Stand.
- **Ausführung:** Der Patient führt schnelle diadochokinetische Bewegungen (z. B. „Glühbirnen eindrehen", „Wolle wickeln" u. ä.) jeweils unter Wasser durch.

- **Ziel:** Kaudalisieren des Oberarmkopfes.
- **ASTE:** Rückenlage; beide Beine des Patienten liegen entspannt auf einem Aqua-Gym-Stick.
- **Ausführung:** Der Patient soll den Oberarmkopf des in 90°-Abduktionsstellung befindlichen Armes in die Schulterpfanne zentrieren.

- **Ziel:** Stabilisierung des Schulterhauptgelenkes.
- **ASTE:** Stand.
- **Ausführung:** Der Therapeut erzeugt manuell Wasserturbulenzen, gegen die der Patient seinen Arm in unterschiedlichen Armpositionen stabil halten muss (Abb. 13.36).
- **Variante:** Der Therapeut gibt am Arm des Patienten (der wiederum in unterschiedlichen Positionen gehalten wird) Widerstand in sämtlichen Bewegungsrichtungen.

- **Ziel:** Stabilisierung des Schulterhauptgelenkes.
- **ASTE:** Stand; in der Hand des betroffenen Armes wird ein Ball gehalten.
- **Ausführung:** Der Therapeut gibt über den Ball Widerstand in sämtlichen Bewegungsrichtungen. Dieser Widerstand muss vom Patienten „beantwortet" werden.

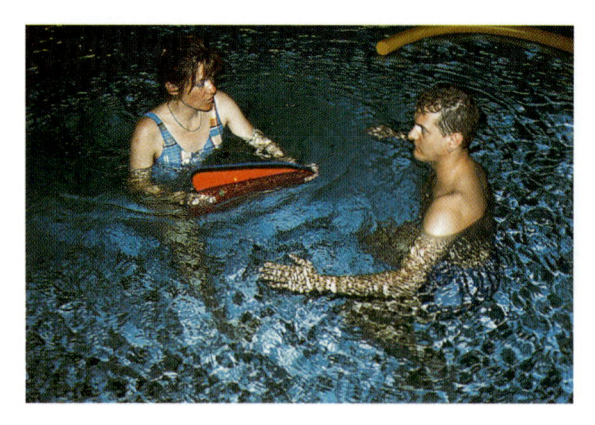

Abb. 13.36. Partnerübung zur Stabilisierung des Schulterhauptgelenkes: Der Patient muss den Arm gegen Wasserturbulenzen in einer stabilen Position halten

13.4.3 Krankengymnastische Gruppentherapie

Krankengymnastische Behandlungsmaßnahmen in größeren Gruppen nach alloplastischem Schultergelenksersatz sind aufgrund fehlender Individualität nicht selten problematisch; lediglich in der Spätphase der Rehabilitation mit bereits gutem Bewegungsspiel sowie guter muskulärer Kraftentfaltung kommen diese in Frage. Zu diesem Zeitpunkt sind dann aber auch bereits gezielte Maßnahmen der medizinischen Trainingstherapie (MTT) empfehlenswert, so dass eigentlich wieder bereits Nachbehandlungsstrategien außerhalb des Wassers bevorzugt werden.

Denkbar sind hier spielerische Übungen unter Einsatz der Hilfsmittel wie Brettchen, Stäbe und der Stange sowie auch des Balles, wobei die Gruppen zur besseren Übersichtlichkeit möglichst klein gehalten werden sollten.

13.5 Medizinische Trainingstherapie (MTT)

Die medizinische Trainingstherapie (MTT) stellt einen Sammelbegriff für ein physiotherapeutisches Behandlungskonzept im Rahmen der manuellen Medizin zur Erhaltung bzw. Wiederherstellung von Körper- und hier v. a. von Gelenkfunktionen dar. Sie wird insbesondere bei der Rehabilitation orthopädischer Erkrankungen, unter anderem auch bei Schulteraffektionen mit begleitenden Defiziten der Funktionalität und Kraftentfaltung der jeweiligen gelenkumspannenden und -bewegenden Muskulatur eingesetzt. Die MTT beinhaltet ausschließlich aktive Übungen, die über die Bewegungsbahn, den Widerstand und auch die Repetition selektiv modifiziert werden. Der jeweilige Widerstand richtet sich nach den individuellen Gegebenheiten des Patienten. Ein effektives Ausdauertraining besteht im Allgemeinen aus 15 bis 20 Wiederholungen des Bewegungsablaufes im Atemrhythmus des Patienten.

Ein wichtiges Prinzip der medizinischen Trainingstherapie ist die Beachtung der wechselweisen Beanspruchung unterschiedlicher Muskelgruppen. Ein reduziertes Gewicht ist hierbei wichtiger als ein spezielles Training der Kraftausdauer, insbesondere auch, weil hiermit eine höhere Anzahl an Einzelwiederholungen erfolgen kann, als dies bei größeren Gewichten möglich wäre. Die jeweiligen Übungen sollten immer möglichst langsam und ohne Schwung („Anlauf") und ebenfalls ohne Ausweichbewegungen durchgeführt werden.

Ist es dem Patienten möglich, ein spezielles Gewicht repetitiv 10-mal zu bewegen und spürt er erst dann eine gewisse muskuläre Belastung, so beansprucht er sich in etwa in einem Kraft-Leistungsbereich von 60–70%. Kann der Patient die Übungen 25-mal hintereinander ausführen, bevor er eine muskuläre Kraftanstrengung wahrnimmt, so liegt der Kraft-Leistungsbereich bei etwa 40%. Zu Beginn der medizinischen Trainingstherapie sind z. B. im Falle einer degenerativ bedingten Gelenkstörung Kraft-Leistungsbereiche von 20–30% sinnvoll, was in etwa 30 bis allenfalls 40 wiederholten Übungen mit niedrigen Gewichten entspricht, ohne dass dabei eine nennenswerte muskuläre Ermüdung auftritt. Ein Präventionstraining liegt dem gegenüber bei etwa 60–70% muskulärer Kraftanstrengung, wobei die einzelnen Übungen regelmäßig zumindest 1–2-mal pro Woche, möglichst jedoch täglich durchgeführt werden sollten. Die ideale Dosis hängt hier sehr vom Einzelfall ab und ist immer eng dem jeweiligen Heilungsverlauf anzupassen.

Bei den einzelnen Übungen sollte unbedingt auf einen langsamen Beginn mit möglichst exakter Ausführung der Bewegungsabfolge geachtet werden. Dies betrifft sowohl die konzentrischen als auch die später durchzuführenden exzentrischen Funktionsmuster. Sowohl Patient als auch Therapeut sollten stets kontrollieren, dass tatsächlich auch nur der jeweils betroffene

Muskel gezielt trainiert wird. Ausweichbewegungen, die dann meistens eine Belastung der Wirbelsäule mit sich bringen, sollten unterbleiben. Ursache für solche technischen Fehler ist oftmals die Verwendung eines zu großen Übungsgewichtes. Eine Pressatmung (Luftanhalten während der einzelnen Kraftleistungen) ist unbedingt zu vermeiden. Unter diesem Gesichtspunkt ist bei körperlicher Anstrengung die Ausatmung zu empfehlen, das Einatmen bei der Entlastung.

Bestandteile der medizinischen Trainingstherapie sind:
- Gelenktraining (sowohl Automobilisation als auch Autostabilisation),
- Muskeltraining zur Verbesserung von Kraft und Ausdauer,
- Koordinationstraining,
- Prophylaxe der Alltagsbewegungen.

Voraussetzung zur Durchführung von Maßnahmen der medizinischen Trainingstherapie ist die auf der ärztlichen Diagnose aufbauende Funktionsuntersuchung durch den Therapeuten. Hieraus ergeben sich, den Gesetzen der manuellen Medizin folgend, die Behandlungsprinzipien einer Mobilisation bei Gelenkhypomobilität sowie einer Stabilisation im Falle einer Hypermobilität. Zu beachten ist hier zwingend, dass zunächst nur das betroffene Gelenk und erst dann die Muskulatur behandelt wird. Verkürzte Muskelgruppen müssen zu Beginn gedehnt werden, erst anschließend dürfen ihre geschwächten Anteile gekräftigt werden. Paretische Muskulatur ist nicht in Dehnstellung zu bringen. Außerdem sollten die Behandlungsstrategien der medizinischen Trainingstherapie immer weitgehend schmerzfrei sein. Toleriert werden lediglich anfänglich leichtere muskuläre Beschwerden aufgrund der Belastung bzw. einer erfolgten Dehnung bei bereits eingetretener muskulärer Verkürzung.

Sinnvollerweise beginnt die Behandlungseinheit mit einer kurzen Aufwärmphase, vor allem im Hinblick auf eine Aktivierung des Herz-Kreislauf-Systems. Dies gelingt z. B. durch eine 5–10-minütige unterschwellige, jedoch gleichmäßige Bewegungsbelastung (z. B. durch lockeres Gehen auf dem Laufband, Ergometertraining), um Herzfrequenz und Blutdruck an ihren Arbeitsbereich heranzuführen. Erstrebenswert ist hier ein Pulswert von etwa 100–110 Schlägen pro Minute. An diese Aufwärmphase schließt sich dann ein kurzes Stretchingprogramm der später zu trainierenden Muskelgruppen an.

Auch im Rahmen eines Rehabilitationstrainings sollte, wie es ja auch im Breitensport üblich ist, eine gesteigerte körperliche Aktivität nicht plötzlich abgebrochen werden. Dem Körper sollte vielmehr Zeit gelassen werden, sich langsam wieder zu erholen. In diesem Zusammenhang sind aktive Maßnahmen, wie z. B. ein lockeres Auslaufen bzw. muskelentspannende Dehnungsübungen, aber auch passive Therapieeinheiten sinnvoll.

Kontraindiziert sind Maßnahmen der medizinischen Trainingstherapie lediglich dann, wenn sich jegliche physikalische Therapie aufgrund einer entzündlichen Störung (lokaler entzündlicher Prozess, virale oder bakterielle Infektionen) oder internistischer Probleme (dekompensierte Herzinsuffizienz, medikamentös nicht ausreichend eingestellte Hypertonie u. a. m.) verbietet.

Bei der *apparativen technischen Ausstattung* sind für ein optimales Patiententraining Geräte wie Fahradergometer, Rollenzüge, Schrägbretter, Schenkeltrainer, Trainingstische, eine Mobilisationsbank sowie Hanteln etc. erforderlich. Trainiert wird aus Bauchlage, Rückenlage, Seitlage sowie im Sitz und im Stand.

Über die *Einzelbehandlung* erlernt der Patient zunächst einfache selektive Funktionsabläufe, um diese dann zu komplexen Bewegungsmustern zusammenzusetzen. Er bleibt so lange in physiotherapeutischer Einzelbetreuung, bis er sich koordinativ weitgehend selbstständig kontrollieren kann.

Wichtig für den Erfolg der medizinischen Trainingstherapie ist das anschließende *Gruppentraining*, welches möglichst täglich, zumindest aber 3-mal wöchentlich jeweils über 30–60 Minuten und insgesamt über mehrere Monate stattfinden sollte, um neu erlernte Bewegungsmuster bestmöglichst zu automatisieren. Hier fördert ein dem Patienten ständig neu angepasstes Trainingsprogramm sicherlich deutlich die Motivation.

Ein alloarthroplastischer Schultergelenksersatz stellt auch heutzutage immer noch eine Ultima ratio dar. In den allermeisten Fällen liegen neben dem arthrotischen Gelenkaufbruch zusätzlich erhebliche Veränderungen der schulterumspannenden Weichteile (insbesondere der Rotatorenmanschette) vor, die in der frühen postoperativen Phase dann das funktionelle Ergebnis erheblich beeinträchtigen können. Unter

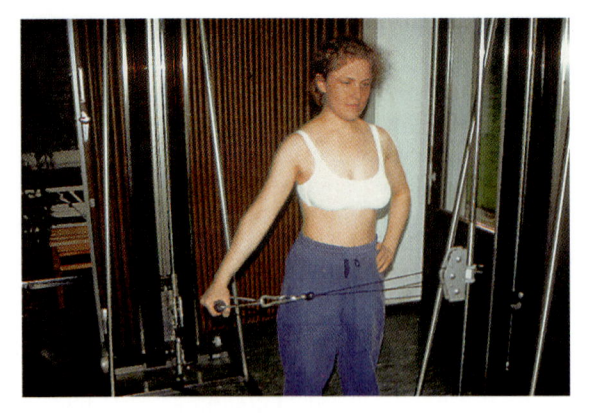

Abb. 13.37. Kräftigung der Abduktoren am Rollzug

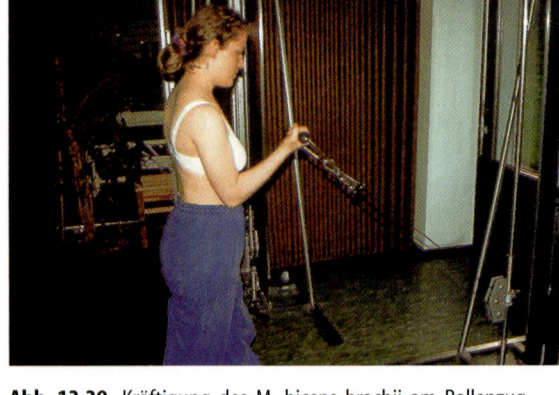

Abb. 13.39. Kräftigung des M. biceps brachii am Rollzug

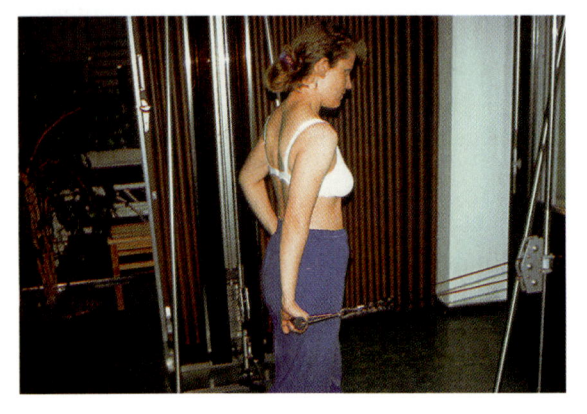

Abb. 13.38. Kräftigung des M. latissimus dorsi am Rollzug

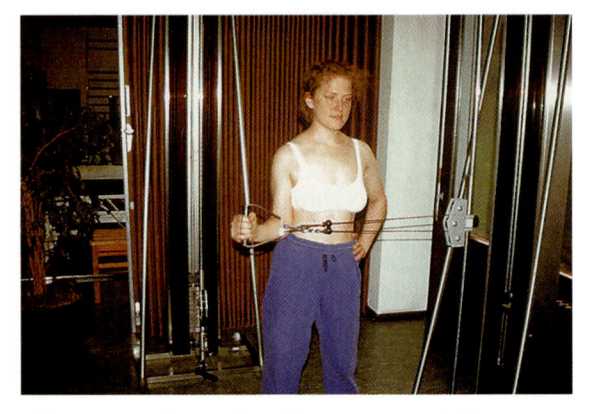

Abb. 13.40. Kräftigung der Außenrotatoren am Rollzug

diesem Aspekt ist es oft schwierig, in der führen Rehabilitation für den betroffenen Patienten adäquate Übungen zu finden. Viele der demonstrierten Bewegungsabläufe sind in dieser Phase nur bedingt praktikabel.

Übungsbeispiele

- **Ziel:** Kräftigung der Abduktoren.
- **ASTE:** Seitlicher Stand zum Rollzug.
- **Ausführung:** Den betroffenen Arm seitlich mit einem geringen Gewicht abduzieren (Abb. 13.37).

- **Ziel:** Kräftigung des M. latissimus dorsi.
- **ASTE:** Stand frontal zum Rollzug.
- **Ausführung:** Den betroffenen Arm mit einem geringen Gewicht in Extension und Innenrotation ziehen (Abb. 13.38).

- **Ziel:** Kräftigung des M. biceps brachii.
- **ASTE:** Stand frontal zum Rollzug.
- **Ausführung:** Der betroffene Arm wird in Supination gegen ein geringes Gewicht des Rollenzuges im Ellenbogen gebeugt.
- **Hinweis:** Wird der Arm in Rotationsnullstellung gebeugt, wird vermehrt der M. brachioradialis gekräftigt, in Pronation der M. brachialis (Abb. 13.39).

- **Ziel:** Kräftigung der Außenrotatoren.
- **ASTE:** Stand frontal zum Rollzug.
- **Ausführung:** Der im Ellenbogen gebeugte Arm wird gegen ein geringes Gewicht außenrotiert (Abb. 13.40).
- **Hinweis:** Der Ellenbogen muss am Körper gehalten werden.

- **Ziel:** Kräftigung der Armmuskulatur.
- **ASTE:** Sitz vor dem Hand-Motomed.
- **Ausführung:** Beide Arme drehen die Griffe des Hand-Motomeds im Sinne einer „Radfahrbewegung" vorwärts (Abb. 13.41).

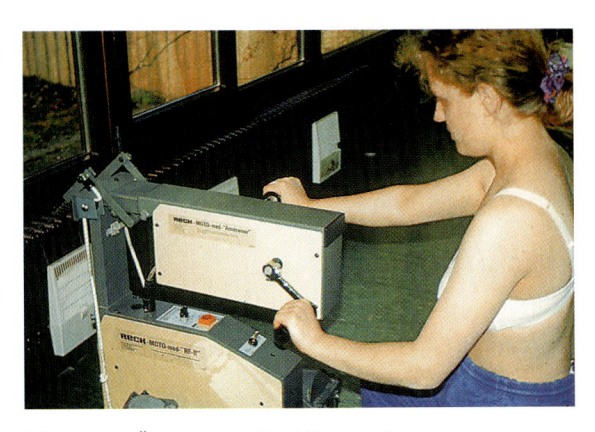

Abb. 13.41. Übungen am Hand-Motomed

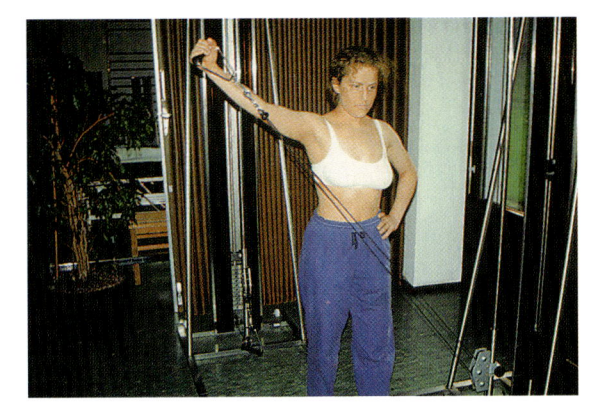

Abb. 13.42. PNF-Arm-Pattern am Rollenzug bei gestrecktem Ellenbogengelenk

- **Ziel:** Globale Kräftigung der Armmuskulatur.
- **Technik:** PNF-Armpattern.
- **ASTE:** Seitlicher Stand zum Rollenzug.
- **Ausführung:** Mit gestrecktem Ellenbogen aus der Extension/Adduktion/Innenrotation in die Flexion/Abduktion/Außenrotation gegen das Gewicht des Rollenzuges ziehen (Abb. 13.42).

13.6 Immobilisation

Die oben dargestellten schematischen Rehabilitationsprogramme sollten als grundlegende Orientierung dienen. Der Therapeut erstellt in Kooperation mit dem Operateur ein jeweils individuelles Protokoll, das größtenteils von der jeweiligen Weichteilsituation sowie dem intraoperativ erzielten Bewegungsausmaß bestimmt wird.

Abweichend von diesem Konzept wurde noch vor wenigen Jahren erst einige Tage nach dem durchgeführten Eingriff mit der postoperativen Rehabilitation begonnen. Dieser Aufschub wurde nicht zuletzt mit der temporären Ablösung des M. deltoideus im Ursprungsbereich begründet. Um eine suffiziente Ausheilung dieses reinserierten Muskels zu ermöglichen, sollte der aktive Einsatz des Armes für einige Wochen eingeschränkt sein.

Nach Sledge (1980) beeinflussen *kleinere Versorgungen der Rotatorenmanschetten* den Rehabilitationsprozess nicht; bei *massiven Rotatorenmanschettendefekten* darf die aktive Abduktion jedoch erst später beübt werden. In solchen Fällen wird gelegentlich eine Abduktionsschiene verwendet und die aktive Abspreizung des Armes für etwa 6 Wochen vermieden.

Für Patienten, die aufgrund eines *akuten Traumas* alloarthroplastisch versorgt worden sind, sehen Compito et al. (1994) eine 6-wöchige Ruhigstellung der betroffenen Extremität in der Schlinge vor. Lediglich zur krankengymnastischen Beübung wird der Arm dann aus der externen Sicherung entfernt.

Nach Implantation einer *inversen Prothese (Delta-Prothese)* wird zur Entlastung der durchgeführten Akromion-Osteotomie innerhalb der ersten und zweiten postoperativen Woche das Tragen eines sog. Briefträgerkissens in leichter Abduktionsposition des Oberarmes empfohlen. Durch die Abduktionsstellung lassen sich Adhäsionen des Recessus axillaris vermeiden. Einen gleichartigen Effekt bietet die Thorax-Abduktionsschiene. Mit assistierten Bewegungsübungen sollte bereits am ersten postoperativen Tag begonnen werden. Auch der Einsatz einer motorisierten Schulter-Bewegungsschiene (CPM = continuous passive motion) hat sich bewährt (Abb. 13.19 a, b). Ohne gravierende Probleme kann bereits in den ersten 24–48 Stunden postoperativ unter Einsatz dieses Hilfsmittels eine Elevation bis 90° erzielt werden.

Die Versorgung mit einer *Tumorendoprothese* zieht ebenfalls eine gewisse Phase der Immobilisation mittels Abduktionsschiene, Briefträgerkissen oder Gilchrist-Verband nach sich. Gerade bei diesen Patienten wird jedoch ein sehr individuelles Vorgehen notwendig, welches durch die jeweilige anatomische Situation vorgegeben sein wird. Mit aktiven Übungen im Hand- und Ellenbogengelenk und isometrischen Spannungsübungen wird direkt im Anschluss an die Operation begonnen. Vorsichtige passive Übungen mit der Schulter setzen in der 2. Woche ein. Ab der 3. Woche kann die Schiene zur Durchführung von Pendelübungen vorübergehend abgenommen werden. Die aktiven Übungen werden dann nach der 4. Woche eingeleitet und langsam gesteigert.

13.7 Orthesen (Abduktionsschienen und -verbände)

Orthopädische Apparate wurden früher weitaus häufiger eingesetzt als heutzutage: In den letzten beiden Jahrzehnten steht die primär frühfunktionelle Rehabilitation im Vordergrund. Nur noch selten wird der Einsatz einer Orthese wie z. B. einer Abduktionsschiene für sinnvoll erachtet.

Orthesen haben in erster Linie eine abstützende (supportive) Aufgabe, sei es, um Deformierungen zu verhindern oder um einen mangelnden Halt etwa bei Lähmungserscheinungen oder bei instabiler Situation auszugleichen. Sie können dabei eingeschlossene Gelenke ruhig stellen, bestimmte Bewegungsrichtungen limitieren oder ganz sperren. Zudem dienen sie der passiven Korrektur von Deformitäten und Kontrakturen. Bei geeigneter Konstruktion können gestörte Bewegungsabläufe erleichtert, aber auch ausgefallene Funktionen teilkompensiert werden.

Durch Einsatz einer Abduktionsschiene lässt sich die Ausbildung von Adhäsionen im Bereich des Schultergelenksrecessus vorbeugen, wobei eine unnötig lange Immobilisation die Ausbildung einer Schultersteife sicherlich provoziert.

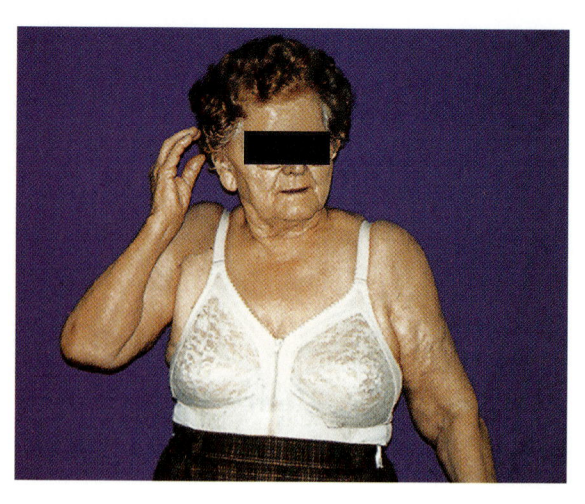

Abb. 13.43. Ergotherapie. Erhebliche Funktionsbeeinträchtigung des rechten Schultergelenkes mit deutlich behindertem Nackengriff nach endoprothetischem Einsatz des rechten Schultergelenkes

13.8 Ergotherapeutische Hilfsmittelversorgung nach endoprothetischem Schultergelenksersatz

Auch nach einer technisch noch so sorgfältig durchgeführten Endoprothesenimplantation ist das Bewegungsausmaß des betroffenen Schultergelenkes anfänglich oft deutlich begrenzt, was zu nicht unerheblichen Beeinträchtigungen der ADL führt. Um den betroffenen Patienten so schnell wie möglich wieder in die Eigenständigkeit zu führen, sind daher, möglichst noch im Rahmen der Behandlung im Akuthaus, spätestens zum Zeitpunkt der AHB ergotherapeutische Begleitmaßnahmen erforderlich, vor allem im Hinblick auf eine sinnvolle Hilfsmittelversorgung (Abb. 13.43 und 13.44).

Toilette und Bad: Für das Bad oder die Dusche bieten sich ein Badewannenbrett oder -sitz sowie ein Duschklappsitz an. Im Badezimmer sollten unbedingt stabile Haltegriffe und rutschfeste Bodenauflagen vorhanden sein, um die Standsicherheit des Patienten zu erhöhen. Badebürsten mit gebogenem Stiel sind im Fachhandel erhältlich. Als selbstgefertigtes Hilfsmittel für das Waschen können auch die beiden Enden eines gebogenen PVC-Rohrs mit Schwämmen versehen oder an einer weichen Rundbürste ein Frotteebezug befestigt werden. Dafür ist z. B. ein großer Flaschenreiniger geeignet. Außerdem können die Enden eines Lappens mit langen Bändern versehen werden.

Kämmen: Eine Kammhilfe ist im Fachhandel erhältlich. Man kann sie aber auch selbst anfertigen, indem an einem langen Stab (Rundholz oder Kleiderbügel) ein Kamm oder eine Bürste angebracht werden.

An- und Auskleiden: Das häufigste Problem von Arthrosepatienten ist das An- und Ausziehen von Strümpfen und Schuhen. Schuhwerk mit Reißverschlüssen oder Schlüpfschuhe (Slipper) und verschiedene Strumpfanziehhilfen bie-

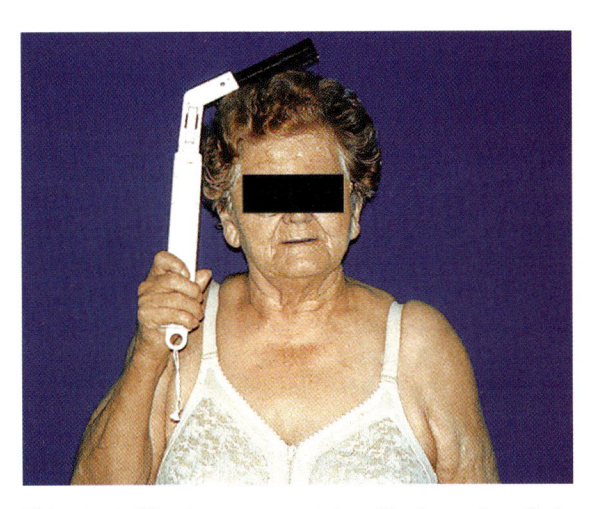

Abb. 13.44. Mit einem ergonomischen Fön kann diese Funktionsstörung kompensiert werden

Tabelle 13.2. Hilfsmittel für Träger von Schulterendoprothesen

	zu leihen	herzustellen	zu kaufen
Badewannensitz			X
Bürste mit langem Stiel		X	X
Einkaufswagen			X
elastische Schnürsenkel			X
Erhöhung für Stuhl, Bett, Sessel			X
Gehwagen	X		
Greifzange			X
Haltegriffe			X
Kniebank			X
Klappsitz			X
Nachtstuhl	X		
rutschfeste Unterlage			X
Servierwagen			X
Schaufel mit langem Stiel			X
Schwamm mit langem Stiel		X	
Schwammreiniger mit langem Stiel für Fenster		X	X
Schuhlöffel, lang			X
Sitzbadewanne			X
Slipanzieher		X	
Spaten mit Sprungfeder			X
Stiefelknecht			X
Strumpfanzieher		X	X
Strumpfhosenanzieher		X	X
Toilettensitzerhöhung	X		X
Unterarmgehstütze	X		
Verlängerungskabel mit Mehrfachstecker			X
Wischmop			X

ten hier eine wesentliche Erleichterung. Dasselbe gilt für lange Schuhlöffel und für elastische Schuhbänder. Hosenträger sind einfacher zu handhaben, wenn sie mit speziellen Trägerklipsen versehen sind.

Nach dem Einsatz eines künstlichen Schultergelenkes wird der Patient mit dem nicht betroffenen Arm viele Tätigkeiten des erkrankten Arms übernehmen können. Dennoch fortbestehende Einschränkungen bei alltäglichen Tätigkeiten können durch Hilfsmittel zumindest teilweise kompensiert werden. Grundsätzlich kann eine so genannte helfende Hand eingesetzt werden. Bei ihr wird durch die Bedienung eines Hebels mit Zeige- und Mittelfinger am unteren Ende der Zange ein Greifer zum Öffnen und Schließen gebracht. Ein Anziehstab ist im Fachhandel erhältlich und sehr hilfreich beim An- und Ablegen von Jacken und Pullovern sowie beim Schließen von Reißverschlüssen. Die selbstgefertigte Variante besteht aus einem Rundstab oder Kleiderbügel, an dem ein Haken aus starkem Kupferdraht angebracht wird.

Haushalt: Für die Arbeiten im Haushalt stehen eine Vielzahl besonderer Hilfsmittel zur Verfügung, um die sich vor allem die Rheumaliga verdient gemacht hat. Neben speziellen Ansatzstücken zum Öffnen und Schließen von Wasserhähnen und elektrischen Schaltern spielen in erster Linie besondere elektrische Küchengeräte eine wichtige Rolle. Zum Aufheben leichter Gegenstände vom Boden dient die verlängerte Hand mit Greifzange. Die meisten Geräte wie beispielsweise Kehrschaufeln, Handfeger u. a. können darüber hinaus mit langen Stielen versehen werden, um das Bücken einzuschränken.

Essen: Beim Essen ist ein Fuchsschwanzmesser besonders hilfreich. Der Griff gleicht hier einem Fuchsschwanz und gewährleistet eine entspannte Arbeitsposition. So kann man auch bei geringen Druckkräften das Essen problemlos zerkleinern.

Arbeitsplatz: Der Arbeitsplatz muss natürlich ebenfalls individuell gestaltet und der jeweiligen Behinderung angepasst werden. Hier muss z. B. auf eine adäquate Tisch- und Stuhlhöhe geachtet werden. Gelegentlich bietet sich auch die Verwendung eines Stehstuhles oder Stehpultes an. Der betroffene Patient soll sich hier ruhig frühzeitig an seinen Arbeitgeber wenden und eventuell auch den Schwerbehindertenbeauftragten um Unterstützung bei der Umgestaltung Ihres Arbeitsplatzes bitten. Hier lässt sich oft durch einfache Maßnahmen viel erreichen.

Mit der Hilfe des Ergotherapeuten in der Akut- oder Reha-Klinik sollte schon frühzeitig dafür Sorge getragen werden, dass der betroffene Patient nach der Rückkehr in seine häusliche Umgebung alle notwendigen Hilfsmittel zur Verfügung hat. So wäre es beispielsweise ratsam, einen Nachtstuhl auszuleihen, wenn sich das Badezimmer in einem anderen Stock als das Schlafzimmer befindet. So muss der Rehabilitant bei nächtlichen Toilettengängen nicht Treppen steigen, was die Unfallgefahr mindern hilft.

In der Tabelle 13.2 finden sich nützliche Hilfsmittel aufgeführt; darüber hinaus lässt sich erfahren, wo sie erhältlich sind.

Der Verband der Ergotherapeuten, die Hilfsmittelberatung für behinderte Menschen e.V., das Deutsche Rote Kreuz sowie die Deutsche Rheumaliga können zu weiteren Hilfsmitteln beraten (Adresse siehe Anhang).

14 Kontrolluntersuchungen

14.1 Dokumentation

Auf die Notwendigkeit einer exakten Dokumentation vor allem bei Patienten mit einem künstlichen Gelenkersatz ist bereits mehrfach hingewiesen worden; hier hat sich v. a. das Anlegen sowie die konsequente Fortführung eines Endoprothesenpasses bestens bewährt. Kommt der Patient nach der Entlassung aus dem Akutkrankenhaus oder nach durchgeführter Rehabilitationsmaßnahme zurück in die Praxis des vorbehandelnden Kollegen, so gibt ein sorgfältig geführter Endoprothesenpass detaillierte Informationen über die Art des implantierten Kunstgelenkes, die bisherige Therapie sowie den letzten Zustand des Patienten. Dementsprechend hilfreich ist dieses Dokument auch für den Arzt und den weiterbetreuenden Physiotherapeuten bei der Festlegung der weiteren Nachsorge. Berücksichtigt werden müssen natürlich auch die Begleit- bzw. Grunderkrankungen des Patienten wie z. B. eine rheumatoide Arthritis, deren Mitbehandlung ggf. die Prognose des alloplastischen Gelenkersatzes günstig beeinflussen kann.

Im Hinblick auf die heutige Rechtslage ist bei Haftpflichtproblemen nach operativen Eingriffen, insbesondere nach endoprothetischer Versorgung, mit einer eingehenden Prüfung der Beweislastfragen zu rechnen, so dass auch unter diesem Gesichtspunkt eine korrekte Dokumentation wünschenswert erscheint. Die Krankenblattunterlagen sind sorgfältig zu führen, Operationsberichte detailliert abzufassen. Die individuelle Nachsorge einschließlich der krankengymnastischen Therapie ist schriftlich zu fixieren. Eine derartige exakte Datenniederlegung erleichtert nicht nur die Beweisführung im Schadensfall, sondern stellt mittlerweile auch eine Rechtspflicht (Kleinewefers 1982) gegenüber dem Patienten dar.

14.2 Nachuntersuchung

Regelmäßige ärztliche Kontrollen nach endoprothetischem Gelenkersatz sind außerordentlich wichtig. Diese Nachuntersuchungen sollten möglichst standardisiert nach einheitlich vorgegebenen Richtlinien erfolgen. Hierbei sind klinische Befunde (Zufriedenheit des Patienten, Schmerzzustand, Funktionalität des betroffenen Gelenkes) zu erheben sowie Röntgenuntersuchungen in den Standardebenen (a.p. und axial) vorzunehmen. Auf diese Weise lassen sich bereits frühzeitig mögliche Lockerungen der Implantate oder andere mechanische Probleme erkennen, was dann die zügige Einleitung weitergehender Behandlungsmaßnahmen erlaubt.

Kontrolluntersuchungen haben sich zu den postoperativen Zeitpunkten 6 Wochen, 3 Monate, 6 Monate, 12 Monate und in der weiteren Folge dann in jährlichen Abständen bewährt. Das individuelle Operationsergebnis sowie der präoperative Zustand lassen sich anhand der im folgenden Abschnitt aufgelisteten Scores detailliert beschreiben und bewerten.

14.3 Beurteilungs- und Bewertungskriterien (Score)

Anlässlich der Nachuntersuchungen werden die Patienten anhand eines standardisierten Fragebogens zu dem präoperativen Zustandsbild und den postoperativen Lebensveränderungen befragt. Als vorteilhaft hat sich in diesem Zusammenhang die Verwendung einer visuellen Analog-Skala von 0 bis 100 zur *subjektiven Einschätzung der Patientenzufriedenheit* erwiesen.

Die Patienten werden weiterhin bei entkleidetem Oberkörper eingehend klinisch untersucht.

Das genaue *Bewegungsausmaß* wird nach der Neutral-Null-Methode erfasst. Die Messung der Rotationsfähigkeit erfolgt in Neutralstellung mit am Körper anliegendem Oberarm; die Abduktion wird sowohl bei fixiertem als auch bei mobilem Schulterblatt beurteilt. Die Graduierung der individuellen muskulären Kraftentfaltung kann gemäß dem Vorschlag des British Medical Research Council von 0 bis 5 erfaßt werden.

Zur Beurteilung der *globalen Schulterfunktion* werden üblicherweise der UCLA-Score (UCLA = University of California at Los Angeles), der Constant-Murley-Score, der HSS-Score (Hospital for Special Surgery), der Neer-Score oder der ASES-Score (American Shoulder and Elbow Surgeons) angewandt, wobei darüberhinaus in diesem Zusammenhang noch viele weitere Scores existieren (Tabelle 14.1).

Beurteilungskriterien in den Röntgenstandardaufnahmen der operierten Schulter sind Aufhellungslinien um den Prothesenschaft bzw. zwischen Zementköcher und umgebendem Knochen sowie die Position der Prothese in Relation zum Glenoid und Akromion.

Handelt es sich um eine Versorgung mit einer Totalendoprothese des Schultergelenkes, ist ganz besonders auf die reproduzierbare Rönteneinstellung zu achten. Nur dann können Lockerungszeichen an der Pfanne auch richtig interpretiert werden. In manchen Fällen empfiehlt es sich, das Gelenk zunächst unter Bildwandlerkontrolle genau einzustellen, bevor dann das Röntgenbild angefertigt wird.

Tabelle 14.1. Graduierung der Scorepunktwerte zur Beurteilung der Schultersituation

Graduierung	UCLA (max. 35 Punkte)	Constant-Murley (max. 100 Punkte)	HSS (max. 100 Punkte)
■ sehr gut	34–35	85–100	85–100
■ gut	28–33	70–84	70–84
■ befriedigend	21–27	60–69	60–69
■ schlecht	<20	<60	<60

Beispielhafter Fragebogen zur Nachuntersuchung nach Schulterendoprothesenimplantation

Sehr geehrte(r) Patient(in),

Bei Ihnen wurde ein künstlicher Gelenkersatz der Schulter durchgeführt. Wir als Ihre behandelnden Ärzte sind sehr am aktuellen Zustand der Gelenkfunktion interessiert und bitten Sie deshalb, uns darüber zu berichten. Für Ihre Mitarbeit sind wir Ihnen sehr dankbar, Ihre Angaben werden selbstverständlich streng vertraulich behandelt.

Bitte kreuzen Sie die Ihrem Zustand entsprechenden Begriffe oder Zahlen an. Gibt keine der vorgeschlagenen Antworten Ihren Zustand korrekt wieder, so wählen Sie bitte die am besten zutreffende. Bitte beantworten Sie alle Fragen, sofern dies möglich ist. Fragen mit Antwortmöglichkeiten für rechts und links bitten wir für beide Gelenke auszufüllen, da hierdurch der direkte Seitenvergleich ermöglicht wird. Ansonsten beziehen sich die Fragen immer nur auf den operierten Arm.

Persönliche Angaben

Name, Vorname: ....

Geburtsdatum: __.__19___   Geschlecht: männlich ☐   weiblich ☐

Ist Ihr/e Beruf/Tätigkeit hauptsächlich: 1) körperlich __   3) Büroarbeit __
                                         2) Hausarbeit __   4) sonstiges: _____

Sind Sie arbeitsunfähig gewesen?   ja ☐   nein ☐

Wenn ja, seit wann?   __.__·19___

Wenn noch arbeitsunfähig, beziehen Sie Rente?   ja ☐   nein ☐

Wenn ja, seit wann bekommen Sie Rente?   __.__·19___

Wenn jetzt wieder arbeitsfähig, seit wann?   __.__·19___

In welchem Beruf sind Sie wieder tätig? _____

Rechtshänder ☐   Linkshänder ☐

Operierte Seite: rechts ☐   links ☐

Sportliche Tätigkeit: a) früher:
- Überkopfsport
- Mannschaftssport
- Wettkampfsport
- Einzelsport
- Freizeitsport
- Ballsport
- sonstiges: ....

b) zur Zeit:
- Überkopfsport
- Mannschaftssport
- Wettkampfsport
- Einzelsport
- Freizeitsport
- Ballsport
- sonstiges: ....

Vor dem Gelenkersatz

| Einschränkung hauptsächlich durch: | 1) Schmerzen | 3) beides |
| | 2) Unbeweglichkeit | 4) sonstiges: .... |

Art der Schultererkrankung:	1) Unfall	3) Rheuma
	2) Verschleiß	4) Tumor
	5) kein erkennbarer Grund	6) sonstiges: ....

Seit wann ist die Erkrankung bekannt?   __·__·19____

| Vorerkrankungen der Schulter: | 1) Verrenkung | 3) Fraktur |
| | 2) Instabilität | 4) sonstiges: .... |

Frühere Behandlungen:
1) konservativ (z. B. Massage, Fango, Eis, ...)
2) medikamentös (z. B. Spritzen, Tabletten, ...)
3) operativ

Wenn operativ, welcher Art und ungefähr wann?
1. Operation: __·__·19____   welcher Art: a) arthroskopisch   b) offen   c) sonstiges
2. Operation: __·__·19____   welcher Art: a) arthroskopisch   b) offen   c) sonstiges
3. Operation: __·__·19____   welcher Art: a) arthroskopisch   b) offen   c) sonstiges

Nach dem Gelenkersatz

Haben Sie Probleme mit der Endoprothese?   ja ☐   nein ☐

Wenn ja, welche(s) der folgenden:
■ Prothesenbruch
■ Prothesenlockerung
■ Protheseninfektion
■ sonstiges: ....

Ab wann konnten Sie den operierten Arm wieder einsetzen?
■ im Alltag: __·__·19____
■ im Beruf: __·__·19____

Was waren Ihre Erwartungen die Operation betreffend?
■ Schmerzfreiheit
■ Funktionsgewinn
■ sonstiges: ....

Sind Ihre Erwartungen erfüllt worden: ja ☐   nein ☐

Spezielle Angaben

Daten über den Zustand Ihrer Schulter vor und nach der Prothesenimplantation

Vor dem Gelenkersatz

1) *Schmerzen:* (Markieren Sie auf der Skala die entsprechende Zahl)
   rechts: 0————5————10————15
             häufig   mäßig   wenig   nie
   links: 0————5————10————15

2) *Kraft:* Bewertung: **0** = nicht möglich, **1** = starke Einschränkung, **2** = mäßige Einschränkung, **3** = leichte Einschränkung, **4** = ohne Probleme

   (Kreisen Sie bitte die entsprechende Zahl für die rechte und die linke Seite ein)

   - Alltagsaktivität   rechts 0 1 2 3 4
                                   links   0 1 2 3 4

   - sportliche Aktivität rechts 0 1 2 3 4
                                   links   0 1 2 3 4

   - Schlafstörungen   stark ☐   gering ☐   keine ☐

   - Konnten Sie Gegenstände vom Boden anheben?   mit links   mit rechts
     - ☐ über Kopfhöhe ☐
     - ☐ bis auf Kopfhöhe ☐
     - ☐ bis zum Nacken ☐
     - ☐ bis auf Brusthöhe ☐
     - ☐ bis zur Taille ☐

3) *Muskelkraft:*
   Wieviel an Gewicht konnten Sie mit entspannt an Ihrer Seite hängendem Arm ohne Probleme für ca. 5 Sekunden 3-mal hintereinander vom Boden anheben?

   Gewicht in kp: .....   links ☐   rechts ☐

Vor dem Gelenkersatz

1) *Schmerzen:*
   - keine Schmerzen   (5)
   - leichte Schmerzen nach harter Arbeit   (4)
   - mäßige Schmerzen nur bei täglicher Aktivität   (3)
   - Schmerzen bei jeder Schulterbewegung   (2)
   - Schmerzen in Ruhe   (1)

2) *tägliche Aktivitäten:*
   - keine wesentlichen Probleme, normale Aktivitäten möglich   (5)
   - leichte Einschränkungen bei Arbeiten über Kopf   (4)
   - die meisten täglichen Aktivitäten möglich   (3)
   - leichte Aktivitäten möglich, Hilfe bei manchen täglichen Arbeiten   (2)
   - Unmöglichkeit, die betroffene Schulter einzusetzen   (1)

Nach dem Gelenkersatz

1) *Subjektives Schmerzbild:*   *Punkte*
   - immer vorhanden und unerträglich; häufig starke Schmerzmittel nötig   (0)
   - immer vorhanden, aber erträglich; bisweilen starke Schmerzmittel nötig   (2)
   - kein oder wenig Schmerz in Ruhe und bei leichter Aktivität, häufiger leichte Schmerzmittel nötig   (4)
   - während schwerer oder bestimmter Arbeiten manchmal leichte Schmerzen   (6)
   - nur manchmal und dann nur leichte Beschwerden   (8)
   - kein Schmerz   (10)

2) *Funktion des betroffenen Armes:*
   - Armbenutzung unmöglich   (0)
   - nur für sehr leichte Tätigkeiten einsetzbar   (2)
   - leichte Hausarbeiten oder die meisten täglichen Aktivitäten möglich   (4)
   - großer Teil der Hausarbeit, Haare waschen, BH anziehen, Einkaufen, Autofahren möglich   (6)
   - nur leichte Einschränkungen gegeben; Arbeiten über Schulterniveau möglich   (8)
   - normale Aktivitäten möglich ohne Einschränkung   (10)

3) *Patientenzufriedenheit:*
       Zufriedenheit mit dem Ergebnis der Operation   (5)
       Unzufriedenheit   (0)

4) *subjektives Schmerzbild:*
   - Schmerzen in der Schulter   ja ☐   nein ☐
   - Nachtschmerzen   ja ☐   nein ☐
   - Schmerzmitteleinnahme   ja ☐   nein ☐
   - starke Schmerzmittel notwendig   ja ☐   nein ☐
   - Wieviele Schmerztabletten benötigen Sie durchschnittlich pro Tag _____ Tabletten
   - Schmerzstärke (bitte markieren Sie auf der Skala)
         0—1—2—3—4—5—6—7—8—9—10
         (keine)   (unerträglich)

5) *Instabilität:*
   - Gefühl der Instabilität in der Schulter   ja ☐   nein ☐
   - Wie instabil (bitte markieren Sie auf der Skala)?
         0—1—2—3—4—5—6—7—8—9—10
         (sehr stabil)   (sehr instabil)

6) *Tägliche Aktivität:*
   Bewertung: **0** = Durchführung nicht möglich, **1** = nur sehr schwer möglich, **2** = etwas schwierig, **3** = ohne Probleme möglich
   (Kreisen Sie jeweils die entsprechende Zahl ein)

	links	rechts
■ Mantel anziehen	0 1 2 3	0 1 2 3
■ auf erkrankter Seite schlafen	0 1 2 3	0 1 2 3
■ Rücken waschen, BH anziehen, Gesäßtasche erreichen	0 1 2 3	0 1 2 3
■ Toilettenhygiene	0 1 2 3	0 1 2 3
■ Haare kämmen	0 1 2 3	0 1 2 3
■ ein hohes Regal erreichen	0 1 2 3	0 1 2 3
■ 5 kp über die Schulter heben	0 1 2 3	0 1 2 3
■ Ball über den Kopf werfen	0 1 2 3	0 1 2 3
■ normale Arbeit bewältigen, z. B. _____	0 1 2 3	0 1 2 3
■ normal Sport betreiben, z. B. _____	0 1 2 3	0 1 2 3

Zustand nach der Operation (Gesamtbewertung)

- Sie sind vom Ausgang der Operation begeistert, haben keine bedeutsamen Schmerzen, können die Schulter normal benutzen und Ihre Muskelkraft ist im operierten Arm fast normal
- Sie sind mit dem Ergebnis der Operation zufrieden, haben nur gelegentlich oder bei Wetterwechsel Schmerzen, verfügen über eine gute Schulterbeweglichkeit bei Arbeiten über Kopfhöhe oder tiefer und haben mindestens 30% der Kraft des gesunden Armes auch auf der operierten Seite.
- Keine der beiden genannten Antworten trifft zu.

UCLA-Score

Der UCLA-Score wird prä- und postoperativ erhoben. Die Punktverteilung (jeweils bis zu 10) erlaubt bzgl. Schmerz und Funktion eine deutliche Gewichtung. Die übrigen Kategorien werden jeweils nur mit maximal 5 Punkten bewertet.

Schmerzempfindlichkeit

- ständig und nicht zu ertragen; starke Analgetika erforderlich (0)
- ständig, jedoch erträglich; gelegentlich starke Analgetika erforderlich (2)
- kein oder nur geringer Ruheschmerz, leichter Schmerz bei Belastung (4)
- Schmerz bei harter Arbeit (6)
- gelegentlicher, geringer Schmerz (8)
- keine Schmerzen (10)

Funktion/tägliche Aktivität

- unmöglich, die Schulter einzusetzen (0)
- nur leichte Aktivitäten ohne Hilfe möglich (2)
- die meisten täglichen Aktivitäten möglich (4)
- großer Teil der Hausabeit möglich, Haare waschen möglich (6)
- nur leichte Einschränkungen bei Arbeiten über Kopf gegeben (8)
- uneingeschränkte Aktivität möglich (10)

Aktive Vorwärtselevation

- 150 Grad (5)
- 120–150 Grad (4)
- 90–120 Grad (3)
- 45–90 Grad (2)
- 30–45 Grad (1)
- <30 Grad (0)

Muskuläre Kraftentfaltung bei der Vorwärtselevation

- Grad 5 (normal) (5)
- Grad 4 (gut) (4)
- Grad 3 (befriedigend) (3)
- Grad 2 (unbefriedigend) (2)
- Grad 1 (Kontraktur) (1)
- Grad 0 (komplette Kraftlosigkeit) (0)

Zufriedenheit des Patienten

- zufrieden (5)
- unzufrieden (0)

Constant-Murley-Score

Subjektive Schmerzangabe

(Bitte markieren Sie auf der Skala die entsprechende Zahl)

rechts   0————5————10————15
               häufig   mäßig   wenig   nie
links   0————5————10————15

Maximale Kraftentfaltung

Bewertung: **0** = nicht möglich, **1** = starke Einschränkung, **2** = mäßige Einschränkung, **3** = leichte Einschränkung, **4** = ohne Probleme

(Bitte kreisen Sie die entsprechende Zahl für die rechte und die linke Seite an)

- alltägliche Aktivitäten   rechts   0   1   2   3   4
                                  links   0   1   2   3   4

- sportliche Aktivitäten   rechts   0   1   2   3   4
                                 links   0   1   2   3   4

- Schlafstörungen   stark ☐   gering ☐   keine ☐

- Können Sie Gegenstände vom Boden anheben?

       mit links   mit rechts
         ☐   über Kopfhöhe   ☐
         ☐   bis auf Kopfhöhe   ☐
         ☐   bis zum Nacken   ☐
         ☐   bis auf Brusthöhe   ☐
         ☐   bis zur Taille   ☐

Muskelkraft

Wieviel an Gewicht können Sie mit entspannt an Ihrer Seite hängendem Arm problemlos für etwa 5 Sekunden 3mal nacheinander vom Boden anheben?

     Gewicht in kp: .....   links ☐   rechts ☐

Swanson-Score

Auch diese Erhebung erfolgt ebenso wie die bereits erwähnten Scores sowohl vor als auch nach durchgeführter Schultergelenksimplantation, um einen Vergleich zwischen dem prä- und postoperativen Zustandsbild zu ermöglichen.

Subjektive Schmerzangabe

- immer vorhanden und unerträglich; häufig starke Schmerzmittel   (0)
- immer vorhanden, aber erträglich; manchmal jedoch starke Schmerzmittel erforderlich   (1)
- kein oder nur geringer Schmerz in Ruhe und bei leichter Aktivität; häufiger leichte Schmerzmittel erforderlich   (2)
- während schwerer oder bestimmter Arbeiten; nur bisweilen Schmerzmittel nötig   (3)
- manchmal und dann nur leichte Beschwerden   (4)
- kein Schmerz   (5)

Funktion

- Einsatz des betroffenen Armes unmöglich   (0)
- nur sehr leichte Tätigkeiten möglich   (1)
- leichte Hausarbeit oder die meisten täglichen Aktivitäten möglich   (2)
- großer Teil der Hausarbeit, Haare waschen, BH anziehen, Einkaufen, Auto fahren möglich   (3)
- nur leichte Einschränkungen gegeben; Arbeiten über Schulterniveau möglich   (4)
- normale Aktivitäten ohne Probleme möglich   (5)

Patientenzufriedenheit

- Zufriedenheit mit dem Ergebnis der Operation (5)
- Unzufriedenheit (0)

ASES-Score

Subjektive Schmerzangabe

- Schmerzen in der Schulter   ja ☐   nein ☐
- Nachtschmerzen   ja ☐   nein ☐
- Schmerzmitteleinnahme (NSAR)   ja ☐   nein ☐
- Schmerzmitteleinnahme (Codein oder stärker)   ja ☐   nein ☐
- wie viele Tabletten am Tag (durchschnittlich) ....
- Schmerzstärke heute (bitte markieren Sie dies auf der Skala)

    0—1—2—3—4—5—6—7—8—9—10
    (keine)   (unerträglich)

Instabilität des Schultergelenkes

- Gefühl der Instabilität in der Schulter   ja ☐   nein ☐
- wie instabil? (bitte markieren Sie dies auf der Skala)

    0—1—2—3—4—5—6—7—8—9—10
    (sehr stabil)   (sehr instabil)

Tägliche Aktivitäten

Bewertung: **0** = nicht möglich
            1 = nur sehr schwer möglich
            2 = etwas schwierig; aber durchaus möglich
               (bitte kreisen Sie die entsprechende Zahl ein)
            3 = ohne Probleme möglich

	rechts	links
Mantel anziehen	0 1 2 3	0 1 2 3
auf der erkrankten Seite schlafen	0 1 2 3	0 1 2 3
Rücken waschen, BH anziehen, Gesäßtasche erreichen	0 1 2 3	0 1 2 3
Toilettenhygiene	0 1 2 3	0 1 2 3
Haare kämmen	0 1 2 3	0 1 2 3
ein hohes Regal erreichen	0 1 2 3	0 1 2 3
5 kp über Schulterhöhe anheben	0 1 2 3	0 1 2 3
Ball über den Kopf werfen	0 1 2 3	0 1 2 3
normale Arbeit bewältigen, z. B. _____	0 1 2 3	0 1 2 3
normal Sport betreiben, z. B. _____	0 1 2 3	0 1 2 3

Neer-Score

Bewertung des globalen klinischen Zustandsbildes nach der Operation:
1) Sind Sie mit dem Ausgang der Operation zufrieden, haben keine bedeutsamen Schmerzen, können die Schulter normal einsetzen und Ihre Muskelkraft ist fast normal im operierten Arm? ☐
2) Sie sind mit dem Ergebnis der Operation zufrieden, haben nur gelegentlich oder bei Wetterwechsel Schmerzen, verfügen über eine gute Schulterbeweglichkeit bei Arbeiten über Kopfhöhe oder tiefer und haben mindestens 30% der Kraft des gesunden Armes auch auf der operierten Seite? ☐
3) Keine der beiden genannten Antworten trifft zu. ☐

Beurteilung der Beweglichkeit prä- und postoperativ

UCLA-Score

Muskelkraft/Bewegung:
- Anklyose in Fehlstellung (1)
- Ankylose mit guter funktioneller Position (2)
- Muskelkraft schlecht bis mäßig; Elevation <60°, Innenrotation <45° (4)
- Muskelkraft mäßig bis gut; Elevation bis 90°, Innenrotation bis 90° (5)
- Muskelkraft gut oder normal; Elevation bis 140°, Außenrotation bis 20° (8)
- normale Muskelkraft; Bewegungsspiel fast normal (10)

Gesamtpunkte Muskelkraft/Bewegung   _____

Constant-Score

Beweglichkeit: a) Flexionsausmaß   0°– 30°   (0)
                                          31°– 60° (2)
                                          61°– 90° (4)
                                          91°–120° (6)
                                          121°–150° (8)
                                          >150°   (10)

        Punkte a)   ____rechts   ____links

                 b) Abduktionsausmaß   0°– 30°   (0)
                                          31°– 60° (2)
                                          61°– 90° (4)
                                          91°–120° (6)
                                          121°–150° (8)
                                          >150°   (10)

        Punkte b)   ____rechts   ____links

                 c) Außenrotation   Hand hinter Kopf
                                     - mit Ellenbogen nach vorn   (2)
                                     - mit Ellenbogen nach hinten (2)

                                     Hand auf den Kopf
                                     - mit Ellenbogen nach vorn   (2)
                                     - mit Ellenbogen nach hinten (2)
                                     - volle Flexion   (2)

        Punkte c)   ____rechts   ____links

                 d) Innenrotation   keine   (0)
                                     Hand an der Hüfte   (2)
                                     Hand am Iliosakralgelenk   (4)
                                     Hand am 3. LWK   (6)
                                     Hand am 12. BWK   (8)
                                     Hand an Interskapularregion   (10)

        Punkte d)   ____rechts   ____links

Gesamtpunkte Beweglichkeit   ____**rechts**   ____**links**

Art der Swanson-Score

Bewegung:			
	a) Abduktion	<20°	(0,4)
		21°–40°	(0,8)
		41°–60°	(1,2)
		61°–80°	(1,6)
		>80°	(2,0)
	b) Adduktion	<10°	(0,2)
		11°–20°	(0,4)
		21°–30°	(0,6)
		31°–40°	(0,8)
		>40°	(1,0)
	c) Flexion	<20°	(0,8)
		21°–40°	(1,6)
		41°–60°	(2,4)
		61°–80°	(3,2)
		>80°	(4,0)
	d) Extension	0°	(0,2)
		1°–10°	(0,4)
		11°–20°	(0,6)
		21°–30°	(0,8)
		>30°	(1,0)
	e) Innenrotation	<20°	(0,2)
		21°–40°	(0,4)
		41°–60°	(0,6)
		61°–80°	(0,8)
		>80°	(1,0)
	f) Außenrotation	0°	(0,2)
		1°–10°	(0,4)
		11°–20°	(0,6)
		21°–30°	(0,8)
		>30°	(1,0)

Gesamtpunktzahl aus a) bis f)   rechts_____   links_____

Shoulder-Society-Score

1) Bewegungsausmaß (in °):

	links		rechts	
Flexion	aktiv _____	passiv _____	aktiv _____	passiv _____
Außenrotation (in Adduktion)	aktiv _____	passiv _____	aktiv _____	passiv _____
Außenrotation (in Abduktion)	aktiv _____	passiv _____	aktiv _____	passiv _____
Innenrotation	aktiv _____	passiv _____	aktiv _____	passiv _____
Adduktion	aktiv _____	passiv _____	aktiv _____	passiv _____

2) Zeichen: (Bewertung 0 = nicht vorhanden; 1 = mild; 2 = mäßig; 3 = stark)

	links	rechts
Supraspinatussehne	_____	_____
AC-Gelenk	_____	_____
Bizepssehne	_____	_____
sonstiges _____	_____	_____
Impingement I (passiv in IR)	ja ☐ nein ☐	ja ☐ nein ☐
Impingement II (passiv in IR, 90° Flexion)	ja ☐ nein ☐	ja ☐ nein ☐
Impingement III (aktiv in 90° Abduktion)	ja ☐ nein ☐	ja ☐ nein ☐
subakromiale Krepitationen	ja ☐ nein ☐	ja ☐ nein ☐
Narbenbildungen	ja ☐ nein ☐	ja ☐ nein ☐
muskuläre Atrophie Lokalisation	ja ☐ nein ☐ _____	ja ☐ nein ☐ _____
Deformität	ja ☐ nein ☐	ja ☐ nein ☐

3) Kraft: Test durch Schmerz eingeschränkt: ja ☐ nein ☐
(Bewertung: 0 = keine Kontraktion; 1 = Muskelzucken; 2 = passive Bewegung; 3 = Bewegung gegen Schwerkraft; 4 = Bewegung gegen Widerstand; 5 = normale Kraftentfaltung)

	links	rechts
Flexion	0 1 2 3 4 5	0 1 2 3 4 5
Abduktion	0 1 2 3 4 5	0 1 2 3 4 5
Außenrotation (in Adduktion)	0 1 2 3 4 5	0 1 2 3 4 5
Innenrotation (in Adduktion)	0 1 2 3 4 5	0 1 2 3 4 5

4) Instabilität: (Bewertung: 0 = keine; 1 = 0–1 cm; 2 = 1–2 cm; 3 = >2 cm)

	links	rechts
anteriore Translation	0 1 2 3	0 1 2 3
posteriore Translation	0 1 2 3	0 1 2 3
Sulkuszeichen	0 1 2 3	0 1 2 3
vorderer Apprehensionstest	0 1 2 3	0 1 2 3
reproduzierbare Symptome	ja ☐ nein ☐	ja ☐ nein ☐
zufällige Instabilität	ja ☐ nein ☐	ja ☐ nein ☐
Relokationstest	ja ☐ nein ☐	ja ☐ nein ☐
generelle Laxizität	ja ☐ nein ☐	ja ☐ nein ☐
sonstiges _____	ja ☐ nein ☐	ja ☐ nein ☐

Gesamtauswertung

Name, Vorname:　　　　　　　　geb.:

Prothesentyp:　　　　　　　　　Implantationsdatum:

Teil I = Patientenfragebogen　　　A = präoperativ

Teil II = Untersuchungsdaten　　　B = postoperativ

Constant-Score:　　　　　　　　Gesamtpunktzahl Teil I:　　A　　B
　　　　　　　　　　　　　　　Gesamtpunktzahl Teil II:　 A　　B
　　　　　　　　　　　　　　　Ergebnis-Score:　　　　　　A　　B

UCLA-Score:　　　　　　　　　 Gesamtpunktzahl Teil I:　　A　　B
　　　　　　　　　　　　　　　Gesamtpunktzahl Teil II:　 A　　B
　　　　　　　　　　　　　　　Ergebnis-Score:　　　　　　A　　B

Swanson-Score:　　　　　　　　Gesamtpunktzahl Teil I:　　A　　B
　　　　　　　　　　　　　　　Gesamtpunktzahl Teil II:　 A　　B
　　　　　　　　　　　　　　　Ergebnis-Score:　　　　　　A　　B

Shoulder-Society-Score:　　　　　Gesamtpunktzahl Teil I:　　A　　B
　　　　　　　　　　　　　　　Gesamtpunktzahl Teil II:　 A　　B
　　　　　　　　　　　　　　　Gesamtergebnis:　　　　　　A　　B

Formel: $Y = (10 - \text{Visual analog pain score}) \times 5 + (5/3) \times \text{cumulative ADL-Score}$

Score (nach Umrechnung):　　A　　B

15 Begutachtung

Selbst im Falle einer gelungenen endoprothetischen Versorgung des Schultergelenkes ist häufig mit bleibenden Funktionsstörungen zu rechnen, was dann im Rahmen der Rentenversicherung, des Schwerbehindertengesetzes und auch der Kriegsopferversorgung gutachterliche Fragen aufwerfen kann. Posttraumatische Gelenkveränderungen und Funktionseinbußen nach prothetischer Versorgung erfordern oft fachärztliche Stellungnahmen für gesetzliche und private Unfallversicherungsträger, eventuell auch im Rahmen des Bundesversorgungsgesetzes, jeweils mit der Festlegung einer prozentualen Beeinträchtigung (Minderung) der Erwerbsfähigkeit (MdE) bzw. eines Grades der Behinderung (GdB).

Basierend auf zahlreichen Gesetzen und Übereinkommen sind für die jeweiligen Versicherungszweige unterschiedliche Anspruchsvoraussetzungen zu klären. Das Ausmaß der zu gewährenden Versicherungsleistungen richtet sich i. a. immer nach den objektivierbaren Funktionsausfällen ohne wesentliche Berücksichtigung des individuellen subjektiven Leidensdruckes. Beurteilt werden meistens die Arbeits- und Erwerbsfähigkeit, seltener kausale Zusammenhänge im Rahmen versorgungsrechtlicher Umstände (Tabelle 15.1).

15.1 Unfallversicherungsrechtliche Begutachtung von Schulterverletzungen

Zentraler Prüfgegenstand bei den einzelnen Entscheidungen über eine Leistungsgewährung ist der *Kausalitätskomplex*. Im Falle eines Schulterschadens spielen ursächlich oft mehrere Faktoren eine Rolle spielen, die dann auch rechtlich miteinander konkurrieren können. Demgemäß wird dem ärztlichen Gutachter die Frage nach der kausalen Verknüpfung der geklagten Beschwerden mit einem angeschuldigten äußeren Geschehen gestellt, dies unter Berücksichtigung einer in dieser Körperregion relevanten Degeneration (Schadensanlage) oder eines sonstigen maßgeblichen (manifesten, klinischen) Vorschadens. Die medizinische Beurteilung hat sich dabei an den speziellen unfallversicherungsrechtlichen Aspekten auszurichten; vor allem müssen die hier geltende Kausaltheorie (rechtlich wesentliche Bedingung bzw. richtungsgebende Verschlimmerung) und die unterschiedlichen Beweisanforderungen (Gewissheit bzw. Vollbeweis, Wahrscheinlichkeit) berücksichtigt werden.

Da der Gutachter nur insoweit beauftragt wird und tätig werden darf, als seine besondere (medizinische) Sachkunde benötigt wird, ist es im Wesentlichen Aufgabe der Verwaltung, die erforderlichen Begutachtungsgrundlagen zu ermitteln. Diese sind dann gegenüber dem Arzt im jeweiligen Gutachtenauftrag detailliert festzustellen oder im Zusammenhang damit vorzugeben. Aufgrund der besonders komplexen Gegebenheiten im Rahmen einer Schulterbegutachtung muss bei Überprüfung der äußeren Rahmenbedingungen besondere Sorgfalt an den Tag gelegt werden; vor allem müssen dem Gutachter seine Beurteilungsvoraussetzungen im Einzelnen deutlich gemacht werden, wenn auch das Formulierungsausmaß von der konkreten Begutachtungssache abhängig gemacht werden kann. Im Rahmen der *allgemeinen Prüfung des Gutachtenauftrages* hat der Arzt seine Beurteilungsgrundlagen nachzusehen und die Verwaltung auf eine mögliche unzureichende Vorbereitung hinzuweisen sowie erforderlichenfalls um eine „Nachbesserung" (Nachlieferung fehlender Unterlagen, Klärung bzw. Festlegung fraglicher Umstände) zu bitten.

Allgemeiner Inhalt der *gutachterlichen Beurteilung* sind hinsichtlich der Schulter auch die

Tabelle 15.1. MdE bei Funktionsbehinderungen der Schulter

Funktioneller Befund des Schultergelenkes	Bewertungsrichtlinien der MdE/GdB		
	Private Unfallversicherung (Armwert)	Gesetzliche Unfallversicherung (%)	Bundesversorgungsgesetz (Schwerbehinderung)
■ Geringe Funktionseinschränkung: Flexion >90° Rotation >90° Abduktion >90°	1/10	10	10
■ Mäßige Funktionseinschränkung: Flexion 70–90° Rotation 35–50° Abduktion 60–90°	1/5	20	20
■ Erhebliche Funktionseinschränkung Flexion <70° Rotation aufgehoben Abduktion <60°	1/3–1/4	30	30
■ Versteifung in günstiger Stellung: 20–30° Abduktion, mittlere Rotation, 30° Anteversion	2/5–1/2	30	30
■ Versteifung in ungünstiger Stellung: fehlende Abduktion und Anteversion, Fehlrotation bei behindertem Schultergürtel	2/3–3/5	40	40–50
■ Instabiles Schlottergelenk: – blander Befund – persistierende tiefe Infektion	1/2 2/3–3/5	40–50 50–60	50 60
■ Endoprothetischer Ersatz gute Funktion, stabil schlechte Funktion, stabil schlechte F., aseptische Lockerung schlechte F. persistierende Infektion	1/7–1/5 1/3–2/5 1/2 2/3–3/5	10–20 30–40 40–50 50–60	20 30–40 40–60 50–70

Bewertung der eigenen Erhebung sowie der übermittelten Begutachtungsgrundlagen und dann abschließend die Erörterung der von der verantwortlichen Behörde oder Versicherung gestellten Beweisfragen. Die eigentliche Zusammenhangsbeurteilung hat den in Betracht kommenden äußeren Geschehensablauf im Hinblick auf den betreffenden Schulterschaden zu werten. Dabei wird auch eine Stellungnahme zu einschlägigen Vorschäden bzw. Krankheitsanlagen verlangt. Hier ist insbesondere zu beachten, ob die zu diskutierenden, nicht versicherten Umstände überhaupt für die konkrete Gesundheitsstörung relevant sind oder mangels Nachweises bei den weiteren Überlegungen auszuscheiden haben.

15.2 Sozialmedizinische Beurteilung

Bei guter muskulärer Führung und funktionstüchtiger Rotatorenmanschette besteht unter gutachterlichen Gesichtspunkten nur eine Einschränkung für längere Überkopfarbeiten. Diese funktionellen Umstände liegen jedoch nur selten vor, z. B. nach Prothesenimplantation aufgrund einer Omarthrose oder einer Humeruskopfnekrose. Deutlich schlechtere Bedingungen bestehen nach endoprothetischer Versorgung im Falle einer Rotatorenmanschettendefektarthropathie oder einer dislozierten Mehrfragmentfraktur des proximalen Humerus. Diesen Patienten sind jegliche Arbeiten in oder über Schulterniveau kaum mehr zumutbar. Ebenso sollte das Heben, Tragen und Bewegen mittelschwerer und schwerer Lasten (über 10 kp) vermieden werden.

15.3 Schwerbehindertengesetz

Das Schwerbehindertengesetz gibt Bedingungen vor, unter deren Voraussetzungen Vergünstigungen für Behinderte in Anspruch genommen werden können. Eine Schwerbehinderung liegt dann vor, wenn der GdB (Grad der Behinderung) bzw. die MdE (Minderung der Erwerbsfähigkeit) zumindest 50% beträgt. Diese Prozentsätze sind abstrakt nach besonderen Anhaltspunkten abzuschätzen, die vom Ministerium für Arbeit und Sozialordnung vorgegeben werden. Eine Addition der Einzel-MdE ist hier nicht erlaubt, es darf lediglich die Gesamtauswirkung aller Schädigungen unabhängig von der beruflichen Beanspruchung beurteilt werden. Ein GdB über 30% ist nur in schweren Fällen mit deutlichen Funktionsbeeinträchtigungen anzunehmen. Spezielle *Merkzeichen* sind für Schulteraffektionen nicht vorgesehen.

15.4 Sozialmedizinische Aspekte (gesetzliche Rentenversicherung)

Trotz einer insgesamt seit Jahren und voraussichtlich auch weiterhin stagnierenden Bevölkerungszahl der Bundesrepublik Deutschland nimmt der relative Anteil älterer Menschen kontinuierlich zu. Die durchschnittliche Lebenserwartung hat sich innerhalb der letzten 100 Jahre nahezu verdoppelt. Diesem Umstand muss im Rahmen der operativen Medizin, entsprechend den Bedürfnissen des alten Patienten, insbesondere auch im Hinblick auf Begleiterkrankungen bei ggf. bestehender Multimorbidität Rechnung getragen werden. Möglicherweise ist von einer operativen Maßnahme Abstand zu nehmen, wenn bereits im Vorfeld feststeht, dass der Patient aufgrund seines Allgemeinbefindens oder seines zerebralen Defizites einem notwendigen Nachbehandlungsverfahren nicht zugänglich sein wird. Bei der Wahl der geeigneten Behandlungsstrategie sollten nicht nur lokale und akute systemische Komplikationen weitestgehend vermieden werden, auch spätere systemische Probleme wie z. B. eine Pneumonie, Harnwegsinfekte oder eine sehr bedrohliche psychische Dekompensation müssen Berücksichtigung finden. Wie die pathophysiologische Analyse (Hansis 1995) belegt, befinden sich alte Menschen im Zustand eines kompensierten, labilen somatischen und psychischen Gleichgewichtes. Jedes akute oder außergewöhnliche Ereignis kann dieses labile Gleichgewicht irreversibel zur Dekompensation bringen. Zu benennen sind bzgl. der akut auftretenden Probleme v. a. die Frakturen der oberen Extremität, die bei diesem Patientengut meist Folge eines Sturzes auf den ausgestreckten Arm sind.

Die proximalen Humerusfrakturen zählen zu den sog. „osteoporoseassoziierten" knöchernen Verletzungen; unter diesem Gesichtspunkt sind daher hauptsächlich Frauen jenseits der fünften Lebensdekade betroffen. Im Falle einer Trümmerfraktur mit ausgiebiger Zerstörung der Gelenkoberfläche ist dann meist die Indikation zur Oberarmkopfprothese gegeben. Diese dient mehr der Wiederherstellung der Gelenkstabilität als der primären Funktionalität.

Ältere Patienten können nur dann vollen Nutzen aus einer gezielten und raschen Versorgung ihrer Schulterproblematik ziehen, wenn eine zügige Rehabilitation nicht nur möglich gemacht sondern dann auch tatsächlich durchgeführt wird: Mit allem Nachdruck muß der alte Mensch bereits am Operationstag aus dem Bett mobilisiert und zu einer gewissen Eigenständigkeit hingeführt werden. Intensive Pflege auf der einen und energische Stimulation auf der anderen Seite sollten sich hier stets die Waage halten.

Bei den übrigen, nicht akut auftretenden Störungen wie z. B. der rheumatoiden Arthritis oder einer Tumorerkrankung ist der das Schultergelenk ersetzende Eingriff als eine schmerzlindernde und palliative Maßname zu werten, die dem Patienten weitestgehende Selbstständigkeit sowie eine verbesserte Lebensqualität bietet. Ein Polyarthritiker muss sich aufgrund seiner Schmerzen oftmals aus dem „öffentlichen Leben" zurückziehen und ist dann nicht unerheblich gefährdet zu vereinsamen. Dauerhafte Beschwerden können auch zu einer Veränderung der Emotionalität des Patienten führen. Eine Steigerung der Ängstlichkeit ist bei Patienten mit chronischen Schmerzen oft eine Folge der häufigen aversiven Stimulation. Mit zunehmender Einschränkung der Aktivitäten geht meist ein Verlust an Lebensqualität und Lebensfreude einher, der sich dann in einer erhöhten Inzidenz an Depressionen widerspiegelt. Kann die Mobilität dieser Patienten durch einen schmerzreduzierenden endoprothetischen Ersatz gesteigert werden, so muss dieser Erfolg sicherlich auch unter sozialmedizinischen Gesichtspunkten bewertet werden. Ähnlich verhält es sich bei Patienten mit malignen Knochentumoren, denen alternativ zur Schulterendoprothetik lediglich „verstümmelnde" Operationsverfahren angeboten werden können. Ist der Eingriff im Falle eines fortgeschrittenen oder metastasierenden Grundleidens ohnehin nur noch von palliativem Charakter, so ist es mit Sicherheit vertretbar, dem Patienten durch Implantation einer Schulterprothese seine Selbstständigkeit für die noch verbleibende Lebensspanne zu bewahren.

Bei jüngeren Patienten, die bislang noch im Berufsleben integriert sind, spielt insbesondere die Frage der Arbeitsfähigkeit nach erfolgter Prothesenimplantation eine maßgebliche Rolle. Ähnlich der diskrepanten Beziehung zwischen Befund und Befinden in Fällen chronischer Rückenschmerzpatienten bleibt es auch hier ungewiss, ob gute funktionelle und röntgenologische Ergebnisse sich dann auch tatsächlich im Wohlbefinden des Patienten und damit seiner möglichen Arbeitsfähigkeit niederschlagen. In jedem Fall ist von einer bleibenden Einschränkung für ausschließlich schwere und mittelschwere Tätigkeiten auszugehen; auch Arbeiten mit längerer Überkopfhaltung des Armes sind in aller Regel nicht mehr zumutbar. Leichte und gelegentlich mittelschwere Belastungen des allgemeinen Arbeitsmarktes mit ganz überwiegender Armhaltung vor dem Körper können meist vollschichtig verrichtet werden; Tätigkeitsmuster, die ein kraftvolles Zupacken sowie das Heben, Tragen und Bewegen von Lastgewichten von über 10 kp beinhalten, sind ebenfalls bleibend auszuschliessen.

16 Literaturüberblick über die Behandlungsergebnisse

Die teilweise sehr ermutigenden guten und exzellenten Ergebnisse der Studien, die sich allerdings meist nur über einen kurzen oder mittelfristigen Beobachtungszeitraum nach totaler Arthroplastik des Schultergelenkes erstrecken, können nicht darüber hinwegtäuschen, dass Langzeitresultate bisher nicht in genügendem Umfang vorliegen. Neer et al. äußerten bereits 1982 die auch heute noch gültige Feststellung, dass eine im Durchschnitt nur 3 Jahre dauernde Nachuntersuchungsperiode nicht ausreichend sei, um eine valide Aussage zur Wertigkeit der Schulteralloarthroplastik zu erhalten.

Fasst man insgesamt 43 Verlaufsstudien der Jahre 1975 bis 1995 (insgesamt 1858 Schulterprothesen) zusammen, so ergibt sich auch hier eine durchschnittliche Studiendauer von nur 3,5 Jahren. Bei mehr als der Hälfte des Patientengutes wurde sogar ein Beobachtungszeitraum von weniger als 2 Jahren angegeben; lediglich 5-mal erstreckten sich dieser über mehr als 5 Jahre (Barrett 1989, Brenner 1989, Laurence 1991, Brostrom 1992, Torchia 1994–1995). Es fehlen somit Langzeitergebnisse. Auch ein zentrales Endoprothesenregister wäre in diesem Zusammenhang von großem Vorteil.

16.1 Neer-II-Prothese und modulare Systeme bei Osteoarthrosepatienten

Mit der Neer-II-Schulterprothese wurden erstmals konstante positive Behandlungsergebnisse insbesondere im Hinblick auf die Schmerzbefreiung der betroffenen Patienten publiziert. Eine Weiterentwicklung dieses Monoblockprothesenmodelles fand im Wesentlichen deshalb statt, weil individuelle Größenanpassungen nur über eine gesamte Modellrevision erfolgen konnten. Hieraus resultiert letztendlich auch die Entwicklung der modularen Systeme, bei denen Humerusschaft und -kopf in unterschiedlichen Größen frei kombinierbar sind.

Von 1984 bis 1994 implantierten Wallace et al. (1995) 92 Neer-II-Hemiarthroplastiken und 104 totale Neer-II-Schulterprothesen, bei denen sämtliche Glenoidkomponenten mittels Zement fixiert wurden; der Großteil der Schulterpfannen war zudem metallverstärkt. Zur Verankerung der Oberarmkomponenten wurde ebenfalls Knochenzement eingesetzt. Wallace hatte zuvor (bis 1983) die Humeruskomponenten in Pressfit-Technik eingebracht und dabei ähnliche Erfahrungen wie Cofield und Torchia (1994–1995) bzgl. Prothesendislokation und Auslockerung gesammelt. Nur anfänglich zeigten sich gute Behandlungsergebnisse, im weiteren Verlauf aber traten dann Lockerungsraten bis zu 50% auf (Torchia et al. 1994). Mittlerweile wird allgemein akzeptiert, dass Schulterprothesen ausschließlich mit Knochenzement zu verankern sind, wenn der Hersteller dies so vorsieht.

Die ursprüngliche Neer-II-Glenoidkomponente bestand aus etwa 2,5 mm dickem Polyethylen, seit 1984 wurde sie auch Metall-verstärkt angeboten. Letztere Variante wurde von vielen Operateuren eingesetzt, wobei sich klinisch keinerlei Hinweise dafür ergaben, dass diese Metallverstärkung tatsächlich als wesentliche Verbesserung anzusehen sei.

Lediglich vereinzelt ließen sich im Rahmen mittelfristiger Verlaufsstudien Lockerungen zementiert verankerter Neer-II-Glenoidkomponenten nachweisen. Langfristige Untersuchungen dokumentierten hingegen eine zunächst erschreckend hohe Inzidenz röntgentransparenter Säume insbesondere um den Kiel der Pfannenimplantate. Settergren u. Cofield (1987) und auch Brems (1993) berichteten über 50% Aufhellungssäume in ihrem Operationsgut, Kelly

(1994) sogar über 66%. Die Rate der notwendig werdenden Glenoidrevisionen aufgrund einer mechanischen Lockerung belief sich allerdings maximal auf 5% (Cofield 1990).

Cofield (1994) und Wallace et al. (1995) befassten sich mit der Entwicklung einer zementfrei einsetzbaren Glenoidkomponente: Hier schien eine poröse Prothesenoberfläche eine Stabilisierung über „Knocheneinsprossung" zu begünstigen.

Sperling et al. (1998) analysierten den endoprothetischen Schultergelenksersatz bei Patienten unter 50 Jahren mit einer mittleren Nachuntersuchungszeit von 12,3 Jahren. Das Durchschnittsalter der Patienten lag bei 40 Jahren. Die Ergebnisse wurden nach Neer klassifiziert. Implantiert wurden 74 Hemiarthroplastiken und 34 komplette Schulterprothesen des Typs Neer. Die Werte für die Hemiarthroplastik werden im Folgenden jeweils vor der Klammer, die der Schultertotalendoprothese in der Klammer angegeben. 20% (11,8%) der Patienten beurteilten ihr Operationsergebnis nach dieser Zeit als ausgezeichnet, 32,4% (38,2%) als zufriedenstellend; 47,2% (50%) waren jedoch mit dem Resultat nicht zufrieden. Die Überlebensraten der Schulterprothesen bei Patienten unter 50 Jahren betrugen nach 5 Jahren 92% (97%), nach 10 Jahren 83% (97%) und nach 15 Jahren 73% (84%). Keine signifikanten Unterschiede zeigten sich in dieser Studie zwischen totalem Schultergelenksersatz und einer Hemiprothese. Die Revisionsraten der Alloplastik waren bei präoperativ bereits bestehender Rotatorenmanschettenruptur höher. Auch eine vorausgegangene Operation der Schulter stellte einen Risikofaktor für ein mögliches schlechtes Ergebnis dar. Die Lockerungshäufigkeit hing von der präoperativen Diagnose ab: Es zeigten sich statistisch signifikant bessere Ergebnisse bei Versorgung einer Schulter im Falle einer rheumatoiden Arthritis als bei posttraumatischer Arthrose. Die Ergebnisse wiesen eine gute Reduktion von Schmerz und eine durchaus gute Verbesserung der Funktion auf. Trotz einer Überlebensrate der Implantate von 73–84% auch nach 15 Jahren beurteilt fast die Hälfte der Patienten ihr Operationsergebnis als nicht zufriedenstellend. Die Autoren empfahlen deshalb, die Indikationsstellung zur Schulterprothese bei Patienten unter 50 Jahren noch äußerst kritisch zu betrachten.

16.2 Proximale Humerusfraktur

Eine operative Behandlung der Schulter bedeutet primär eine Chirurgie der Weichteile und nicht des Knochens. Somit ist das Gesamtresultat des operativen Eingriffes abhängig von der Qualität der vorhandenen gelenkumspannenden Weichteile und der Sorgfalt des Umganges mit diesen wichtigen Strukturen. In unserem Krankengut führten prothetische Sekundärversorgungen bei proximalen Humeruskopffrakturen nach vorausgegangener, fehlgeschlagener konservativer oder operativer Therapie zu einem schlechteren funktionellen Ergebnis als Primärversorgungen (Attmanspacher 1998). Die Qualität des operativen Eingriffes bemisst sich an der Qualität der Rekonstruktion der zerstörten Weichteile. Unseres Erachtens ist die korrekte anatomische Rekonstruktion des glenohumeralen Halte- und Bandapparates unbedingt notwendig, um diesen Anforderungen gerecht zu werden. Hammond (2000) berichtete bei 40 Patienten, die primär aufgrund einer Fraktur des proximalen Humerus mit einer Hemialloarthroplastik versorgt wurden, über eine gute Schmerzreduktion, jedoch eine schlechte Beweglichkeit und geringe Kraftentfaltung. Diese junge Arbeit ist unseres Erachtens repräsentativ für die derzeit zu erwartenden Ergebnisse nach endoprothetischer Versorgung proximaler Humerusfrakturen und spiegelt das Dilemma der unbefriedigenden postoperativen Funktionalität des Gelenkes, welche sich wie ein roter Faden durch die Literatur zieht, wider.

Die Osteoporose ist häufiger Anlass zur Implantation einer Prothese in der frischen Fraktursitutation. Weiterhin ist die korrekte Prothesenhöhe wichtig für ein gutes funktionelles Ergebnis. Eine zu tiefe Implantation führt zu einer Minderung der Vorspannung des M. deltoideus. Ein zu hoch eingesetztes Kunstgelenk führt über eine zu große Vorspannung der Muskulatur zu einer erheblichen Bewegungseinschränkung und zu einem Engpasssyndrom mit konsekutiver Zerstörung der Rotatorenmanschette unter dem Akromion. Eine Malrotation der Prothese hat eine exzentrische Glenoidarthrose zur Folge; des Weiteren kann es zur Prothesenluxation nach ventral oder dorsal, je nach Retroversionsausmaß, kommen.

16.2.1 Patientenalter

Großen Einfluss auf das funktionelle Ergebnis hat das Operationsalter. Moeckel (1992) ermittelte in seiner Arbeit bei insgesamt 22 Patienten ein Durchschnittsalter von 70 Jahren. Er kam zu dem Schluss, dass das Patientenalter eine entscheidende Rolle spielte: Das zu erwartende funktionelle Ergebnis sei um so günstiger, je jünger der Patient. Boss (1997) fand bei den unter 80-jährigen Patienten eine Differenz zwischen betroffener und nicht betroffener Seite im Constant-Score von 42 Punkten, bei den über 80-Jährigen eine Differenz von nur 28 Punkten. Hierin sieht er einen Hinweis für die altersbedingte Funktionseinschränkung auch der Vergleichsschulter. Goldman (1995) sah ein Patientenalter von über 70 Jahren als prädisponierenden Faktor für ein schlechtes funktionelles Ergebnis an. Auch in unserer Untersuchung fanden sich im Constant-Score bei den über 70-jährigen Patienten deutlich schlechtere Resultate (Attmanspacher 1998). Der Vergleich mit der Gegenseite zeigt jedoch, dass auch hier eine oft schlechte Schulterfunktion vorlag. Die Prothesenversorgung führte gerade bei den älteren Patienten zu akzeptablen Ergebnissen. Gemessen an der Funktion der Gegenseite war die Differenz zwischen gesunder und operierter Schulter im Constant-Score erheblich geringer. Sperling (1998) fand bei unter 50-jährigen Patienten in nahezu der Hälfte der Fälle unbefriedigende Resultate im Langzeitverlauf.

Zu diskutieren ist, ob bei Patienten unter 50 Jahren primär der Ersatz des Glenoids erfolgen soll, da bei diesem sehr aktiven Krankengut ein progredienter schmerzhafter Verschleiß des Glenoids beobachtet wird. Die prothetische Versorgung proximaler Humerusfrakturen sollte sich auf ältere Patienten beschränken. Eine Ausnahme bildet natürlich die osteosynthetisch irreparable Frakturstituation auch bei jüngeren Menschen.

16.2.2 Operationszeitpunkt

Der Operationszeitpunkt spielt ebenfalls eine sehr wichtige Rolle für die Funktion des Schultergelenkes. In zahlreichen Publikationen wurde die primäre Prothesenimplantation favorisiert (Neer 1970, Neumann et al. 1992, Simanek u. Gay 1993, Bosch 1996). Leider ist eine Primärimplantation nicht immer möglich. So ist diese z. B. innerhalb der ersten Wochen aufgrund eines schweren Alkoholdelirs oft nicht durchführbar. In diesen Fällen wird zunächst konservativ behandelt und erst nach Beendigung des Alkoholentzugs die frühsekundäre prothetische Versorgung vorgenommen.

Schai (1993) fand die höchsten Werte im Constant-Score bei primärer prothetischer Versorgung von 4-Segmentfrakturen. Bosch (1996–1998) teilte bei seinem Patientenkollektiv in Gruppe A (frühzeitig versorgt) einen durchschnittlichen Constant-Score von 65,6 Punkten mit, bei Gruppe B (verzögert versorgt) von durchschnittlich 47,5 Punkten. Neumann (1988) berichtete über hervorragende Ergebnisse bei primärer Versorgung. Er fand in seiner Nachuntersuchung bei primär implantierten Endoprothesen einen durchschnittlichen Constant-Score von 84,54 Punkten (Neumann et al. 1992), wendet jedoch den ursprünglichen Constant-Score aus dem Jahre 1987 an (Constant 1987).

In unserem Patientenkollektiv lag die gesunde Seite im Constant-Score lediglich bei 81 Punkten im Absolutwert, also deutlich niedriger als der Wert der operierten Seite bei Neumann. Übereinstimmend mit Neumann et al. (1992) und Bosch (1996 und 1998) fanden auch wir bei den sekundär implantierten Prothesen schlechtere Resultate. Hoellen (1997) teilte bei primärer Implantation überwiegend gute Resultate mit und empfahl den primären prothetischen Humeruskopfersatz beim alten Menschen. Die frühe sekundäre Versorgung führe zu schlechteren Ergebnissen. Andere Autoren wie Lahm (1997) und Roesgen (1998) waren mit der primären prothetischen Versorgung äußerst zurückhaltend und sahen eine Indikation zur primären Humeruskopfprothese lediglich bei Humeruskopftrümmerfrakturen. Hawkins (1986) hingegen berichtete über primäre prothetische Versorgungen auch bei anderen Frakturtypen und ermittelte gute Resultate im UCLA-Score (Durchschnitt: 24 Punkte).

Zusammenfassend scheint die primäre Prothesenimplantation bzgl. des sog. „outcome" der sekundären überlegen zu sein und kann bei derzeitigem Wissensstand bei älteren Menschen, in Ausnahmefällen auch bei Jüngeren empfohlen werden.

16.2.3 Patientencompliance

Für ein gutes Resultat ist die Mitarbeit des Patienten bedeutsam, vor allem in der frühen postoperativen Phase. Fehlt die Compliance des Patienten, ist die Schulterprothese bestenfalls ein suffizienter Spacer ohne definitiven Zugewinn an aktiver Beweglichkeit und Funktion des Schultergelenkes. Erst die Kooperation zwischen Patient und Krankengymnast erfüllt die Endoprothese mit Funktion.

So sahen Hawkins u. Switlyk (1993) bei Patienten mit schlechter Compliance regelmäßig auch ungünstige Ergebnisse. Auch in unserem Patientenkollektiv beobachteten wir eine enge Korrelation zwischen Motivation des Patienten und erreichtem funktionellen Resultat (Attmanspacher 1998).

16.2.4 Schmerzreduktion

Jerosch et al. (1997) wiesen bei der Analyse ihrer 31 Patienten besonders auf die Schmerzreduktion durch die endoprothetische Versorgung hin, die auch bei veralteten proximalen Humerusfrakturen noch gut griff. Auch Cofield (1984) berichtete über eine gute Schmerzreduktion durch die Implantation der Neer-Prothesen. Dennoch wurden lokale Schmerzen in unterschiedlicher Prozentzahl von den Patienten bei Nachuntersuchungen sowohl nach Hemialloarthroplastik als auch nach totalem Schultergelenksersatz angegeben. Jerosch et al. (1997) brachten hierzu eine sehr ausführliche und hervorragend ausgearbeitete Übersicht der vorhandenen Literatur.

Wagner et al. (1997) berichteten bei ihren Frakturpatienten in 50% der Fälle über schmerzhafte Schultern. Letztendlich sei die Genese dieser verbliebenen Beschwerdebilder noch nicht definitiv erklärt, wurde jedoch in vielen Literaturstellen als Negativum angeführt (Muller 1998).

Bei persistierenden Schmerzen konnte Sperling (1998) in 10 von 17 Fällen eine deutliche Schmerzreduktion nach Implantation einer Glenoidkomponente nach primärer Hemialloarthroplastik erzielen. Sieben weitere Patienten behielten sowohl ihre Schmerzen als auch ihre Bewegungseinschränkung trotz Konversion der Hemialloarthroplastik in einen kompletten Gelenkersatz.

16.2.5 Nachbehandlung

Einer der wohl wichtigsten Faktoren zum Gelingen einer schulterendoprothetischen Versorgung stellt die intensive und längerfristige Nachbehandlung dar. Von ihrer Qualität wird das operative Ergebnis entscheidend und nachhaltig beeinflusst. Bereits 1987 schrieb Meißner, dass das Ergebnis der prothetischen Versorgung stark mit der Qualität der Nachbehandlung verknüpft sei.

Die Nachbehandlung setzt eine übungsstabile Refixation der Tuberkula voraus und sollte vom Operateur im Hinblick auf diesen entscheidenden Parameter individuell festgelegt werden.

Bezüglich der Grundprinzipien der Nachbehandlung und einzelner spezieller Aspekte des Nachbehandlungsschemas verweisen wir auf das spezielle Kapitel 13.1.

16.3 Schulteralloarthroplastik bei rheumatoider Arthritis

Schulterprobleme sind bei Polyarthritikern sehr häufig anzutreffen. In einer Studie von Petersson (1986) klagten 91% der untersuchten Patienten über schwerwiegende lokale Schmerzbilder; etwa 31% dieser Patienten bezeichneten die Schulteraffektion sogar als das Hauptproblem ihrer Erkrankung. Mit steigender Dauer des Schulterbefalls nahmen auch die destruktiven Veränderungen zu, der Bewegungsumfang nahm ab.

Ganz unabhängig vom Ausmaß der konservativen Behandlung sinkt die Funktionstüchtigkeit des Schultergürtels stetig ab, bis operative Maßnahmen unumgänglich scheinen. In der exsudativen Frühphase ist durchaus auch die Indikation für eine Radioisotopen-Synovektomie mit β-Strahlern gegeben, bei Vorliegen einer proliferativen Synovitis bringt die operative Synovektomie hinsichtlich der Schmerzlinderung sowie der Verbesserung der Schulterbeweglichkeit und -funktion gute Ergebnisse. Im Falle fortgeschrittener und schmerzhafter destruktiver Veränderungen gewinnt der Schultergelenksersatz dann zunehmend an Bedeutung.

Die bislang veröffentlichten Verlaufsstudien zur Schulterendoprothetik bei Rheumatikern konnten mehrheitlich gute Behandlungserfolge belegen; sie erstreckten sich allerdings meist nur über einen relativ kurzen Beobachtungszeitraum. Trotz klinisch durchaus zufriedenstellender Ergebnisse wurde mit Besorgnis auf die große Anzahl röntgentransparenter Säume hingewiesen (Kelly et al. 1987). Wie sich im Verlauf der Langzeitstudie jedoch zeigte, waren die Aufhellungssäume nicht mit klinisch manifesten Prothesenlockerungen gleichzusetzen. Die röntgentransparente Linien entsprachen wahrscheinlich eher einer fibrösen Zwischenschicht an der Knochen-Zement-Grenze. Sollte dennoch eine Prothesenlockerung vorliegen, sei ein Implantatwechsel nur im Falle einer klinisch relevanten Symptomatik vorzunehmen.

Die endoprothetische Versorgung einer Schulter aufgrund einer rheumatoiden Arthritis ermöglicht heute mittel- bis langfristig befriedigende bis exzellente Ergebnisse in 71–92% (Cofield 1984, Neer 1982). Subjektiv bewerteten die Patienten das postoperative Ergebnis der schmerzarmen Schulter auch dann recht gut, selbst wenn die Funktion möglicherweise nicht wesentlich gebessert werden konnte.

Dies traf ebenso für Patienten zu, bei denen eine nicht revisionsbedürftige Prothesenlockerung auftrat (Stewart u. Kelly 1997). Entscheidend für den funktionellen Gewinn nach Schulteralloarthroplastik sei der Zustand der Rotatorenmanschette, des M. deltoideus und des Glenoids zum Zeitpunkt der Operation. Bei den gelockerten Pfannenimplantaten wurde fast ausnahmslos eine mangelhafte Glenoidstrukturierung festgestellt, was zu ihrer Metallverstärkung Anlass gab (Neer 1982). Die Rate der Glenoidlockerungen wurde durch diese technischen Maßnahmen jedoch nicht entscheidend beeinflusst (Sledge et al. 1989). Mittelfristige Vergleichsstudien zwischen Hemiarthroplastik und totalem Gelenkersatz bei Rheumatikern zeigten in etwa gleiche Ergebnisse, wobei das arodierte, nicht revidierte Glenoid langfristig Probleme aufwerfen kann (Kelly 1995). Des Weiteren konnten bereits Boyd et al. (1990) belegen, dass die funktionellen Ergebnisse nach totaler Schulterprothetik denen der Hemiarthroplastik überlegen seien. Jonsson et al. (1995) befassten sich ebenfalls mit der Thematik Hemiarthroplastik versus totale Alloarthroplastik bei rheumatoider Arthritis und Omarthrose. Insgesamt 31 Patienten wurden prothetisch versorgt, wobei 15 Total- und 16 Humeruskopfprothesen randomisiert implantiert wurden. 18 Patienten litten an einer rheumatoiden Gelenkdestruktion, die übrigen

Tabelle 16.1. Verbesserung der Funktion nach Schulterendoprothese (Stewart u. Kelly 1997)

Bewegungsrichtung	Hemiarthroplastik (n = 16)	Totale Schulteralloplastik (n = 15)
aktive Elevation	24,7°	31,0°
Außenrotation	20,0°	40,6°
passive Elevation	10,0°	37,5°

13 Patienten unter einer primären Omarthrose. Vorrangige Operationsindikation war bei konservativ nicht beherrschbaren Schmerzbildern gegeben. Das Patientenkollektiv umfasste 25 Frauen und 6 Männer, das Durchschnittsalter lag zum Zeitpunkt der Operation bei 60,9 Jahren (26 bis 91 Jahre), der Beobachtungszeitraum betrug 37,6 Wochen (14 bis 73 Wochen). Bei 14 Patienten wurde eine Neer-II-Prothese implantiert, bei den übrigen Fällen wurde das Global-Modular-System eingesetzt. Spongiosaplastiken wurden in keinem Fall erforderlich. Im Rahmen dieser Studie konnte gezeigt werden, dass bzgl. der Schmerzreduktion keine wesentlichen Unterschiede vorlagen, die Funktionaliät sich allerdings durch die totale Schulterarthroplastik günstig beeinflussen ließ (Tabelle 16.1).

Zu berücksichtigen ist allerdings, dass es sich bei der vorliegenden Arbeit um eine Verlaufsstudie von nur kurzer Nachuntersuchungsdauer handelte, Komplikationen wie z.B. Glenoidlockerungen daher hier noch keine Relevanz zeigten.

Rockwood et al. (1994) äußerten bzgl. der Frage Hemiarthroplastik versus Totalarthroplastik im Fall einer rheumatoiden Arthritis eine völlig abweichende Auffassung. Bei insgesamt 37 Rheumapatienten (28 Frauen, 9 Männer) wurden 45 endoprothetische Versorgungen erforderlich; das Durchschnittsalter betrug 54 Jahre (22 bis 77 Jahre), die durchschnittliche postoperative Nachuntersuchungszeit 5,5 Jahre (2 bis 14 Jahre). Bei 32 Schultergelenken wurde eine Hemiarthroplastik, bei den übrigen eine Totalendoprothese verwendet. Präoperativ lag die durchschnittliche aktive Flexion aller betroffenen Schultern bei 50°, die Außenrotation betrug 21°, die Innenrotation war bis zur Hüfte möglich. Das Bewegungsausmaß der Patienten mit Hemiarthroplastik zeigte eine deutliche günstigere Funktionsverbesserung als die des Vergleichkollektives. So konnte die aktive Flexion bei den mit einer Humeruskopfprothese versorgten Patienten um durchschnittlich 53° gesteigert werden, wohingegen nach Implantation eines totalen Gelenkersatzes lediglich eine Verbesserung um 38° möglich war. Bei der letzten Nachuntersuchung äußerten 85% der totalendoprothetisch versorgten Patienten Zufriedenheit mit dem postoperativen Ergebnis, in der Vergleichsgruppe hingegen 94%.

In einer sehr umfassenden neueren Arbeit befassten sich Stewart u. Kelly (1997) mit den Ergebnissen nach totalem Schultergelenksersatz aufgrund rheumatoider Destruktion. Zwischen 1979 und 1985 wurden 59 Neer-II-Prothesen bei insgesamt 49 Patienten mit seropositiver rheumatoider Arthritis eingesetzt. Die präoperativen Röntgenbilder des betroffenen Schultergelenkes zeigten allesamt Destruktionen und Knorpelverluste gemäß den Stadien Larsen-Dale-Eek IV und V. Die Indikation zur Alloarthroplastik wurde durch das jeweils deutliche Ausmaß des Schmerzbildes und der Funktionseinbuße gestellt.

Die Glenoidkomponente wurde zementiert, die Humeruskomponente in Pressfit-Technik verankert. Im Laufe der durchschnittlichen Beobachtungszeit von 9,5 Jahren (7 bis 13 Jahre) verstarben 11 Patienten (15 Schulterendoprothesen), ein Schultergelenk wurde aufgrund einer postoperativen Rotatorenmanschettenruptur in eine Arthrodese umgewandelt, 5 weitere Patienten lehnten eine Nachuntersuchung ab (5 Schulterprothesen). Die verbleibenden 32 Patienten (37 Schulterprothesen) konnten klinisch und röntgenologisch kontrolliert werden. Hierbei wurden die Parameter Schmerzhaftigkeit, aktive Bewegungsmöglichkeit und alltägliche Funktionstauglichkeit dokumentiert. Es handelte sich um 28 Frauen und 4 Männer, deren durchschnittliches Alter bei 55 Jahren (22 bis 71 Jahre) lag.

Zum Operationszeitpunkt wurden 7 Rotatorenmanschetten als unauffällig befundet, 25 waren ausgedünnt oder zeigten Läsionen. Bei 21 Schultern waren mangelhafte Knochenverhältnisse im Glenoidbereich gegeben, die übrigen 16 Schultern wiesen nahezu regelgerechte Verhältnisse im Bereich der Gelenkpfanne auf.

Lediglich in 4 Fällen wurden bei der letzten Nachuntersuchung ausgeprägte Beschwerdebilder beklagt, von den übrigen Patienten wurde weitgehende Schmerzfreiheit oder zumindest eine deutliche Minderung der Beschwerdesymptomatik geäußert. Nahezu alle Patienten registrierten eine signifikant verbesserte Funktionalität,

Tabelle 16.2. Klinische Resultate 9,5 Jahre nach Neer-II-Implantation bei 37 Patienten mit rheumatischer Schulteraffektion (Stewart u. Kelly 1997)

	präoperativ	Nachuntersuchung
■ Schmerz (n=37)		
– nicht oder nur leicht	0	29
– nur bei ungewöhnlicher Aktivität	0	4
– deutlich-schwerwiegend	37	4
■ Funktion (n=37)		
– Toilettengang möglich	19	28
– Waschen der kontralateralen Axilla möglich	15	27
– Frisieren der Haare möglich	4	18
– Handeinsatz auf Schulterhöhe möglich	1	26
– Schlafen auf der betroffenen Schulter möglich	3	23
■ Bewegungsspiel des Gelenkes (n=37)		
– aktive Elevation	53° (10–90°)	75° (10–100°)
– Außenrotation	5° (–30–50°)	38° (20–50°)
– Innenrotation	Tuberculum maj. – Th 12	Gesäß – Th 7

wobei subjektiv vorrangig die Möglichkeit des Arbeitens in Schulterhöhe als Verbesserung empfunden wurde. Auch die aktive Anhebung des Armes war postoperativ deutlich verbessert, wobei die maximale Elevation von 88° 2 Jahre postoperativ im Laufe weiterer Kontrollen wieder abnahm und bei der letzten Nachuntersuchung nur noch durchschnittlich 75° betrug. Das Ausmaß der Außenrotation lag sowohl bei der 2-Jahres-Nachuntersuchung als auch bei der Abschlussuntersuchung konstant bei durchschnittlich 38° (Tabelle 16.2).

Radiologisch zeigten sich zum Zeitpunkt der Nachuntersuchung röntgentransparente Säume bei insgesamt 23 Glenoidkomponenten und 20 Humerusschäften: Hierbei war bei 14 Pfannen- und 11 Schaftkomponenten in der Verlaufskontrolle zwischen der ersten und der letzten Röntgenuntersuchung keinerlei Progredienz bzgl. Weite oder Ausdehnung dieser Veränderungen zu dokumentieren. Wird eine Prothesenlockerung als eine Zunahme der Aufhellungslinien auf eine Weite von mindestens 2 mm oder als Lagewechsel des Implantates definiert, so waren in dieser Studie 9 Gelenkpfannen- und 9 Humeruskomponentenlockerungen bei insgesamt 10 Schultergelenken zu registrieren. In allen Fällen handelte es sich um Frauen, die intraoperativ eine Rotatorenmanschettenruptur und unzureichende Glenoidstrukturen aufwiesen. Die letzten Röntgenaufnahmen belegten in diesen Fällen eine deutliche superiore Subluxation. Bei jeweils 5 Glenoid- und Humeruskomponentenlockerungen waren zum Zeitpunkt der 2-Jahres-Untersuchung noch keine Aufhellungslinien feststellbar.

Trotz der hohen Inzidenz progredienter röntgentransparenter Säume mussten aufgrund starker Beschwerdesymptomatik lediglich bei 5 Komponentenlockerungen in 3 Schultergelenken Prothesenrevisionen vorgenommen werden. Eine proximale Subluxation von über 5 mm war bei 21 Schulterprothesen nachzuvollziehen, wohingegen bei keiner Schulter signifikante anteriore und posteriore Subluxationsneigungen bestanden.

16.4 Schulteralloarthroplastik bei Rotatorenmanschettenläsion

Wird im Bereich des Schultergelenkes ein nicht verblocktes Prothesensystem verwendet, so hängt das postoperativ zu erwartende Behandlungsergebnis (Beweglichkeit und Gesamtfunktionalität) ganz wesentlich vom Zustandsbild der Rotatorenmanschette zum Zeitpunkt der Operation ab. Bei Vorliegen einer Rotatorenmanschettenschädigung wird das Operationsresultat, unabhängig von der Entstehung dieses Defektes, geschmälert sein. Sledge (1980) beobachtete bei dem von ihm operierten Patientenklientel, dass bei schweren Destruktionen der Rotatorenmanschette und muskulärer Schwäche eine Alloplastik mit fixem Drehpunkt dazu führt, dass der M. deltoideus die Aufgabe der Rotatorenmanschette übernehmen kann.

Die mit Knochenzement verankerten verblockten Glenoidprothesen weisen nach Wallace (1995) eine Lockerungsrate zwischen 25 und 50% auf und sollten im Falle einer Rotatorenmanschettenläsion nicht verwendet werden. Auch Brostrom et al. (1992) implantierten formschlüssige Prothesensysteme (Kesselprothesen) mit oft schlechtem Langzeitergebnis; nach 5 Jahren betrug die Revisionsrate 26%. Lettin et al. (1982) befassten sich mit den Behandlungsergebnissen nach Implantation von insgesamt 50 verblockten Stanmore-Totalarthroplastiken. Bei 10 Patienten stellen sie Glenoidlockerungen fest, weswegen 8 Patienten sich einem erneuten Eingriff unterziehen mussten. Wiederum 6 dieser Patienten mussten sogar noch mehrfach nachoperiert werden. Post u. Jablon (1983) veröffentlichten die Ergebnisse nach Implantation der verblockt konzipierten Michael-Reese-Prothese. Nach einer Verlaufsstudie von 4 Jahren waren bei 15 von insgesamt 78 Patienten schwerwiegende Komplikationen aufgetreten; 8 Patienten mussten sich einer Revisionsoperation unterziehen. 20 Patienten klagten postoperativ über gravierende Schmerzzustände.

Das Konzept der bipolaren Prothese für diese Indikation wurde von Swanson bereits in den 70er-Jahren entwickelt. Hiermit konnten Swanson et al. (1989) eine durchaus gute Schmerzreduktion erzielen, das Bewegungsausmaß verblieb allerdings deutlich reduziert. Weitergehende Untersuchungen zu bipolaren Prothesen bei Rotatorenmanschettenarthropathie liegen von Worland et al. (Worland et al. 1997, Arredondo u. Worland 1998, Worland et al. 1999) vor. Sie publizierten Ergebnisse von 19 Schultergelenken bei 18 Patienten, die 5 Jahre postoperativ nachuntersucht wurden; das durchschnittliche Alter lag bei 72,1 Jahren. Die Patientendokumentation erfolgte mit dem Swanson-Score (10 Punkte für Beweglichkeit, 10 Punkte für Schmerz, 10 Punkte für Funktion) sowie dem UCLA-Score. Im Gegensatz zu Swanson verwendeten Worland et al. (1999) eine Prothese mit deutlich geringerem Profil. Das Ausmaß der Resektion entsprach dem konventioneller Prothesen unter Erhalt der Tuberkula. Bei allen Patienten konnte eine deutliche Schmerzverbesserung erreicht werden. Der durchschnittliche Swanson-Score erhöhte sich von 11,2 auf 24,8, der UCLA-Score von 7,8 auf 26,3. Der Parameter Schmerz verbesserte sich im UCLA-Score von 2,9 auf 8,0; der Parameter Funktion wurde von 1,5 auf 6,1 gesteigert; die aktive Elevation nahm um 32°, die aktive Außenrotation um 36,5° zu. 18 der 19 Patienten konnten sich die Haare kämmen, die gegenseitige Achsel waschen, Analhygiene durchführen sowie schmerzlos durchschlafen.

Die Implantation einer Glenoidkomponente bei einer kraftschlüssigen Prothese sollte auf jeden Fall dann vermieden werden, wenn ein ausgeprägter Rotatorenmanschettendefekt zu rekonstruieren ist, da hier die Gefahr der Prothesenlockerung sehr groß ist. Gelingt die plastische Rekonstruktion nicht, so verfolgt Wallace (1995) das Prinzip des „shortening the hard tissues". Anstelle eines normal großen Humeruskopfes implantiert er einen schmaleren Kopf, um wiederum eine Medialisierung des Tuberculum majus und damit eine leichtere Wiederherstellung des Weichteilmantels zu erreichen.

Rockwood u. Williams (1992) befürworten hingegen in diesen Fällen mit gleicher Begründung die Hemiarthroplastik, wenn irreparable Defekte der Rotatorenmanschette vorliegen. Sollte zusätzlich eine Dysfunktion des M. deltoideus bestehen, so wird ihrerseits eine Arthrodese indiziert.

Bereits Arntz u. Matsen (1989) stellen die Ergebnisse der Hemiarthroplastik bei kombinierter Arthritis des Glenohumeralgelenkes und Rotatorenmanschettendefekt vor. Acht der 10 Patienten hatten präoperativ starke Schmerzen, postoperativ wurden im Rahmen der Nachuntersuchungen (nach durchschnittlich 39 Monaten) von keinem Patienten mehr über Schmerzen geklagt. Die aktive Beugemöglichkeit ließ sich von durchschnittlich 71° präoperativ auf 110° postoperativ steigern. Pollock et al. (1992) stellten einen direkten Vergleich zwischen Hemiarthroplastik und totalem Gelenkersatz im Falle einer Rotatorenmanschettendefektarthropathie an. Insgesamt wurden 30 Schultern im Durchschnitt 41 Monate postoperativ nachuntersucht. Bezüglich der Schmerzreduktion äußerten 95% der hemiarthroplastisch und 91% der totalendoprothetisch versorgten Patienten Zufriedenheit. Rockwood u. Williams (1992) konnten in Bezug auf Schmerzreduktion postoperativ ähnliche Erkenntnisse dokumentieren und belegten darüber hinaus noch, dass auch die Funktionalität durch eine Hemiarthroplastik verbessert werden kann: Von 19 Patienten, die sich einer unilateralen Hemiarthroplastik unterzogen hatten, erzielten 8 die gleiche Flexionsmöglichkeit wie auf der kontralateralen Seite, 2 erreichten im Vergleich zum Arm der Gegenseite 25 bzw. 45° mehr Elevation; bei 6 Patienten betrug das Maß der aktiven Flexion etwa 25° weniger als im Vergleich zur Gegenseite. Drei der 6 letztgenannten Patienten hatten allerdings immer noch eine Elevationsmöglichkeit von etwa 90°.

16.5 Prothetischer Schultergelenksersatz bei Dislokationsarthropathien

Trotz des oftmals jungen Alters dieser Patientengruppe ist die Schulterarthroplastik als Therapie der Wahl zur Behandlung der Dislokationsarthropathien anzusehen (Brems 1994). Da die degenerativen Veränderungen meist sowohl den Humeruskopf als auch das Glenoid betreffen, ist eine Totalarthroplastik erforderlich. Eine Hemiarthroplatik ist ausreichend, wenn die Gelenkkfläche des Glenoids sich nur wenig degenerativ verändert zeigt. Brems (1994) weist darauf hin, dass ein Aufschub des Operationszeitpunktes lediglich zu einer Verschlechterung der Operationsverhältnisse führt; denn mit der Zeit seien zusätzlich degenerative Veränderungen auch der gelenksumspannenden Weichteile zu befürchten.

Ergebnisse für diese Patientengruppe liegen in der Literatur nicht vor.

16.6 Prothetischer Schultergelenksersatz bei Sekundärarthrose aufgrund einer chronischen Luxation

Pritchett et al. (1985) versorgten 7 Schultergelenke (5 Männer und 2 Frauen), bei denen wenigstens 2 Monate eine unbehandelte Schulterluxation bestand, mit einer Alloarthroplastik. Bei allen Patienten waren wenigstens 30% des Humeruskopfes zerstört. Bezüglich der Luxationsrichtung gingen drei nach posterior und vier nach anterior. Das Patientenalter lag zwischen 36 und 67 Jahren, durchschnittlich bei 55 Jahren. Zwei Patienten mit vorderer Verrenkung waren schwerst alkoholkrank und hatten erst spät einen Arzt aufgesucht; 2 Patienten unterzogen sich primär einem offenen Repositionsversuch; die übrigen 3 Patienten blieben aufgrund falscher Diagnosen unbehandelt. Die Indikation zur Operation ergab sich aus subjektiv nicht erträglicher Schmerzhaftigkeit, zudem waren die betroffenen Schultern deutlich bewegungs- und funktionseingeschränkt. Implantiert wurde das Neer-II-System, wobei lediglich eine Hemiarthroplastik vorgenommen wurde, wenn die destruktiven Veränderungen sich auf den Humeruskopf beschränkten. Bei ausgeprägten irreparablen Schäden des Glenoids wurde auch eine zementierte Polyethylenpfanne verwendet. Die Humeruskomponente wurde entsprechend der jeweils vorliegenden Knochenverhältnisse zementiert oder in Pressfit-Technik eingesetzt. Der Retroversionswinkel wurde routinemäßig mit 30–40° berücksichtigt.

Im Falle einer lang bestehenden Luxation muss berücksichtigt werden, dass die Stellung des Humerus sich um etwa 30–50° entgegen der Luxationsrichtung verändert haben kann. Dementsprechend könnte bei chronischer vorderer Luxation nach Pritchett u. Clark (1985) u. U. eine Retroversion von 90° erforderlich werden.

Die Auswertung der postoperativen Ergebnisse nahmen Pritchett et al. (1985) über das Beurteilungssystem nach Rowe u. Zarins (1982) vor, bei dem Schmerzen, Bewegungsausmaß und Funktionstüchtigkeit bewertet werden und insgesamt maximal 100 Punkte erzielt werden können. Insgesamt ließen sich 5 gute und 2 befriedigende Resultate erzielen, die durchschnittliche Bewertung lag im Bereich der guten Ergebnisse. Beide Patienten mit nur befriedigendem Endresultat waren völlig beschwerdefrei, hatten jedoch leichte Defizite bzgl. der Funktionalität und der Bewegungsfreiheit, die einmal sicherlich auf mangelnde Motivation in der Nachbehandlung zurückzuführen war. Zudem muss ergänzt werden, dass die postoperative Situation jeweils deutlich besser war als die präoperative. Die üblichen Komplikationen wie Infektion, Instabilität, Prothesenlockerung oder Fraktur waren bei keinem Patienten zu beobachten; auch wurde in keinem Fall eine Reoperation erforderlich. Bei einem Patienten war es intraoperativ zu einer Verletzung des N. axillaris gekommen, wobei die Lähmungserscheinungen sich 2 Jahre postoperativ wieder zurückgebildet hatten.

16.7 Schulterendoprothetik bei Knochentumoren

Bos et al. (1987) implantierten bei 18 Patienten mit Knochentumoren unterschiedlicher Dignität eine glenohumerale Schulterendoprothesen aus Metall oder Keramik. Der Nachuntersuchungszeitraum betrug wenigstens 2 Jahre und lag durchschnittlich bei 5,7 Jahren. Drei Patienten verstarben innerhalb dieses Zeitraumes, davon einer aufgrund einer progredienten Fernmetastasierung.

Bei 7 Patienten wurde eine Metallprothese eingesetzt, wobei diese bei den ersten 3 Patienten ein nach dem Resektat maßgefertigtes Modell war. Dementsprechend wurde in diesen Fällen eine zweizeitige Operation mit einer Verzögerung von bis zu 8 Wochen erforderlich. Die übrigen Patienten wurden mit einfachen Monoblockprothesen aus Metall versorgt. Zur Verankerung wurde jeweils Knochenzement verwendet.

Unter den 11 Patienten mit Keramikprothesen fanden sich nur 2 mit unkompliziertem Verlauf über 7 Jahre; beide beklagten lediglich eine eingeschränkte Abduktionsmöglichkeit. Bei den übrigen Patienten fanden sich Prothesenfrakturen und Lockerungen sowie Luxationen.

Eine Revision wurde bei 12 der 18 Patienten erforderlich, wobei diese 5-mal auf eine unzureichende distale Fixierung der Keramikprothese zurückzuführen war, ein Problem, welches in späteren Studien Berücksichtigung fand (Gebhart et al. 1985). Demgegenüber stellen Komplikationen wie Prothesendislokationen ein bei diesem Krankengut wenig beeinflussbares Problem dar. Auch ein schonender Umgang mit den schulterumspannenden Weichteilen, eine sparsame Resektion und auch eine sorgfältige knöcherne Refixierung konnten keine signifikante Veränderung dieser Komplikation bewirken.

Trotz der hohen Rate an Komplikationen ist das funktionelle Ergebnis verglichen mit den Möglichkeiten, die den Patienten nach Amputation und Versorgung mit einer externen Prothese geblieben wären, als durchaus erfreulich und erfolgreich zu bezeichnen. In 8 Fällen ließ sich eine gute Funktion im Ellenbogen- und Handbereich erzielen, so dass die wesentlichen Tätigkeiten des Alltags beidhändig ohne fremde Hilfe verrichtet werden konnten. Zudem waren die Patienten, im Gegensatz zu denen, die sich einer Amputation unterziehen mussten, psychisch gefestigter; ihre Lebensqualität aufgrund reduzierter Schmerzen bei ausreichender Funktionalität war deutlich höher einzustufen als die amputierter Tumorpatienten (Sim 1979).

Auch Jerosch et al. (1992) sahen gute Behandlungsergebnisse nach endoprothetischem Ersatz aufgrund eines Tumorleidens. Im Zeitraum von Mai 1978 bis Mai 1988 wurden insgesamt 32 modulare Humeruskopfprothesen bei Patienten mit aggressiven benignen und malignen Tumoren des proximalen Humerus implantiert. Zwanzig dieser Fälle konnten bei einem durchschnittlichen Beobachtungszeitraum von 4,2 Jahren (2 bis 10,2 Jahre) evaluiert werden. Auch hier zeigte sich, dass mit Hilfe der Prothesenimplantation lediglich ein Platzhalter eingefügt wurde, der zum Erhalt der Ellenbogen- und Handfunktion führte. Mit zunehmender Resektion der umgebenden Weichteile wurde auch im Rahmen dieser Studie eine progrediente Funktionseinbuße der Schulter beobachtet. Die Vorteile der modularen Prothese wurden darin gesehen, dass eine einzeitige Operation möglich wurde und die Länge des resezierten Knochens in etwa 90% der Fälle ausgeglichen werden konnte. Im Vergleich zur intramedullären Fixierung ließ sich durch die extrakortikale, zementfreie Implantation dieser Prothese auch dann noch eine sichere Fixierung erzielen, wenn eine großzügige Knochenresektion erforderlich wurde. Diese Fixationstechnik war jedoch mit einer höheren Lockerungsrate assoziiert.

Röntgentransparente Säume ließen sich nicht in allen Fällen dokumentieren; 6 Monate nach Implantation der Prothese waren im Bereich des distalen Konus teilweise zirkulär angelegte periostale Knochenanlagerungen nachweisbar. Keiner der Patienten beklagte sich postoperativ über gravierende, nicht beherrschbare Schmerzen. Obwohl 9 Patienten leichte, nächtliche Beschwerden und auch Schmerzen bei schwerer Arbeit äußerten, waren weder Analgetika erforderlich noch wurde eine wesentliche Einschränkung der alltäglichen Aktivität angegeben.

Beim passiven Durchbewegen wurde durchschnittlich eine Flektion von 85°, eine Extension von 39°, eine Abduktion von 72°, eine Innenrotation von 83° und eine Außenrotation von 65° erreicht. Das aktive Funktionsausmaß zeigte sich demgegenüber deutlich geringer: Die durchschnittlich mögliche aktive Flektion lag bei 39°, die Extension bei 34°, die Abduktion bei 24°, die Außenrotation bei 79° und die Innenrotation bei 15°. Nach ausgedehnter Resektion des M. deltoideus war eine aktive Abduktion nicht mehr möglich. Obwohl die Vorwärtselevation eingeschränkt war, konnte die Hälfte der Patienten, deren dominante Seite operiert worden war, selbstständig essen, kein Patient musste die Hand zum Schreiben wechseln. Bedingt durch das erfreulich gute Bewegungsausmaß waren die Patienten in der Lage, normale Tätigkeiten, vorzugsweise in sitzender Position, zu verrichten. Tätigkeiten in Höhe oder oberhalb des Schulterniveaus konnten jedoch postoperativ nicht mehr ausgeführt werden.

16.8 Ergebnisse der Hemiarthroplastik

Publizierte Ergebnisse zur Hemiarthroplastik liegen für die Indikationsbereiche der Osteonekrose, Osteoarthritis, der rheumatoiden Arthritis sowie der vielfältigen posttraumatischen Zustandsbilder vor (Tabelle 16.3). Nach Rockwood u. Matsen (1998) könne bei bestehender Osteonekrose eine gute Schmerzreduktion (91–100%) bei fast normalem Bewegungsumfang erzielt werden. Im Vergleich hierzu sei bei den übrigen Indikationsstellungen die zu erwartende Schmerzreduktion deutlich geringer, jedoch immer noch zufriedenstellend. In Bezug auf die Bewegungsradien wurden je nach Autor stark variierende Angaben mitgeteilt: die aktive Abduktion reichte hier z.B. von 1/3 bis zu 3/4 des üblichen Umfanges.

Williams u. Rockwood (1996) implantierten 21 Hemiarthroplastiken bei 20 Patienten mit Rotatorenmanschettendefekt-Arthropathien; die Nachuntersuchung erfolgte nach einem minimalen Follow-up von 4 Jahren. Nach den Neer-Kriterien erreichten 86% der Patienten zumindest befriedigende Resultate: Die Schmerzen waren deutlich reduziert, die Außenrotation war von 27° präoperativ auf 45° postoperativ angestiegen, die Elevation konnte von durchschnittlich 70° auf 120° verbessert werden. Bei keinem Patienten war postoperativ eine Instabilität zu beklagen.

Glasson et al. (1996) berichteten über Hemiarthroplastiken bei Patienten mit Osteoarthritis, deren Rotatorenmanschette zum Operationszeitpunkt intakt war. Die anhand der einzelnen Scores ermittelten Ergebnisse zeigten eine Abhängigkeit zum Ausmaß der Glenoidabnutzung, wobei die Patienten, bei denen eine glatte konzentrische Schulterpfanne vorlag, in 86% ein sehr gutes und in 7% ein gutes Behandlungsresultat.

Tabelle 16.3. Resultate nach Hemiarthroplastik des Schulterhauptgelenkes mit dem Neer-System (Literaturübersicht)

Autor, Jahr	Diagnose	Anzahl der operierten Schultern	Kein/ leichter Schmerz	Durchschnittliche aktive Abduktion/ allg. Bewertung
Neer, 1955	Osteonekrose	3	100%	1 mal sehr gut 2 mal gut
Neer, 1974	Osteoarthritis	47		20 sehr gut 20 befriedigend 6 unbefriedigend
Cruess, 1976	Osteonekrose	5	100%	normale Abduktion
Bodey, 1983	Osteoarthritis u. rheumatoide Arthritis	8	88%	63°
Tanner, 1983	altes Trauma	28	89%	112°
Bell et al., 1986	verschieden	17	59%	91°
Petersson, 1986	rheumatoide Arthritis	11	36%	74°
Zuckermann, 1986	Osteoarthritis, rheumatoide Arthritis	39	82%	134°
Hawkins, 1987	chron. Luxation	9	67%	112°
Pritchett, 1987	chron. Luxation	7	100%	5 mal gut, 2 mal befriedigend
Rutherford, 1987	Osteonekrose	11	91%	161°

Tabelle 16.4. Ergebnisse nach totaler Arthroplastik des Schulterhauptgelenkes mit einer Neer-II-Prothese (Literaturübersicht)

Autor/Jahr	Dauer der Verlaufsstudie	Diagnose	Anzahl	Kein/ leichter Schmerz	Durchschnittliche aktive Elevation	Durchschnittliche Außenrotation
Neer et al. 1982	3,1	gemischt	194			
Bode et al. 1984	4,5	gemischt	38	93%	118°	
Cofield 1984	3,8	gemischt	73	92%	120°	48°
Wilde et al. 1984	3,0	gemischt	38	92%		
Adams et al. 1986	2,7	gemischt	33	91%	96°	
Hawkins et al. 1986	3,0	Osteoarthritis, rheumatode Arthritis	70			
Barrett et al. 1987	3,5	gemischt	50	88%	100°	54°
Kelly et al. 1987	3,0	rheumatoide Arthritis	40	88%	75°	40°
Frich et al. 1988	2,3	gemischt	50	92%	58–78°*	17–21°*

* abhängig von der Diagnose

16.9 Ergebnisse der totalen Schulteralloarthroplastik

Das am häufigsten verwendete System im Rahmen der totalen Schulterendoprothetik ist das Neer-II-Modell. Während bei Verlaufsstudien nach Hemiarthroplastik weitestgehend auf eine einheitliche Indikation geachtet wird, werden bei Nachuntersuchungen nach totaler Alloarthroplastik die Ergebnisse unterschiedlicher Indikationen wie Osteonekrose, Tumor und Trauma meist zusammengefasst. Vergleichsweise hoch ist die mit 90% angegebene Schmerzreduktion oder -freiheit nach totalendoprothetischem Schultergelenksersatz. Detaillierte Aufzeichnungen über das postoperative Bewegungsausmaß sind leider nicht immer verfügbar. Die Verbesserung der Funktion war variabel und abhängig von der Diagnose. Cofield (1984) berichtete z. B. über eine durchschnittliche Steigerung der aktiven Elevation auf 120°, wobei Pa-

Tabelle 16.5. Verlaufskontrolle bei 194 Totalendoprothesen des Schulterhauptgelnkes mit dem Neer-II-System (Neer et al., 1982)

Diagnose	Anzahl	Volles Rehabilitationsprogramm			Eingeschränkte Rehabilitation	
		exzellent	befriedigend	unbefriedigend	erfolgreich	erfolglos
Osteoarthritis	40	36	3	0	1	0
Dislokationsarthropathie	18	13	3	1	1	0
rheumatoide Arthritis	50	28	12	3	7	0
altes Trauma	41	16	7	12	6	0
Prothesenrevision	26	7	3	5	11	0
Rotatorenmanschetten-defektarthropathie	11	–	–	–	10	1
Knochendefekte	8	1	–	–	6	1

tienten mit Osteoarthritis den betroffenen Arm bis auf maximal 140° aktiv anheben konnten, Patienten mit veralteten Frakturen nur noch bis 109° und im Falle einer rheumatoiden Arthritis lediglich bis 103°. Abgesehen von der Diagnose spielten nach Cofields (1984) Erfahrungen auch das Zustandsbild der Rotatorenmanschette und der Gelenkkapsel zum Zeitpunkt der Operation sowie postoperativ aufgetretene Komplikationen eine wichtige Rolle (Tabelle 16.4).

Eine der umfangreichsten Verlaufsstudien nach totaler Schulterarthroplastik mit insgesamt 194 Endoprothesen wurde von Neer (1982) publiziert (Tabelle 16.5). Neben einer Unterteilung der Patienten nach Diagnosen wurde noch unterschieden, ob postoperativ ein volles oder nur ein eingeschränktes Rehabilitationsprogramm durchgeführt worden war. Als exzellent wurde ein Resultat dann beschrieben, wenn der Patient völlige Zufriedenheit äußerte, über keine nennenswerten Schmerzen klagte, den betroffenen Arm uneingeschränkt einsetzen und normale Kraft aufbringen konnte sowie das Bewegungsspiel nahezu uneingeschränkt war. Im Falle eines zufriedenstellenden Ergebnisses wurde höchstens über gelegentliche, möglicherweise bei Wetterumschwung auftretende Schmerzen berichtet. Der Einsatz der operierten Schulter war zur Verrichtung der alltäglichen Tätigkeiten gut möglich, wobei die Elevation auf 90° und die Außenrotation auf maximal 50% der kontralateralen Seite reduziert waren und die Muskelkraft mindestens 30% der gesunden Seite betrug. Von einem unzureichenden Ergebnis wurde dann gesprochen, wenn die vorher genannten Kriterien nicht erfüllt wurden.

Neer (1990) propagierte, dass ein separates Bewertungsschema für die Patienten herangezogen

Tabelle 16.6. Klassifikation zur Beschreibung der radiologischen Veränderungen der Glenoidkomponente (nach Franklin et al., 1988)

- Stadium 0: keine Röntgentransparenz
- Stadium 1: Aufhellung nur um die obere oder untere Flansch
- Stadium 2: nicht vollständige Aufhellung um den Kiel des Glenoids
- Stadium 3: komplette Aufhellung um den Kiel des Glenoids bis zu 2 mm
- Stadium 4: komplette Aufhellung um den Kiel des Glenoid von mehr als 2 mm
- Stadium 5a: Lageveränderungen der Glenoidkomponente nachweisbar
- Stadium 5b: Dislokation der Glenoidkomponente nachweisbar

werden müsse, bei denen intraoperativ nicht reparable Muskeldefizite oder ausgeprägte Knochendefekte vorliegen. Aufgrund dieser Begleitumstände wurde für diese Fälle von Neer ein eingeschränktes Rehabilitationsprogramm verordnet, bei dem insbesondere das Ziel verfolgt wurde, die Gelenkstabilität zu wahren. Zugunsten der Stabilität könne bei der Beübung allerdings eine Verbesserung der Bewegungsumfänge vernachlässigt werden. Ein gutes Behandlungsresultat liege bei o.g. anatomischen Verhältnissen dann vor, wenn eine Schmerzreduktion erzielt wird, eine aktive Elevation bis 90° und eine Außenrotation von 20° möglich sowie eine ausreichende Gelenkstabilität gegeben sei.

Bei der Mehrzahl der Verlaufsstudien wurden auch röntgenologische Untersuchungen durchgeführt, wobei in jeder Studie röntgentransparente Säume im Bereich der Knochen-Ze-

Tabelle 16.7. Ergebnisse der radiologischen Verlaufsstudie nach Neer-Total-Schulteralloarthroplastik (Literaturübersicht)

Autor/Jahr	Anzahl	Aufhellungssaum im Glenoidbereich (%)			Lagewechsel der Implantate
		keine	vorhanden	im Kielbereich	
Neer et al. 1982	194	70	30	12	
Bade et al. 1984	38	33	67		
Cofield 1984	72	29	71	33	11
Wilde et al. 1984	38	7	93	68	
Adams et al. 1986	33			36	
Brems 1993	69	31	69		
Barrett et al. 1987	50	26	74	36	10
Kelly et al. 1987	40	17	83	63	

ment-Grenze des Glenoids in jedoch stark variierender Häufigkeit nachweisbar waren (30 bis 93%). Dabei waren insbesondere die Fälle von Interesse, bei denen diese röntgenologischen Veränderungen um den Kiel der Glenoidkomponente verliefen, da hier die wichtigste Verbindung zur Skapula besteht. Nach Neer (1982) seien diese Aufhellungslinien, sofern sie direkt postoperativ nachweisbar sind, auf technische Unzulänglichkeiten zurückzuführen und somit vermeidbar. Cofield (1984) hingegen konnte im Rahmen seiner radiologischen Verlaufskontrollen röntgentransparente Säume nachweisen, die direkt postoperativ noch nicht vorhanden waren (Tabelle 16.7).

Franklin et al. (1988) erarbeiteten eine Klassifikation zur Beschreibung der radiologischen Veränderungen im Bereich der Glenoidkomponente (Tabelle 16.6).

16.10 Vergleich zwischen Hemiarthroplastik und totalem Gelenkersatz

Jensen u. Rockwood (1995–96) konnten bei der endoprothetischen Behandlung von unter Osteoarthritis leidenden Patienten keinen signifikanten Unterschied zwischen Hemi- und totaler Arthroplastik feststellen. Dabei wurde im Rahmen einer Nachuntersuchung bei einem durchschnittlichen Follow-up von 58 Monaten die Schmerzreduktion sowie die Selbstständigkeit bei der Ausübung 15 alltäglicher Handhabungen überprüft und auch eine Röntgenverlaufskontrolle durchgeführt.

Auch Norris u. Iannotti (1995) konnten in ihren Verlaufsstudien bei vorbestehender Osteoarthrose des Schultergelenkes ein zufriedenstellendes Ergebnis nach Hemiarthroplastik dokumentieren; bereits 3 Monate postoperativ war eine deutliche Verbesserung der Schulterfunktion nachzuvollziehen. Eine komplette Rotatorenmanschettenruptur, die das postoperative Resultat erheblich ungünstig beeinflusste, war eher selten bei der primären Osteoarthritis anzutreffen. Demgegenüber waren Erosionen des Glenoids häufig bei osteoarthritischen Veränderungen des Schulterhauptgelenkes vorhanden und bestimmten je nach Ausmaß auch das postoperative Ergebnis. So war eine erhöhte Inzidenz röntgentransparenter Säume zu verzeichnen, wenn aufgrund starker Glenoiddestruktionen eine zu breite Zementschicht zur Pfannenverankerung erforderlich wurde.

Machner et al. (1998) verfolgten die Behandlungsergebnisse von 8 Patienten, denen im Zeitraum von 1989 bis 1995 aufgrund einer idiopathischen Omarthrose eine Global-Schulterprothese mit Glenoidersatz eingesetzt worden war. Das Durchschnittsalter der Patienten betrug 60 Jahre (54 bis 72 Jahre), der durchschnittliche Beobachtungszeitraum lag bei 33 Monaten. Die Auswertung beinhaltete neben der klinischen und radiologischen Untersuchung die Evaluierung der Ergebnisse anhand des Constant-Scores. Dieser verbesserte sich von durchschnittlich 30 Punkten präoperativ auf 41,2 Punkte zum Zeitpunkt der Nachuntersuchung (Tabelle 16.8).

Alle Patienten berichteten über eine Schmerzreduktion auf der Visualanalogskala von 0 bis 4,53 (Minimum 0, Maximum 10). Die radiologische Auswertung belegte bei allen Glenoidersätzen Lockerungssäume, die jedoch in keinem Fall klinisch relevant waren. Basierend aus die-

Tabelle 16.8. Bewegungsgewinn bei Totalprothese (Machner et al. 1998)

Bewegungsfunktion (Mittelwert)	Präoperativ in Grad	Zur Nachuntersuchung in Grad
Anteversion	71	100
Außenrotation	23	51
Innenrotation	40	70

ser Studie empfahlen Machner et al. (1998) bei der primären Omarthrose neben dem Humeruskopf- auch den Glenoidersatz, selbst wenn dessen Implantation technisch anspruchsvoll ist.

Im Patientengut von Brantschen u. Gerber (1991) mit degenerativen Gelenkdestruktionen äußerten 36% keine, 50% minimale, 14% mäßige und keiner starke Schmerzen. 29% der Patienten schätzten ihr subjekives Wohlbefinden mit sehr gut, 50% mit gut, 14% mit mäßig und nur 7% mit schlecht ein. Bezüglich des Funktionsgewinnes für Flexion/Abduktion/Außenrotation (maximal 145/135/50, durchschnittlich 45/39/29) und im Hinblick auf den funktionellen Gesamt-Score (maximal 105, durchschnittlich 65% der alterskorrigierten Norm) zeigten sich die Ergebnisse diskret besser als beim Patientenkollektiv mit rheumatoider Arthritis. In einer vergleichbaren Serie von Neer erzielten 36 von 40 Patienten mit Omarthrose (90%) exzellente Untersuchungsergebnisse, wohingegen bei Cofield nur 67% von 31 Omarthrosepatienten derartig gute Resultate aufwiesen.

Generell wird derzeit die Meinung vertreten, dass die Hemiarthroplastik dort ihren Stellenwert habe, wo Arthritis und ausgeprägte Rotatorenmanschettenläsionen kombiniert vorliegen (Arntz 1993, Codd 1994, Cofield 1994). Die totale Arthroplastik wird vorzugsweise bei Osteoarthritiden und rheumatoiden Arthitiden indiziert, wenn die Rotatorenmanschette intakt ist (Neer 1982, Petersson 1986, Boyd 1990, Cofield 1993).

Tabelle 16.9. Verankerung der Humeruskomponente mit Knochenzement (Literaturübersicht)

Autor, Jahr	Prothesentyp	Hemi-/ Vollprothese	Anzahl (n)	Lockerung der Humeruskomponete	
				radiologisch (n)	klinisch (n)
Clayton et al. 1982	Neer	TSA	8	0	0
Neer et al. 1982	Neer	TSA	144	1	0
Bade et al. 1984	Neer	TSA	37	2	0
Cofield, 1984	Neer	TSA	7	0	0
Bell u. Gschwend 1986	Neer	TSA	11	0	0
		HHR	17	0	0
Barrett et al. 1987	Neer	TSA	36	0	0
Gristina, 1987	Monospherical	TSA	100	0	0
		HHR	32	0	0
Amstutz et al. 1988	D.A.N.A	TSA	56	0	0
Figgie et al. 1988	Neer	TSA	50	0	0
Frich et al. 1988	Neer	TSA	50	0	0
Barrett et al. 1989	Neer	TSA	34	0	0
Brenner et al. 1989	Neer	TSA	28	1	0
	Monospherical	TSA	10	1	0
McCoy et al. 1989	Neer	TSA	29	1	0
Figgie et al. 1990	Custom	TSA	27	0	0
Thomas u. Amstutz 1991	D.A.N.A	TSA	30	0	0
Brostrom et al. 1992	D.A.N.A u. St. Georg	TSA	24	0	0
Demirhan et al. 1995	Neer	TSA	13	0	0
Wallace 1995	Neer	TSA	104	0	0
		HHR	92	0	0
Boss u. Hinteran 1997	Neer	HHR	25	0	0
Wagner u. Seiler 1997	Neer	TSA	25	0	0

Tabelle 16.10. Verankerung der Humeruskomponente in Pressfit-Technik bei Totalarthroplastik (Literaturübersicht)

Autor, Jahr	Prothesentyp	Anzahl (n)	Lockerung der Humeruskomponente	
			radiologisch (n)	klinisch (n)
Settergren u. Cofield, 1987	Neer	66	33	0
Barrett et al. 1989	Neer	95	5	0
Roper et al. 1990	Roper-Day	16	1	0
Cofield u. Daly 1992	Neer	31	9	2
Compito et al. 1994	Neer	64		13
Stewart u. Kelly 1997	Neer	37	20	9

Tabelle 16.11. „Tissue-ingrowth" zur Verankerung der Humeruskomponente (Literaturübersicht)

Autor, Jahr	Prothesentyp	Anzahl (n)	Lockerung der Humeruskomponente	
			radiologisch (n)	klinisch (n)
McElwain u. English 1987	English-Macnab	13	1	0
Weiss et al. 1990	English-Macnab	9	1	0
O'Neill u. Cofield 1993	Cofield	73	5	0
Norris u. Iannotti 1995	DePuy Global	219	0	0

16.11 Ergebnisse bei unterschiedlichen Verankerungstechniken

Mittelfristige Ergebnisse zementfreier Verankerungen der Humeruskomponente zeigen, dass die Pressfit-Technik der Hemiarthroplastik eine durchaus mögliche Alternative zur Zementfixation darstellt, wohingegen die Lockerungstendenz zementfrei implantierter Glenoidkomponenten eher noch kritisch zu sehen sei (Cofield 1994). Hierbei ist jedoch zu berücksichtigen, dass die humeralen Komponenten auch speziell für eine zementfreie Fixation konzipiert sein müssen, da Langzeitverläufe von Pressfitverankerten Neer-II-Modellen deutlich zunehmende Lockerungen aufweisen: Dieses Implantat war jedoch niemals für eine zementfreie Fixation vorgesehen.

Die röntgentransparenten Säume nach Pressfit-Verankerung der Humeruskomponente des Neer-II-Modells sind nach Auffassung Torchias (1994) in 50% der Fälle als sich anbahnende Lockerungen der Prothesenkomponente zu interpretieren. Solche röntgenologischen Veränderungen sind bei zementierter Schaftverankerung dagegen vergleichsweise selten anzutreffen (Tabelle 16.9).

In Tabelle 16.10 finden sich zum Vergleich Studien, bei denen auf eine Zementierung verzichtet wurde.

Osteokonduktive Oberflächen, die durch die veränderte Oberflächenbeschaffenheit der Humeruskomponente erreicht werden sollen, sind bislang nur in kurz- bis mittelfristigen Verläufen untersucht worden. Primär sind die klinischen und radiologischen Resultate zufriedenstellend, befürchtet wird allerdings eine beschleunigte Abnutzung des Polyethylenwerkstoffes mit konsekutiver metallinduzierter Synovitis (Cofield 1994) (Tabelle 16.11).

Die Verankerung der Glenoidkomponente bleibt nach wie vor problematisch; bislang konnte keine Technik im längeren postoperativen Verlauf uneingeschränkt bestehen. Sperling et al. (1998) konnten befriedigende Ergebnisse nach Totalarthroplastiken erzielen, deren zementfreie Verankerung auf Osteointegration des Implantates beruhte. In den Jahren von 1989 bis 1992 wurden insgesamt 93 derartiger Alloarthroplastiken eingesetzt, wobei 87 Patienten mit einer durchschnittlichen Nachuntersuchungszeit von 4,6 Jahren erfasst werden konnten (die Mindestdauer des Follow-ups betrug 2 Jahre). Trotz

Tabelle 16.12. Bewegungsausmaß (ROM) nach Copeland (1990)

Bewegungsrichtung	Präoperativ		Postoperativ	
	Spannbreite (°)	Durchschnittswert (°)	Spannbreite (°)	Durchschnittswert (°)
■ Flexion	10–80	58	50–120	97
■ Extension	0–70	19	30–80	61
■ Abduktion	0–90	44	40–90	83
■ Innenrotation	0–40	20	30–90	68
■ Außenrotation	–20–20	2	10–40	31

der erreichten Schmerzreduktion sowie Verbesserung der aktiven Abduktion und Außenrotation zeigten sich die Ergebnisse dieses Verfahrens denen der zementierten Totalalloarthroplastik unterlegen. Röntgentransparente Säume von mehr als 1 mm Breite fanden sich bei 5 Humerus- (6%) und 8 Glenoidkomponenten (9%). Die 13 durchgeführten Revisionen hatten die folgenden Ursachen:

- Abnutzung des Polyethylens mit nachfolgender Dislokation (4),
- Instabilität bei Rotatorenmanschettenruptur und Verschleiß des Polyethylens (3),
- Rotatorenmanschettenruptur (3),
- tiefe Infektion (1),
- Lockerung der Glenoidkomponente (1) sowie
- Lockerung der Humeruskomponente (1).

Bei vergleichsweise selten auftretender Lockerungsproblematik der Glenoidkomponente scheint die Abnutzung des Werkstoffes Polyethylen bei den Komplikationen der „tissue-ingrowth"- Konzeption im Vordergrund zu stehen.

Auch Copeland (1990) stellte Nachuntersuchungen bei insgesamt 20 Patienten an, denen eine zementfrei verankerte Totalalloarthroplastik eingesetzt worden war. In 2 Fällen mit sehr ausgeprägter Gelenkdestruktion wurde lediglich die Schulterpfanne in Kombination mit einer Neer-II-Humerusprothese zementfrei fixiert. Die Operationen wurden im Zeitraum zwischen 1986 und 1989 vorgenommen, das Patientenalter betrug durchschnittlich 66 Jahre (37 bis 84 Jahre); es handelte sich um 7 Männer und 13 Frauen. Der durchschnittliche postoperative Beobachtungszeitraum lag bei 16 Monaten (6 bis 27 Monate). Indikation zur arthroplastischen Intervention war bei 10 Patienten eine rheumatoide Arthritis, die übrigen 10 Patienten zeigten eine Osteoarthrose unterschiedlicher Genese. Bei keinem Patienten wurde ein Prothesenwechsel erforderlich, röntgenologisch waren keine Implantatlockerungen der Prothesenkomponenten nachweisbar. In 2 Fällen ließ sich ein Aufhellungssaum um den Verankerungsstift der Glenoidkomponente darstellen, wobei im weiteren Verlauf hier keine Progredienz feststellbar war. Durch Lockerung der Rotationsstabilitätsschraube kam es bei 2 Polyarthritikern zu einem Absinken der Humeruskomponente, so dass eine Reoperation zur erneuten Fixierung der Schraube erforderlich wurde.

Das Bewegungsausmaß (ROM) prä- und postoperativ dieses Patientenkollektives zeigt Tabelle 16.12.

Im Hinblick auf die Verbesserung der Bewegungsumfänge sind die erreichten Ergebnisse sicherlich vergleichbar mit denen nach zementierter Totalarthroplastik der Schulter.

16.12 Ergebnisse der Kappenprothesen

Copeland und Lewy (1999) untersuchten 39 Totalendoprothesen und 30 Hemiarthroplastiken mit einer zementlosen Oberflächenprothese, welche bei Patienten mit primärer Omarthrose eingesetzt wurden. Nach einem durchschnittlichen Follow-up von 7,6 Jahren für die Totalendoprothesen und 4,4 Jahren für die Hemiarthroplastik stieg der Constant-Score bei der ersten Gruppe von 22,5 Punkten präoperativ auf 61,9, beim zweiten Kollektiv auf 58,1 Punkte.

Rydholm et al. (1993) berichteten von 22 Implantationen von Scan-Cups bei rheumatisch destruierten Schultergelenken. Bei der Nachuntersuchung 4,2 Jahre postoperativ waren 94% der Patienten hinsichtlich der Schmerzverbesserung und 82% auftrund verbesserter Schulterfunktion zufrieden. Hierbei hatten 63% der Patienten bei Bewegung keine oder nur leichte Schmerzen, 76% keine Schmerzen in Ruhe. Die Autoren beschrieben jedoch in 25% der Fälle eine Änderung des Inklinationswinkels oder eine Sinterung des Scan-Cups, was als radiologisches Lockerungszeichen gewertet werden müsse.

In einer Studie von Alund et al. (2000) über 35 Scan-Cups bei 30 Patienten mit rheumatoider Arthritis und einem Follow-up von 4,4 Jahren wurden ebenfalls in 1/4 der Fälle radiologische Lockerungszeichen beobachtet. Der durchschnittliche Constant-Score betrug bei der Nachuntersuchung 30 Punkte, wobei die Patienten mit radiologischen Lockerungen nicht über mehr Schmerzen klagten als die ohne Lockerungszeichen.

Bei den gelockerten Fällen in der Studie von Rydholm et al. (1993) hatte zum Großteil eine rheumatische Destruktion im Stadium Larsen V mit deutlicher Mutilation des Humeruskopfes zu Grunde gelegen. In der Studie von Alund et al. (2000) waren hierüber keine Angaben gemacht worden. Als Konsequenz aus diesen Mitteilungen sollte bei ausgeprägten Substanzverlusten des Humeruskopfes im Stadium Larsen V eine Stielendoprothese bevorzugt werden.

Im Rahmen einer prospektiven Studie untersuchten Fink et al. (2001) 39 Patienten mit 46 Schulterendoprothesen vom Typ Durom-Cup präoperativ sowie alle 3 Monate postoperativ sowohl klinisch als auch radiologisch. Das durchschnittliche Follow-up betrug $15,0 \pm 9,0$ Monate. Hierbei handelte es sich um 28 Gelenke mit rheumatoider Destruktion, um 15 mit Omarthrose sowie um 3 Humeruskopfnekrosen. Die klinische Beurteilung erfolgte unter Einsatz des Constant- und des SAS-Scores.

Der Constant-Score stieg von präoperativ $20,25 \pm 9,06$ auf $46,62 \pm 14,05$ 3 Monate postoperativ, weiter auf $48,11 \pm 14,49$ 6 Monate und schließlich $55,25 \pm 11,6$ 9 Monate postoperativ. Auf ähnlichem Niveau blieb er im weiteren Follow-up und betrug 12 Monate postoperativ $55,81 \pm 16,31$. Die besten Ergebnisse wurden für die Humeruskopfnekrose mit $71,0 \pm 12,2$ 12 Monate postperativ im Vergleich zu $54,66 \pm 13,89$ bei Omarthrose und $56,78 \pm 13,33$ bei rheumatoider Arthritis mitgeteilt. Die bisherigen Ergebnisse der Durom-Cup bezeichneten die Autoren als sehr zufriedenstellend.

17 Wissenschaftliche Bewertung der Literaturergebnisse

Um dem Leser die Interpretation der Ergebnisse der bisher publizierten unterschiedlichen Studien zu erleichtern, wird im Folgenden eine standardsierte Bewertung einer Auswahl der wichtigsten Arbeiten durchgeführt. Der in diesem Zusammenhang zu erwähnende Begriff der „Evidenced Based Medicine" gewinnt in den letzten Jahren zunehmend an Aufmerksamkeit. Eine der Ziele ist es hierbei, dem praktisch tätigen Kollegen Beurteilungskriterien an die Hand zu geben, mit denen es ihm möglich wird, die Wertigkeit von Aussagen in der wissenschaftlichen Literatur vergleichend zu überprüfen. Bei der vorliegenden Bewertung wurden für retrospektive und prospektive Studien die Bewertungsschemata aus Tabelle 17.1 zu Grunde gelegt:

Tabelle 17.1. Schema zur Bewertung der Ergebnisse einer retrospektiven Studie

Demografische Daten vollständig ?	nein	0 Punkte
	ja	1 Punkt
Umfang der untersuchten Patientengruppe	0–99	1 Punkt
	100–199	2 Punkte
	200	3 Punkte
Nachbeobachtungszeitraum	keine Angabe	0 Punkte
	<3 Jahre	1 Punkt
	>3 Jahre	2 Punkte
Angaben über den Nachuntersuchungszeitraum	nein	0 Punkte
	ja	1 Punkt
Komplikationen	keine Angabe	0 Punkte
	Angaben	1 Punkt
Statistik	nein	0 Punkte
	ja	1 Punkt

Die maximal erreichbare Punktzahl für prospektive Studien ist demnach 10.

Für prospektiv angelegte Studien wurde im Hinblick auf sinnvolle Parameter ebenfalls ein Bewertungsschema entwickelt (Tabelle 18.2).

Tabelle 18.2. Schema zur Bewertung der Ergebnisse einer prospektiv angelegten Studie

demografische Daten		1 Punkt
Umfang des Patientengutes		3 Punkte
Maskierung	keine	0 Punkte
– blind		1 Punkt
– doppelblind		2 Punkte
Kontrolle	nein	0 Punkte
	ja	2 Punkte
Randomisierung	nein	0 Punkte
	ja	1 Punkt
Statistik		1 Punkt

Die maximal erreichbare Punktzahl für prospektive Studien ist demnach ebenfalls 10.

Tabelle 17.3. Literaturübersicht

Autoren	Jahr	Prothesentyp	Hemi/Total	Fallzahl/Geschlecht G/M/W	Durchschnittliches OP-Alter in Jahren	Durchschnittlicher Follow-up in Jahren	Indikationen	Komplikationen	Statistik	Studie retrosp. prosp.	Radioluzenz	Schmerz	ROM (Funktion)
Sim et al.	1979	3-Komponenten Bio-Keramik	Hemi	7/2/5	29	11,4 Mo	NPL: 3 benigne 4 maligne	3/1 Revision	nein	retro	keine Angabe	alle schmerzfrei	"Spacer" aktiv sehr eingeschränkt
Engelbrecht et al.	1980	diverse	Hemi/Total	101/31/70	58	keine Angabe	diverse	36/14 Revisionen	ja	retro	keine Angabe	12% Schmerzen	90% zufrieden
Post et al.	1980	constrained I constrained II	Total	24 22/7/15	52,7 58,1	48–72 Mo. 27–42 Mo.	diverse	12/11 Revisionen	nein	retro	keine Angabe	1× Schmerz 1× Schmerz	verbessert
Cofield	1984	Neer II	Hemi	73/27/46	56	2–6,5	OA: 31 RA: 29 postttr.: 13	14/3 Revisionen	ja	retro	GK: 52 HK: 7	22× schmerzfrei	besonders bei OA verbessert
Bos et al.	1986	Vitallium Keramik	Hemi	7 11	keine Angabe	mindest 2 J. durchschn. 5,7 Jahre	Pseudarthrose: 3 3 NPL: 15 9	Revisionen	nein	retro	keine Angabe	Schmerzreduktion in allen Fällen	keine Angabe
Pritchett u. Clark	1987	Neer II	Hemi/Total	7/5/2	55	2–3	chron.Lux ant: 4 post: 3	keine Angabe	ja	retro	keine Angabe	alle schmerzfrei	5× gut 2× zufrieden
Graf et al.	1987	isoelastisch	Hemi	14/2/12	65	2,5–3	Fraktur: 9 HK-Nekrose: 5	2 keine Revision	nein	retro	keine Angabe	13× schmerzfrei	zufrieden
Barrett et al.	1987	Neer II	Total	44/25/19 50 Proth.	59	3,5	OA: 33 RA: 11 postttr.: 6	8/4 Revisionen	ja	retro	GK: 37 HK: 5	44× schmerzfrei	7× unverändert
Neer u. Morrisson	1988	Neer II, Kirschner	Total	18/10/8	53	2	RA: 6, OA: 2 postttr. 5 diverse 5	3 keine Revision	ja	retro	GK: 6	alle schmerzfrei	16× exzellent, 2× reduziert
Brenner et al.	1989	Neer II; 37 Gristina; 14	Total	51/26/25	59	5,5	RA: 25 OA: 25 Sklerod: 1	6/2 Revisionen	ja	retro	GK: 26 HK: 2	9× leichte Schmerzen	46× zufrieden, verbessert
Roper et al.	1990	Day-Roper	Total	25	60	5	RA: 18 OA: 5 Nekrose 2	4/2 Revisionen	nein	retro	GK: 3	13× schmerzfrei, 12× milde	22× zufrieden 3× gut

Autor	Jahr	Prothese	Typ	n	Alter	Diagnose	Nachunters.	Revisionen	Studie	Beweglichkeit	Schmerz	Zufriedenheit
Laurence	1991	ball-socket	Total	66/29/37 71 Proth.	59	6,8	RA: 45 OA: 10 postr.: 11	9/5 Revisionen	nein	retro	keine Angabe	22× schmerzfrei, 35× milde	56× verbessert
Boyd et al.	1992	Neer	Hemi/Total	436	17–86	6 Wochen–16 Jahre	RA: 276 OA: 88 diverse: 72	7 periproth. Frakturen	ja	retro	keine Angabe	keine Angabe	keine Angabe
Moeckel et al.	1993	Neer	Total	136	keine Angabe	diverse	10 instabil, 3 posterior 7 anterior	nein	retro	keine Angabe	keine Angabe	keine Angabe
Hawkins u. Switlyk	1993	Neer II	Hemi	20	64	3,5	4-Segfr: 18 3-Segfr: 2 (alte Fra.)	4 keine Revision	ja	retro	keine Angabe	18× schmerzfrei	16× zufrieden
Kelly	1994	Neer II	Total	36	keine Angabe	9,5	RA	erwähnt	ja	retro	GK: 24 HK: 20	36× schmerzfrei	alle zufrieden
Compito et al.	1994	Neer	Hemi	64/24/40	62	2,75	Fraktur	8 keine Revision	ja	retro	keine Angabe	47× schmerzfrei	11× unzufrieden
Demirhan et al.	1995	Neer II	Total	12/9/3	48	2,75	posttr.: 6 OA: 5 Nekrose: 1	3/1 Revision	ja	retro	GK: 6	4× deutlich weniger. 4× milde 1× unzufrieden	keine Angabe
Norris u. Iannotti	1995	DePuy Global	Total 173 Hemi 46	219/142/77	70	1 J. mindestens	OA	17/2 Revisionen	ja	retro	keine Angabe	deutliche Schmerzreduktion	zufriedenstellend
Bosch et al.	1996	Neer II	Hemi	26	67,6	3,5	4-SegFra: primär: 22 sekund. 18	erwähnt	ja	retro	HK: 9	25× schmerzfrei	zufriedenstellend, verbessert
Levine et al.	1997	Neer II; 30 modular; 1	Hemi	31	56	2,5	OA: sek: 21 primär: 10	keine Angabe	ja	retro	HK: 23	2× leise Schmerzen 8× unzufrieden	keine Angabe
Boss u. Hintermann	1997	Neer II 3M	Hemi	27/4/23	76	1,33	HK-Fraktur	keine Angabe	nein	retro	keine Angabe	5× Schmerzen, 1× unzufrieden	keine Angabe
Wagner u. Seiler	1997	Neer II Fenlin	Hemi 13 Total 12	25	70	2,5	akute Fra. posttr. A	4 Revisionen	ja	retro	keine Angabe	3× Schmerzen	13× schlechte

Tabelle 17.3 (Fortsetzung)

Autoren	Jahr	Prothesentyp	Hemi/Total	Fallzahl/Geschlecht G/M/W	Durchschnittliches OP-Alter in Jahren	Durchschnittlicher follow-up in Jahren	Indikationen	Komplikationen	Statistik	Studie retr/pro	radiolucence	Schmerz	ROM (Funktion)
Stewart u. Kelly	1997	Neer II	Total	32/4/28 37 Proth.	55	9,5	RA	10/10 Revisionen	ja	retro	GK: 23 HK: 20	4× Schmerzen	zufriedenstellend
Torchia et al.	1997	Neer II	Total	100/37/63 113 Proth.	58	12,2	RA OA posttr. A	14 Rev.	ja	retro	GK: 75 HK: 57	8× deutliche, 6× starke Schmerzen	bei OA verbessert, posttr. schlechter
Hoellen et al.	1997	DePuy Global	Hemi	15/3/12	74	1	dislozierte Humeruskopffrakt.	keine Revision	ja	pro/randomisiert	keine Angabe	schmerzfrei	gleich mit Ergebnis nach Minimalosteo.
Sperling et al.	1998	Neer II	Total 34 Hemi 74	33/9/24 68/36/32	41 39			5/4 19/15 Revisionen	ja	retro	GK: 19 HK: 17	Schmerz deutlich reduziert	keine Angabe
Sperling u. Cofield	1998	Revisionsarthroplastik nach Hemiarthroplastik	Umwandlung zur Totalarthroplastik	18/8/10	31–80			keine Angabe	ja	retro	HK: 16 GK : 6 HK : 4	keine Angabe	4× schlecht, 14× deutlich verbessert

Tabelle 17.4. Bewertung der einzelnen in der Literatur veröffentlichten Studien

Autor	Demografische Daten	Umfang des Patientengutes	Nachbeobachtungsdauer	Untersuchter Zeitraum	Komplikationen	Statistik	Gesamtpunktzahl
Sim et al.	1	1	1	1	1	0	5
Engelbrecht et al.	1	2	0	1	1	1	6
Post et al.	1	1	2	1	1	0	6
Cofield	1	1	2	1	1	1	7
Bos et al.	0	1	1	1	1	0	4
Pritchett u. Clark	1	1	1	0	1	1	5
Graf et al.	1	1	1	1	1	0	5
Barrett et al.	1	1	2	1	1	1	7
Neer u. Morrisson	1	1	1	1	1	1	6
Brenner et al.	1	1	2	1	1	1	7
Roper et al.	0	1	2	1	1	0	5
Laurence	1	1	2	0	1	0	5
Boyd	0	3	2	1	1	1	8
Moeckel	0	3	0	1	1	0	5
Hawkins et al.	0	1	2	0	1	1	5
Kelly	0	1	2	1	1	1	6
Compito et al.	1	1	1	1	1	1	6
Demirhan et al.	1	1	1	0	1	1	5
Norris u. Iannotti	1	3	1	1	1	1	8
Bosch et al.	0	1	2	1	1	1	6
Levine et al.	0	1	1	0	0	1	3
Boss u. Hintermann	1	1	1	1	0	0	4
Wagner u. Seiler	0	1	1	1	1	1	5
Stewart u. Kelly	1	1	2	1	1	1	7
Torchia et al.	1	2	2	1	1	1	8
Sperling et al.	1	2	2	1	1	1	8
Sperling u. Cofield	1	1	1	1	1	1	5

Bei den aufgeführten Studien handelte es sich im Wesentlichen um retrospektive Untersuchungen, bei denen im Rahmen der Bewertung besonderer Wert auf den Umfang des untersuchten Patientengutes (max. 3 Punkte) sowie die Dauer der durchgeführten Nachuntersuchung (2 Punkte) gelegt wurde. Nur in 3 Veröffentlichungen (Boyd 1992, Moeckel et al. 1993, Norris u. Iannotti 1995) wurden mehr als 200 Patienten berücksichtigt. Die maximale Gesamtpunktzahl wurde allerdings nicht erreicht, da die Nachuntersuchungsdauer weniger als 3 Jahre umfasste. Nur 4 der insgesamt 28 retrospektiven Veröffentlichungen erzielten 8 der 9 möglichen Punkte, die maximale Punktzahl wurde von keiner Studie erreicht. Durchschnittlich wurden nur 5,3 Punkte erzielt.

Die meisten Veröffentlichungen sind aufgrund der nur kurzen Nachuntersuchungszeit lediglich mit Einschränkungen zu verwerten. Eine hohe Fallzahl allein erhöht nicht die Aussagekraft einer Studie, wenn unterschiedliche Prothesentypen implantiert werden und diverse Indikationen vorliegen, so dass die Fallzahl innerhalb der einzelnen Gruppe letztendlich sehr gering ist.

Inhaltliche Unterschiede: Bei den Studien aus dem englischsprachigen Raum handelt sich meistens um Untersuchungen mit einer größeren Anzahl an Patienten, die Diagnose einer rheumatoiden Arthrose ist hier sehr häufig vertreten. Ebenfalls ist anzumerken, dass im amerikanischen Raum die Indikation zur totalen Schulteralloarthroplastiken häufiger gestellt wird als in Europa.

Die Studien aus dem deutschsprachigen Raum sind vergleichsweise von nur geringerem Umfang und befassen sich i.d.R. mit einem homogenen Patientenklientel. Häufigste und oftmals einzige Indikation ist die Mehrfragmentfraktur des Humeruskopfes.

Veröffentlichungen, bei denen diverse Indikationen zur Schulteralloarthroplastik Anlass geben (z.B. Boyd 1992), erlauben keine indikationsbezogene Darstellung der Ergebnisse, sondern vermitteln lediglich einen Gesamtüberblick über postoperative Komplikationen und Behandlungsresultate. Ebenso ungenau in der Aufschlüsselung der Ergebnisse sind Studien, bei denen diverse Schulterprothesenmodelle eingebracht (Engelbrecht 1980) oder sowohl Hemi- als auch Totalalloarthroplastiken berücksichtigt wurden (Norris u. Iannotti, 1995).

Die Verankerungsart, ein zentrales Problem der Schulterendoprothetik, wird bei der Darstellung der Behandlungsergebnisse oft nicht gebührend berücksichtigt: So werden die erzielten Resultate i.d.R. nicht ausreichend nach der jeweiligen Verankerung interpretiert (Sperling et al. 1998). Hier werden innerhalb großer Serien immer wieder einzelne Kasuistiken beschrieben (Cofield 1994), ohne allerdings eine gezielte Analyse vorzulegen.

Bei den Studien aus dem englischsprachigen Raum sind die angeführten postoperativen Bewegungsumfänge und Schmerzsituationen oftmals nicht exakt zu bewerten, da präoperative Werte nicht angegeben werden und somit ein direkter Vergleich nicht erfolgen kann.

18 Adressenverzeichnis
der Schulterprothesen- und Implantathersteller

- Aap Implantate AG: Lorenzweg 5, 12099 Berlin
  Telefon: 030-750 19-0, Telefax: 030-75 01 91 11,
  e-mail: aap@aap.de

- AERATEC GmbH: Am Fronhof 2, 53177 Bonn
  Telefon: 02 28-36 62 87, Telefax: 02 28-36 55 97

- Argomedical GmbH: Brucknerweg 2,
  38518 Gifhorn
  Telefon: ++49 (0) 53 71-93 52 44,
  Telefax: ++49 (0) 53 71-93 52 45

- Arthrex GmbH: Liebigstr. 13, 85757 Karlsfeld
  Telefon: 0 81 31-5 95 76 14,
  Telefax: 0 81 31-59 57-6 31

- Biomet-Merck Deutschland GmbH:
  Gustav Kronestr. 2, 14167 Berlin
  Telefon: 0 30-84 58 10, Telefax: 0 30-84 58 11 10

- DePuy Orthopaedics, Inc.: Mellinweg 16,
  66280 Sulzbach
  Telefon: 0 68 97–50 06 21,
  Telefax: 0 68 97–50 06 33

- ESKA Implants GmbH & Co:
  Grapengießerstr. 34, 23556 Lübeck
  Telefon: 04 51-89 00 00, Telefax: 04 51-8 90 00 40

- Implantcast Feinguss GmbH:
  Alter Postweg 41, 21614 Buxtehude
  Telefon: 0 41 61-74 51 40,
  Telefax: 0 41 61-74 51 41

- Keramed GmbH: An den Trillers Büschen 2,
  07646 Mörsdorf
  Telefon: 03 64 28-4 94 11,
  Telefax: 03 64 28-4 94 22

- Mathys AG Bettlach:
  Chirurgische Instrumente u. Implantate,
  CH-2544 Bettlach, Schweiz
  Telefon: 0 65-60 16 01, Telex: 934 599,
  Telefax: 0 65-60 11 67

- Modulares-Vario-Schulter-System
  Vertrieb über: Internationale Medizintechnik:
  Katharinenweg 4, 97650 Fladungen
  Telefon: 0 97 78-9 11 00, Telefax: 0 97 78-9 11 03

- Smith and Nephew: Osterbrooksweg 71,
  22869 Schenefeld
  Hotline des Prothesenservice in Kassel:
  Telefon 05 61-9 51 41 50

- Stryker Howmedica GmbH: Gewerbeallee 18,
  45478 Mülheim a.d. Ruhr
  Telefon: 02 08-9 99 06-2 30-2 34

- Sulzer Medica Orthopedics GmbH:
  Kreuzberger Ring, 65205 Wiesbaden
  Telefon: 02 34-90 48 0, Telefax: 02 34-90 48–1 17

- Tornier GmbH: Industriestraße 48,
  51399 Burscheid
  Telefon: 02 17 14-7 88 80,
  Telefax: 02 17 14-78 88 88

- Waldemar Link GmbH & Co:
  Barkhausenweg 10, 22339 Hamburg
  Telefon: 0 40-5 39 95-0, Telefax: 040-5 38 69 29

Literaturverzeichnis

Albee, F. H.: Restoration of shoulder function in cases of loss of head and upper portion of humerus. Surg Gynec Ostet 32 (1921) 1–19

Albers, P., P. Patka, H. J. Haarmann, P. J. Kostense: Antibiotic prophylaxis is cost-effective in the possibility of a deep infection decrease through this by 0,25%. Ned Tijdsch Geneeskd 137 (1993) 1204–1207

Albertsen, M., N. Egund, E. Jonsson, L. Lidgren: Assessment at CT of the rheumatoid shoulder with surgical correlation. Acta Radiol 35 (1994) 164–168

Alund, M., C. Hoe-Hansen, B. Tillander, B. A. Heden, R. Norlin: Outcome after cup hemiarthroplasty in the rheumatoid shoulder: a retrospective evaluation of 39 patients followed for 2–6 years. Acta Orthop Scand 71 (2000) 180–184

Amstutz, H. C.: UCLA Anatomic Total Shoulder Arthroplasty. Clin Orthop 155 (1981) 7–20

Amstutz, H. C., B. I. Thomas, M. Kabo, R. H. Jinnah, F. I. Dorey: The DANA total shoulder arthroplasty. J Bone Joint Surg 70 A (1988) 1174–1182

Andjelkovic, Z., S. Krstic, L. lvkovic, et al: Treatment of rheumatoid arthritis with radionuclide combination. Med Pregl 46 (1993) 48–50

Anglin, C., U. P. Wyss, D. R. Pichora: Mechanical testing of shoulder prostheses and recommendation for glenoid design. J Shoulder Elbow Surg 9 (2000) 323–331

Anglin, C., U. P. Wyss, D. R. Pichora: Shoulder prosthesis subluxation: Theory and experiment. J Shoulder Elbow Surg 9 (2000) 104–114

Anglin, C., U. P. Wyss, R. W. Nyffeler, C. Gerber: Loosening performance of cemented glenoid prosthesis design pairs Clin Biomech 16 (2001) 144–150

Antuna, S. A., J. W. Sperling, R. H. Cofield, Ch. M. Rowland: Glenoid revision surgery after total shoulder arthroplasty. J Shoulder Elbow Surg 10 (2001) 217–224

Arntz, C. T., F. A. III Matsen: Irreparable tears of musculotendinous cuff. Orthop Trans 13 (1989) 240–241

Arntz, C. T., F. A. Matsen, S. Jackins: Surgical management of complex irreparable rotator cuff deficiency. J Arthroplasty 6 (1991) 363–370

Arntz, C. T., S. Jackins, F. A. III Matsen: Prosthetic replacement of the shoulder for the treatment of defects in rotator cuff and the surface of the glenohumeral joint. J Bone Joint Surg 75 A (1993) 485–491

Arredondo, J., R. L. Worland: Bipolar shoulder arthroplasty in patients with osteoarthritis: short-term clinical results and evaluation of birotational head motion. J Shoulder Elbow Surg 8 (1999) 425–429

Attmanspacher, W., V. Dittrich, A. Stübinger, H. W. Stedtfeld: Mittelfristige Ergebnisse nach Hemialloarthroplastik bei Frakturen des proximalen Humerus. In: Rahmanzadeh, R., C. Voigt, S. Trabhardt (Hrsg.): Unfall-Chirurgie, Einhorn-Presse Reinbek (1998) 317–331

Averill, R. M., C. B. Sledge, W. H. Thomas: Neer total shoulder arthroplasty. Orthop Trans 4 (1980) 287

Ayoub, K. S., F. Fiorenza, R. J. Grimer, R. M. Tillman, S. R. Carter: Extensible endoprothesis of the humerus after resektion of bone tumors. J Bone Joint Surg 81 A (1999) 495–500

Bade, H. A., R. F. Warren, C. S. Ranawat, A. E. Inglis: Long-term results of Neer total shoulder replacement. In: Bateman, J. E., R. P. Welch (eds): Surgery of the Shoulder. St. Louis, C. V. Mosby, (1984) 294

Badet, R., P. Boileau, E. Noel, G. Walch: Arthrography and computed arthrotomography study of seventy patients with primary glenohumeral osteoarthritis. Rev Rhum Engl 62 (1995) 555–562

Ballmer, F. T., J. A. Sidles, S. B. Lippitt, F. A. Matsen: Humeral head prosthetic arthroplasty: surgically relevant geometric considerations. J Shoulder Elbow Surg (1993) 296–304

Balz, F., J. Nothwang, C. Ulrich: Operative Therapie von periprothetischen Femurfrakturen. Osteosynthese international 8 (2000) 243–251

Bankes, M. J., J. E. Crossman, R. J. H. Emery: A standard method of shoulder strength measurement for the Constant score with a spring balance. J Shoulder Elbow Surg 7 (1998)116–121

Baron, R., L. Senn: Acrylic prosthesis for the shoulder. Presse Med 59 (1951) 1480

Barrett, W. P., J. L. Franklin, S. E. Jackins, C. R. Wyss, F. A. Matsen: 3d Total shoulder arthroplasty. J Bone Joint Surg 69 A (1987) 865–872

Barrett, W. P., T. S. Thornhill, W. H. Thomas, E. M. Gebhart, C. B. Sledge: Non-constrained total shoulder arthroplasty in patients with polyarticular rheumatoid arthritis. Orthop Trans II (1987) 466

Barrett, W. P., T. S. Thornhill, W. H. Thomas, E. M. Gebhart, C. B. Sledge: Nonconstrained total shoulder arthroplasty in patients with polyarticular rheumatoid arthritis. J Arthroplasty 4 (1989) 91–96

Basmajiani, V., F. J. Bazant: Factors preventing downward dislocation of the abducted shoulder joint: an electromyograhic and morphological study. J Bone Joint Surg 41 A (1959) 1182

Bassey, L.: Alte und vernachlässigte Schulterluxationen als Indikation für die Bankart'sche Operation. Unfallchirurg 91 (1988) 85

Baulot, E., D. Chabernaud, P. M. Grammont: Resultats de la prothèse inversee de Grammont pour des omarthroses associées a de grandes destructions de la coiffe. Apropos de 16 cas. Acta Orthop Beig 61 (1995) 112–119

Baulot, E., E. Garron, P. M. Grammont: La prothèse de Grammont dans l'osteonécrose de la tête humerale. Indications, résultats. Acta Orthop Belg 65 (1999) 109–115

Bayley, I., L. Kessel: The Kessel Total Shoulder Replacement. In: Bayley, J., L. Kessel (eds): Shoulder Surgery, Springer 1982

Bayley, J. I. L.: Total shoulder arthroplasty. Presented at the Closed Meeting of the American Shoulder and Elbow Society (1990) Chicago, IL

Beach, W. R., R. B. Caspari: Arthroscopic management of rotator cuff disease. Orthopaedics 16 (1993) 1007–1015

Bell, R. H., J. S. Noble: The management of significant glenoid deficiency in total shoulder arthroplasty. J Shoulder Elbow Surg 9 (2000) 248–256

Bell, S. N., N. Gschwend: Clinical experience with total arthroplasty and hemiarthroplasty of the shoulder using the Neer prosthesis. Int Orthop 10 (1986) 217–222

Berberat, C., Ch. Gerber: Posttraumatic avascular necrosis of the humeral head after 3- and 4-part fractures. Int Conference Shoulder and Elbow Surgery, Paris (1992)

Beredjiklian, P. K., J. P. Lannotti: Treatment of proximal humerus fracture malunion with prosthetic arthroplasty. AAOS Instructional course lectures, 47 (1998) 135–140

Bergman, G.: Biomechanics and pathomechanics of the shoulder joint with reference to prosthetic joint replacement. In: Koelbel, R. (ed): Shoulder replacement. Springer, Berlin Heidelberg New York (1987) 42

Bergman, G.: Biomechanics and pathomechanics of the shoulder joint with reference to prosthetic joint replacement. In: Kolbel, R., Helbig, B., Blauth, W. (eds): Shoulder replacement. Springer, Berlin (1987) 33–43

Bergman, G.: Biomechanics and pathomechanics of the shoulder joint with reference to proshetic joint replacement. In: Kobel, R., Helbig, B., Blauth, W. (eds): Shoulder Replacement. Springer, Berlin (1987) 33

Bernau, A.: Orthopädische Röntgendiagnostik. Einstellungstechnik. 3. Auflage, Urban & Schwarzenberg, München, Wien, Baltimore (1995)

Bernstein, J., L. M. Adler, J. E. Blank, R. M. Dasley, G. R. Williams, J. P. Ianonotti: Evaluation ot the Neer system of classification of the proximal humeral fractures with computerized tomographic scans and plain radiographs. J Bone Joint Surg 87A (1996) 1371–1375

Betzel, M.: Knochentumoren. Huber, Bern Stuttgart Wien; Aktuelle Probleme in Chiurgie und Orthopädie, Bd. 5 (1977)

Bhagia, S. M., E. M. Elek, R. J. Grimer, S. R. Carter, R. M. Tillman: Forequarter amputation for high-grade malignant tumours of the shoulder girdle. J Bone Joint Surg 79 B (1997) 924–926

Bigliani, L., C. A. Rockwood, F. A. Matsen (eds): Fractures of the proximal humerus. The Shoulder. Saunders, Philadelphia London Toronto Montreal Sydney Tokyo (1990) 278–334

Bigliani, L. U., E. L. Flatow, R. Kelkar, et al: The effcct of anterior capsular tightening on shoulder kinematics and contact. J Shoulder Elbow Surg 2 (1994) S65

Bigliani, L. U., D. M. Weinstein, M. T. Glasgow, et al: Glenohumeral arthroplasty for arthritis after instability surgery. J Shoulder Elbow Surg 4 (1995) 87–94

Blauth, W. (ed): Shoulder Replacement. Berlin: Springer, (1987) 209–212

Blauth, W.: Fortschritte in der Behandlung von Knochendefekten. Münch med Wschr 77 (1974) 116

Blauth, W.: Zur Geschichte der Arthroplastik. Z Orthop 117 (1979) 997

Blevins, F. T., F. E. Pollo, P. A. Torzilli, R. F. Warren: Effect of humeral head component size on hemiarthroplasty translation and rotations. J Shoulder Elbow Surg 7 (1998) 591–598

Blevins, F. T., X. Deng, P. A. Torzilli, D. Dines, R. F. Warren: Dissociation of modular humeral head components: a biomechanical and implant retrieval study. J Shoulder Elbow Surg 6 (1997) 113–124

Blevins, F. T., X. Deng, P. A. Torzilli, et al: Dissociation of modular shoulder arthroplasty components. TransORS 19 (1994) 827

Blevins, F. T., X. Deng, P. A. Torzilli: Dissociation of humeral shoulder arthroplasty componentes. American Academy of Orthopaedic Surgeons 61 st Annual Meeting, New Orleans, LA (1994)

Blömer, W., M. Ungethüm.: Technische Kriterien der Schulterendoprothese. In: Kohn, D., C. J. Wirth, (eds): Die Schulter, Thieme, Stuttgart (1992)

Boehm, T. A., A. W. Wallace, L. Neumann: Heterotope Ossifikation nach Schulterprotheseninplantation. Norddeutsche Orthopädenvereinigung e.V., 47. Jahrestag Leipzig (18.–20. Juni 1998)

Boileau, P., G. Walch, J. P. Liotard: Etude radio cinématographique de l'élévation active de l'épaule prothesee. Rev Chir Orthop Reparat Apparat Mot 78 (1992) 355–364

Boileau, P., G. Walch, N. Mazzoleni, et al: In vitro study of humeral retrotorsion. J Shoulder Elbow Surg 2 (1993 abstr) S12

Boileau, P., G. Walch, E. Noel, J. P. Liotard: La prothèse d'épaule de Neer: resultats en fonction de l'étiologie. Rev Rhum 61 (1994) 607–618

Boileau, P., G. Waich: The combined offset (medial and posterior) of the humeral sphere. J Shoulder Elbow Surg 3 (1994 abstr.) 65

Boileau, P., G. Walch: Adaptability and modulation in shoulder prosthesis. Acta Orthop Belg 61 (1995) 49–61

Boileau, P., G. Walch: The three-dimensioal geometry of the proximal humerus. Implications for surgical technique and prosthetic design. J Bone Joint Surg 79 B (1997) 857–865

Boileau, P., G. Walch: Normal and pathological anatomy of the glenoid: effects on the design, preparation and fixation of the glenoid component. Shoulder Arthroplasty. Springer, Berlin Heidelberg New York Tokio (1999) 27–140

Boileau, P., G. Walch, C. Trojani, R. Sinnerton, A. A. Romeo, B. Veneau: Sequelae of fractures of the proximal humerus: surgical classification and limits of shoulder arthroplasty. Shoulder Arthroplasty. Springer, Berlin Heidelberg New York (1999) 349–369

Boileau, R., G. Walch, J. P. Liotard: Kinematics of shoulder replacement. Shoulder arthroplasty. Springer, Berlin Heidelberg New York (1999) 29–39

Boileau, P., G. Walch: Shoulder arthroplasty for proximal humeral fractures: problems and solutions. Shoulder Arthroplasty Springer, Berlin Heidelberg New York (1999) 297–314

Boileau, P., C. Trojani, G. Walch, R. Sinnerton, P. Habermeyer: Sequelae of fractures of the proximal humerus: Results of shoulder arthroplasty with greater tuberosity osteotomy. Shoulder Arthroplasty. Springer, Berlin Heidelberg New York (1999) 371–379

Boileau, P., L. Tinsi, J. C. Le Huec, D. Mole, I. Hovorka, Sinnerton, G. Walch: Results of shoulder arthroplasty in acute fractures of the proximal humerus. Shoulder Arthroplasty. Springer, Berlin Heidelberg New York (1999) 331–345

Boileau, P., G. Walch: Preoperative planning and the use of the fracture jig. Shoulder Arthroplasty. Springer, Berlin Heidelberg New York (1999) 315–321

Boileau, P., C. Avidor, S. Krishnan, G. Walch, F. Kempfi, D. Mole: Poytheylene, cemented versus metallic, cementless glenoid component: A prospective, randomized, multicenterstudy. Vortrag, 14. Kongreß der Europäischen Gesellschaft für Schulter- und Ellenbogenchirurgie (SECEC/ESSE), Lissabon, 20.–24. 09. 2000, Book of Abstracts (2000) 46

Boileau, P., Ch. Trojani, G. Walch, S. G. Krishnan, A. Romeo, R. Sinnerton: Shoulder arthroplasty for the treatment of the sequelae of fracture of the proximal humerus. J Shoulder Elbow Surg 10 (2001) 299–308

Bonutti, P. M., R. J. Hawkins: Component loosening in unconstrained shoulder arthroplasty. Semin Arthroplasty (1990) 24–28

Bonutti, P. M., R. J. Hawkins: Frature of the humeral shaft associated with total replacement arthroplasty of the shoulder. A case report. J Bone Joint Surg 74 A (1992) 617–618

Bonutti, P. M., R. J. Hawkis, S. Saddemi: Arthroscopic assesament of glenoid component loosening after total shoulder arthroplasty. Arthroscopy 9 (1993) 272–276

Bos, G., F. H. Sim, D. J. Pritchard et al: Prosthetic proximal humeral replacement: The Mayo Clinic experience. In: Enneking, W. F. (ed). Limb Salvage in Musculoskeletal Oncology (Bristol-Myers/Zimmer Orthopaedic Symposium) New York: Churchill Livingstone (1987) 61

Bosch, U., R. W. Fremerey, M. Skutek, P. Lobenhoffer, H. Tscherne: Die Hemiarthroplastik-Primär- oder Sekundärmaßnahme für 3- und 4-Fragment-Frakturen des proximalen Humerus beim älteren Menschen? Unfallchirurg 99 (1996) 656–664

Bosch, U., M. Skutek, R. W. Fremerey, H. Tscherne: Outcome after primary and secondary hemiarthroplasty in elderly patients with fractures of the proximal humerus. J Shoulder Elbow Surg 7 (1998) 479–484

Boss, A., B. Hintermann: Primäre Versorgung der Humeruskopftrümmerfraktur beim älteren Patienten mit einer Kopfprothese. Unfallchirurg 100 (1997) 867–873

Boss, A. P., B. Hintermann: Primary endoprosthesis in comminuted humeral head fractures in patients over 60 years of age. Intern Orthop 23 (1999) 172–174

Bosscha, K., van der Velde, D. Zimmermann, C. van der Werken: Doppelseitiger Luxationsbruch des Humeruskopfes. Unfallchirurg 101 (1998) 405–407

Boxma, H., P. V. Pahlplatz, A. H. Broekhuizen: The Brooker-Wills interlocking nail in the treatment of femoral fracture. Neth J Surg 42 (1990) 78

Boyd, A. D., W. H. Thomas, C. B. Sledge, T. S. Thornhill: Failed shoulder arthroplasty. Orthop Trans 14 (1990) 255

Boyd, A. D., P. Jr Aliabadi, T. S. Thornhill: Postoperative proximal migration in total shoulder arthroplasty. J Arthroplasty 6 (1991) 31–37

Boyd, A. D., T. S. Thornhill, C. L. Barnes: Fractures adjacent to humeral prothesees. J Bone Joint Surg 74 A (1992) 1498–1504

Boyd, A. D., T. S. Thornhill: Glenoid resurfacing in shoulder arthroplasty. Arthroplasty of the shoulder (1994) 20–25

Brasier, R. B., R. E. Goldberg, E. D. Rothman: Anterior shoulder stability: contribution of rotator cuff forces and the capsular ligaments in a cadaver model. J Shoulder Elbow Surg 1 (1992) 140–150

Bremsii, A.: The glenoid component in total shoulder arthroplasty. J Shoulder Elbow Surg 2 (1993) 43

Bremsii, A.: The glenoid component in total shoulder-arthroplasty. J Soulder Elbow Surg 2 (1993) 47–54

Brenner, B.C., D.C. Ferlic, M.L. Clayton, D.A. Dennis: Survivorship of unconstrained total shoulder arthroplasty. J Bone Joint Surg 71 A (1989) 1289–1296

Brooks, C.H., W.J. Revell, F.W. Heatley: Vascularity of the humeral head after humeral fractures. J Bone Joint Surg 75 B (1993) 132–136

Brostrom, L.A., M. Kronberg, R. Wallensten: Should the glenoid be replaced in shoulder arthroplasty with an unconstrained Dana or St. Georg prosthesis? Ann Chir Gynaecol 81 (1992) 54–57

Brostrom, L.A., R. Wallensten, E. Olsson, D. Anderson: The Kessel prosthesis in total shoulder arthroplasty: A five-year experience. Clin Orthop 277 (1992) 155–160

Brown, D.D., R.J. Friedman: Postoperative rehabilitation following total shpulder arthroplasty. Orthop Clin North Am 29 (1998) 535–547

Brown, T.D., L.U. Bigliani: Complications with humeral head replacement. Orthop Clin North Am 31 (2000) 77–90

Brumfield, R.H., J. Schilz, B.W. Flinders: Total shoulder replacement arthroplasty: a clinical review of 21 cases. Orthop Trans 5 (1981) 398–399

Brunner, U.: Ergebnisse nach Hemiprothesenimplantation bei 4 Segment-Frakturen des proximalen Humerus. 2. Zentraleuropäischer Unfallchirurgenkongress 18.–20.06.1998 Amsterdam (1998)

Buechel, F.F., M.J. Pappas, A.F. DePalma: Floating-socket total shoulder replacement. Orthop Trans 1 (1977) 162

Buechel, F.F.: Gieno-humeral joint in the chimpanzec: comparative anatomical analysis for use in endoprosthetic replacement. J Med Primatol 6 (1977) 108–113

Buechel, F.F., M.J. Pappas, A.F. DePalma: Floating-socket total shoulder replacement: anatomical, biomechanical, and surgical rationale. J Biomech Material Res 12 (1978) 89–114

Büchler, P., A. Farron, L. Rakotomanana: Humeral head reconstruction: Neer vs. anatomically based prosthesis. Proceedings of the 68th annual meeting, AAOS, San Fransisco (2001)

Burkhart, S.S., J.C. Esch, R.S. Iolson: The rotator crescent and rotator cable: An anatomic description of the shoulder's Suspension bridge. Arthroscopy 9 (1993) 611–616

Burkhead, W.Z.: Use of Porous-Coated Modular Prothesis in the treatment of complex fractures of the proximal humerus. Techniques in Orthopaedics 8 (1994) 184–191

Burri, C., A. Rüter, W. Spier: Ergebnisse mit isoelastischen Schulterprothesen und Alternativen am Arm. Huber, Bern Stuttgart Wien (1977) 33

Burri, C., A. Rüter: Isoelastische Prothese an der Schulter. Orthopäde 9 (1980) 169

Burri, C.: Posttraumatische Osteitis. Huber, Bern Stuttgart Wien (1994)

Caldwel, G.L., D. Dines, R. Warren, D., Altchek, T. Wickiewicz: Revision shoulder Arthroplasty. Orthop Trans 17 (1993) 140

Cameron, B., J.P. Lannotti: Periprosthetic fractures of the humerus and scapula: management and prevention. Orthop Clin North Am 30 (1999) 305–318

Campbell, J.T., R.S. Morre, J.P. Lanotti, T.R. Norris, G.R. Williams: Periprosthetic humeral fractures: Mechanisms of fracture and treatment options. J Shoulder Elbow Surg 7 (1998) 406–413

Capitanio, M.: Early roentgen observations in acute osteomyelitis. Amer J Roentgenol 108 (1970) 488

Churchill, R.S., J.J. Brehms, H. Kotschi: Glenoid size, inclination and version: an antomic study. J Shoulder Elbow Surg 10 (2001) 327–332

Clayton, M.L.: Surgical treatment at the wrist in rheumatoid arthritis. J Bone Joint Surg 45 A (1965) 41–50

Clayton, M.L., D.C. Ferlic, P.D. Jeffers: Prosthetic arthroplasties of the shoulder. Clin Orthop 164 (1982) 184–191

Cockx, E., T. Claes, M. Hoogmartens, J.C. Mulier: The isoelastic prosthesis for the shoulder joint. Extracta Orthopaedica 7 (1984) 15–26

Codd, T.P., R.G. Pollock, E.L. Flatow: Prosthetic replacement in rotator-cuff-deficient shoulder. Tech Orthop 8 (1994) 174–183

Codd, T.P., K. Yamaguchi, E.L. Flatow.: Infected shoulder arthroplasties: Treatment with staged reimplantations vs. resection arthroplasty. American Shoulder and Elbow Surgeons 11th Open Meeting, Orlando, FL (1995)

Codman, E.A.: Rupture of the supraspinatus tendon. Surg Gynec Obstet 52 (1931) 579

Codman, E.A.: The shoulder, rupture of the supraspinatus tendon and other lesions in or about the subacromial bursa. Mass, Boston (1934)

Cofield, R.H.: Unconstrained total shoulder prostheses. Clin Orthop 173 (1983) 97–108

Cofield, R.H.: Total shoulder arthroplasty with the Neer prosthesis. J Bone Joint Surg 66 A (1984) 899–906

Cofield, R.H.: Current concepts review. Rotator cuff disease of the shoulder. J Bone Joint Surg 67 A (1985) 974–979

Cofield, R.H.: Comminuted fractures of the proximal humerus. Clin Orthop 230 (1988) 49–57

Cofield, R.H., B.C. Edgerton: Total shoulder arthroplasty: complications and revision surgery. Instr Course Lect 39 (1990) 449–462

Cofield, R.H.: Degenerative and arthritic problems of the glenohumeral joint. In: Rockwood, C.R., Matsen F.A. (eds) The shoulder. Saunders, Philadelphia (1990) 678–742

Cofield, R.H., P. Daly: Total shoulder arthroplasty with a tissue engrowth glenoid component. J Shoulder Elbow Surg 1 (1992) 77–85

Cofield, R.H., M.A. Frankle; J.D. Zuckermann: Humeral head replacement in glenohumeral arthritis. J Shoulder Elbow Surg 2 (1993) 13

Cofield, R.H.: Uncemented total shoulder arthroplasty. A review. CIin Orthop 307 (1994) 86–93

Cofield, R.H.: Revision procedures for shoulder arthroplasty. In: Morrey, B.F. (ed). Reconstructive surgery of the joints. 2nd ed. Churchhill Livingstone, New York (1996) 789–799

Collins, D.N., D.T. II Harryman, S.B. Lippitt, S.E. Jackins, F.A. II Matsen: The techniques of glenohumeral arthroplasty. Techniques Orthop 6 (1991) 43–59

Collins, D., A. Tencer, J. Sidles, F. III Matsen: Edge dispiacement and deformation of glenoid components in response to excentric loading: the effect of preparation to the glenoid bone. J Bone Joint Surg 74A (1992) 501–507

Compito, C.A., E.B. Self, L.U. Bigliani: Arthroplasty and acute shoulder trauma: Reasons for success and failure. Clin Orthop 307 (1994) 27–36

Constant, C.R., A.G.H. Murley: A clinical method of functional assessment of the shoulder. Clin Orthop 214 (1987) 160–164

Constant, C.R.: Schulterfunktionsbeurteilung. Orthopäde 20 (1991) 289–294

Cooper, R.A., J.J. Brems: Recurrent disassembly of a modular humeral prosthesis: A case report. J Arthroplasty 6 (1991) 375–377

Copeland, S.: Cementless total shoulder arthroplasty. In: Post, M., B.F. Morrey, R.J. Hawkins (eds): Surgery of the shoulder. St. Louis: Mosby Year Book (1990) 289–293

Copeland, S.A.: Cementless surface replacement total shoulder arthroplasty. A different approach to shoulder replacement. ESSSE-Kongress, Aarhus, Denmark (1993)

Copeland, S., O. Levy: Cementless surface replacement arthroplasty (CSRA) for osteoarthritis of the shoulder. SECEC and ESSSE-Conress, Aarhus, Denmark (1999)

Craviotto, D.F., D.G. Seltzer, M.A. Wirth, C.A. Rockwood: Resection arthroplasty for salvage of failed shoulder arthroplasty. American Shoulder and Elbow Surgeons Annual Meeting, New Orleans (1994)

Crossan, J.F.: Pathology of the rheumatoid shoulder. Surgical disorders of the shoulder. Churchill Livingstone, Edinburgh (1991) 195–200

Cruess, R.L.: Shoulder resurfacing according to the method of Neer. In: Proceedings of the British Orthopaedic Association. J Bone Joint Surg 62B (1980) 116

Cuomo, F., A. Checroun: Avoiding pitfalls and complications in total shoulder arthroplasty. Orthop Clin North Am 29 (1998) 507–518

Dähnert, W., W. Bernd: Computertomographische Bestimmung des Torsionswinkels am Humerus. Z Orthop 124 (1986) 46–49

Damanakis, K., O. Schaal, J. Mann, K.H. Müller: Modifizierte Behandlung der subcapitalen Humerusfraktur bei älteren Patienten. Unfallchirurg 99 (1996) 561–568

David, A., J. Richter, G. Muhr: Der Frühinfekt nach Osteosynthese-Diagnose und therapeutisches Vorgehen. Akt Chir 32 (1997) 7–11

Davidson, L., Pichora, U. Wyss, L. Broekhoven: The surface geometry of the glenohumeral joint. Orthop Trans 16 (1992) 98

Debevoise, N.T., G.W. Hyatt, G.B. Townsend: Humeral torsion in recurrent shoulder dislocations. A technic of determination by X-ray. Clin Orthop, 76 (1971) 87–93

Dee, D.T., B.Y. Yang, P. McMahon, T.Q. Lee: Effects of malaligning posterior offset of the humerus: A cadaveric Study of shoulder hemiarthroplasty. Proceedings of the 68th annual meeting AAOS, San Fransisco (2001)

Delpalma, A.F.: Surgery of the Shoulder (cd 2). Philadelphia, PA, Lippincott (1973) 35–64

DiGiovanni, J., G. Marra, J.Y. Par, L.U. Bigliani: Hemiarthroplasty of glenohumeral arthritis with massive rotator cuff tears. Orthop Clin North Am 29 (1998) 477–489

Dijkstra, J., P.F. Dijkstra, W. v. d. Klundert: Rheumatoid arthritis of the shoulder. Description and standard radiographs (1985)

Dimakopoulos, P., N. Potamitis, E. Lambiris: Hemiarthroplasty in the treatment of comminuted intraarticular fractures of the proximal humerus. Clin Orthop 341 (1997) 7–11

Dines, D.M., R.F. Warren, D.W. Altachek, B. Moeckel: Posttraumatic changes of the proximal humerus: Malunion, nonunion and osteonecrosis. Treatment with modular hemiarthroplasty or total shoulder arthroplasty. J Shoulder Elbow Surg 2 (1993) 11–21

Dines, D.M., R.F. Warren: Modular shoulder hemiarthroplasty for acute fracture. Clin Orthop 307 (1994) 18–26

Doursounian, L., J. Honiger, E. Pujade-Lauraine, A. Apoil: Total Shoulder replacement by magnetic arthroplasty. J Shoulder Elbow Surg 7 (1998) 13–18

Doyle, A.J., R.T. Burks: Comparison of humeral head retroversion with the humeral axis/biceps groove relationship: a study in live subjects and cadavers. J Shoulder Elbow Surg 7 (1998) 453–457

Driessnack, R.P., D.C. Ferlic, J.D. Wiedel: Dissociation of the glenoid component in the Macnab/English total shoulder arthroplasty. J Arthroplasty 5 (1990) 15–18

Edelson, J.G.: Patterns ofdegenerative change in the glenohumeral joint. J Bone Joint Surg 77B (1995) 288–292

Egund, N., E. Johnsson, L. Lindgren, Kelly, H. Pettersson: Computed tomography of humeral head cup arthroplasties. A preliminary report. Acta Radiol 28 (1987) 71–73

Ehnes, D. L., J. J. Stone, R. H. Cofield: An KN-Analysis of total shoulder implantation-Biomed Sci Instrum 36 (2000) 129–134

Ekelund, A., G. Westerlind, R. Nyberg: Revision of unstable shoulders with the inverse delta-III-Prosthesis. 10. Kongress der Europäischen Gesellschaft für Schulter- und Ellenbogenchirurgie, Salzburg (1997)

Ellman, H., G. Hanker, M. Bayer: Repair of the Rotator Cuff. End result of factors influencing reconstruction. J Bone Joint Surg 68 A (1986) 1136–1144

Engelbrecht, E., G. Stellbrink: Totale Schulterendoprothese Modell St. Georg Chirurgie 47 (1976) 525–530

Engelbrecht, E., A. Siegel, J. Röttger, K. Heinert: Erfahrungen mit der Anwendung von Schultergelenksendoprothesen. Chirurg 51 (1980) 794–800

Esser, R. D.: Open reduction and internal fixation of three or four part fractures of the proximal humerus. Clin Orthop 299 (1994) 244–251

Engelbrecht, E., K. Heinert: Mehr als 10-jährige Erfahrungen mit unverblockten Schulterendoprothesen. In: Blauth, W., H. W. Ulrich (Hrsg): Spätergebnisse in der Orthopädie. Springer, Berlin Heidelberg (1986)

Faludi, D. D., A. J. Weiland: Cementless total shoulder arthroplasty: Preliminary experience with thirteen cases. Orthopedics 6 (1983) 431–438

Fassberg, R. I., J. A. Downcy, J. H. Keyak et al: Structural analysis of new type of glenoid component by threedimensional finite element analysis. Orthop Trans 16 (1992) 515–516

Favard, L., M. Desperiez, D. Alison: Kinematics of anterior elevation in the normal shoulder. In: Walch, G., P. Boileau (eds): Shoulder arthroplasty. Springer, Berlin Heidelberg New York Tokio (1999) 23–29

Fehr, K.: Systemische entzündliche Gelenk- und Wirbelsäulenerkrankungen. Rheumatoide Arthritis-Ätiologie und Pathogenese. In: Miehle, M., K. Fehr, M. Schattenkirchner, K. Tillman (Hrsg): Rheumatologie in Praxis und Klinik. Thieme, Stuttgart New York (2000) 425–475

Fenlin, J. M.: Total glenohumeral joint replacement. Orthop Clin North Am 6 (1975) 565–583

Fenlin, J. M., M. L. Ramsey, T. J. Allardyce, B. G. Frieman: Modular total shoulder replacement. Clin Orthop 307 (1994) 37–47

Fenlin, J. M., B. G. Frieman: Indications, technique, and results of shoulder arthroplasty in osteoarthritis. Orthop Clin North Am 29 (1998) 423–434

Fick, R.: Anatomie und Mechanik der Gelenke. Fischer, Jena (1904) 171–174

Field, L. D., D. M. Dines, S. Zabinski, R. F. Warren: Hemiarthroplasty of the shoulder for rotator cuff arthropathy. J Shoulder Elbow Surg 6 (1997) 18–23

Figgie, H. E, A. E. Inglis, V. M. Goldberg, C. S. Ranawat, M. P. Figgie, J. M. Wile: An analysis of factors affecting the long term results of total shoulder arthroplasty in inflammatory arthritis. J Arthroplasty 3 (1988) 123–130

Figgie, M., P. Inglis, A. F. Figgie, M. Sobel, A. H. Bursfein, M. J. Kraay: Custom total shoulder arthroplasty in inflammatory arthritis. Preliminary results. J Arthroplasty 7 (1992) 1–6

Fink, B., J. M. Strauss, U. Lamla, T. Kurz, H. Guderian, W. Rüther: Der endoprothetische Oberflächenersatz am Humeruskopf. Orthopäde 30 (2001) 379–385

Fink, B., V. Sallen, H. Guderian, K. Tillmann, W. Rüther: Resection interposition arthroplasty of the shoulder affected by inflammatory arthritis. J Shoulder Elbow Surg 10 (2001) 365–371

Fischer, R. A., G. P. Nicholson, S. J. McIlveen, P. D. McCann, E. L. Flatow, L. U. Bigliani: Primary humeral head replacement for severely displaced proximal humerus fractures. Orthop Trans 16 (1992) 779

Flatow, E. L.: Unconstrained Shoulder Arthroplasty. In: Kohn, D., C. J. Wirth (eds): Die Schulter: Aktuelle operative Therapie. Thieme, Stuttgart (1992) 216–221

Flatow, E. L., G. A. Ateshian, L. J. Soslowsky, et al: Computer simulation of glenohumeral and patellofemoral subluxation: estimating pathological articular contact. Clin Orthop 306 (1994) 28–33

Francis, K. C., J. N. Wrcester: Radical resection for tumors of the shoulder with preservation of a functional extremity. J Bone Joint Surg 44 A (1962) 1423

Frankle, M. A., D. P. Greenwald, B. A. Markee, L. E. Ondrovic, W. E. Lee: Biomechanical effects of malposition of tuberosity fragments on the humeral prosthetic reconstruction for four-part proximal humerus fractures. J Shoulder Elbow Surg 10 (2001) 321–326

Franklin, J. L., W. P. Barrett; S. E. Jackins, F. A. Matsen: Glenoid loosening in total shoulder arthroplasty; association with rotator cuff deficiency. J Arthroplasty 3 (1988) 39–46

Freedman, K. B., G. R. Williams, J. P. Lanotti: Impingement syndrome following total shoulder arthroplasty and humeral arthroplasty: Treatment with arthroscopic acromiopasty. Arthroscopy 14 (1998) 665–670

Frich, L. H., B. N. Möller, O. Sneppen: Shoulder arthroplasty with the Neer Mark-II prosthesis. Arch Orthop Trauma Surg 107 (1988) 110–113

Frich, L. H., J. O. Sojbjerg, O. Sneppen: Shoulder arthroplasty in complex acute and chronic proximal humeral fractures. Orthopedics (Thorofare, NJ) 14 (1991) 949–954

Frich, L. H., N. C. Jensen, A. Odgaard, C. M. Pedersen, J. O. Sojbjerg, M. Daistra: Bone strength and material properties of the glenoid. J Shoulder Elbow Surg 6 (1997) 97–104

Frich, L. H., A. Odgaard, M. Dalstra: Glenoid bone architecture. J Shoulder Elbow Surg 7 (1998) 356–361

Friedman, R. J., T. S. Thornhill, W. H. Thomas, C. B. Sledge: Non-constrained total shoulder replacement in patients who have rheumatoid arthritis and class-IV function. J Bone Joint Surg 71 A (1989) 494–498

Friedman, R. J.: Biomechanics of the shoulder following total shoulder replacement. In: Post, M., B. F. Morrey, R. J. Hawkins (eds): Surgery of the shoulder. Mosby Year Book, St. Louis (1990) 263–266

Friedman, R., M. LaBerge, R. Dooley, A. O'Hara: Finite element modeling of the glenoid component: Effect of design parameters on stress distribution. J Shoulder Elbow Surg 1 (1992) 261–270

Friedman, R. J.: Glenohumeral translation after total shoulder arthroplasty. J Shoulder Elbow Surg (1992) 312–316

Friedman, R. J., K. B. Hawthorne, B. M. Genez: The use of computerized tomography in the measurement of glenoid version. J Bone Joint Surg 74 A (1992) 1032–1037

Friedman, R.: (1994) Biomechanics and design of shoulder arthroplasties. In: Friedman, R. J. (ed): Arthroplasty of the shoulder. Thieme, Stuttgart New York (1994) 27–40

Friedman, R.: Prospective analysis of total shoulder arthroplasty biomechanics. Am J Orthop 26 (1997) 265–270

Friedman, R.: Humeral technique in total shoulder arthroplasty. Orthop Clin North Am 29 (1998) 393–402

Fröhlich, R., P. Povacz, H. Resch: The role of shoulder arthroplasty in treatment of severe infections of the glenohumeral Joint. 10. Kongress der Europäischen Gesellschaft für Schulter- und Ellenbogenchirurgie, Salzburg (1997)

Fukuda, K., C. M. Chen, R. H. Cofield, E. S. Chao: Biomechanical analysis of stability and fixation strength of total shoulder prostheses. Orthopedics 11 (1988) 141–149

Gagey, O., F. Mazas: A new total shoulder prosthesis with acromial fixation. In: Post, M., B. F. Morrey, R. J. Hawkins (eds): Surgery of the Shoulder. Mosby Year Book, St. Louis, (1990) 282–284

Gartsman, G. M.: Arthroscopic acromioplasty of lesions of the rotator cuff. J Bone Joint Surg 72 A (1990) 169–180

Gartsman, G. M., T. S. Roddey, S. M. Hammerman: Shoulder arthroplasty with or without resurfacing of the glenoid in patients who have osteoarthritis. J Bone Joint Surg 82 A (2000) 26–34

Gatell, S. M., S. Garcia, L. Lozano, E. Soriano, R. Ramon, J. Garcia San Migel: Perioperative cefamandole prophylaxis against infections. J Bone Joint Surg 69 A (1987) 1189

Gebhardt, M. C., D. I. Flugstadt, D. S. Springfield, H. J. Mankin: The use of bone allografts for limb salvage in high-grade extremity osteosarcoma. Clin Orthop 270 (1991) 181–196

Gebhart, M. J., J. M. Lane, R. R. McCormack, D. Glasser: Limb salvage in bone sarcomas – Memorial Hospital experience. Orthopaedics 8 (1985) 626

Gerald, R., J. R. Williams: Massive Rotator Cuff Defect and Glenohumeral Arthritis. Friedman, R. (ed): Arthroplasty of the Shoulder. Thieme (1994) 204–214

Gerber, C., A. G. Schneeberger, T. S. Vinh: The arterial vascularisation of the humeral head. J Bone Joint Surg 72 A (1990) 1486–1494

Gerber, Ch.: Les instabilites de l'épaule. In: L'épaule douloureuse chirurgicale. In: Mansat, M. (ed): Cahiers d'Enseignement de Ia SOFCOT, no 33. Expansion Scientifique Francaise, Paris (1998) 51–74

Gerber, C., O. Hersche, C. Berberat: The clinical relevance of posttraumatic avascular necrosis of the humeral head. J Shoulder Elbow Surg 7 (1998) 586–590

Gibb, T. D., J. A. Sidles, D. T. Harryman, P. T. McQuade, Matsen, F. A. III: The effect of capsular venting on glenohumeral laxity. Clin Orthop 268 (1991) 120–127

Gill, D. R., R. H. Cofield, B. F. Morrey: Ipsilateral total shoulder Arthroplasty in patients with rheumatoid arthritis. J Bone Joint Surg 81 A (1999) 1128–1137

Glasson, J. M., R. G. Pollock, M. Djurasovic: Hemiarthroplasty for glenohumeral osteoarthritis in a patient with an intact rotator cuff: Results correlated to degree of glenoid wear. 12th open meeting of the American Shoulder and Elbow Surgeons, Atlanta, GA (1996)

Glasson, J. M., B. Chaminade, P. Mansat, M. Mansat: Le Paramètre glénoidien dans L'arthroplastie de L'épaule. 10. Kongress der Europäischen Gesellschaft für Schulter- und Ellenbogenchirurgie, 15.–17. 09. Salzburg (1997)

Gluck, T. H.: Referat über die durch das moderne chirurgische Experiment gewonnene…in der Chirurgie. Arch Klin Chir 41 (1891) 187

Gobel, D., S. Gratz, T. von Rothkirch, W. Becker, H. G. Willert: Radiosynoviorthesis with Rhenium-186 in rheumatoid arthritis: a prospective study of three treatment regimens. Z Rheumatol 17 (1992) 105–108

Göbel, F., Th. Wuthe, H. Reichel: Ergebnisse der Humeruskopfprothese bei akuten und veralteten Frakturen des proximalen Humerus. Z Orthop 137 (1999) 25–30

Goldman, R. T., J. K. Kenneth, F. Cuomo, M. A. Gallagher, J. D. Zuckerman: Functional outcome after humeral head replacement for acute three- and four-part proximal humeral fractures. J Shoulder Elbow Surg 4 (1995) 81–86

Goodman, S. B., P. Huie, Y. Song, K. Lee, A. Doshi, B. Rushdieh, S. Woolson, W. Maloney, S. Schurman, R. Sibley: Loosening and osteolysis of cemented joint arthroplasties. Clin Orthop 337 (1997) 149–163

Gordon, S.M., D.H. Culcer, B.P. Simmons, W.R. Jarvis: Risk factors for wound infections after total knee arthroplasty. A J Epidemiol 131 (1990) 905

Graf, R., R. Scholl, E. Morscher: Humeruskopfersatz als Rettungsoperation nach Luxationstrümmerfrakturen des Schultergelenkes. Orthopäde 16 (1987) 336

Grammont, P.M., E. Baulot: Delta shoulder prosthesis for rotator cuff rupture. Orthopedics 16 (1993) 65–68

Gristina, A.G., L.X. Webb: The Trispherical Shoulder Replacement. In: Bayley, I., L. Kessel (eds): Shoulder Surgery, Springer, Stuttgart (1982)

Gristina, A.G., R.L. Romano, G.C. Kammire, L.X. Webb: Total shoulder replacement. Orthop Clin North Am 18 (1987) 445–453

Gristina, A.G., L.X. Webb: The monospherical total shoulder – a preliminary report. Orthop Trans 8 (1994) 88

Grogan, T.J., F. Dorey, J. Rollins, H.C. Amstutz: Deep sepsis following total knee arthroplasty. Ten year experience at the University of California at Los Angeles Medical Center. J Bone Joint Surg 68A (1986) 226–234

Groh, G.I., M.M. Heckmann, R.J. Curtis, C.A. Rockwood: Treatment of fractures adjacent to humeral prosthesis. Orthop Trans 18 (1994–1995) 1072

Gschwend, N., H.K. Schwyzer: Komplikationen der Schulterarthroplastik und Behandlungsmöglichkeiten. Akt Rheumatol 19 (1994) 161–170

Gschwend, N.: Operationen im Bereich des Schultergelenks. In: Gschwend, N. (Hrsg): Die operative Behandlung der chronischen Polyarthritis. Thieme, Stuttgart (1997) 37–46

Gutow, A.P.: Revision Total shoulder arthroplasty for the treatment of glenoid arthrosis. J Bone Joint Surg 81A (1999) 592

Habermeyer, P.U., B. Brunner, K. Mayr, K. Schiller: Computertomographie versus konventionelle Röntgentechnik bei der Diagnostik der Schulterluxation. Hefte Unfallheilk 181 (1986) 384–387

Habermeyer, P.U., E. Brunner, K.W. Wiedemann: Kompressionssyndrome an der Schulter und deren Differentialdiagnose. Orthopäde 16 (1987) 448–457

Habermeyer, P., L. Schweiberer: Frakturen des proximalen Humerus. Orthopäde 18 (1989) 200–207

Habermeyer, P., Krüger, L.: Schulterchirurgie. Urban & Schwarzenberg, München 194 (1990) 30–31

Habermeyer, P., L. Schweiberer: Oberarmkopffrakturen. Konservative und operative Differentialtherapie. Unfallchirurg 94 (1991) 438–446

Habermeyer, P., L. Schweiberer: Korrektureingriff infolge von Humeruskopffrakturen. Orthopäde 21 (1992) 148–157

Habemeyer, P., A. Werner, E. Wiedemann: Stellenwert der Prothetik bei Frakturen und Luxationsfrakturen des Humeruskopfes. Hefte Unfallheilk 249 (1995) 68–75

Habermeyer, P.: Alloarthroplastik des Schultergelenkes. In: Habermeyer, P., L. Schweiberer (Hrsg): Schulterchirurgie. 2. Aufl. Urban & Schwarzenberg, München Wien Baltimore (1996) 305–327

Habermeyer, P.: Die Humeruskopffraktur. Unfallchirurg 100 (1997) 820–837

Habermeyer, P., T. Ebert: Current status and perspectives of shoulder replacement. Unfallchirurg 102 (1999) 668–683

Hämäläinenm, M.: Epidemiology of upper limb joint affections in rheumatoid arthritis. In: Baumgartner, H., D. Dvoraki, D. Grob, U. Munzinger, B.R. Simmen (Hrsg): Rheumatoid arthritis. Thieme, Stuttgart New York (1995) 5158–5161

Hammond, T., C.M. Guthire, S.B. Coutts, M.M. McQueen: Results of shoulder hemiarthroplasty for proximal humeral fractures. Osteosynthese International 8 (2000) 228–231

Hansis, M.: Was ist perioperative Infektprophylaxe? Chirurg 67 (1996) 1123–1128

Härle, A., W.R. Ritzerfeld, F.J. Linnebaum: Mikrobiologische Untersuchungen im Wund-Drainagesystem und ihre Korrelation mit klinischen Befunden. Hyg Med 7 (1982) 427

Harryman, D.T., J.A. Sidles, J.M. Clark, K.J. McQuade, T.D. Gibb, F.A. Matsen: Translation ofthe humeral head on the glenoid with passive glenohumeral motion. J Bone Joint Surg 72A (1990) 334–343

Harryman, D.T., J.A. Sidles, S.L. Harris, S.B. Lippitt, F.A. Matsen: The effect of articular conformity and the size of the humeral head component on laxity and motion after glenohumeral arthroplasty. A study in cadavera. J Bone Joint Surg 77A (1995) 555–563

Hartsock, L.A., W.J. Estes, C.A. Murray, R.J. Friedman: Shoulder hemiarthroplasty for proximal humeral fractures. Orthop Clin North Am 29 (1998) 467–475

Hattrup, S.J. et al: Indications, technique, and results of shoulder arthroplasty in osteonecrosis. Orthop Clin North Am 29 (1998) 445–451

Hattrup, S.J, R.H. Cofield: Osteonecrosis of the humeral head: relationships of disease stage, extent and cause to natural history. J Shoulder Elbow Surg 8 (1999) 559–564

Hattrup, S.J., R.H. Cofield: Osteonekrosis of the humeral head: results of replacement. J Shoulder Elbow Surg 9 (2000) 177–182

Havig, M.T., A. Kumar, W. Carpenter, J.G. Seiler: Assessment of radiolucent lines about the glenoid. J Bone Joint Surg 79A (1997) 428–432

Hawkins, R., R.J. Bell, B. Jallay: Total shouler arthroplasty. Clin Orthop 242 (1989) 188–194

Hawkins, R.J., R.H. Bell, B. Jallay: Total shoulder arthroplasty. Clin Orthop 242 (1989) 188–194

Hawkins, R.J., P. Switlyk: Acute prosthetic replacement of the proximal humerus. Clin Orthop 289 (1993) 156–160

Hawkins, R. J., D. Bokor: Clinical evaluation of shoulder problems. In: Rockwood, C. A., F. A. Matzen (eds): The Shoulder, vol 1, 2nd edn. Saunders, Philadelphia (1998) 174–183

Hawkins, R., P. E. Greis, P. M. Bonutti: Treatment of symptomatic glenoid loosening following unconstrained shoulder arthroplasy. Orthopedics 22 (1999) 229–234

Heath, A. F.: Antimicrobial prophylaxis for arthroplasty and total replacement Pharmacotherapy 11 (1991) 157–163

Hedtmann, A., G. Heers: Prinzipien der Schulterendoporthetik. Orthopäde 30 (2001) 354–362

Henning, F., H. Kessler, F. Köckerling: Die habituelle Schulterluxation. Chir Prax 41 (1989/90) 457–465

Heras Jorge De Las, R. H. Cofield, T. K. Kozak, R. Vlasak: Instability after shoulder arthroplasty. 10. Kongress der Europäischen Gesellschaft für Schulter- und Ellenbogenchirurgie, Salzburg (1997)

Hersch, J. C, D. M. Dines: Arthroscopy for failed shoulder arthroplasty. Arthroscopy 16 (2000) 606–612

Hertel, R., O. Lehmann: Die Schultergelenkpfanne. Orthopäde 30 (2001) 363–369

Hierholzer, S. G.: Antibiotikaprophylaxe in der Unfallchirurgie. Chirurg 62 (1991) 861

Hierholzer, S., G. Hierholzer: Die Bedeutung der Asepsis für die Unfallchirurgie. OP-Journal (1992) 861–865

Hill, J. A., L. Tkach, R. W. Hendrix: A study of glenohumeral orientation in patients with anterior recurrent shoulder dislocations using computerized axial toography. Orthop Rev 18 (1989) 84–91

Hirooka, A., S. Wakitani, M. Yoneda, T. Ochi: Shoulder destruction in rheumatoid arthritis. Classification and prognostic signs in 83 patients followed 5–23 years. Acta Orthop Scand 67 (1996) 258–263

Hoellen, I. P., G. Bauer, O. Holbein: Der prothetische Humeruskopfersatz bei der dislozierten Humerusmehrfragmentfraktur des alten Menschen – Eine Alternative zur Minimalosteosynthese? Zentralbl Chir 122 (1997) 994–1001

Howell, S. M., B. Galinat, A. J. Renzi, P. Marcone: Normal and abnormal mechanics of the glenohumeral joint in the horizontal plane. J Bone Joint Surg 70 A (1988) 227–232

Howell, S. M., B. J. Balinat: The glenoidabral socket. A constrained articular surface. Clin Orthop 243 (1989) 122–125

Hsu, H. C., J. J. Wu, T. H. Chen et al: The influence of abductor lever-arm changes after shoulder arthrolasty. J Shoulder Elbow Surg 2 (1993) 134–140

Hsu, R. W., F. H. Sim; E. Y. Chao: Reoperation results after segmental prosthetic replacement of bone and joint for limb salvage. J Arthroplasty 14 (1999) 519–526

Hurschler, C., N. Wülker, N. Ebinger, A. Windhagen, M. Träger, H. Windhagen: Shoulder muscle activity patterns are changed after glenohumeral arthroplasty. Proceedings of the 68th annual meeting ORS, San Fransisco (2001)

Ibarra, C, E. V. Caig: Soft-tissue balancing in total shoulder arthroplasty. Orthop Clin North Am 29 (1998) 415–422

Ibarra, C., D. M. Dines, J. A. McLaughlin: Glenoid replacement in total shoulder arthroplasty. Orth Clin North Am 29 (1998) 403–413

Idelberger, K.: Degenerative Erkrankungen. Orthopädie in Praxis und Klinik. Band IV: Speziellle Orthopädie – obere Extremität. Thieme, Stuttgart (1982) 4.1–4.29

Inglis, A. E. et al: Ipsilateral total shoulder arthroplasty: a caveat. J Arthroplasty 15 (2000) 123–125

Inmann, V. T., M. Saunders, L. C. Abbot: Observation on the function of the shoulder joint. J Bone Joint Surg 26 B (1948) 1–30

Ishibashi, T., M. Mikasa, H. Fukuda: A new humeral prosthesis for the Japanese. In: Post, M., B. F. Morrey, R. J. Hawkins (eds): Surgery of the Shoulder. St. Louis, MO, Mosby Year Book (1990) 273–276

Itoi, E., N. E. Motzkin, B. F. Morrey: Scapular inclination and inferior stability of the shoulder. J Shoulder Elbow Surg 1 (1992) 131–39

Itoi, F., N. F. Motzkin, B. F. Morrey: The stabilizing function of the long head of the biceps: with the arm in hanging position. Orthop Trans 16 (1992–1993) 775

Itoi, E, N. E. Motzkin, A. O. Browne, P. Hoffmeyer, B. F. Morrey: Intraarticular pressure of the shoulder. Arthroscopy 9 (1993) 406–413

Jacobson, S. R., W. J. Mallon: The glenohumeral offset raio: A radiographic study. J Shoulder Elbow Surg 2 (1993) 141–146

Jäger, M.: Resektions- bzw. Resektions-Interpositionsplastik des Schultergelenkes als Alternative zur Alloarthroplastik und Arthrodese. In: Burri, C., A. Rüter (Hrsg): Prothesen und Alternativen am Arm; I: Schultergelenk. Huber, Bern (1977)

Jäger, M., C. Wirth: Luxationstrümmerfrakturen des Humeruskopfes – Resektion oder Refixation des Kopffragmentes? Unfallheilk 84 (1981) 26–32

Jäger, T., J. Hassenpflug: CPM-Behandlung des Schultergelenks. Orthopäde 20 (1991) 282–286

Jakob, P., A. Miniaci, P. S. Anson, H. Jaberg, A. Osterwalder, R. Ganz: Four-part valgus impacted fractures of the proximal humerus. J Bone Joint Surg 73 B (1991) 295–298

Janson, R., J. Kühr, K. Lackner, G. Brecht: CT-Diagnostik der chronischen Osteomyelitis. Fortschr Röntgenstr 134 (1981) 517–522

Jantsch, S., P. Zenz, W. Schwagerl: Radiologische und sonographische Screening-Untersuchung an Schultergelenken von Patienten mit Rheumatoid Arthritis (RA). Z Gesamte Inn Med 46 (1991) 512–517

Jensen, K., C. A. Rockwood: Hemiarthroplasty versus total shoulder arthroplasty in patients with osteoarthritis of the shoulder. Orthop Trans 19 (1995–1996) 821

Jensen, K.L., G.R. Williams, I.J. Russell, C.A. Rockwood: Rotator cuff tear arthroplasty. J Bone Joint Surg 81 A (1999) 1312-1324

Jerosch, J., M. Moersler, W.H.M. Castro: Über die Funktion der passiven Stabilisatoren des glenoumeralen Gelenkes – eine biomechanische Untersuchung. Z Orthop 128 (1990) 206-212

Jerosch, J., J. Steinbeck, A. Langenbrink: Ergebnisse nach glenohumeralem alloplastischen Gelenkersatz. Orth Prax 33 (1997) 234-239

Jerosch, J., W.H.M. Castro: Klinische und bildgebende Diagnostik an den Haltungs- und Bewegungsorganen. Thieme, Stuttgart (2001)

Jobbins, B., M. Flowers, B.F. Reeves: Fixation of orthopedic implants under tensile loading. Annals of Biomedical Engineering 8 (1973) 380-383

Jobe, C.M., J.P. Lannotti: Limits imposed on glenohumeral motion by joint geometry. J Shoulder Elbow Surg 4 (1995) 281-285

Jones, L.: Deformities of bones and joints; Bd. 1. Mc Millan, London (1912)

Jonsson, E., N. Eglund, I. Kelly, U. Rydholm, L. Lindgren: Cup arthroplasty of the rheumatoid shoulder. Acta Orthop Scand 57 (1986) 542-546

Jonsson, E., M. Brattström, L. Lidgren: Evaluation of the rheumatoid shoulder function after hemiarthroplasty and arthrodesis. Scand J Rheumatol 17 (1988) 17-26

Jonsson, E.: Surgery of rheumatoid shoulder. Thesis, University Dept of Orthopedics, Lund, Sweden (1988)

Jonsson, U., D. Halvorsen, H. Abbaszadegan, B. Salomonsson: Early results from a randomized study on total shoulder or hemiarthroplasty. In: Vastamäki, M., P. Jalovaara (eds): Surgery of the shoulder, Elsevier, Amsterdam (1995) 347-349

Karduna, A.R., G.R. Williams, J.L. Williams, J.P. Lannotti: Kinematics of the glenohumeral joint before and after total shoulder arthroplasty: effects of component conformity. Trans Orthop Res Soc 21 (1996) 700

Karduna, A.R., G.R. Williams, L. Williamsi, J.P. Lannotti: Joint stability after total shoulder arthroplasty in a cadaver model. J Shoulder Elbow Surg 6 (1997) 506-511

Karduna, A.R., G.R. Williams, II. Williamsi, I.P. Lannotti: Glenohumeral joint translations before and after total shoulder arthroplasty. A study in cadavera. J Bone Surg 79 A (1997) 1166-1174

Kasperczyk, W.J., M. Engel, H. Tscherne: Die 4-Fragment-Fraktur des proximalen Oberarmes. Unfallchirurg 96 (1993) 422-426

Katzer, A.: Die Rotatorenmanschettenruptur. Unfallchirurgie 23 (1997) 52-59

Katzer, A., J.V. Wening, P. Kupka, N.M. Meenen, K.H. Jungbluth: Perioperative Antibiotikaprophylaxe bei Hüftoperationen. Unfallchirurg 23 (1997) 161-170

Keevil, J.J.: Ralph Cuming and the interscapulo-thoracic amputation in 1808. J Bone Joint Surg 31 B (1949) 589-595

Kelkar, R., P.M. Newton, J. Armegnol et al: Three-dimensional kinematics of the glenohumeral joint during abduction in the scapular plane. Trans ORS 8 (1993) 136

Kelly, I.G.: Surgery of the rheumatoid shoulder. Ann Rheum Dis 49 [Suppl 2] (1990) 824-829

Kelly, I.G.: Shoulder replacement in rheumatoid arthritis. In: Post, M., B.F. Morrey, R.J. Hawkins (eds): Surgery of the shoulder. St Louis, Mosby Year Book (1990) 305-307

Kelly, I.G.: Unconstrained shoulder arthroplasty in rheumatoid arthritis. Clin Orthop 307 (1994) 94-102

Kelly, I.G.: The place of hemiarthroplasty in the rheumatoid shoulder. In: Vastamäki, M., P. Jalovaara (eds): Surgery of the shoulder, Elsevier, Amsterdam (1995) 309-313

Kempf, F., F. Lacaze, D. Nerisson, F. Bonnomet: Biomechanics of the shoulder. In: Walch, G., P. Boileau (eds): Shoulder arthroplasty. Springer, Berlin Heidelberg New York Tokio (1999) 13-23

Kempf, F., G. Walch, F. Lacaze: Results of shoulder arthroplasty in primary glenohumeral osteo-arthritis. In: Walch, G., P. Boileau (eds): Shoulder arthroplasty. Springer, Berlin Heidelberg New York Tokio (1999) 203-210

Kenzora, J.E., M.J. Glimcher: Accumulative cell stress: The multifactoriel etiology of idiopathic osteonecrosis. Orthop Clin North Am 16 (1985) 669-679

Kessel, L.: A colour atlas of rupture of the rotator cuff. Wolfe Medical Publications, London (1986) 32

Kieft, G.J., B.A. Dijkmans, I.L. Bloem, H.M. Kroon: Magnetic resonance imaging of the shoulder in patients with rheumatoid arthritis. Ann Rheum Dis 49 (1990) 7-11

Kirk, P.G., G.K. Sorger: Failure of an implant after total shoulder arthroplasty. A case report. J Bone Joint Surg 79 A (1997) 597-598

Kleinewefers, H.: Ärztliches Verhalten und seine Rechtsfolgen. Dtsch Ärzteblatt 79 (1982) 51-56

Koechlin, P.H., A. Apoil: Die Resektion und Erweiterung des Defiles. Orthopäde 10 (1981) 216

Kölbel, R., G. Friedebold: Schultergelenkersatz. Z Orthop 113 (1975) 452

Kölbel, R., A. Rohlmann, G. Bergmann, G. Friedebold: Schultergelenkersatz nach Kölbel-Friedebold. Aktuelle Probleme in Chirurgie und Orthopädie 1 (1977) 50

König, F.: Über die Implantation von Elfenbein zum Ersatz von Knochen und Gelenkenden. Bruns Beitr Klin Chir 85 (1914) 613

Koorevaar, R.C.T, N.D.F. Merkies, M.C. de Waal Malefijt, M. Teeuwen, F.H.J. van den Hoogen: Shoulder hemiarthroplasty in rheumatoid arthritis. 19 cases reexamined after 1-17 years. Acta Orthop Scand 68 (1997) 243-245

Krahl, V. E.: The torsion of the humerus: its localization, cause, and duration in man. Am J Anat 80 (1947) 275–319

Kristiansen, B., S. W. Christensen: Proximal humeral fractures. Late resuits in relation to ciassification and treatment. Acta Orthop Scand 58 (1987) 124–127

Kronberg, M., L. A. Brostrom, V. Soderlund: Retroversion of the humeral head in the normal shoulder and its relationship to the normal range of motion. Clin Orthop 253 (1990) 113–117

Krueger, F. J.: A vitallium replica arthroplasty on the shoulder: a case report of aseptic necrosis of the proximal end of the humerus. Surgery 30 (1951) 1005–1011

Kuhn, J. E., R. B. Blastier: Assessment of outcome in shoulder arthroplasty. Orthop Clin North Am 29 (1998) 549–563

Kumar, V. P., P. Balasubramanium: The role of atmospheric pressure in stabilizing the shoulder: an experimental study. J Bone Joint Surg 67 B (1985) 719–721

Kuner, E. H.: Die Frakturen des proximalen Humerus (Einteilung und Behandlungsprinzipien). Z Unfallchir Vers Med 85 (1985) 156–162

Kuner, E. H., G. Siebler: Luxationsfrakturen des proximalen Humerus-Ergebnisse nach operativer Behandlung. Eine AO-Studie über 167 Fälle. Unfallchirurgie 13 (1987) 64–71

Lacroix, D., L. A. Murphy, P. Prendergast: Three-dimensional finite element analysis of glenoid replacement prostheses: a comparison of keeled and pegged anchorage systems. J Biomech Eng 122 (2000) 430–436

Lahm, A., M. Roesgen: Kombination aus T-Platten und Cerclagendraht-Osteosynthese bei Oberarmkopfbrüchen. Akt Traumatol 27 (1997) 144–150

Lannotti, J. P., J. P. Gabriel, S. L. Schneck, B. G. Evans, S. Misra: The normal glenohumeral relationships. An anatomical study of one hundred and forty shoulders. J Bone Joint Surg 74 A (1992) 491–500

Lannotti, J. P., G. R. Williams: Total shoulder arthroplasty, factors influencing prosthetic design. Orthop Clin North Am 29 (1998) 377–391

Larsen, A., K. Dale, M. Eek: Radiographic evaluation of rheumatoid arthritis and related conditions by standard reference film. Acta Radiol (Diagn) 18 (1977) 481–491

Laumann, U., N. Abbink, V. Güth: Elektromyographische Untersuchungen zur Funktion der Schultermuskeln. Orthopäde 7 (1978) 215–218

Laurence, M.: Replacement arthroplasty of the rotator cuff deficient shoulder. J Bone Joint Surg 73 B (1991) 916–919

Lee, D. H., K. M. Niemann: Bipolar shoulder arthroplasty. Clin Orthop 304 (1994) 97–107

Lee, S. B., K. J. Kim, S. W. O'Driscoll, B. F. Morrey: Dynamic glenohumeral stability provided by the rotator cuff muscles in the mid-range and end-range of motion. J Bone Joint Surg 82 A (2000) 849–857

LeHuec, P. Boileau, I. Hovorka, R. Sinnerton: Anatomical and pathological classification of proximal humeral fractures. In: Walch, G., P. Boileau (eds): Shoulder Arthroplasty Springer, Berlin Heidelberg New York (1999) 279–288

LeHuec, J. C., P. Boileau, R. Sinnerton, Hovorka: Tuberosity osteosynthesis in shoulder arthroplasty. In: Walch, G., P. Boileau (eds): Shoulder arthroplasty. Springer, Berlin Heidelberg New York Tokio (1999) 322–329

Leigh, D. A.: Serum and bone concentration of cefuroxime in patients undergoing knee arthroplasty. J Antimicrob Chemother 18 (1986) 609–611

Lennert, K.: Pathologische Anatomie der Osteomyelitis. Verh Dtsch Orthop-Ges 100 (1965) 27

Lettin, A. W. F., S. A. Copeland, J. T. Sales: The Stanmore total shoulder replacement. J Bone Joint Surg 64 B (1982) 47–51

Levine, E. A., M. A. Warso, D. M. McCoy, T. K. Das Gupta: Forequarter amputation for soft tissue tumours. Am Surg 60 (1994) 367–370

Levine, W. N., M. Djurasovic, I. M. Glasson, R. G. Pollock, E. L. Flatow, L. U. Bigliani: Hemiarthroplasty for glenohumeral osteoarthritis: results correlated to degree of glenoid wear. J Shoulder Elbow Surg 6 (1997) 449–454

Levine, W. N.: Humeral head replacement for proximal humeral fractures. Orthopedics 21 (1998) 68–73

Leyshon, R. L.: Closed treatment of fractures of the proximal humerus. Acta Orthop Scand 55 (1984) 48–51

Lie, A., S. W. P. Batte, S. D. Patterson, G. J. W. King, J. A. Johnson, D. G. Chess: Glenoid component thickness has a significant effect on implant-bone interface stability in total shoulder arthroplasty [abstract]. Trans Orthop Res Soc 43 (1997) 880

Lill, H., K. Lange, J. Prasse-Badde, A. Schmidt, P. Verheyden, V. Echtermeyer: Die T-Platten-Osteosynthese bei dislozierten proximalen Humerusfrakturen. Unfallchirurgie 23 (1997) 183–190

Linscheid, R. L., R. H. Cofield: Total shoulder arthroplasty: Experimental but promising. Geriatrics 31 (1976) 64–69

Lippitt, S. P., E. Vanderhoofti, S. L. Harns, J. A. Sidles, D. T. Harryman, F. A. Matsen: Glenohumeral stability form concavity-compression: a quantitative analysis. J Shoulder Elbow Surg 2 (1993) 27–35

Lippitt, S. P., F. A. Matsen: Mechanisms of glenohumeral joint stability. Int Orthop 291 (1993) 20–28

Löhr, J. F., M. Flören, K. H. Schwyzer, B. R. Simmen, N. Gschwend: Schulterinstabilität nach primärem Schultergelenkersatz. Orthopäde 27 (1998) 571–575

Ludolph, E.: Verletzungen im Bereich der Rotatorenmanschette. Notabene Medici 4 (1988) 189–193

Lynch, N. M., R. Cofield, P. L. Silbert, R. C. Herman: Neurologic complications after total shoulder arthroplasty. J Shoulder Elbow Surg 5 (1996) 53–61

Machner, A., G. Pap, H.G. Ullrich, H. Merk, H.W. Neumann: Ergebnisse nach Glenoidersatz bei primärer Omarthrose. Norddeutsche Orthopädenvereinigung e.V., 47. Jahrestag, Leipzig (18.–20. Juni 1998)

Magin, M.N., R. Grass, A. Wentzensen: Management bei Oberarmkopffraktur mit Schaftbeteiligung. Vortrag 11. Steglitzer Unfalltagung 12. 06–13. 06. 1992 Berlin (1992)

Maki, A., T. Gruen: Anthropometric study of the glenoumeral joint. Trans ORS 1 (1976) 173

Malawer, M.: Tumors of the shoulder girdle. Technique of resection and description of a surgical classification. Orth Clin North Am 22 (1991) 33–44

Malawer, M., P.H. Sugarbaker: Shoulder girdle resection. The Tikhoff-Linberg procedure and its modifications. In: Sugarbaker, P.H., M.M, Malawer, M.M. (eds): Musculosceletal Surgery for cancer. Thieme Medical Publishers, New York (1992) 346–360

Mallon, W., H.R. Brown, J.B. Vogler, S. Martinez (1992) Radiographic and geometric anatomy of the scapula. Clin Orthop 277 (1992) 142–154

Mankin, H.J., S.H. Doppelt, T.R. Sullivan, W.W. Tomford: Osteoarticular and intercalary allograft transplantation in management of malignant tumors of bone cancer. Cancer 50 (1982) 613–630

Mansat, P., P. Couteau, R. Darmana, M. Mansat: Mechanical analysis ofa scapula implanted with a glenoid prosthesis using the finite element method. In: Monteiro, A., A. Cartucho, L. Amaral (eds): l4th congress of the european Society for Surgery ofthe Shoulderand the Elbow. Lisbon (2000)

Marmor, L.: Hemiarthroplasty forthe rheumatoid shoulder joint. Clin Orthop (1977) 201–203

Marotte, Lord G.A., J.P. Blanchard, J.L. Guillamon, P. Samuel, J.P. Severant, P.H. Percier: Infection rate in total hip arthroplasty as a function of air cleanliness and antibiotic prophylaxis. J Arthroplasty 2 (1987) 77–82

Marsden, Ch.: Modular humeral dissociation. 3M Company, Biomechanic Lab, Personal communication (1999)

Martin, S.D., C.B. Sledge, T.S. Thomas, T.S. Thornhill: Total shoulder arthroplasty with an uncemented glenoid component. American Shoulder and Elbow Surgeons 11th Annual Meeting, Orlando, FL, 19. Febr (1995)

Mason, M.D., R.M. Kalus, T.S. Thornhill et al.: Examination of the bone density and geometry of the glenoid vault: Influence on component design. Trans ORS 19 (1994) 830

Mathys, R.: Isoelastische Prothesen des Schultergelenkes. Werkstoffe-Instrumentarium-Prothesenmodelle. In: Burri, C., A. Rüter (Hrsg): Aktuelle Probleme in Chirurgie und Orthopädie Bd 1, Teil I Huber, Berlin (1977)

Matsen, F.A., S.B. Lippit, J.A. Sidles, D.T. Harryman: Practical evaluation and management of the shoulder. Saunders, Philadelphia (1994)

Matsen, F.A. III: Effectiveness of shoulder arthroplasty in improving function and general health status. J Shoulder Elbow Surg 4 (1995 abstr) 57

Matsen, F.A.: Early effectiveness of shoulder arthroplasty for patients who have primary glenohumeral degenerative joint disease. J Bone Joint Surg 78A (1996) 260–264

Matsen, F.A. III, C.A. Rockwood Jr, M.A. Wirth, S.B. Lippitt (1998) Glenohumeral arthritis and its management. In: Rockwood, C.A., F.A. III Matsen (eds): The shoulder, 2nd edn. Saunders, Philadelphia (1998) 840–964

Matthews, L.S., P.D. Fadale: Technique and instrumentation for shoulder arthroscopy. Instr Course Lect 38 (1989) 169–176

Maynou, C., E. Petroff, H. Mestagh, H.H. Dubois: Clinical and radiologic outcome of humeral implants in shoulder arthroplasty. Acta Orthop Belg 65 (1999) 57–64

Mazas, F., J.Y. de la Callinier: Total arthroplasty of the shoulder. Experience with 38 cases. Orthop Trans 5 (1981) 57

McCoy, S.R., R.F. Warren, H.A. Bade 3rd, C.S. Ranawat, E.A. Inglis: Total shoulder arthroplasty in rheumatoid arthritis. J Arthroplasty 4 (1989) 105–113

McElwain, J.P., E. English: The early results of porous-coated total shoulder arthroplasty. Clin Orthop 218 (1987) 217–224

McLaughlin, H.L.: Dislocation of the shoulder with tuberosity fracture. Surg Clin North Am 43 (1963) 1615–1620

McMahon, P.J., R.E. Debski, W.O Thompson, U. Warner: Shoulder muscle forces and tendon excursions during glenohumeral abduction in the scapular plane. J Shoulder Elbow Surg 4 (1995) 199–208

McPherson, E., R. Friedman, R. Dooley: Anatomic basis of total shoulder design. J Shoulder Elbow Surg 2 (1993) 528

McPherson, E.J., R.J. Friedman, Y.H. An, R. Chokesi, R.L. Dooley: Anthropometric study of normal glenohumeral relationships. J Shoulder Elbow Surg 6 (1997) 105–112

Meißner, A.: Operative Therapie der Humeruskopfluxationsfraktur. Akt Traumatol 17 (1987) 204–208

Miehle, W.: Rheumatoide Arthritis. Thieme, Stuttgart New York (1999)

Miehlke, R.K., H. Thabe: Resectional interposition arthroplasty of the rheumatoid arthritis. In: Lettin, A.W.F., C.J. Petersson (eds): Rheumatoid arthritis surgery of the shoulder. Karger, Basel (1989) 73–76

Miehlke, W., H.K. Schwyzer, B.R. Simmen, A. Klonz: Arthroskopische Synovektomie des Schultergelenks bei c.P. Arthroskopie 10 (1997) 22–26

Milbrinki, W.: Resection arthroplasty of the shoulder. Scand 1 Rheumatol 19 (1990) 432–436

Mills, H., G. Horne: Fracture of the proximal humerus in adults. J Trauma 25 (1985) 801–805

Moda, S. K., N. S. Chada, S. S. Sangwan, D. K. Khurana, A. S. Dahiya, R. C. Siwach: Open reduction and fixation of proximal humerus fractures and fracture dislocation. J Bone Joint Surg 72B 1050–1052

Moeckel, B. H., D. M. Dines, R. F. Warren, D. W. Altachek: Modular hemiarthroplasty for fractures of the proximal part of the humerus. J Bone Joint Surg 74A (1992) 884–889

Moeckel, B. H., D. W. Altchek, R. F. Warren, T. L. Wickiewicz, D. M. Dines: Instability of the shoulder after arthroplasty. J Bone Joint Surg 75A (1993) 492–497

Mommsen, U., A. Dörner: Die Weichteilverletzung des Schultergelenkes. Unfallchirurgie 10 (1984) 84–88

Mooreman, C. T., R. F. Warren, D. M. Dines, B. H. Moeckel, D. W. Altchek: Total shoulder arthroplasty: revision for instability. Operative Techniques in Orthopaedics 4 (1994) 237–242

Movin, T., G. O. Sjoden, L. Ahrengart: Poor function after Shoulder replacement in fracture patients. Acta Orthop Scand 69 (1998) 392–96

Mow, V. C., E. L. Flatow, R. J. Foster: Orthopaedic Basic Science. American Academy of Orthopaedic Surgeons, Rosemont, IL, (1994) 397–446

Muldoon, M. P., R. H. Cofield: Complications of humeral head replacement for proximal humeral fractures. Instr Course Lect 46 (1997) 15–24

Mullaji, A. B, F. H. Beddow, G. H. R. Lamb: GHR CT measurement of glenoid erosion in arthritis. J Bone Joint Surg 76B (1994) 384–388

Muller, B., F. Bonnaire, E. H. Kuner: Behandlungskonzept, Technik und Ergebnisse bei dislozierten Frakturen des proximalen Humerus. Akt Traumatol 28 (1998) 61–70

Müller, H. J.: Die posttraumatische Schultersteife. H Unfallheilk 126 (1976) 181

Müller, K. H., J. Müller-Färber: Diaphysenprothesen zur operativen Behandlung von Knochenmetastasen des Oberarmschaftes. Unfallheilkunde 85 (1982) 499–508

Müller-Gerbl, M., R. Putz, E. Schulte: The thickness of the calcified layer of articular cartilage: a function of the load supported? J Anat 154 (1987) 103–111

Munk, P. L., A. D. Vellet, M. F. Levin, D. A. Bell, M. M. Harth, G. A. McCain: Intravenous administration of gadolinium in the evaluation of rheumatoid arthritis of the shoulder. Can Assoc Radiol 144 (1993) 99–106

Münst, H. L., E. H. Kuner: Osteosynthesen bei dislozierten Humeruskopffrakturen, Orthopäde 21 (1992) 121–131

Neer, C. S. II, T. H. Brown, H. L. McLaughlin: Fracture of the neck of the humerus with dislocation of the head fragment. Am J Surg 85 (1953) 252–258

Neer, C. S. II: Articular replacement for the humeral head. J Bone Joint Surg 37A (1955) 215–228

Neer, C. S. II: Displaced proximal humerus fractures, Pats I+II. J Bone Surg 52A (1970) 1077–1103

Neer, C. S. II: Displaced proximal humerus fractures, Part II. Treatment of three-part and four part displacement. J Bone Joint Surg 52A (1970) 1090–1093

Neer, C. S. II: Replacement arthroplasty for glenohumeral osteoarthritis. J Bone Joint Surg 56A (1974) 1–13

Neer, C. S. II, K. C. Watson, F. J. Stanton: Seven-year experience in total shoulder replacement. Orthop Transactions 5 (1981) 398

Neer, C. S. II, R. M. Kirby: Revision of humeral head and total shoulder arthroplasties. Clin Orthop 170 (1982) 189–195

Neer, C. S. II, K. C. Watson, F. J. Stanton: Recent experience in total shoulder replacement. J Bone Joint Surg 64A (1982) 319–337

Neer, C. S. II, E. V. Craig, H. Fukuda: Cuff-tear arthropathy. J Bone Joint Surg 65A (1983) 1232–1244

Neer, C. S. II: Unconstrained shoulder arthroplasty. Instr Course Lect 34 (1985) 278–286

Neer, C. S. II, D. S. Morrison: Glenoid bone grafting in total shoulder arthroplasty. J Bone Joint Surg 70A (1988) 1154–1162

Neer, C. S. II: Shoulder Reconstruction. In: Neer, C. S. II (ed): Shoulder Reconstruction. Saunders, Philadelphia (1990) 143–271

Neer, C. S. II: Glenohumeral arthroplasty. In: Neer, C. S. II (ed) Shoulder Reconstruction. Saunders, Philadelphia (1990) 152–153

Neer, C. S. II: Fractures. In: Neer, C. S. II (ed) Shoulder reconstruction. Saunders, Philadelphia (1990) 363–398

Neer, C. S. II: Die Schulterarthroplastik heute. Orthopäde 20 (1991) 320–321

Neer, C. S. II: Articular replacement for the humeral head. Clin Orthop 307 (1994) 3–6

Neer, C. S. II: Neer hemiarthroplasty and Neer Total Shoulder arthroplasty, long-term results. J Bone Joint Surg 81A (1999) 295–296

Nelson, C. L.: The prevention of infection in total joint replacement surgery. Rev Infect Dis 9 (1987) 613

Nelson, J. P., R. H. Fitzgerald, M. T. Jaspers, J. W. Little: Prophylactic antimicrobial coverage in arthroplasty patients. J Bone Joint Surg 72A (1990) 1

Neumann, K., G. Muhr, H. Breitfuß: Die Endoprothese bei Oberarmkopftrümmerbrüchen. Unfallchirurg 91 (1988) 451–458

Neumann, K., G. Muhr, H. Breitfuß: Die Endoprothese bei Oberarmkopftrümmerbrüchen. Eine ermutigende Alternative. Unfallchirurg 91 (1988) 451–458

Neumann, K., G. Muhr, H. Breitfuß: Primärer Kopfersatz der dislozierten Oberarmkopffraktur. Orthopäde 21 (1992) 140–147

Neumann, K., A. Ekkernkamp: Erfahrungen mit der Schultergelenksendoprothetik. Med Orth Technik 113 (1993) 209–211

Nicholson, G. P., E. L. Flatow, L. U. Bigliani: Shoulder arthroplasty for proximal humeral fractures. In: Friedman, R. J. (ed): Arthroplasty of the shoulder, Thieme, New York (1994) 183–193

Nolan, J. F., T. M. Bucknill: Aggressive granulomatosis from polyethylene failure in an uncemented knee replacement. J Bone Joint Surg 74B (1992) 23-24

Norris, B. L., P. F. Nachiewicz: Modern cement technique and the survivorship of total shoulder arthroplasty. Clin Orthop 328 (1996) 76-85

Norris, T. R.: Complications following anterior instability repairs. In: Biagliani, L. U. (ed): Complications of Shoulder Surgery. Williams and Wilkins, Baltimore (1993)

Norris, T. R., J. P. Lannotti: Prospective evaluation of factors affecting the outcome of shoulder arthroplasty for osteoarthritis (OA) In: Vastamäki, M., P. Jalovaara (eds): Surgery of the shoulder. Elsevier, Amsterdam (1995) 323-333

Norris, T. R., A. Green, F. X. McGuigan: Late prosthetic shoulder arthroplasty for displaced proximal humerus fractures. J Shoulder Elbow Surg 4 (1995) 271-280

O'Connell, P. W., G. W. Nuber, R. A. Mileski, E. Lautenschlager: The contribution of the glenohumeral ligaments to anterior stability of the shoulde rjoint. Am J Sports Med 186 (1990) 579-584

Onishi, E., H. Iida, K. Kawanabe, N. Ikeda, T. Nakamura: Severe metallosis caused by shaving down of the stem neck due to outer cup impingement of a bipolar endoprosthesis. A case report. Bull Hosp Jt Dis 56 (1997) 214-217

Orr, D. R.: Stress analyses of joint arthroplasty in the proximal humerus. J Orthopaedic Res 3 (1985) 360-371

Orr, T. E., D. R. Carter, D. J. Schurman: Stress analyses of glenoid component designs. Clin Orthop 232 (1988) 217-224

Ovesen, J., S. Nielsen: Prosthesis position in shoulder arthroplasty. Acta Orthop Scand 56 (1985) 330-331

Ovesen, J., S. Nielsen: Anterior and posterior shoulder instability. Acta Orthop Scand 57 (1986) 324

Paavolainen, P., J. M. Bjorkenheim, P. Slatis, P. Paukku: Operative treatment of severe proximal humeral fractures. Acta Orthop Scand 54 (1983) 374-379

Pahle, I. A.: The shoulder in rheumatoid arthritis. In: Lettin, A. F. E., C. J. Petersson (eds): Rheumatoid arthritis surgery of the shoulder. Karger, Basel (1989) 15-23

Pahle, J. A., L. Kvarnes: Shoulder replacement arthroplasty. Ann Chir Gynarcol 74 (1985) 85-89

Parker, M. J., G. A. Pryor, J. W. Myles: The value of a special surgical team in preventing complications in the treatment of hip fractures. Int Orthop 18 (1994) 184

Pean, J. E.: Des moyens prosthetiques destines a obtenir la reparation de parties ossueses. Gaz Hôp Paris 67 (1894) 291

Pearl, M. L., A. G. Volk: Retroversion of the proximal humerus in relationship to prosthetic replacement arthroplasty. J Shoulder Elbow Surg 4 (1995) 286-289

Pearl, M. L., A. G. Volk: Coronal plane geometry of the proximal humerus relevant to prosthetic arthroplasty. J Shoulder Elbow Surg 5 (1996) 320-326

Pearl, M. L., S. Kurutz: Geometric analysis of commonly used prosthetic systems for proximal humeral replacement. J Bone Joint Surg 81A (1999) 660-671

Peters, A.: Die übersehene hintere verhakte Schulterluxation. Akt Traumatol 26 (1996) 192-195

Petersson, C. J.: Das Schultergelenk bei der chronischen Polyarthritis. Orthopäde 15 (1985) 297-303

Petersson, C. J.: Shoulder surgery in rheumatoid arthritis. Acta Orthop Scand 57 (1986) 222-226

Petersen, S. A., R. Hawkins: Revision shoulder arthroplasty. In: Friedman, R. J. (ed): Arthroplasty of the shoulder. Thieme Medical Publishers, New York (1994) 234-241

Petersen, S. A., R. J. Hawkins: Revision of failed total shoulder arthroplasty. Orthop Clin North Am J 29 (1998) 519-533

Petroff, E., H. Mestdagh, C. Maynou, M. Delobelle: L'arthroplastie a cupule mobile dans l'omarthrose avec rupture de coiffe irréparable: résultats preliminaires et étude radiocinematographique. Rev Chir Orthop Reparat Apparat Mot 85 (1999) 245-256

Petty, W., S. Spanier, J. Shuster, C. Silverthorne: The influence of skeletal implantson incidence of infection. J Bone Joint Surg 67A (1985) 1236

Pieper, H. G.: Shoulder dislocation in skiing: Choice of surgical method depending on the degree of humeral retrotorsion. Int J Sports Med 6 (1985) 155-160

Pollock, R. G., J. B. Higgs, T. P. Codd et al: Total Shoulder Replacemerit for the Treatment of Primary Glenohumeral Osteoarthritis. J Shoulder Elbow Surg 4 (1995) 12

Pollock, R. G., E. B. Deliz, S. J. Mc Ilveen, E. L. Flatow, L. Bigiliani: Prosthetic replacement in rotator cuff deficient shoulders. J Shoulder Elbow Surg 1 (1992) 173-186

Popkirov, S.: Die Behandlung der hämatogenen und der traumatischen Osteomyelitis. VEB Volk und Gesundheit, Berlin (1971)

Poppen, N., P. Walker: Normal and abnormal motion of the shoulder. J Bone Joint Surg 58A (1976) 195-201

Poppen, N. K., P. S. Walker: Forces at glenohumeral joint in abduction. Clin Orthop 135 (1978) 165-170

Post, M., S. S. Haskell, M. Jablon: Total shoulder replacement with a constrained prosthesis. J Bone Joint Surg 62A (1980) 327-335

Post, M., M. Jablon: Constrained total shoulder arthroplasty: long-term follow-up observation. Clin Orthop 173 (1983) 109-116

Post, M.: Constrained arthroplasty of the shoulder. Orthop Clin North Am 18 (1987) 455-462

Pritchett, J.W., J.M. Clark: Prosthetic replacement for chronic unreduced dislocation of the shoulder. Clin Orthop 231 (1985) 89–93

Rader, C.P., H.W. Keller, K.E. Rehm: Die operative Behandlung dislozierter 3- und 4-Fragment-Frakturen des proximalen Humerus. Unfallchirurg 95 (1992) 613–617

Randelli, M., P.L. Gambrioli: Glenohumeral osteometry by computed tomography in normal and unstable shoulders. Clin Orthop 208 (1986) 151–156

Refior, H.J., H. Stürz: Möglichkeiten des alloarthroplastischen Ersatzes bei Tumoren des proximalen Femur- und Humerusendes. Med Orth Technik 96 (1976) 167

Resch, H., G. Helweg, D. Zur Nedden, E. Beck: Double contrast computed tomography examination techniques of habitual and recurrent shoulder dislocations. Europ J Radiol 8 (1988) 1–66

Resch, H.: Die vordere Instabilität der Schulter. Unfallheilkunde 202 (1989) 117

Resch, H.: Percutaneus fixation of three- and four-part fractures of the proximal humerus. J Bone Joint Surg 79B (1997) 295–300

Richard, A., R. Judet: Acrylic prosthetic reconstruction of the upper end of the humerus for fractureluxation. J Chir 68 (1952) 537–547

Rietveld, A.B.M., H.A.M. Daanen, P.M. Rozing et al: The lever arm in glenohumeral abduction after hemiarthroplasty. J Bone Joint Surg 70B (1988) 561–565

Ring, D., B.H. Perey, J.B. Jupiter: The functional outcome of operative Treatment of ununited fractures of the humeral diaphysis in older patients. J Bone Joint Surg 81A (1999) 177–190

Roberts, S.N.J, A.P.J. Foley, H.M. Swallow et al: The gemetry of the humeral head and the design of prostheses. J Bone Joint Surg 73B (1991) 647–650

Robertson, D.D., J. Yuan, L.U. Bigliani, E.L. Flatow, K. Yamaguchi: Three-dimensional analysis of the proximal part of the humerus: relevance to arthroplasty. J Bone Joint Surg 82A (2000) 1594–1602

Rock, M.: Intercalary allograft and custom Neer prosthesis after en block resection of the proximal humerus. In: Enneking, W.F. (ed): Limb Salvage in Musculoskeletal Oncology. (Bristol-Myers/Zimmer Orthopaedic Symposium) New York. Churchill Livingstone (1987) 586

Rockwood, C.A., F.A. Matsen: Global Shoulder Surgical Technique Manual. Warsaw. In: DePuy (1992)

Rockwood, C.A., G.R. Williams: Gleno-humeral-acromio arthritis and severe disease: Management with hemiarthroplasty. Orthop Trans 16 (1992) 743

Rockwood, C.A.J., G.R.J. Williams, W.Z. Burkhead: Debridement of irreparable degenerative lesions of the rotator cuff. Orthop Trans 16 (1992–1993) 740

Rodosky, M.W., I.U. Bigliani: Surgicab treatment of non constrained glenoid component Failure. Oper Tech Ortho 4 (1994) 226–236

Rodosky, M.W., D.M. Weinstein, R.G. Pollock et al: On the Rarity of Glenoid Component Failure. J Shoulder Elbow Surg 4 (1995) 13–14

Rodosky, M.W., L.U. Bigliani: Indications for glenoid resurfacing in shoulder arthroplasty. J Shoulder Elbow Surg 5 (1996) 231–248

Rodosky, M.W., X. Puraldi, R. Pollock, E. Flatow, L. Bigliani: Operative treatment of malunions of the proximal humerus. Presented at the 13 Annual Meeting of the Minnesota Orthopedic Society, May 9th (1997)

Roesgen, M., A. Dohmen, A. Lahm: Minimal- versus Plattenosteosynthese der Oberarmkopffraktur. Akt Traumatol 28 (1998) 32–37

Rombouts, I.I., C. Deconinck, P. Devogelaeri, J. Malghem: Involvement of the shoulder in rheumatoid arthritis. Acta Orthop Belg 61 (1995) 84–92

Rompe, G., J. Correll: Zur Begutachtung von Verletzungsfolgen am Schultergelenk. Med Sachverst 77 (1981) 429

Roper, B.A., J.M.H. Paterson, W.H. Day: The Day-Roper Total Shoulder Replacement. J Bone Joint Surg 72B (1990) 694–697

Rotter, M.L.: A comparison of the effect of preoperativ whole body bathing with detergent containing chlorhexidine gluconate on the frequency of wound infection after clean surgery. J Hosp Infect 19 (1988) 310

Rovsing, T.: Ein Fall von Knochentransplantation zum Ersatz der zwei oberen Drittel des Oberarmes mit Hilfe der Fibula des Patienten. Zentralbl Chir 37 (1910) 870

Rowe, C.R., Zarins, B.: Chronic unreduced dislocation of the shoulder. J Bone Joint Surg 64A (1982) 494

Rozing, P.M., R. Brand: Rotator cuff repair during shoulder arthroplasty in rheumatois arthritis. J Arthroplasty 13 (1998) 311–319

Runkel, M., K.F. Kreitner, K. Wenda, L. Rudig, J. Degreif, P. Grebe: Kernspintomographie bei Schulterluxationen. Unfallchirurg 96 (1993) 124–128

Russe, O.A., J.J. Gerhardt, O.J. Russe: Taschenbuch der Gelenkmessung mit Darstellung der Neutral-Null-Methode und SFTR-Notierung. 2. Aufl. Hecker, Bern (1982)

Rüter, A., G. Burri: Schulterprothesen in der Traumatologie. H Unfallheilkunde 160 (1982) 173–183

Rüter, A., C. Burri: Habituelle Schulterluxation. H Unfallheilkunde 170 (1984) 224–226

Rydholm, U., J. Sjögren: Surface replaceent of the humeral head in the rheumatoid shoulder. J Shoulder Elbow Surg 2 (1993) 286–295

Saha, A.: Mechanism of shoulder movement and a plea for the recognition of zero position of glenohumeral joint. Indian J Surg 12 (1950) 153–165

Saha, A.K.: Dynamicstability of the glenohumeral joint. Acta Orthop Scand 42 (1971) 491

Salzer, M.: A bioceramic endoprothesis for the replacement of the proximal humerus. Arch Orthop Trauma Surg 93 (1979) 169

Savaser, A.N., K.T. Hoffmann, H. Sorensen, O.H. Banzer: Radiosynoviorthesis in the treatment plan of chronic inflammatory joint diseases. Z Rheumatol 58 (1999) 71–78

Schai, P., A. Imhoff, A.E. Stäubli: Differentialdiagnostik und -therapie der mehrfragmentären Humeruskopffraktur – eine Analyse aus drei klinischen Studien. Z Unfallchir Vers Med 86 (1993) 27–39

Schai, P., A. Imhoff, S. Preiss: Comminuted humeral head fractures: A multicenter analysis. J Shoulder Elbow Surg 4 (1995) 319–330

Schlüter, B., M. Köller, W. König: Mikrobielle Pathogenitätsfaktoren und körpereigene Abwehrmechanismen-Parameter posttraumatischer Infektionen. Immun Infekt 19 (1991) 50

Schmidt, K., R.K. Miehlke: Die arthrokopische Synovektomie im Schulter- und Ellenbogengelenk. Operat Orthop Traumatol 4 (1992) 112–129

Schmidt, K., R.K. Miehlke: Mittelfristige Ergebnisse nach arthroskopischer Synovektomie des Schultergelenkes von Rheumatikern. Akt Rheumatol 19 (1994) 148–154

Schmidt, K.: Stellenwert der Arthroskopie bei Erkrankungen der Synovialmembran. Arthroskopie 10 (1997) 3–11

Schoell, F., F.T. Ballmer, R. Hertel: Glenohumeral impingement. A likely cause of glenoid loosening. In: Monteiro, J., A. Cartucho, L. Amaral (eds): 14th Congress of the European Societyfor Surgery of the Shoulder and the elbow Lisbon (2000)

Schönberger, A., G. Mehrtens, H. Valentin: Arbeitsunfall und Berufskrankheit. Schmidt, Bielefeld München (1981)

Schutte, H., R. Rau: Ergebnisse der Radiosynoviorthese mit Yttrium 90 bei chronischen Synovitiden. Z Rheumatol 42 (1983) 271–279

Schwagerl, W., P. Zenz: Rheumaorthopädie und Endoprothetik der Schulter. Wien Med Wschr 146 (1996) 124–129

Schwyzer, H.K., N. Gschwend, B.R. Simmen: Zur Häufigkeit der Rotatorenmanschettenuptur bei der cP-Schulter. Akt Rheumatol 19 (1994) 134–135

Schwyzer, H.K., B.R. Simmen, N. Gschwend: Infection following shoulder and elbow arthroplasty: Diagnosis and therapy. Orthopäde 24 (1995) 367–375

Scott, P., Steinman, R.H. Cofield: Bone grafting for glenoid deficiency in total shoulder replacement. J Shoulder Elbow Surg 9 (2000) 361–367

Seltzer, D.G., M.A. Wirth, C.A. Rockwood, H. Senes: Revision shoulder arthroplasty. Orthop Trans 19 (1996) 773

Severt, R., B.J. Thomas, M.J. Tsenter, H.C. Amstutz, I.M. Kabo: The influence of conformity and constraint on translational forces and frictional torque in total shoulder arthroplasty. Clin Orthop 292 (1993) 151–158

Shatfer, B.S., C.P. Giordano, J.D. Zuckerman: Revision of a loose glenoid component facilitated by a modular humeral component. J Arthroplasty 5 (1990) 79–81

Shuman, W.P., R.F. Kicoyne, F.A. Matson, J.V. Rogers, L.A. Mack: Double-contrast computed tomography of the glenoid labrum. Am J Radiol 141 (1983) 581–584

Siebenrock, K.A., C. Gerber: Frakturklassifikation und Problematik bei proximalen Humerusfrakturen. Orthopäde 21 (1992) 98–105

Siegel, A., E. Engelbrecht: Schultergelenkendoprothese St. Georg In: Burri, C., A. Rüter (Hrsg): Aktuelle Probleme in der Chirurgie und Orthopädie Bd 1, Teil I. Huber, Bern (1977)

Siegel, J.A., D.M. Dines: Proximal humerus malunions. Orthop Clin North Am 31 (2000) 35

Sievers, K.W., H. Riediger, L.C. Olivier, K. Dresing: Die traumatische Schulter in der Computer- und Magnetresonanztomographie. Unfallchirurg 98 (1995) 1–5

Silliman, J.F., R.J. Hawkins: Complications following shoulder arthroplasty. In: Friedman, R.J. (ed): Arthroplasty of the Shoulder. Thieme, Stuttgart (1994)

Sim, F.H., E.Y.S. Chao, D.J. Prichar, M. Salzer: Replacement of the proximal humerus with a ceramic prosthesis: A preliminary report. Clin Orthop 146 (1980) 161

Sim, F.H., D.J. Pritchard, J.C. Ivans: Forequarter amputation. Orthop Clin North Am 8 (1977) 921–931

Simanek, P., B. Gay: Erfahrungen mit der Endoprothese bei Oberarmkopftrümmerfrakturen. Akt Traumatol 23 (1993) 361–365

Sisto, D.J., M.P. France, M.E. Blazina, L.C. Hirsh: Disassembly of a modular femoral prosthesis. A case report. J Arthroplasty 8 (1993) 653–655

Skirving, A.P.: Total shoulder arthroplasty-current problems and possible solutions. J Orthop Sci 4 (1999) 42–53

Sledge, B.C.: Replacement-Arthroplasty of the Shoulder. Orthopäde 9 (1980) 177–184

Sledge, C.B., S.C. Kozinn, T.S. Thornhill; W.P. Barrett: Total shoulder arthroplasty in rheumatoid arthritis. In: Lettin, A.W.F., C. Petersson (eds): Rheumatoid arthritis surgery of the shoulder (Rheumatology: the interdisciplinary concept, Vol 12). Basel, Karger (1989) 95–102

Smith, C.M., D. Pichora, U.P. Wyss et al: Challenges in glenoid implant technology: A three dimensional finite element analysis. Orthop Trans 16 (1992) 99

Smith, K.L., F.A. Matsen: Total shoulder arthroplasty versus hemiarthroplaty. Current trends. Orthop Clin North Am 29 (1998) 491–506

Smith-Peterson, M.N., O.E. Afranc, C.B. Larson: Useful surgical procedures for rheumatoid arthritis involving joints of upper extremity. Arch Surg 46 (1943) 764–770

Sneppen, O., P. Kjaersgaard-Andersen, L.H. Frich, J.O. Sojbjerg: Ectopic ossification after total shoulder arthroplasty: A study on 75 Neer total shoulder replacements. Presented at the 4th International Conference on Surgery of the Shoulder, New York (1989)

Sneppen, O., S. Fruensgaard, H. V. Johannsen, B. S. Olsen, O. Sojbjergi, N. H. Andersen: Total shoulder replacement in rheumatoid arthritis: proximal migration and loosening. J Shoulder Elbow Surg 5 (1996) 47–52

Sojbjerg, J. O., L. H. Frich, P. Suder et al: Modular shoulder prostheses affect the stability of the glenohumeral joint. J Bone Joint Surg 74B (1992) 14–15

Sojbjerg, L. H. Frich, H. V. Johannsen, O. Sneppen: Late results of total shoulder replacement in patients with rheumatoid arthritis. Clin Orthop (1999) 39–45

Sorjbjerg, J. B., L. H. Frich, H. V. Johannsen: Late results of total shuolder replacement in patients with rhematoid arthritis. Clinic Orthop 366 (1999) 39–45

Soslowsky, U., E. L. Flatow, L. U. Bigliani, V. Mow: Articular geometry of the glenohumeral joint. Clin Orthop 285 (1992) 181–190

Speck, M., P. Regazoni: 4-Fragment-Frakturen des proximalen Humerus. Alternative Strategien der chirurgischen Behandlung. Unfallchirurg 100 (1997) 349–353

Sperling, J. W., R. H. Cotield, C. M. Rowland: Neo hemiarthroplasty and Neer total shoulder arthroplasty in patients fifty years old or less. J Bone Joint Surg Am 80A (1998) 464–473

Sperling, J. W., R. H. Cofield: Total shoulder arthroplasty for the treatment of glenoid arthrosis. J Bone Joint Surg 80A (1998) 860–867

Sperling, J. W., P. Mansat, R. H. Cofield, C. M. Rowland: Ingrowth total shoulder arthroplasty. Am Shoulder Elbow Soc New Orleans, USA (22. 3. 1998)

Sperling, J. W., R. H. Cofield, C. M. Rowland: Heterotopic ossification after total shoulder arthroplasty. J Arthroplasty 15 (2000) 179–182

Stableforth, P. G.: Four-part fractures of the neck of the humerus. J Bone Joint Surg 66B (1984) 104–108

Steffee, A. D., R. W. Moore: Hemi-resurfacing arthroplasty of the shoulder. Contemp Orthop 9 (1984) 51–59

Stegers, M., S. Tahira, R.aK. Miehlke: Surgery of the shoulder in rheumatoid arthritis. In: Lettin, A. W. F., C. J. Petersson (eds): Rheumatoid arthritis surgery of the shoulder. Karger, Basel (1989) 24–30

Steinmann, S. P., R. M. Cofield: Bone grafting for glenoid deficiency in total shoulder replacement. J Shoulder Elbow Surg 9 (2000) 361–367

Stewart, M. P., I. G. Kelly: Total shoulder replacement in rheumatoid disease: 7 to 13 year follow up of 37 joints. J Bone Joint Surg 79B (1997) 68–72

Stoffel, K., J. Fellmann, G. Meier, H. Bereiter: Relevant differences after posttraumatic and degenerative humeral head replacement. Z Orthop 138 (2000) 110–121

Stone, K., B. F. Morrey, K. N. An: Stress analysis of glenoid components. J Shoulder Elbow Surg 8 (1999) 121–131

Stone, K. D., J. J. Grabowski, R. H. Cofield, B. F. Morrey: Stress analysis of glenoid components in total shoulder Arthroplasty. J Shoulder Elbow Surg 8 (1999) 151–158

Strauss, I. M., W. Rüther, B. Fink, K. Tillmann: Biomechanische Aspekte der Resektionsinterpositions-Arthroplastik am rheumatischen Schultergelenk. Akt Rheumatol 21 (1996) 149–153

Sturzenegger, M., E. Fornaro, R. P. Jakob: Results of surgical treatment of multifragmented fractures of the humeral head. Arch Orthop Trauma Surg 100 (1982) 249–259

Sullivan, P. M., R. C. Johnston, S. S. Kelley: Late infection after total hip replacement, caused by an oral organism after dental manipulation. J Bone Joint Surg 72A (1990) 121–122

Swanson, A. B., G. Swanson, B. K. Maupin, J. N. Wei, M. A. Khalil: Bipolar implant shoulder arthroplasty. Orthopedics 9 (1986) 343–345

Swanson, A. B., G. De Groot Swanson, A. B. Sattel, R. D. Cendo, D. Hynes, W. Jar-Ning: Bi-Polar shoulder implant arthroplasty. Long term results. Clin Orthop 249 (1989) 227–247

Symeonides, P. P., I. Hatzokos, J. Christoforides, J. Pournarasi: Humeral head torsion in recurrent anterior dislocation of the shoulder. J Bone Joint Surg 77B (1995) 687–690

Tanner, M. W., R. H. Cofield: Prosthetic arthroplasty for fractures and fracture-dislocations of the proximal humerus. Clin Orthop 179 (1983) 107–109

Tanner, M. W., R. H. Cofield: Prosthetic arthroplasty for fractures and fracture-dislocations of the proximal humerus. Clin Orthop 179 (1983) 116–128

Thabe, H.: Das Schultergelenk. In: Thabe, H. (Hrsg) Praktische Rheumaorthopädie. Chapman & Hall, London Glasgow Weinheim New York Tokyo (1997) 127–147

Thabe, H., H. Schill, H. Dinges: Die endoprothetische Versorgung des rheumatischen Schultergelenkes. Akt Rheumatol 19 (1994) 155–160

Thomas, B. J., H. C. Amstutz, A. Cracchiolo: Shoulder arthroplasty for rheumatoid arthritis. Clin Orthop 265 (1991) 125–128

Tillett, E., M. Smith, M. Fulcher, J. Shanklin: Anatomic determination of humeral head retroversion: The relationship of the central axis of the humeral head to the bicipital groove. J Shoulder Elbow Surg 2 (1993) 255–256

Tillmann, K., D. Braatz: Results of resection arthroplasty and the Benjamin double osteotomy. In: Kölbel, R., B. Helbig, W. Blauth (eds): Shoulder replacement. Springer, Berlin Heidelberg New York (1987) 47–50

Tillmann, K., D. Braatz: Resection interposition arthroplasty of the shoulder in rheumatoid arthritis. In: Lettin, A.W.F., C.J. Petersson (eds): Rheumatoid arthritis, vol 12: Surgery of the shoulder. Krager, Basel (1989) 68-72

Tillmann, K., D. Braatz, W. Rüther, L. Backeri: Osteotomy and resection arthroplasty ofthe shoulder. In: Friedman, R.I. (ed): Arthroplasty of the shoulder. Thieme, New York (1994) 126-133

Tillmann, K., W. Rüther: Die Resektionsrthroplastik an der oberen Extremität. Med Orth Technik 117 (1997) 79-83

Tomaszcwski, P.R., J.M. Ondrla: Incongruity and its reation to stress in prosthetic shoulder components. Trans ORS 17 (1992) 425

Torchia, M.E., R.H. Cofield, C.R. Settergren: Total shoulder arthroplasty with the Neer-prothesis: long term results. Presented at the 61st Annual Meeting of the American Academy of Orthopaedic Surgeons, New Orleans Louisiana (1994)

Torchia, M.E., R.H. Cofield: Long-term results of Neer total shoulder arthroplasty. Orthop Trans 18 (1994-1995) 977

Torchia, M.E., R.H. Cofield, C.R. Settergren: Total shoulder arthroplasty with the Neer prosthesis: long-term results. J Shoulder Elbow Surg 6 (1997) 495-505

Tressel, W., G. Köhler, W. Mohing: Synovectomy of the shoulder joint in rheumatoid arthritis. In: Lettin, A.W.F., C.J. Petersson (eds): Rheumatoid arthritis surgery of the shoulder. Karger, Basel (1989) 40-45

Trupka, A., E. Wiedemann, S. Ruchholtz, U. Brunner, P. Habermeyer, L. Schweiberer: Dislozierte Mehrfragmentfraktur des Humeruskopfes. Unfallchirurg 100 (1997) 105-110

Turkel, S.I., M.W. Panio, J.L. Marrshall, F.G. Girgis: Stabilizing mechanisms preventing anterior dislocation of the glenohumeral joint. J Bone Joint Surg 63A (1981) 1208

Uhrmeister, P., M. Langer, C. Zwicker, F. Astinet, R. Felix: Dreidimensionale Computertomographie von Frakturen. Akt Traumatol 21 (1991) 129-134

Ungethüm, M., W. Blömer: Endoprothetischer Ersatz des Schultergelenkes. Z Orthop 124 (1986) 50-56

Ungethüm, M., K. Knahr, M. Salzer, W. Blöhmer: Zementfrei zu implantierende Spezialprothesen nach dem Baukastenprinzip für den proximalen Femur- und Humerusersatz. Med Orth Technik 103 (1983) 104-113

Vahvanen, V., M. Hamalainen, P. Paavolainen: The Neer II replacement for rheumatoid arthritis of the shoulder. lnt Orthop 13 (1989) 57-60

van den Boom, H., K. Schmidt, R.K. Miehlke: MRT gestützte Diagnostik und Verlaufskontrolle bei Operationen von rheumatischen Humeruskopfzysten in semiarthroskopischer Technik. Akt Rheumatol 19 (1994) 36-141

Venable, C.S.: Shoulder prosthesis. Am J Surg 83 (1952) 271

Vitale, M.G., A.C. Gelijns, R. Arons et al: Technological innovation and assessment: The case of total shoulder replacement. Presented at International Society of Technology Assessment in Health Care, Tenth Anual Meeting, Baltimore, MD, June (1994)

Vrettos, B.C., A. Taylor, W.A. Wallace, L. Neumann: Bipolar hemiarthroplasty of the shoulder for the elderly patient with rotator cuff arthropathy. 10. Kongress der Europäischen Gesellschaft für Schulter- und Ellenbogenchirurgie, Salzburg (1997)

Wagner, D., H. Seiler: Erfahrungen und Ergebnisse bei 39 Schulterendoprothesen vom Neer-Typ in einem heterogenen Krankengut. Akt Traumatol 27 (1997) 136-143

Wakitani, S., K. Imoto, M. Saito, N. Murata, A. Hirooka: Evuluation of surgeries for rheumatoid shoulder Based on the destruction pattern. J Rheumatol 26 (1999) 41-46

Walch, G., P. Boileau: Morphological study of the humeral proximal epiphysis. J Bone Joint Surg 74B (1992) 14

Walch, G., A. Boulahia, P. Boileau, J.F. Kempf: Primary glenohumeral osteoarthritis: clinical and radiographic classification. The Aequalis Group. Acta Orthop Belg 64 [Suppl 2] (1998) 46-52

Walch, G., R. Badet, A. Boulahia, A. Khoury: Morphologic study of the glenoid in primary glenohumeral osteoarthritis. J Arthroplasty 14 (1999) 756-760

Walch, G., P. Boileau: Prosthetic adaptability: a new concept for shoulder arthroplasty. J Shoulder Elbow Surg 8 (1999) 443-451

Walch, G., P. Boileau, E. Pozzi: Glenoid resurfacing in shoulder arthroplasty: Pro's and Con's. In: Walch, G., P. Boileau (eds): Shoulder arthroplasty. Springer, Berlin Heidelberg New York Tokio (1999) 177-181

Waldman, B.J., M.P. Figgie: Indications, technique, and results of shoulder arthroplasty in rheumatoid arthrits. Orth Clin North Am 29 (1998) 435-444

Wallace, A.L., R.L. Phillips, G.A. MacDougal, W.R. Walsh, D.H. Sonnabend: Resurfacing the glenoid in total shoulder arthroplasty. J Bone Joint Surg 81A (1999) 510-518

Wallace, A.L., W.R. Walsh, D.H. Sonnabend: Dissociation of the glenoid component in cementless total shoulder arthroplasty. J Shoulder Elbow Surg 8 (1999) 81-84

Wallace, W.A.: Shoulder arthroplasty. In: Casteleyn, P.P., A. Duparci, P. Fulford (eds): European Instructional Course Lectures Volume 2. The British Editorial Society of Bone and Joint Surgery, London (1995) 58-66

Ward, W.G., R. Yang, J.J. Eckardt: Endoprosthetic bone reconstruction following malignant tumor resection in skeletally immature patients. Orthop Clin North Am 27 (1996) 493-502

Watson, M.: Bipolar salvage shoulder arthroplasty. Follow up in 14 patients. J Bone Joint Surg 78B (1996) 124–127

Weigand, H., G. Ritter, D. Marcus: Die Resektion des Oberarmkopfes als plastisches Verfahren bei Luxationsfrakturen. H Unfallheilk 160 (1982) 155–172

Weiss, A.P.C., M.A. Adams, J.R. Moore, A.J. Weiland: Unconstrained shoulder arthroplasty: a five-year average follow-up study. Clin Orthop 257 (1990) 86–90

Wiedemann, E., A. Trupka, S. Ruchholtz, U. Brunner, L. Schweiberer: Welche Kriterien bestimmen das Ergebnis operativ versorgter 3- und 4-Fragmentfrakturen des Humeruskopfes? Swiss Surg 2 Suppl (1996) 25

Wilde, A.H., L.S. Borden, J.J. Brems: Experience with the Neer total shoulder replacement. In: Bateman, J.E., R.P. Welsh (eds): Surgery of the Shoulder, C.V. Mosby, St. Louis (1984) 224–228

Wilde, A.H.: Shoulder arthroplasty: What it is good for and how good it is. In: Matsen. F.A. III, F.H. Fu, R.J. Hawkins (eds): The Shoulder: A Balance of Mobility and Stability (cd 1) Rosemont, IL, American Academy of Orthopaedic Surgeons, (1992) 459–481

Williams, G.R., C.A. Rockwood: Massive rotator cuff defects and glenohumeral arthritis. In: Friedman, R.J. (ed): Arthroplasty of the Shoulder. Thieme Medical, New York, (1994) 204–214

Williams, G.R., C.A. Rockwood: Hemiarthroplasty in rotator cuff-deficient shoulders. J Shoulder Elbow Surg 5 (1996) 362–367

Williams, G.R., J.P. Lannotti, M. Ramsey, K. Msoslowsky, M. Pepe: Prosthetic glenohumeral kinetics: the effect of humeral articular malposition. International Congress on Surgery of the Shoulder, Sydney, Australia 05–08 10(1998)

Wippermann, H., E. Schratt, H. Tscherne: Bösartige Knochentumore. Unfallchirurg 100 (1997) 172–185

Wirth, M.A., L. Basamania: Fixation of glenoid component: keel versus pegs. Oper Tech Orthop 4 (1994) 218–221

Wirth, M.A., C.A. Rockwood: Complications of shoulder arthroplasty. Clin Orthop 307 (1994) 47–69

Wirth, M.A., D.G. Seltzer, H.R. Senes, A. Pannone, J. Lee, C.A. Rockwood: An analysis of failed humeral head and total shoulder arthroplasty. Orthop Trans 18 (1994–1995) 977–978

Wirth, M.A., D.C. Seitzer, H,R. Senes, A. Pannone, J. Lee, C.A. Rockwood: An analysis of failed humeral head arid total shoulder arthroplasty [abstract]. J Shoulder Elbow Surg 4 (1995) 13

Wirth, M.A., C.A. Rockwood: Glenohumeral instability following shoulder arthroplasty. American Academy of Orthopaedics and Surgeons, 62 th Annual Meeting, Orlando, FL (1995)

Wirth, M.A., C.A. Rockwood: Current concepts review: Complications of total shoulder-replacement arthroplasty. J Bone Joint Surg 78A (1996) 603–616

Wirth, M.A., G. Blatter, C.A. Rockwood: The capsular imbication procedure for recurrent anterior instability of the shoulder. J Bone Joint Surg 78A (1996) 246–259

Wirth, M.A., C.M. Agrawal, J.D. Mabrey, D.D. Dean, Ch.R. Blanchard, M.A. Miller, C.A. Rockwood: Isolation and characterization of polyethylene wear debris associated with osteolysis following total shoulder arthroplasty. J Bone Joint Surg 81A (1999) 29–37

Witt, A.N.: Chirurgische Behandlung der malignen Knochengeschwülste. Langenbecks Arch Klin Chir (1975) 339

Wolf, K., K. Bohndorf: Bildgebende Verfahren in der Unfallchirurgie. Unfallchirurg 99 (1996) 889–900

Worland, R.L.: Treatment of rotator cuff impingement. Orthop Rev 9 (1993) 76

Worland, R.L., D.E. Jessup, J. Arredondo, K.J. Warburton: Bipolar shoulder arthroplasty for rotator cuff arthropathy. J Shoulder Elbow Surg 6 (1997) 512–555

Worland, R.L., J. Arredondo: Bi-Polar shoulder arthroplasty for painful conditions of the shoulder. J Arthroplasty 13 (1998) 631–637

Worland, R.L., A.B. Webe, D. Yung Kim: Bi-polar Arthroplasty for Rotator Cuff Arthropathy. AAOS, Annheim, USA, Februar (1999)

Worland, R.L., J. Arredondo, F. Angles: Repair of massive rotator cuff tears in patients older than 70 years. J Shoulder Elbow Surg 8 (1999)

Worland, R.L., D.Y. Kim, J. Arrendo: Periprosthetic humeral fractures: management and classification. J Shoulder Elbow Surg 8 (1999) 590–594

Wretenberg, P., A. Ekelund: Acute hemiarthroplasty after proximal humerus fracture in old patients. A retrospective evaluation of 18 patients followed for 2–7 years. Acta Orthop Scand 68 (1997) 121–123

Wretenberg, P.F., R. Wallensten: The Kessel total Shoulder arthroplasty: a 13–16 year retrospective followup. Clin Orthop 365 (1999) 100–103

Wright, T.W., R.H. Cofield: Humeral fractures after shoulder arthroplasty. J Bone Joint Surg 77A (1995) 1340–1346

Wuelker, N., M. Korell, K. Thren: Dynamic glenohumeral joint stability 7 (1998) 43–52

Wuelker, N., H. Schmotzer, K. Thren et al: Translation of the glenohumeral joint with simulated active elevation. Clin Orthop 309 (1994) 193–200

Zeman, C.A., M.A. Arcand, J.S. Cantrell, J.G. Skedros, W.Z. Burkhead: The rotator cuff-deficient arthritic shoulder. Diagnosis and Surgical Management. J Am Acad Orthop Surg 6 (1998) 337–348

Zichner, L., W. Heipertz: Der Ersatz des proximalen Femurendes. Z Orthop 119 (1981) 102–110

Zilch, H., G. Friedebold: Formen, Häufigkeit und Diagnostik der habituellen Schulterluxation. H Unfallheilk 170 (1984) 163–185

Zippel, J.: Luxationssichere Schulterendoprothese Modell BME. Z Orthop 113 (1975) 454–457

Zuckerman, J.D., F.J. Kummer, V.H. Frankel: The effectiveness of a hospital-based strategy to reduce the cost of total-joint implants. J Bone Joint Surg 76A (1994) 807–811

Zuckerman, J.D., F. Cuomo, K.J. Koval: Proximal humeral replacement for complex fractures. Indications and surgical technique. Instr Course Lect 46 (1997) 7–14

Zyto, K., W.A. Wallace, S.P. Frostick, B.J. Preston: Outcome after Hemiarthroplasty for three- and four-partfractures of the proximal humerus. J Shoulder Elbow Surg 7 (1998) 85–89

Sachverzeichnis

A

A. circumflexa humeri 124
- anterior 8
- posterior 8
A. profunda brachii 8
Aa. suprascapularis 8
Aa. thoracoacromialis 8
Abduktion 9
Abduktionskissen 165
Abduktionsschiene 249, 250
AC-Resektion 189
Acrylprothesen 20
Adduktion 9
Adhäsion 126
Adressenverzeichnis, Implantathersteller 295
Aequalis-Prothese (Fa.Tornier) 141 f., 175
Aequalis-Schulterprothese 93
Airport Security 212
Akromioklavikulargelenk 57
Akromion 2, 3, 7
- Fraktur 205
Algodystrophie-Syndrom 78
Allgemeinanästhesie 121
Alltagsbewegungen 247
American Rheumatism Association (ARA) 28
Anatomical Shoulder 97, 147
- Expansionskonus 97
Angiographie 73
Ankylosen 181
Anschlussheilbehandlung (AHB) 240
Anteversion 9, 225
Antibiose
- perioperative 154
- präoperative 213
Antibiotikaempfindlichkeit 199
Antibiotikaprophylaxe 199, 214, 215
Antibiotikatherapie 214
AO-Klassifikation 35
„Aqua-Gym-Sticks" 241
Arbeitsplatz 251

Arlet 32
Armausleger 121
Armpattern 238
Arteria arcuata 8
Arthritiden, rheumatoide 204
Arthritis
- rheumatische 272
- rheumatoide 23, 196, 274 ff., 275
Arthro-Computertomographie 65
Arthrodesen 48
Arthrose, posttraumatische 272
Articulatio
- acromioclavicularis 3
- glenohumeralis 1
Artikula-Frakturendoprothese 113
ASES-Score 254, 261
Aspekte, sozialmedizinische 269
1. Assistent 122
Atlas-Prothese 99
Aufhellung 282
Aufhellungslinie 276
Aufhellungssäume 184, 271, 275
Aufnahme
- A.p. 59
- axiale 60
- Skapula-Y- 60
- transthorakale 61
- Velpeau- 60
Ausdauer 236
Ausdauertraining 246
Auskleiden 250
Außenrotation 9, 223, 225
Außenrotationsfähigkeit 126
Autograft 136
Autoimmunerkrankung, systemische 24
Autostabilisation 247
avaskuläre Humeruskopfnekrose (HKN) 31
avaskuläre Situation 38
Axillaris-Nerven 167
Axillarlinie 122

B

Bad 250
Badewannensitz 251
Bakterienwachstum 216
Bakteriologie 199
„ball-and-socket" 20
- Prinzip 21
Bälle 241
Balneotherapie 241 ff.
Baukastensystem n. Salzer 104
„Beach-Chair-Position" 122
Beckenspan, autologer 135
Begutachtung 267 ff.
Behandlungsergebnisse, Literaturüberblick 271
Betreuung, postoperative 139 f.
Beurteilung, sozialmedizinische 268
Beurteilungskriterien 289
Beweglichkeit 234, 236
Bewegungen, assistierte 223
Bewegungsabläufe 17
- Rollen 17
- Rotation 17
- Translation 17
Bewegungsanalyse 55
Bewegungsausmaß 56, 254, 286
Bewegungsumfang 223
Bewertung 289
Bewertungskriterien 253
Bi-Angular-System 101
Bigliani/Flatow Prothese 100
Bildwandlerkontrolle 171
Biokompatibilität 83
Biomechanik 1 ff., 17
Bio-Modular-Schultersystem 90
Bizepssehne 165, 165
- lange 57
- Ruptur 64
Bizepssehnentendinitis 64, 165
Blockresektion 47
Blutkörperchensenkungsgeschwindigkeit (BSG) 198
Bluttransfusionen 78
Bohrlehre 133

Brieftägerkissen 241, 249
Bursa subacromialis 63
– subdeltoidea 7, 63, 123
– Bursa subscapularis 7
Bürste 251

C

Cabel Control 166
CAD-Prothese 110
Caput humeri 2, 3, 4
Cavitas glenoidalis 3, 5
Cefamandol 214
Cefotiam 214
Cefuroxim 214
„center-point" 14
Charcot-Gelenk 23, 196
Chemotherapie 46
Chlorhexidin 213
Circulus vitiosus 216
Clavicula-pro-humeri 52
„closed-packed"-Stellung 4
CMW-Zement 161
Cofield 88
Cofield-Prothese 103
Collum anatomicum 2, 3, 4
– dislozierte Fraktur 39
Collum chirurgicum 2, 4
– Reposition 38
Collum scapulae 2
Composite-Allograft 50, 51
Computertomogramm, dreidimensionales 65
Computertomographie 65 ff.
Constant-Muley-Score 254, 260
„constrained" 21, 117
Constrained-Schulterprothesen 181 f.
continous passive motion (CPM) 232, 249
Copeland 88
Copeland-Cup 109
CPM-Schiene 139
CPM-Schulterschiene 232
C-reaktive Protein (CRP) 198
CT-Aufnahme 145
CT-Retroversionsbestimmung 65
Cushing-Syndrom 31

D

Dacron-Patch 168
Dacron-Schlauch 188
Darrach-Retraktor 127
Daten, demografische 289
Debridement 196, 198
Defekte, „contained" 136

Defektzustände
– postinfektiöse 44
– postoperative 45 f.
Defilées, subakromiales 131
Defizite, neurologische 41
Dehnung 227
Dehnungsübungen 140, 219, 226
Delta-Prothese 149, 209, 249
Deltoidmuskulatur 187
Desinfektion 121, 214
Destruktion, rheumatoide 287
Destruktionsluxation 44
Detonisierung 219, 221, 232
Diabetes mellitus 31,44
Diagnostik, präoperative 55 ff.
Dislokation 282, 286
Dislokationsarthropathie 41 ff., 278
Dissoziation 53, 178, 181, 205 ff., 206
Dokumentation 77, 253
Dokumentationsbogen 212
Drahtzerklage 163
Drehzentrum 160
Dura, lyophilisierte 179
Durchmesser 161
Durom-Cup 287
Durom-Schulter-Cup 109

E

Eigenübung 238
Eingriff, zahnärztlicher 217
Einkaufswagen 251
Ein-Punkt-Aufhängung 231
Einzelbehandlung 241, 247
Einzeltherapie 223, 242 ff
Elevation 9, 223
E-Modul 119
Endoprothese, formschlüssige (constrained) 67
Endoprothesenpass 211 ff., 253
Endoprothesenwechsel 75
Entwicklung, historische 19 ff.
Entzündungsaktivität 29
Epikondylen 3
EPOCA-Schulterprothese 102
Ergussbildung, intraartikuläre 64
Ergussdiagnostik 198
Erregerreservoire 216
Essen 251
Ethibond 156, 165
„Evidence Based Medicine" 289
Extension 225

F

Fadenverankerungssysteme 190
Faszie, klavikulopektorale 123
Fehlanheftung 168
Fenster, korakoakromiales 62
Fernmetastasierung 47
Fibrose, periartikuläre 181
Fibula-Autotransplantat 50
Ficat 32
Fisteldarstellung 198
Fistelung 198
Fixation
– übungsstabile 187
– zementfreie 116
Fixationsfinne 174
„floating-socket" 88
Flossen 241
Forequarter-Amputation 51 f.
Formraspel 143
Fossa glenoidalis 5
4-Fragmentfrakturen 45
Frakturen 179, 180, 181
– frische 72
– periprothetische 53, 181, 183, 193
– postoperative 182
– valgisch impaktierte 38
– veraltete 74, 167 ff.
Frakturhämatome 72
Frakturheilung 162
Frakturmechanismus 194
Frakturprothese 162, 240 f.
– höhenvariable 176
Frakturstabilisierung 166
Frakturversorgung 174
Frakturzone 155
Fräsen 134
Fremdknochen 49
Frontalebene, laterale 62
„frozen-shoulder" 56
Frühinfektion 199, 202
„fully-constrained" 117

G

Gaucher-Krankheit 31
Gefäß-Nervenverletzungen 180
Gefäßverletzungen 78
Gefäßversorgung 38
Gehwagen 251
Gelenk
– akromioklavikulares 2
– dezentriertes 71
– glenohumerales 2
– sternoklavikulares 2
Gelenkbeweglichkeit 220
Gelenkersatz, unverblockter (non-constrained) 67

Gelenkfläche 11
Gelenkinfektion 44
Gelenkinstabilität, inferiore 64
Gelenkkapsel 3, 5 ff.
– posteriore 129
Gelenkpfanne 2, 129, 132, 151
Gelenkpfannenlippe 2
Gelenkpunktion 198
Gelenktherapie 247
Gentamycin-Zusatz 173
Gesamtbewertung 259
Gewebenekrose 216
Gewebeverschieblichkeit 228
Gilchrist
– Schlinge 139
– Verband 165, 249
Gleitpaarungen 89 ff.
Glenohumeralgelenk 1
Glenohumeralindex 12
Glenoid 11, 134, 145, 166
– Arosion 136
– künstliches 70
– Typ A 11
– Typ B 11
– Typ C 11
Glenoidabnutzung 188
Glenoidaufbau, dorsaler 137
Glenoidbohrhilfe 133
Glenoiddefekte, Klassifikation 206
Glenoiderosion 137
Glenoidersatz 71, 115, 173, 283
Glenoidfläche 12
Glenoidformen 11
Glenoidfrakturen 193
Glenoidfräse 133
Glenoid-Impaktor 146
Glenoidimplantat 135, 137, 207
Glenoidkomponenten 86, 166, 170, 184, 185, 276, 282, 285, 286
– metallverstärkte 205
Glenoidlockerung 182, 183
Glenoidprobleme 207
Glenoidrevision 272
Glenoidschablone 170
Glenoidstößel 134
Glenoidzielgerät 149
Global-FX-Prothese 157, 175
Global-Prothese (DePuy) 92, 175
Gluck, Themistokles 19
Grad der Behinderung (GdB) 267
Graft 136
Grammont 43
Grammont-Prothese 74, 209
Granulationsgewebe 26
Greifzange 251
Grundlagen, anatomische 1 ff.

Gruppenbehandlung 241
Gruppentherapie 241, 246
Gruppentraining 247

H

Hals, anatomischer 142
Haltefäden 155
Haltegriffe 251
Haltungsschulung 222
Hämatom 216
Hämoglobinopathien 31
Hämotherapie, autologe 71
Haushalt 251
Hautschnitt 122
Hautschnittlänge 154
„head splitting fracture" 33, 35
Heimprogramm 240
Hemialloarthroplastik 86
Hemiarthroplastik 30, 67, 204, 280 f., 283
Hemiendoprothesen 207
Hemmkonzentration, minimale (MHK) 215
Hilfsmittelversorgung 250
Historie 85
Hohlschraubensysteme 71
Howmedica Anatomic Shoulder (HAS) 99
HSS 254
Humerusersatz, proximaler 106
Humerusfrakturen 33, 72, 173, 188, 194 272
– intraoperative 78
– n. Boileau 169
– proximale 34, 272 ff.
Humerusfräse 128
Humerushalsfräse 150
Humeruskanalprotektor 132
Humeruskomponente 182, 186, 286
– Verankerung 284
Humeruskomponentenlockerung 276
Humeruskopf 2, 10, 160
– 4-Fragmentfrakturen, proximale 23
– Resektion 142
Humeruskopfdepressor 166
Humeruskopfdestruktionen 46 ff.
Humeruskopfendoprothese 171
Humeruskopfgröße 68
Humeruskopfhochstand 187
– sekundärer 149
Humeruskopfhöhe 175
Humeruskopfkalotte 143
Humeruskopfnekrosen 23, 32, 38, 74

– avaskuläre 31
– posttraumatische 172
Humeruskopfosteotomie 129
Humeruskopfprothese 39, 40, 72
Humeruskopfpseudarthrose 171
Humeruskopfresektion 46
Humeruskopfretraktor 132
Humerusprobeprothese 148
Humerusprothese (Fa. Arthrex/Universal) 176
– bipolare 208
Humerusschaft 127
Humerusschaftfraktur 180
Humerusschaftprothese 115, 137
Humerustorsionswinkel 3
Humerusverkürzung 188
Hybridverankerung 117
Hydroxyapatit 151
Hyperlipidämie 31
Hyperurikämie 31

I

Imbalance 187
Immobilisation 249 f
Immunabwehr 216
Impingement 138, 205
Impingementtest 57
Implantate
– fehlerhafte 183
– fully constrained 83
– isoelastische 176
– non-constrained 83
– semi-constrained 83
Implantatfehlstellung 181
Implantatimpingement 208
Implantation 161
– valgische 158
– varische 158
Implantatlockerung 184, 194
Implantatmigrationen 207
Indikationen 23 ff., 290
Indometacin 192, 241
Infekt 41
Infektabwehrmechanismen 216
Infekt-Diagnostik 198
Infektion 205, 216
– nosokomiale 213
– tiefe 182, 183, 196 ff., 286
Infektionsanfälligkeit 196
Infektionsklassifikationen 196
Infektionsmanifestationen 196
Infektionsprophylaxe 213 ff., 216
– perioperative 214
Infektionsrate 215, 216
Infektsanierung, Spacerentfernung 173
Infraktion 194

„ingrowth" 85
Inklination 141
Inklinationswinkel 3, 96
Innenrotation 9, 223, 225
Inspektion 55, 58,
Instabilität 177, 181, 182, 183, 205
– anteriore 186
– chronische 183
– dorsale, M.deltoideus-Dysfunktion 185
– – Malrotation der Prothese 185
– glenohumerale 183, 185 ff
– hintere 59, 178
– inferiore 188
– kraniale 185, 188
– multidirektionale 189
– obere 178
– posteriore 188
– posttraumatische 41
– superiore 187 f.
– untere 59, 178
– – Parese des N.axillaris 185
– vordere 58, 178
– – Defekt am Glenoidrand 185
– – Fehlposition der Tuberkula 185
– – M.deltoideus-Dysfunktion 185
– – M.subscapularis-Insuffizienz 185
– – Rotationsfehlstellung 185
Instabilitätsdiagnostik 64
Interface 135
Interimsprothese 199, 200
Interleukin 26
Intermediärzephalosporine 214
Intervall, deltopektorales 122, 155
Intubationsnarkose 121
„isoelastische Prothese" 20

J

Jet-Lavage 161, 199
Jig-Fraktur 112, 175
Judet 20

K

Kalottenfragmente 155, 161, 171
Kalottentrümmerfraktur 35
Kämmen 250
Kappenarthroplastik 30
Kappenmodelle 201
Kappenprothesen 74, 286 f.

Kapseldehnung 220
Kapselinsertion 4
Kapselrelease 127
Kapsulitis, adhäsive 56
Kausalitätskomplex 267
K-Drahtung 39
Kegelhülse 118
Keimlage 197
Keimspektrum 199
Keramikköpfe 89
Keramikprothese 176
– n. Salzer 48
Kernspintomographie 66
Kiel, Glenoidanteil 133
Kiel-Messlehren 145
Kinematik 83
Kirschnerdraht-Osteosynthese 42
Kirschner-II-C-Schulterprothese 100
Klappsitz 251
Klassifikation
– n. Habermeyer 35
– n. Neer 35
Klavikula 2
Knochen, osteoporotischer 180
Knochenanker 200
Knocheneinsprossung 272
Knochenfragment 155
Knochenmarkskanal 128
Knochenresorption 162
Knochenstruktur, osteoporotische 193
Knochentumore 176, 279 f.
– benigne 47
– maligne 47
Knochenzement 138, 161, 166, 284
Knochen-Zement-Bereich 184
Knochen-Zement-Grenze 178, 187, 196
Knorpelschichten 13
Kobalt-Chrom-Kugeln 118
Kollagenvlies, antibiotikahaltiges 200
Komplikationen 45, 177, 180, 279, 290
– postoperative 181
Komplikationsrate 181
Komponenteninstabilität 183
Komponentenlockerung 183
Kompressionskräfte 15
Konformitätsindex 12
Konstruktionsprinzipien 21
Kontamination 216
Kontraktur 78
Kontrolluntersuchungen 253 ff.
Konus, exzentrischer 94
Konus-Verbindung 178
Koordination 234

– intramuskuläre 228
Koordinationstraining 247
Kopf
– ausmessen 68
– bipolarer 91
– modularer 138
Kopfdepressor 188
Kopfdissoziation 206
Kopfersatz, unverblockter (non-constrained) 67
Kopfgröße 161
Kopfhöhen 160
Kopfkalotte 86, 161
Kopfnekrose 39
Kopf-Offset 112, 174
Kopfprothese 174
– (Allopro) 175
– (Biomet) 175
– (Keramed) 175
– (Sulzer) 175
Kopfschale 154
Kopieeinrichtung 147
korakoakromiales Fenster 62
Korakoid 7, 155
Kraft 15 f., 234, 236
– resultierende 15
Kraftentfaltung 272
Kraftentwicklung 16 ff.
Kräftigung 219, 226, 227
Kräftigungsübungen 140
Kraftträger, intramedulläre 172
Kranialmigration 188
Krüger 20
Krümmungsdurchmesser 10
Krümmungsradien 4,10, 13, 86, 174
Kurzzeitprophylaxe 214

L

Labor 199
Labrum 132
Labrum glenoidale 3, 5
Lagerung 121, 154
Lambotte-Meißel 130
Lamina-Airflow 213
Langschaftendoprothese 172
Langschaftimplantat 54, 194
Langschaftprothese 180
Langzeitresultate 271
Larsen V 287
Larsen-Stadien 27
Larynxmaske 121
Lebensqualität 270
Lig. conoideum 3
Lig. coracoacromiale 3, 7, 123, 155
Lig. coracoclaviculare 3

Lig. coracohumerale 6, 125
Ligg. glenohumerale inferius 167
Ligg. glenohumeralia 6
Literaturergebnisse, wissenschaftliche Bewertung 289
Literaturübersicht 290
Lockerung 178, 286
– aseptische 183
– Glenoid 183
– Glenoidersatz 185
– mechanische 181, 272
Lockerungsquoten 207
Lockerungsrate 184
Lockerungssäume 198
„low-grade" 197
Luftballon 236
Luftkeimbelastung 213, 214
Lupus erythematodes 31
Luxation 177
– anteriore 64
– chronische 43, 278f.
Luxationsneigung 185
Lysezonen 207

M

M. coracobrachialis 3
M. deltoideus 44, 48, 140, 177, 226
M. pectoralis 155
M. pectoralis-Transfer 186
M. serratus anterior 1
M. subscapularis 1, 3, 7, 124, 126, 167
Magin 37, 38
Malawer 46, 51
Malrotation 186
Markhöhle 142
Marknagelsysteme 39
Markraumbohrer 150
Markraumpräparation 170
Markraumsperrer 161
Markraumstopper 138
Mathys 20
Messschablonen 68, 69
Metaglenoid 153
„metal backed" 87, 170
–Implantate 14
Metalldraht 162
Metall-PE-Kombinationen 175
Metallrücken 71
Metastasen 47
Mikrodislokationen 207
Minderung der Erwerbsfähigkeit (MDE) 267
– Funktionsbehinderung 268
Mm. deltoideus 7
Mm. infraspinatus 7

Mm. latissimus dorsi 7
Mm. levator scapulae 7
Mm. pectoralis major 7
Mm. rhomboidei 7
Mm. serratus anterior 7
Mm. subscapularis 7
Mm. supraspinatus 7
Mm. teres major 7
Mm. teres minor 7
Mm. trapezius 7
Mobilisation, widerlagernde 230
Mobilisationsmassage 227, 228, 229
Modular-Schulter-System (MSS) 89f.
– Implantationstechniken 122ff.
Modulares-Vario-Schulter-System 105
Modularsysteme, inverse 107
Mohrenheimsche Grube 165
Monoblockendoprothese 165
Monoblockprothese 111, 157, 174
– Neer II 160
– (Aesculap) 174
– (Biomet) 174
– (Smith & Nephew) 174
Monoblock-System 161
Monozyten 26
Morbiditätsrate 216
Mortalitätsrate 216
Motorschiene 240
Multiplex Schultersystem 101
Muskeldysfunktion 187
Muskelkraft 57
Muskeltraining 247
Muskeltransfer 205
MUTARS-Prothese 106

N

N. axillaris 9, 48, 124, 127,140, 180, 202, 203
– Schädigung 78
N. medianus 202
N. musculocutaneus 123, 202
N. suprascapularis 9
N. ulnaris 202
Nachbehandlung 219ff., 274
Nachbehandlungsprinzipien 222ff.
Nachbehandlungsprogramm 219
Nachkürettage 134
Nachresektion 130
Nachsorge 219
Nachuntersuchung 253, 255
Nähte 162
Narbenkontrakturen 167

Nasen-Rachenraum 216
Nativ-CT 65
Nebengelenk
– skapulothorakales 2
– subakromiales 2, 7f.
Neer 20, 36, 271
Neer-II 20, 290
Neer-Glenoidkomponente 90
Neer-II-Glenoidkomponenten 271
Neer-I-Kopfprothese 86
Neer-Klassifikation 35
Neer-I-Prothese 20
Neer-II-Prothese (Smith & Nephew) 111, 173, 174, 175, 271
Neer-Score 254, 261
Neer-II-System 86, 111
Neer-III-System 174
Nekroserisiko 34
Nervenverletzung 202, 205
Neutral-Null-Methode 56, 254
Nn. pectorales laterales 9
Nonconstrained-Schulterprothese 21, 182ff.
Nottingham-Schulter 101

O

Oberarmfrakturen 166
Oberarmkopfpseudarthrose 171
Oberarmmarknagel 40
Oberflächen, osteokonduktive 285
Oberflächenprothesen 108
Ödem 224
Offset 141, 160, 174
– mediales 94
– posteriores 10
Omarthrose 12, 283, 287
– primäre 4
– rheumatoide Arthritis 24ff.
Operationsbeginn 213
Operationsdauer 215
Operationstechniken 121ff.
Operationstisch 121
Operationszeitpunkt 273
Operationsziele 121
Orientierungspunkte 156
Orthesen 250
Orthoplast-Frakturbrace 195
OrTra-Schulterendoprothese 113
Ossifikation
– heterotope 192
– periartikuläre 78, 181
Osteoarthrosen 204
Osteoarthrosepatienten 271
Osteokonduktionen 118
Osteonekrosen 204

Osteophyten 127, 129, 130, 142, 170
- inferiore 132
Osteoporose 32, 171, 272
Osteosynthese 40
- fehlgeschlagene 171
- intermedulläre 173
- kopferhaltende 39
Osteotomie 168, 171
Ostitis 44
„overstuffing" 24, 131

P

Palacos 161
Palacos-Spacer 173
Palpation 55
Panacryl 165
Pannus 26
Patientenalter 273
Patientenaufklärung 77 ff.
Patientencompliance 274
Patientenzufriedenheit 253
PCA-Pumpe 240
PDS 162
Péan, Jules E. 19
Pectorialissehne 123
Pendelaufnahme 61
Pendelübung 224, 225
Penizillinpräparat 217
Penizillin-V-Gabe 217
Perforation 180
Periostschlauch 40
Permeabilitätsstörungen 216
Pezziball 236, 238
Pfanne 205
Pfannendefekt 136
Pfannenersatz 70, 137
Pfannenkonstruktion 87
Pfannenlockerungen 207
Pfannenrandfrakturen 155
Pfannentypus 70, 71
Pfannenverankerungen, spezielle 117
Pfeiler, dorsomediale 156
Pfriem 127
Physiotherapeut 219
Physiotherapie, erweiterte ambulante (EAP) 240
Planung, präoperative 67 ff
Platelet derived growth factor (PDGF) 26
Platte 37
Plattenosteosynthese 33, 34, 171, 194
Platzhalter 75, 199
Plexus
- brachialis 9, 78, 202

- cervicalis 9
Polyethylen 14, 286
Polyethyleneinlage 205
Polyethylenkomponente 205
Polyethylenpartikel 183
Polyethylenwerkstoff 285
Polymethylmethacrylat 115
Positionierung 158
Präventionstraining 246
„Pressfit" 85
- Schaft 153
- Technik 116, 138, 184, 185, 271, 285
Primärstabilität 118
Probedurchläufe 157
Probeimplantat 160
Probekopf 130, 170
Probepfanne 153
Probeprothese 129, 143, 158
Probereposition 170
Processus coracoideus 2, 123
Prodromalstadium 28
Prothese
- (Articula) 175
- bipolare (Biomet) 43, 175
- constrained (formschlüssig) 21
- formschlüssige („fully constrained") 88 f.
- halbgeführte („semi-constrained") 21, 86 f.
- halbgekoppelte 22
- inverse (Delta-Prothese) 74, 175, 208, 249
- isoelastische, n. Mathys 48
- kraftschlüssige („non-constrained") 21, 85 f.
Prothesenalignment 159
Prothesendesign 185
Prothesengröße 68
Prothesenhöhe 156, 160
Prothesenimpingement 208 f.
Prothesenimplantation 173
Protheseninfektion 196
- Klassifikationen 197
Prothesenkonzepte 67 ff.
Prothesenkopf 74
- exzentrischer 145
Prothesenlockerung 275
Prothesenluxation 272
Prothesenrandfraktur 194
Prothesenrevision 204
Prothesenschaft 68
- Skalierung 160
Prothesensteckkopf 160
Prothesensysteme
- höhenvariable 112 ff., 175
- modulare 175
Prothesentypen 83 ff., 290, 294

- frakturrelevante 110 ff., 173 ff
- modulare 112
Prothesenverankerung 83
Prothesenwechsel 52 ff., 196
Pseudarthrosen 41, 195
Punktion 199
PVP-Jod 213

R

R. ascendens 8
Radioisotopen-Synovektomie 274
Radioluzenz 290
Rasur 213
Redon-Drainageflaschen 216
Refixation 162 ff.
Reflexdystrophie 181
Rehabilitation 219
- n. Brems 227
Rehabilitationsschema n. Neer 224 ff.
Rehabilitationsprogramm 219
Reinigungsbäder 213
Relaxation, postisometrische 239
Rentenbegehren 41
Rentenversicherung, gesetzliche 269
Reoperationen 204
Reosteosynthese 171
„Repeat contractions" 239
Reponierbarkeit 34
Reposition 130
- kraniokaudale 164
Resch 156
Resektionsarthroplastik 202, 204
Resektionsinterpositionsarthroplastik (RiAP) 29, 46
Resektionsschablone 128
Resistenz 216
Resistenzlage 214
Retinierbarkeit 34
Retrotorsion 71, 150
Retrotorsionsbestimmung 128
Retroversion 9, 10, 71, 141, 156, 157, 186, 188
- verminderte 137
Retroversionsausmaß 272
Retroversionsbestimmung 158
Retroversionsstellung 4
Retroversionswinkel 3, 129
Retroversionswinkelbestimmung 73
„reversed Hill-Sachs-Läsion" 39
„reversed Taper-System" 206
Revision 178
Revisionsalloarthroplastiken 188
Revisionsarthroplastik 110, 195
Revisionseingriffe 203, 204

– plattenosteosynthetische 180
Revisionsendoprothese 194
Revisionsoperation 161, 192
Revisionsprothese 193
Revisionsrate 207
Revisionsschulterarthroplastik 203
Revisionstotalarthroplastik 204
Rheumatiker 70, 71, 190
„rimload" 14
Ringe 241
Ringfräse 151
„rocking horse"-Effekt 13, 74, 178, 187
Rollenzugübung 225
ROM 290
Röntgentransparenz 184
Röntgenuntersuchung 59 ff., 198
Rotationszentren 17, 70, 71, 174
Rotation-Translation-Rollen 17
Rotatorenmanschetten 131, 156, 205
– Rupturzeichen 63
– defekt 149, 183, 187, 188, 191
– defektarthropathie 23, 43 f.
– intervall 124, 163, 168
– läsion 277 f.
– muskulatur 159
– ruptur 57 f., 74, 183, 190 f., 272, 286
Rötung 198
Rydholm 287

S

Sagittalachse 9
Saumbildungen 207
Säume, röntgentransparente 271, 276, 280, 285
Scan-Cup 109, 286, 287
Scan-Shoulder 86
Schaft 205 f.
Schaftdurchmesser 68
Schaftfräsen 127
Schaft-Hals-Teil 175
Schaftlänge 68
Schaftlockerung 181
Schaftverankerungen, spezielle 118 f.
Schleimbeutel 7
Schlingentisch 222, 231
Schmerzen 198, 290
Schmerzlinderung 219
Schmerzreduktion 43, 220, 274
Schnürsenkel 251
Schraubenfixierung 117
Schraubenosteosynthese 39
– gedeckte 39

– Glenoid 166
– offene 39
Schuhlöffel 251
Schulterabduktionskissen 241
Schulteralloarthroplastik 281 ff.
Schulterarthroskopie 209 f.
Schulterendoprothesen, isoelastische 119
Schultergelenkskapsel 126
Schultergelenkspfanne 131
Schulterinfektion 197
Schulterinstabilität 41
Schulterprothese
– 4.Generation 176
– inverse, n. Grammont 149 ff.
Schulterschiene 224
Schultersteife 45
Schwamm 251
Schwammreiniger 251
Schwerbehindertengesetz 269
Schwimmärmel 241
Score 253
4-Segmentfraktur 165
Sehnenruptur 187
Seil 236
Seilzug 226
Seilzugübung 238
Selbstständigkeit 212
Select-Schulter 100
Sensibilitätsstörungen 78
Septopal-Ketten 75
Servierwagen 251
Sessel 251
„shake-hand"-Stellung 41
„shoulder shrugs" 140
Shoulder-Society-Score 264
„single-shot"
– Applikation 213
– Prophylaxe 154, 215
Sinterung 160
Sinusitis, eitrige 216
Situation, avaskuläre 38
Sitzbadewanne 251
Skapula 3
Skapulahals 12
Skapulapattern 229, 232
Skapulastabilisatoren 140
Skapula-Thorax-Gelenk 1
Skateboard 236
Skelettmetastasen 176
Slipanzieher 251
Softball 224
Spacer 75
Spacerentfernung 173
Spannmechanismus 157
Spätinfekt 202
Spezialprothesen 48, 86
„spezieller Punkt" 142
Spiralfraktur 128, 179

Spongioplastik 180
Spongiosaimpaktor 134
Spreizdübel 71
„St.-Georg" 20
Stab 236
Stabilisierung, intramedulläre 195
Stabilitätsfaktor 13
Standardaufnahme 59
Standardimplantat 173
Standardschaftprothese 194
Staphylococcus
– aureus 197, 216
– epidermidis 198
Statistik 290
Steckverbindung 206
Sternoklavikulargelenk 1
Sternotomiedraht 163
Steroidinjektionen 196
Stiefelknecht 251
Stielendoprothese 287
Stoffwechselstörungen 31
Stratum fibrosum 6
Streptokokkeninfektion 217
Stress-Shielding 119
Stretching 227
Strumpfanzieher 251
Strumpfhosenanzieher 251
Strut-Graft 180
Studien, prospektive 289
6-Stunden-Grenze 72
Styropor-Stangen 241
Subakromialraum 12
Subluxationen 177, 183
Subluxationsneigung 131, 177
Subscapularismobilisation 127
360°-Subscapularis-Release 126
Substanzdefekte, langstreckige 119
Sulcus bicipitalis 127
Sulcus deltoideo-pectoralis 122
Sulcus intertubercularis 2, 3
Sulcus n. radialis 4
Sulmycin-Implant 173
Surgitac 165
Swanson-Score 260, 263
Synovialmembran 26
Synovitis, metallinduzierte 285
Syringomyelie 23
Systeme
– „constrained" 117
– modulare (Aequalis) 175, 271
Szintigraphie 198

T

Templates 68
Tendinitiden 220

Testglenoidkomponente 149
Testprothese 147
Tests, funktionelle 57
Theraband 224, 226, 240
Therapiemöglichkeiten, alternative 77
Thorax-Abduktionskissen 139
Thoraxabduktionsschiene 41
Tikhoff-Linberg-Resektion 51
„tissue-ingrowth" 285, 286
Titanwendel 39
T-Lymphozyten 26
Toilette 250
Toilettenerhöhung 251
Tonsillitis 216
Torsionskräfte 179
Torsionswinkel 177
Totalalloarthroplastiken 294
Totalendoprothese 31, 69, 86, 207, 282, 284
Toträume 201
T-Platte 39
Trainingstherapie 247
– medizinische (MTT) 246 ff.
Transforming growth factor (TGF) 26
Translation 18
– a. p. 161
Transplantat, allogenes 49
Transplantatfrakturen 49
Transversalachse 9
Transversalebene
– anteriore 62
– posteriore 63
Traumapatienten 160
Trauma-Schulter 154 ff.
Trauma-Schulter-System 114
Traumasituation 156
Trevira-Schlauch 186, 189
Trümmerzonen 157
Tuberculum
– disloziertes 188
– majus 2, 3, 4, 158, 164, 170
– minus 3, 155
– supraglenoidales 6
– „winging" 162
Tuberkula 155, 162, 174, 175
– Aufbau 39
Tuberkuladislokation 188
Tuberkuloplastik 168

Tumorausdehnung 176
Tumoren, primäre 46 f.
Tumorendoprothese 200, 249
Tumor-Nekrose-Faktor-α (TNF α) 26
Tumorpatienten 279
Tumorprothesen 68, 118, 176 ff.
– intramedulläre Stilfixation 119
Tumorsysteme 201

U

Überwärmung 198
Übungen, isometrische 225
UCLA-Score 254, 259, 262
Ultraschall 61 ff., 199
Ultraschalluntersuchung 198
Untersuchung, klinische 55 ff.

V

Valgus-Positionierung 160
Varus-Positionierung 160
Vena cephalica 122, 154
Verankerung 178
– extramedulläre 118
– glenoidale Komponente 131
– intramedulläre 119
Verankerungsarten 115 ff., 294
Verankerungsschlitz 133
Verankerungstechniken 285
Verbundosteosynthese 47
Verkalkungsprophylaxe 241
Verknöcherung 192
Verriegelungsnagel 37
Vertikalachse 9
Virulenz 198, 216
Vorgehen, zweizeitiges 75
Vorspannung 157, 159
– muskuläre 160

W

Waaler-Rose-Methode 26
Wahrnehmung, taktil-kinästhetische 228
Walch 70

Wasserstoffperoxid 134
Wechsel, septischer 75
Wechseloperationen 207
Weichteilbeteiligung 202
Weichteilrekonstruktion 178 f.
Weichteilsituation 72
Weichteiltrophik 224
Weichteilverklebung 232
Weichteilvorspannung 138
Wiederaufbau, ossärer 135
„winging" 162, 174
Winkeladapter 96, 144, 146
Wundabdeckung 214
Wundhämatom 196
Wundheilungsstörungen 197, 213
Wundinfektion 77, 181, 215
– postoperative 216
Wundinfektionsrate 213
Wundverschluss 138 f.

Z

Zahnwurzelbehandlung 216
Zementaushärtung 135
Zementfixation 115 f.
Zementierung 178
Zentrierstift 149
Zephalosporin 214
Zephalosporinpräparat 154
Zerklage 39, 180, 194, 195
Zerklagedraht 166
Zerklage-Osteosynthese 193
Zinacef 214
Z-Plastik 125, 139, 167 f., 168, 179
Zugang 154
– operativer 122
– alternativer 140 f.
– transakromialer 140
Zugangsweg
– deltoideopektoraler 122
– deltopektoraler 154
– hinterer 140
Zuggurtung 39
Zustandsbilder, posttraumatische 33 ff.
Zwei-Punkt-Aufhängung 232
Zweitrevision 173